Kohlhammer

Der Autor

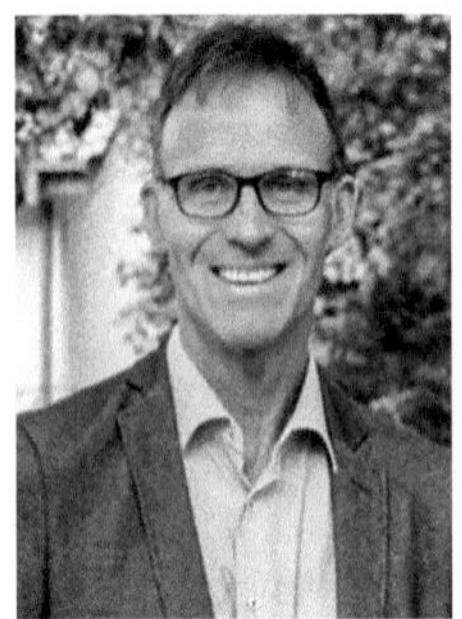

Friedhelm Henke, Lehrer für Pflegeberufe, Gesundheits- und Krankenpfleger, Fachbuchautor und Dozent in der Aus-, Fort- und Weiterbildung, Multiplikator der Bundesregierung zur Entbürokratisierung der Pflegedokumentation, Fachlehrer am Stift Cappel – Berufskolleg sowie an der Pflegeschule Lippstadt & Lippstädter Akademie für Pflege und Gesundheit in der ESTA-Bildungswerk gGmbH.

E-Mail: Friedhelm.Henke@gmx.de
Internet: www.menschenpflege.de

Weitere Veröffentlichungen von Friedhelm Henke im Verlag W. Kohlhammer:

- Friedhelm Henke (2026): Krankheitslehre in Stichpunkten. Kompakte Lernhilfen für Klausuren, Prüfungen und Examen in der Pflege. ISBN 978-3-17-047071-2
- Friedhelm Henke (2026): Arbeitsbuch für die zusätzliche Betreuungskraft. Aktivierung, Demenzbetreuung und Alltagsbegleitung – Lerntexte und Übungen zur Qualifizierung gemäß SGB XI, 5., erweiterte und überarbeitete Auflage. ISBN 978-3-17-046440-7
- Friedhelm Henke (2026): Ausbildungsnachweis Pflegefachfrau/Pflegefachmann. Lern- und Kompetenzkompass gemäß PflAPrV und Rahmenplänen inkl. Arbeitsaufträgen und Dokumentation der Praxisanleitung., 3., erweiterte und überarbeitete Auflage, ISBN 978-3-17-047439-0
- Friedhelm Henke (2026): Formulierungshilfen zur Pflegeplanung. Dokumentation der Pflege und Betreuung nach ATL, ABEDL®, SIS®, Expertenstandards, QPR-Indikatoren und BI des MDK, 11., erweiterte und aktualisierte Auflage. ISBN 978-3-17-046366-0
- Friedhelm Henke; Christian Horstmann (2023): Pflegeplanung exakt formuliert und korrigiert. Lehr- und Lernhilfen zur Pflegedokumentation entlang der ATL, ABEDL®, SIS® und BI gemäß § 5 PflBG, 6., erweiterte und aktualisierte Auflage, ISBN 978-3-17-044110-1
- Friedhelm Henke (2023): SIS®-Planungshilfe. Nach Expertenstandards, MDK-Kriterien des neuen BI und Indikatoren der QPR, 3. erweiterte und überarbeitete Auflage. ISBN 978-3-17-043491-2
- Friedhelm Henke (2022): Fixierungen in der Pflegepraxis. Nach Werdenfelser Weg und Leitlinien FEM unter Ausschluss von Alternativen. ISBN 978-3-17-035789-1
- Friedhelm Henke (2022): Ausbildungsnachweis Pflegefachassistenz, Pflegeassistenz und Pflegehilfe. Lern- und Kompetenzkompass – bundesweit einsetzbar. ISBN 978-3-17-042398-5

Friedhelm Henke

Pflegewissen in Stichpunkten

Kompakte Lernhilfen für Klausuren, Prüfungen und Examen gemäß PflAPrV

Verlag W. Kohlhammer

Umschlagabbildung: deagreez - stock.adobe.com

1. Auflage 2026

Gesamtherstellung: W. Kohlhammer GmbH, Heßbrühlstr. 69, 70565 Stuttgart
produktsicherheit@kohlhammer.de

Print:
ISBN 978-3-17-044862-9

E-Book-Formate:
pdf: ISBN 978-3-17-044863-6
epub: ISBN 978-3-17-044864-3

»Was nicht auf einer einzigen Manuskriptseite zusammengefasst werden kann, ist weder durchdacht noch entscheidungsreif!«

Dwight David Eisenhower, 34. Präsident der Vereinigten Staaten von Amerika

In Memoriam an meine Eltern Thea und Heinz, meine Schwester Annegret sowie an Gisela und Ludwig

Vorwort

Suchen Sie auch kurz vor Klausuren und Prüfungen nach einer Zusammenfassung von Zusammenfassungen? – Wer sich nicht im Dickicht von oftmals mehrbändigen Werken verzetteln möchte, ist mit kompakten Stichpunkten gut beraten. Vorweg sei hier postuliert, dass sämtliche Stichpunkte weder die Teilnahme am theoretischen und praktischen Pflegeunterricht und das damit verbundene kritische Denken sowie das hieraus erwachsene Verstehen von Zusammenhängen ersetzen! Dennoch bieten diese Stichpunkte zur Klausur- und Prüfungsvorbereitung im Rahmen der Ausbildung zur Pflegefachkraft insbesondere im Lernstress unmittelbar vor Leistungsnachweisen eine willkommene kompakte Unterstützung. Auf dieses lexikalische Faktenwissen – bewusst unaufgeregt, sachlich und ohne an konstruierten Fallbeispielkomplexen angelehntes Wirrwarr – können sich Lehrende und Lernende fallübergreifend verlassen!

Das Inhaltsverzeichnis orientiert sich an den Kompetenzen für die staatliche Prüfung nach § 9 zur Pflegefachfrau oder zum Pflegefachmann gemäß der Anlage 2 zu § 9 Absatz 1 Satz 2 der Ausbildungs- und Prüfungsverordnung für die Pflegeberufe (PflAPrV).

Zur leichteren Lesbarkeit werden nicht ständig die weibliche und die männliche Form sowie die Benennung Pflegeempfänger, Patient, Bewohner, zu pflegender Angehöriger sowie Kinder-, Alten- und Krankenpflegepersonen verwendet. Es möchten sich bitte die jeweils beteiligten Personengruppen angesprochen fühlen. Für anstehende Prüfungen wünsche ich allen viel Erfolg!

Anröchte-Berge, Frühjahr 2026 — Friedhelm Henke

Inhalt

1 Themen- und Kompetenzbereich: Pflegeprozess und Pflegediagnostik

1.1 Pflegeplanung

1.1.1 Pflegebegriff, Begriff der Pflegebedürftigkeit

- ist in § 14 SGB XI festgelegt: Pflegebedürftig im Sinne dieses Buches sind Personen, die gesundheitlich bedingte Beeinträchtigungen der Selbständigkeit oder der Fähigkeiten aufweisen und deshalb der Hilfe durch andere bedürfen
- es muss sich um Personen handeln, die körperliche, kognitive oder psychische Beeinträchtigungen oder gesundheitlich bedingte Belastungen oder Anforderungen nicht selbständig kompensieren oder bewältigen können

1.1.2 Sechs pflegefachliche Kriterienbereiche

- die Pflegebedürftigkeit muss auf Dauer, voraussichtlich für mindestens sechs Monate und mit mindestens der in § 15 festgelegten Schwere bestehen
- maßgeblich für das Vorliegen von gesundheitlich bedingten Beeinträchtigungen der Selbständigkeit oder der Fähigkeiten sind die in den folgenden *sechs Bereichen* pflegefachlich begründeten Kriterien:
  - *Mobilität:* Positionswechsel im Bett; Halten einer stabilen Sitzposition; Umsetzen; Fortbewegen innerhalb des Wohnbereichs; Treppensteigen
  - *Kognitive und kommunikative Fähigkeiten:* Erkennen von Personen aus dem näheren Umfeld; örtliche und zeitliche Orientierung; Erinnern an wesentliche Ereignisse oder Beobachtungen; Steuern von mehrschrittigen Alltagshandlungen; Treffen von Entscheidungen; Verstehen von Sachverhalten und Informationen: Erkennen von Risiken und Gefahren; Mitteilen von elementaren Bedürfnissen; Verstehen von Aufforderungen; Beteiligen an einem Gespräch
  - *Verhaltensweisen und psychische Problemlagen:* motorisch geprägte Verhaltensauffälligkeiten, nächtliche Unruhe, selbstschädigendes und autoaggressives Verhalten, Beschädigen von Gegenständen; physisch aggressives Verhalten gegenüber anderen Personen; verbale Aggression, andere pflegerelevante vokale Auffälligkeiten; Abwehr pflegerischer und anderer unterstützender Maßnahmen; Wahnvorstellungen, Ängste, Antriebslosigkeit bei depressiver Stimmungslage; sozial inadäquate Verhaltensweisen; sonstige pflegerelevante inadäquate Handlungen

- *Selbstversorgung:* Waschen des vorderen Oberkörpers, Körperpflege im Bereich des Kopfes, Waschen des Intimbereichs, Duschen und Baden einschließlich Waschen der Haare, An- und Auskleiden des Oberkörpers, An- und Auskleiden des Unterkörpers; mundgerechtes Zubereiten der Nahrung und Eingießen von Getränken, Essen, Trinken; Benutzen einer Toilette oder eines Toilettenstuhls, Bewältigen der Folgen einer Harninkontinenz und Umgang mit Dauerkatheter und Urostoma, Bewältigen der Folgen einer Stuhlinkontinenz und Umgang mit Stoma; Ernährung parenteral oder über Sonde; bestehen gravierender Probleme bei der Nahrungsaufnahme bei Kindern bis zu 18 Monaten, die einen außergewöhnlich pflegeintensiven Hilfebedarf auslösen
- *Bewältigung von und selbständiger Umgang mit krankheits- oder therapiebedingten Anforderungen und Belastungen:* in Bezug auf Medikation, Injektionen, Versorgung intravenöser Zugänge, Absaugen und Sauerstoffgabe, Einreibungen sowie Kälte- und Wärmeanwendungen, Messung und Deutung von Körperzuständen, körpernahe Hilfsmittel; in Bezug auf Verbandswechsel und Wundversorgung, Versorgung mit Stoma, regelmäßige Einmalkatheterisierung und Nutzung von Abführmethoden, Therapiemaßnahmen in häuslicher Umgebung; in Bezug auf zeit- und technikintensive Maßnahmen in häuslicher Umgebung, Arztbesuche, Besuche anderer medizinischer oder therapeutischer Einrichtungen, Besuch von Einrichtungen zur Frühförderung bei Kindern; in Bezug auf das Einhalten einer Diät oder anderer krankheits- oder therapiebedingter Verhaltensvorschriften
- *Gestaltung des Alltagslebens und sozialer Kontakte:* Gestaltung des Tagesablaufs und Anpassung an Veränderungen, Ruhen und Schlafen; sich beschäftigen; Vornehmen von in die Zukunft gerichteten Planungen; Interaktion mit Personen im direkten Kontakt; Kontaktpflege zu Personen außerhalb des direkten Umfelds; Beeinträchtigungen der Selbständigkeit oder der Fähigkeiten, die dazu führen, dass die Haushaltsführung nicht mehr ohne Hilfe bewältigt werden kann, werden bei diesen Kriterien mitberücksichtigt

1.2 Bestandteile, Begründungen und Anforderungen des Pflegeprozesses

1.2.1 Bestandteile

- der Pflegeprozess besteht aus drei Bestandteilen: Problemlösung, Beziehung und Dokumentation
- Problemlösungsprozess
  - besteht aus in Form eines Regelkreises logisch aufeinander aufbauenden Überlegungs-, Handlungs- und Entscheidungsschritten, die wechselseitig aufeinander Einfluss nehmen und auf ein Ziel hin ausgerichtet sind

  - die einzelnen Schritte dienen in ihrer Abfolge der Lösung aktueller oder zukünftiger Probleme des Pflegeempfängers
  - die Pflege ist so zu planen, dass die Gesundung bestmöglich gefördert bzw. einer Verschlechterung des Befindens entgegengewirkt wird und psychische, seelische, soziale sowie physische Einschränkungen bzw. Bedürfnisse kompensiert werden
- Beziehungsprozess
  - »verfeinert« den Problemlösungsprozess zum eigentlichen »Pflegeprozess«, indem er die individuellen Bedürfnisse und Wünsche des Pflegeempfängers im Rahmen einer ganzheitlichen Sichtweise integriert
  - die Fähigkeiten und der Unterstützungs- und Pflegebedarf des jeweiligen Pflegeempfängers sollen so systematisch verdeutlicht und berücksichtigt werden; der zu Pflegende erfährt ein spürbares Interesse an seiner Person, an seiner Biografie sowie seinem individuellen Umfeld und erhält, wie auch seine primären Bezugspersonen, individuelle Unterstützung in seiner Lebenslage
  - von großer Wichtigkeit ist, dass Planungs- und Arbeitsschritte im Rahmen eines gemeinsamen Aushandlungsprozesses zusammen mit dem zu Pflegenden festgelegt werden, um so alle Bedürfnisse berücksichtigen und ein möglichst großes Maß an Zufriedenheit erreichen zu können; dazu ist eine vertrauensvolle Beziehung unbedingt notwendig
- Dokumentation
  - die schriftliche Fixierung der geplanten und durchgeführten Pflege, stellt – zusätzlich zum Problemlösungs- und Beziehungsprozess – den dritten Bestandteil des Pflegeprozesses dar
  - ermöglicht neben der rechtlichen Absicherung vor allem einen zwingend erforderlichen Informationsstand für alle an der Pflege Beteiligten

1.2.2 Argumente für die Pflegeplanung

- die Pflegeplanung nach dem Pflegeprozess ermöglicht zielorientiertes, systematisches, strukturiertes und logisches Handeln
- sie drückt das professionelle pflegerische Handeln aus und grenzt sich aus diesem Grunde von der Laienpflege ab
- Ziel der geplanten Pflege ist es, allen am Prozess Beteiligten die relevanten, individuellen Informationen zum Pflegebedürftigen zugänglich zu machen, sodass sich theoretisch auch eine nicht in der Einrichtung beschäftigte Pflegeperson ein zutreffendes Bild über die Situation des zu Pflegenden machen und danach pflegen kann, ohne dass ein Schaden für den zu Pflegenden entsteht
- durch eine geplante, handlungsanweisende Pflegeplanung besteht für den Pflegebedürftigen die Aussicht, dass dieser von allen Mitarbeitern in gleicher Art und Weise individuell orientiert und qualitativ hochwertig versorgt wird; ansonsten bestände die Gefahr, dass jeder einzelne Mitarbeiter so pflegt, wie er es im derzeitigen Moment für richtig hält; das würde zu negativen Konsequenzen für den Pflegeempfänger führen, vor allem wenn dieser sich aufgrund kognitiver

Veränderungen (z.B. Demenz vom Typ Alzheimer) nicht gezielt artikulieren kann

- durch die gezielte Anwendung des Pflegeprozesses erhält die Pflege eine einheitliche Sprache und gewinnt dadurch an Transparenz und Effektivität
- die Dokumentation wird einfacher und nachvollziehbar; zudem wird ein Genesungsverlauf des Pflegeempfängers ersichtlich
- der Pflegeprozess als standardisiertes Problemlösungsverfahren macht Pflege erforschbar und liefert signifikante pflegewissenschaftliche Erkenntnisse
- Pflegebedürftige (sowie deren Angehörige) werden in die Pflege einbezogen, sodass eine Individualisierung und eine aktive Beteiligung der Klienten erzielt werden
- durch die intensive und individuelle Auseinandersetzung kommt es zudem zu einer Verbesserung der emotionalen Beziehung zum Pflegeempfänger
- ohne das Grundgerüst »Pflegeprozess«, welches einen vergleichbaren Rahmen zur Durchführung und Begründung von Pflegeleistungen bildet, ist die Anwendung von professionellen Pflegehandlungen intuitiv bzw. basiert auf traditionellem Handeln
- die auf dem Pflegeprozess gründende Planung der Pflege bietet Sicherheit für die Pflegebedürftigen im Pflegeverlauf
- Pflegeplanung ist Ausdruck von Professionalität und Qualität der Pflege- und Betreuungsleistung
- Pflegehandlungen werden transparent und nachvollziehbar, wodurch Risiken verringert werden
- die Sichtbarkeit von Pflegeerfolgen für den Pflegebedürftigen, die Angehörigen sowie für das Pflegepersonal wird ermöglicht; dies resultiert in einer Steigerung der Pflegemotivation und pflegerischen Effizienz
- die Durchführung der Pflegeroutine geschieht mithilfe der geplanten Pflege bewusster
- die personelle und fachliche Kontinuität werden in der Durchführung pflegerischer Leistungen gewährleistet
- die pflegebedürftige Person erfährt Sicherheit und Vertrauen im Pflegeverlauf sowie eine Verringerung des Risikos durch gemeinsame Absprachen im Pflegeteam und zwischen Pflegeteam und Pflegempfänger
- Hospitalismusschäden werden reduziert und vorgebeugt
- professionell geplante Pflege bringt ebenso auch die Emanzipation des Pflegedienstes durch mehr Verantwortung und Motivation mit sich (Herausstellung der Eigenständigkeit des Pflegeberufes und somit Gleichstellung mit anderen an der pflegerischen, medizinischen und therapeutischen Versorgung beteiligten Berufsgruppen)
- die Pflegenachweise dienen als Argumentationsgrundlage bei der Personalbemessung (Stellenplanverbesserung)
- eine geplante Pflege ermöglicht Transparenz der pflegerischen Leistungen für Krankenkassen, Gutachter und Akkreditierungs-agenturen
- der innerbetriebliche und interdisziplinäre Informationsfluss für alle Prozessbeteiligten wird gewährleistet
- rechtliche Gründe

- Pflegeberufegesetz (PflBG); gemäß § 5 Abs. 3 soll eine Pflegefachkraft u. a. folgende Aufgaben selbstständig ausführen können: (1) »Erhebung und Feststellung des individuellen Pflegebedarfs und Planung der Pflege«; (2) »Organisation, Gestaltung und Steuerung des Pflege-prozesses«; (3) »Durchführung der Pflege und Dokumentation der angewendeten Maßnahmen«
- Pflegeversicherungsgesetz; bezieht sich im § 18 Abs. 5a SGB XI darauf, dass das Verfahren zur Feststellung der Pflegebedürftigkeit u. a. auch »eine individuelle Pflegeplanung« ermöglichen soll

1.2.3 Arbeitsorganisatorische Erfordernisse zur Pflegeplanung

- Bezugspflege/Primary Nursing (eine vertrauensvolle Beziehung ist die Voraussetzung für ein Gelingen des Problemlösungsprozesses)
  - die Pflegeplanung nach dem Pflegeprozess ermöglicht einen effektiven Beziehungsprozess und führt zur erfolgreichen Umsetzung der Pflegeplanung im Pflegealltag
- regelmäßige Dienstübergaben nach jedem Schichtende (gehören zu den wichtigsten Qualitätswerkzeugen einer Pflegeeinrichtung)
  - hier wird jeder einzelne Bewohner/Patient angesprochen und eine Beteiligung aller jeweils anwesenden Pflegepersonen ist notwendig
  - die Dienstübergabe ist als mündlicher Informationstransfer die entscheidende Schnittstelle zwischen den Mitarbeitern der Früh-, Spät- und Nachtschicht
  - dienen dazu, die Abläufe zu reflektieren und Möglichkeiten zur Fehlervermeidung und Arbeitsoptimierung zu finden
  - Inhalte sind hier auch Fragen zur Organisation der nächsten Arbeitsschritte
- Aspekte einer Übergabe
  - strukturierter, sachlicher Informationsaustausch zwischen Pflegekräften über den Gesundheitszustand und die Bedürfnisse der betreuten Person; es müssen Ruhe, Datenschutz, Schweigepflicht gewährleistet sein
  - erfolgt die Übergabe am Bett (Pflegevisite) werden Besucher und Zimmernachbarn aus dem Zimmer gebeten, es sei denn, einzelne Angehörige sollen, z. B. bei dementiell erkrankten Pflegeempfänger oder bei Kindern, miteinbezogen werden
  - eine umfassende Übergabe beinhaltet: (1) Stammdaten der betreuten Person (Name, Geburtsdatum, Adresse); (2) Soziale Anamnese (Familienstand, Wohnsituation, soziales Umfeld); (3) Pflegediagnosen, -ziele und interventionen; (4) aktueller Gesundheitszustand (Vitalparameter, Symptome, Beschwerden); (5) besondere Vorkommnisse seit der letzten Übergabe (Unfälle, Veränderungen); (6) Übergabeprotokolle (schriftliche Dokumentation der Übergabe für weitere Pflegekräfte)
- eine professionelle Planung erfordert ausreichend Zeit
  - es sind fest im Arbeitsablauf eingeplante Planungszeiten erforderlich; es muss ausreichend Zeit für Pflegeplanungsgespräche mit dem Klienten und seinen

Angehörigen zur Verfügung stehen, da nur so eine klientenorientierte Pflegeplanung realisierbar ist

- Zeit für Fallbesprechungen
  - fungieren im Team als Instrument zur Erstellung der Pflegeplanung bzw. werden bei auftretenden Problemen genutzt
  - dienen u.a. der kollegialen Beratung; die Bezugspflegekraft kann sich bei besonders schwierigen oder langwierigen Pflegeproblemen, von denen sie sich überfordert fühlt, Rat und Unterstützung von den Kollegen einholen
- regelmäßige Pflegevisiten
  - stellen ein effektives internes Qualitätssicherungsinstrument der professionell ausgeübten Kranken- oder Altenpflege dar; üben eine Kontrollfunktion für die Pflegeplanung aus
  - die erzielten Ergebnisse müssen aktualisierend in die bestehende Pflegeplanung einfließen
- Intra- und interdisziplinäre Zusammenarbeit
  - gut funktionierende, effektive und intensive Teamarbeit der Pflegefachkräfte
  - Kooperation mit den anderen an der Pflege und Betreuung beteiligten Berufsgruppen (z.B. Physiotherapie, Pflegepersonen, Sozialdienst, Ärzte, Ergotherapie, Psychologen, Zivildienstleistende etc.) → bei der Erstellung der Pflegeplanung (z.B. im Rahmen von Fallbesprechungen) soll sowohl das Pflege- als auch das interdisziplinäre Team befragt und informiert werden
- eine individuell orientierte Pflegeplanung setzt Arbeitsabläufe (z.B. flexible Aufsteh- und Essenszeiten) voraus, die den Bedürfnissen des zu Pflegenden angepasst sind
- Verwendung eines speziellen Dokumentationssystems
  - muss logisch aufgebaut sein und alle Schritte des Pflegeprozesses leicht nachvollziehbar abbilden
  - alle an der Pflege und Betreuung beteiligten Personen (auch interdisziplinär) benötigen Zugang dazu

1.3 Sechs Schritte des Pflegeprozesses (Fiechter und Meier 1981)

1.3.1 Erster Schritt: Informationssammlung

1.3.1.1 Pflegeassessments

- Einschätzung und systematische Sammlung aller pflege- und behandlungsrelevanten Informationen über den zu pflegenden Menschen, dazu gehören

- familiäres und soziales Umfeld sowie die Biografie; individuelle Wünsche, Gewohnheiten, Fähigkeiten und Bedürfnisse; Sorgen und Ängste, spezifische Probleme; bewährte Bewältigungsstrategien

- Pflegeassessment/Risikoassessment
  - Assessment ist eine »Einschätzung«
  - ggf. erfolgt es als Differentialassessment, d. h., als zeitweise Verwendung einer von der Pflegefachkraft individuell ausgewählten Einschätzungshilfe, über dessen Anwendungsdauer ebenfalls die zuständige Pflegefachkraft entscheidet
  - die vereinfachte Pflegedokumentation (SIS®) sieht nun von der Anwendung von Assessments als Standardprogramm ab und überlässt es der Fachlichkeit der Pflegefachkraft, ob und welche Risikoeinschätzung(en) wann und wie oft eingesetzt werden → also kein fremdbestimmtes und verpflichtendes Standardprogramm, sondern ein ergänzendes Hilfsmittel
  - bisher leider zu häufig statisch getroffene Entscheidungen der Pflegefachkraft; sehen dank vereinfachter Pflegedokumentation mit dem vierschrittigen Strukturmodell mit SIS® (► Kap. 1.4.2.3) von ausschließlich schematischen Anwendung ab → fördert die vernünftige patientenzentrierte und eigenverantwortliche fachliche Einschätzung von Risiken und Evaluation der Pflegesituation durch die individuelle Pflegefachkraft (Bezugspflegekraft)
  - im Kontext der Themenfelder der SIS® erfolgt erstes fachliches Risikoassessment (mit der sogenannten Matrix zur Risikoeinschätzung)
  - Risiko-Skalen können professionelle Pflegekräfte bei fachgerechter Risikoeinschätzung unterstützen; müssen aber nicht mehr unbedingt verwendet werden; die pflegefachliche Einschätzung erfährt aktuell höhere Gewichtung
  - Beispiele für in Pflegeeinrichtungen verwendete Assessmentverfahren: Motilitätstest nach Tinettti, MNA, BMI, Frowein-TVT-Score, Schmerz-Skala, Braden-/Norton-Skala, Gültekin-Skala, Bienstein-Skala, DemTect, CMAI, NOSGER, In-/Kontinenzprofil, Ein- und Ausfuhrbogen, Miktionsprotoll, Geriatrische Depressionsskala, Wundbeurteilung, Überleitungsbrief u. v. a.
  - Vorteile: (1) Objektive Bewertung; (2) Unterstützung der Pflegefachkräfte bei der Identifizierung von Gesundheitsproblemen sowie bei der Festlegung von Prioritäten und Pflegeziele; (3) Systematische Dokumentation; (4) Einheitliche Standardisierung gewährleistet eine konsistente Qualität der Patientenversorgung
  - Nachteile: (1) hoher Zeitaufwand hält Pflegefachkräfte von Aufgaben ab; (2) Überbelastung der Pflegefachkräfte und zeitliche Einschränkungen für die direkte Pflege; (3) erfordern oft spezielle Schulungen der Pflegefachkräfte; (4) Standards passen nimmt immer genau zu den individuellen Bedürfnissen des zu Pflegenden

1.3.1.2 Direkte und indirekte Daten

- Direkte Daten: werden durch direkte Beobachtungen und Interaktionen mit dem Pflegeempfänger oder Bewohner gesammelt; sind im Vergleich zu indirekten Daten zuverlässiger (Vorteil der objektiven Interpretation
  - Vitalzeichen wie Puls, Blutdruck, Temperatur und Atemfrequenz, die direkt gemessen werden; Körperliche Untersuchungen und Beobachtungen, wie Hautzustand, Atmung, Bewegungsfähigkeit und Orientierung des Pflegeempfängers, Gespräche und Interviews mit dem Pflegeempfänger, um Informationen über Symptome, Schmerzen, medizinische Geschichte und persönliche Vorlieben zu erhalten
- Indirekte Daten: werden aus verschiedenen Quellen gesammelt, die nicht unmittelbar mit dem Pflegeempfänger oder Bewohner interagieren und können falsch wiedergegeben worden sein (Problem der subjektiven Interpretation)
  - Medizinische Aufzeichnungen (Krankenakten, Laborergebnisse und Arztberichte, Informationen über Gesundheitsgeschichte und Verlauf der Behandlung); Informationen von Angehörigen oder Betreuern, die Einblick in die Lebensumstände und den Gesundheitszustand des Pflegeempfängers geben können; Pflegeprotokolle und Pflegeberichte, die den Verlauf der Pflege und die ergriffenen Maßnahmen dokumentieren
- Objektive Erfassung: die im Rahmen der Pflegeanamnese zusammengetragenen und schriftlich fixierten Daten vom oder über den zu Pflegenden bestehen aus subjektiven oder objektiven pflegerelevanten Informationen
  - subjektive Daten: von der zu pflegenden Person oder deren Bezugspersonen in eigenen Aussagen preisgegeben, enthalten Wünsche, Bedürfnisse und Mitteilungen (z. B. Müdigkeit, Schmerzen, Kraft, Sorgen bezüglich der Zukunft, Erwartungen und Vorstellungen); es handelt sich hier um wichtige Angaben, die vom Pflegenden unbedingt akzeptiert werden müssen → nicht die Sichtweise des Pflegenden steht im Mittelpunkt, sondern die der zu pflegenden Person
  - objektive Daten: beobachtbar und messbar (z. B. Vitalwerte, Hautbeschaffenheit, Quantität der Flüssigkeits- und Nahrungsaufnahme, Ergebnisse aus Risikoassessments, Überleitungsbrief, Ausmaß der Funktionsstörungen u. a.)
  - die Informationssammlung stellt keinen starr abzuarbeitenden Prozessschritt ausschließlich zu Beginn des Pflegeauftrages dar, sondern ist ein fortlaufendes Instrument zur Aktualisierung der klientenspezifischen Informationen
  - beginnt beim Erstkontakt mit dem Klienten und verändert sich im pflegerischen Verlauf, gemäß der sich verändernden Lebenssituation des Pflegeempfängers
  - immer wieder werden aktuelle Daten erhoben und in der Pflegeplanung berücksichtigt
  - in diesem Prozessschritt ist es von großer Wichtigkeit, der zu pflegenden Person auf gleicher Kommunikations- und Interaktionsebene zu begegnen
  - es empfiehlt sich eine nichtdirektive Gesprächshaltung, die sich durch Akzeptanz (Annehmen, Wertschätzen), Empathie (einfühlendes, nicht wertendes Verstehen) und Echtheit (Kongruenz) auszeichnet

1.3.1.3 Professionelles Verhalten

- einen ruhigen und ansprechenden Raum suchen ausreichend Zeit nehmen
- den Pflegeempfänger über den Sinn sowie die Vertraulichkeit des Gespräches aufklären
- dem Pflegeempfänger einen Überblick geben über: (1) die Einrichtung/Abteilung/Station; (2) das Pflegeteam; (3) strukturelle Arbeitsabläufe; (4) Angebote der Einrichtung; (5) benötigte Gegenstände (z. B. Pflegeutensilien); (6) Umgang mit Wertgegenständen
- offene Fragen stellen, also Fragen, die nicht nur mit »ja« oder »nein« beantwortet werden können; dies würde den Gesprächsverlauf blockieren
- die Fragen sollen an den Aussagen des zu Pflegenden anknüpfen (kein Frage-Antwort-Spiel, das dem zu Pflegenden Aussagen suggeriert, die er dann bloß aus Freundlichkeit und/oder Abhängigkeit macht).
- Äußerungen des Klienten mittels bewussten Feedbacks zurück spiegeln (wiederholen, was verstanden wurde)
- die Aussagen des Gegenübers durch Bemerkungen wie »Aha, Genau, Mhm«, Kopfnicken, aufmunternde Gesten u. a. wiederholen
- sich dem Gesprächspartner zuwenden und ihn direkt anschauen; Blickkontakt halten; sich möglichst nicht frontal dem Pflegeempfänger gegenüber, sondern über Eck setzen; die gleiche Höhe mit dem zu Pflegenden einnehmen und die Hände oberhalb des Tisches positionieren; den Gesprächspartner nicht ins Gegenlicht schauen lassen
- nachfragen, wenn etwas nicht richtig verstanden wurde; keine Fremdwörter oder Fachbegriffe verwenden, die der Gesprächspartner nicht verstehen könnte
- die notwendige Distanz und die Formen der Höflichkeit bewahren; den Pflegebedürftigen mit Nachnamen ansprechen; niemals in Anwesenheit von Bezugspersonen mit dem zu Pflegenden und niemals über ihn und seine Pflegesituation sprechen; Objektivität bewahren; kulturelle und religiöse Besonderheiten berücksichtigen
- etwas zu trinken und evtl. einen kleinen Snack reichen
- ist der zu pflegende Mensch in seiner verbalen Kommunikationsfähigkeit eingeschränkt (z. B. bei kognitiven Veränderungen wie demenziellen Erkrankungen), sind *nonverbale Signale* wichtig: Körperhaltung; Mimik und Gestik; Nähe und Distanz; Blickkontakt; vegetative Reaktionen (Erröten, Schwitzen, Pupillenveränderungen)

1.3.1.4 Aspekte der Patienten-/Klientenorientierung

- Partizipation: Einbeziehung des Pflegeempfängers in Entscheidungen über seine Pflege und Behandlung, um seine Bedürfnisse, Präferenzen und Fähigkeiten zu berücksichtigen; im Mittelpunkt der Pflege steht der individuelle Mensch, um eine maßgeschneiderte Versorgung für ihn zu gewährleisten

- Förderung von Selbstbestimmung und Autonomie: der Pflegeempfänger wird ermutigt, seine eigenen Entscheidungen zu treffen; seine Autonomie in Bezug auf seine Gesundheit und Pflege wird bewahrt
- Adhärenz: die Überzeugung und Bereitschaft des Pflegeempfängers, den Empfehlungen und Anweisungen des Pflegepersonals zu folgen; es wird eine partnerschaftliche Beziehung zwischen Pflegeempfänger und Pflegekraft betont, bei der der Pflegeempfänger aktiv in den Behandlungsprozess eingebunden ist und mit dem Arzt respektvoll zusammenarbeitet → fördert das Vertrauen untereinander und verbessert die Versorgung
- Compliance: die Befolgung ärztlicher Anweisungen durch den Pflegeempfänger; kann eine eher einseitige Sichtweise darstellen, bei der der Pflegeempfänger eher als passiv betrachtet wird, da er die Anweisungen (z. B. die Arzneimitteleinnahme) zwar befolgt, aber nicht besonders stark in den Entscheidungsprozess einbezogen wurde und nicht immer völlig von den Zielen und Maßnahmen überzeugt wurde; dies führt häufiger zur so genannten Non-Compliance, also zum Versäumnis oder zur Unfähigkeit des Pflegeempfängers, ärztliche Anweisungen zu befolgen
  - Ursachen einer Non-Compliance sind meistens mangelndes Verständnis der Anweisungen, kulturelle Unterschiede oder persönliche Präferenzen des Pflegeempfängers
  - anstelle von »Compliance« vermehrt der Fachbegriff »Adhärenz« verwendet
- offene Gespräche: unterstützt die Beziehung zwischen Pflegenden und zu Pflegenden; trägt dazu bei, Barrieren für die Einhaltung der Behandlung zu identifizieren und zu überwinden, um die Gesundheit des Pflegeempfängers zu fördern

1.3.1.5 Stammdaten/Anamnesedaten

- Angaben zur Person (Name, Geburtsdatum); ggf. Angaben zur Konfession
- Versicherungsdaten; Kostenübernahmeregelungen
- Pflegegrad nach SGB XI; Datum des Beginns der Pflegeleistung; medizinische Diagnosen; Informationen zu Unverträglichkeiten und Allergien
- Angaben zur Kostform; Informationen zur medizinisch-therapeutischen Versorgungsform; eingesetzte Hilfsmittel
- Information für Notfallsituationen; Angaben zu Bezugspersonen und/oder gesetzl. Betreuer; ggf. Angabe zur Vorsorgevollmacht und/oder Patientenverfügung
- auch Stammdaten müssen bei gravierenden Veränderungen (z. B. aktuelle Arztbesuche, neue Betreuerin) aktualisiert und in der Dokumentation entsprechend verändert werden

1.3.1.6 Anleitung zur biografischen Selbstreflexion (Biografiearbeit)

- einen wichtigen Bestandteil der Informationssammlung stellt die Lebensgeschichte der zu Pflegenden dar

- je intensiver und detaillierter die Biografie erfasst wurde, desto einfacher ist es für das Pflegeteam, den zu Pflegenden in seinem Verhalten zu verstehen
- sie liefert wichtige Informationen für die Pflege und Betreuung, denn die Kenntnis von der Lebensgeschichte ermöglicht der Pflegeperson eine klientenorientierte Kommunikation, die dazu beiträgt, das Vertrauensverhältnis zu intensivieren
- der Einbezug der Biografie stärken das Selbstwertgefühl des Pflegeempfängers sowie dessen Lebensqualität
- besonders im Rahmen der Pflege und Betreuung demenzerkrankter Menschen spielt die Biografiearbeit eine besondere Rolle; sie leiden im Verlauf der Erkrankung mehr und mehr unter einem Identitätsverlust, darum sind biografische Daten wichtig, um an Demenz Erkrankte und andere Pflegebedürftige besser in den Alltag integrieren zu können
- wichtig bei der Erfassung der Biografie ist, dass jeder Mensch ein selbstbestimmtes Wesen ist; der zu Pflegende soll daher über seine Lebensgeschichte, seine Erfahrungen, Erlebnisse, die sein Leben geprägt und ihn geformt haben, möglichst selbst berichten
- vertraut der zu Pflegende der Pflegekraft viele persönliche Informationen an, so muss die Pflegeperson diese Informationen für sich behalten; erscheinen diese für die Pflege und Betreuung bedeutsam, erfragt die Pflegfachkraft die Zustimmung der Weitergabe und die schriftliche Fixierung der Daten
- möchte ein Pflegeempfänger keine Angaben zu seiner Biografie machen, ist dies zu respektieren und auf dem Biografiebogen zu dokumentieren; ebenso wird schriftlich niedergelegt, wenn der zu Pflegende keine Auskünfte über sich geben kann und auch die Angehörigen keine biografischen Angaben machen können
- biografische Informationen müssen sich in der Pflegeplanung (z. B. im Rahmen der Maßnahmenplanung zur Körperpflege) wiederfinden, nur so wird eine ganzheitliche Pflege ermöglicht
- es muss hinterfragt werden, wie sich Erlebtes auf den Klienten ausgewirkt hat, was ihn in seiner Lebensgeschichte bewegte und zu seiner Person formte; beispielsweise reicht es nicht aus, ausschließlich die »realen« Daten zu erfassen.
- ausschlaggebend sind beispielsweise folgende Fragen
  - Welche Rolle spielen die Kinderjahre in Ihrem heutigen Leben?
  - Wie haben Sie die Flucht erlebt und die damit verbundenen schrecklichen Ereignisse?
  - Gibt es Verhaltensweisen, die sich auf das Erlebte zurückführen lassen, z. B. Bescheidenheit, Sparsamkeit, Albträume?
  - Haben Sie auch heute noch gern Menschen um sich, oder sind Sie heute lieber allein?
  - Sorgen Sie noch gern für Andere?
  - Wie haben Sie es verkraftet, keine Kinder bekommen zu können, oder hat es Ihnen nichts ausgemacht?
- der Biografiebogen erfordert eine fortwährende Aktualisierung
- die Erhebung der Biografie stellt eine anspruchsvolle Aufgabe dar, da es sich um sensible Daten handelt, und kann nicht in Rahmen des Erstgespräches abgeschlossen werden

- es ist wichtig, sich vorab einen realistischen Zeitraum zur Erstellung zu setzen
- entscheidende biografische Informationen aus der familiären Situation und dem Lebensweg sind: (1) Schulbildung; (2) erlernter Beruf; (3) ausgeübter Beruf; (4) Freizeitverhalten, Hobbys, Tagesstrukturierung; (5) Sprache (Dialekt, Fremdsprache); (6) besondere Verhaltens-/Lebensweisen; (7) Traditionen und Rituale; (8) prägende Ereignisse und Werte; (9) angenehme Erinnerungen; (10) gesundheitliche Besonderheiten

1.3.2 Zweiter Schritt: Ressourcen und Pflegeprobleme

1.3.2.1 Ressourcen

- stellen aktuelle Fähigkeiten, Kräfte, Einstellungen, Zustände und Möglichkeiten der zu pflegenden Person dar, welche der Lösung oder Verhinderung von Pflegeproblemen dienen
- das Vorhandensein eines Hilfsmittels bedeutet nicht, dass es sich dabei um eine Ressource handelt, jedoch stellt das Vermögen, das Hilfsmittel motiviert und erfolgreich einzusetzen, eine Ressource dar
- Ressourcen bilden die Basis für die Umsetzung einer aktivierenden Pflege, damit die gesunden Anteile nicht aus dem Blickwinkel geraten
- die Wahrnehmung/Förderung der Ressourcen stärkt das Selbstwertgefühl des Pflegeempfängers und seine Motivation, sich aktiv zu beteiligen
- für die präzise Beschreibung ist es wichtig, dass genau beschrieben wird, was der zu Pflegende kann bzw. welcher Zustand physiologisch ist und dass erkenntlich gemacht wird, ob die Ressource kontinuierlich vorhanden ist, oder ob diese nur in bestimmten Situationen bzw. zu bestimmten Tageszeiten präsent ist
- zusätzlich zur detaillierten Beschreibung, muss die jeweilige Ressource einem passenden Pflegeproblem zugeordnet werden; es muss ersichtlich sein, dass sie der Problemlösung dienlich ist
- Ressourcen werden in der Dokumentation schriftlich ausgewiesen und üblicherweise mit der Abkürzung »R« kenntlich gemacht; häufig werden sie in der Problemspalte aufgeführt oder erhalten eine eigene Spalte auf dem Pflegeplanungsbogen
- Arten von Ressourcen
  - innere Ressourcen (individuelle Fähigkeiten, Wissen; Motivation, Lebensmut, Energie; Mut und Willen; Vorerfahrungen und Vorlieben)
  - äußere Ressourcen (soziales Netzwerk; Möglichkeit der Nutzung pflegegerechter Räumlichkeiten; finanzielle Mittel)

1.3.2.2 Pflegeprobleme

- wenn Alltagsbewältigung, Unabhängigkeit und Wohlbefinden nicht eigenständig kompensiert werden können
- es kommt zu einem Selbstpflegedefizit im Rahmen einer/mehrerer Lebensaktivitäten, das pflegerisches Handeln erforderlich macht

- in die Pflegeplanung werden nur solche Pflegeprobleme aufgenommen, die primär durch die Pflege angegangen werden können
- eine medizinische Diagnose stellt kein pflegerisches Problem dar, wenn sie in den Zuständigkeitsbereich des Arztes fällt
- hat eine Erkrankung Auswirkungen auf die Lebensaktivitäten des zu Pflegenden, welche pflegerisch angegangen werden können, kann diese als Erklärung der Ursache des Pflegeproblems in Klammern mit in die Planung aufgenommen werden
- es handelt sich immer um Probleme, die aus der Sicht der zu pflegenden Person bestehen, d. h., nicht alles, was aus der Perspektive des Pflegepersonals ein Problem darstellt, ist gleichzeitig auch für den zu Pflegenden ein Problem; beispielsweise kann die Bewegungseinschränkung eines Armes mit der Konsequenz einer oberflächlichen Körperhygiene für das Pflegepersonal problematisch sein, aus der Sicht des zu Pflegenden jedoch als unproblematisch und nicht beeinträchtigend empfunden werden
- bei der Problemformulierung sind Symptome, Beobachtungen, wie z. B. abwehrendes Verhalten beim Anreichen von Getränken, und Äußerungen des zu Pflegenden zum Ausdruck zu bringen
- es ist wichtig für eine erfolgreiche Planung, sich in die Rolle des zu Pflegenden zu versetzen
- der zu Pflegende ist aktiv mit einzubeziehen; die Pflegeperson darf ihm kein Problem aufzwingen, und ihn auch unterschätzen
- die Erfahrung der Pflegekraft kann sich negativ auswirken, wenn sie routinemäßig alle Pflegeprobleme berücksichtigt, mit denen sie in der Vergangenheit am häufigsten zu tun hatte
- der MDS (Medizinischer Dienst des Spitzenverbandes Bund der Krankenkassen, heute »MDB«/Medizinischer Dienst Bund) empfiehlt zur Erstellung die Anwendung des PESR-Formats; die Problembeschreibung richtet sich nach folgenden Fragestellungen:
  - *P = Problemtitel:* (1) Was genau ist das Problem? (präzise Beschreibung der aktuellen physischen, psychischen, emotionalen und sozialen Einschränkungen); (2) Quantität und Qualität der Beeinträchtigung werden aufgezeigt (Formulierung erfolgt möglichst kurz und knapp, exakt und spezifisch sowie objektiv, ohne Wertung)
  - *E = Etiology (Ursache, Einflussfaktoren):* (1) Wie kommt es zur Entstehung dieses Pflegeproblems? (Entstehung des Problems präzise beleuchten); (2) Warum tritt das Problem auf? (die Ursache genau benennen); (3) keine medizinischen Diagnosen verwenden; (4) bei unklarer Ursache handelt es sich um ein verdecktes oder vermutetes Pflegeproblem
  - *S = Symptom:* (1) Wie genau äußert sich das Pflegeproblem? (Wie, wo und wann/in welcher Situation zeigt es sich?); (2) im Rahmen der Problemformulierungen werden bei Bedarf Beobachtungen des Pflegebedürftigen und der Pflegenden sowie Aussagen des Pflegeempfängers hinzugezogen; (3) falls Ausgangswerte vorliegen, werden sie aufgeführt, z. B. aktuelles Gewicht/BMI, tgl. Trinkmenge, Gehstrecke, um später einen Erfolg daran ersehen zu können

- *R = Ressource:* (1) Über welche Ressourcen verfügt der Pflegebedürftige?; (2) die passende Ressource, die dazu beiträgt, das Problem zu lösen, wird vor dem Pflegeproblem dokumentiert

- Arten von Problemen
  - Aktuelle Pflegeprobleme: (1) tatsächliche Pflegeprobleme, die beobachtbar (z. B. gerötetes Hautareal), messbar (z. B. geringe Trinkmenge von 500 ml tgl.) sind und/oder vom zu Pflegenden bestätigt/geäußert werden (z. B. Schmerzen im Bereich der Operationswunde); (2) lassen sich mittels spezifischer Pflegeinterventionen und Nutzung vorhandener Ressourcen beseitigen, kompensieren oder abschwächen/lindern
  - Potenzielle Probleme: (1) werden formuliert, wenn Zustände bzw. Risikofaktoren aufgetreten sind, die nach pflegewissenschaftlichen Erkenntnissen und Erfahrungswissen ohne gezielte Pflegemaßnahmen zur Entstehung eines Pflegeproblems führen würden; (2) machen unbedingt präventives pflegerisches Handeln erforderlich und zeigen die Wichtigkeit der Durchführung von Prophylaxen auf
  - verdeckte (vermutete) Pflegeprobleme sind dem zu Pflegenden selbst möglicherweise nicht bewusst, aber für die Pflege von Relevanz; negative Gefühlsäußerungen; auffällige und herausfordernde Verhaltensweisen
- Barthel-Index
  - dient zur Ermittlung des Selbständigkeitsgrades; es werden Formulierungen wie »völlig unselbstständig«, »völlig selbstständig«, »nicht möglich«, »mit Unterstützung« und »selbstständig« gebraucht
  - die Punktwerte der untenstehenden zehn Einheiten werden addiert; der ermittelte Gesamtpunktewert stellt ein Maß für die Selbstständigkeit eines zu Pflegenden dar:
  - Der Barthel-Index ergibt sich aus Summe der Punktzahlen (0 = völlig unselbstständig; 100 = völlig selbstständig)
  - Punktevergabe je nach Item differenziert (z. B. 0/5/10/15 Punkte möglich)
  - Gesamtwert: 0–100 Punkte
  - die Punktwerte dieser zehn Einheiten werden addiert:
    (1) Essen und Trinken: 0/5/10
    (2) Umsetzen (Rollstuhl ↔ Bett, Aufsitzen): 0/5/10/15
    (3) Persönliche Pflege (Gesicht waschen, Kämmen, Rasieren, Zähneputzen): 0/5
    (4) Toilettenbenutzung: 0/5/10
    (5) Baden/Duschen: 0/5
    (6) Gehen auf ebenem Untergrund oder Fortbewegen mit Rollstuhl: 0/5/10/15
    (7) Treppensteigen: 0/5/1
    (8) An- und Auskleiden (einschl. Schuhe binden, Knöpfe schließen): 0/5/10
    (9) Stuhlkontrolle: 0/5/10
    (10) Harnkontrolle: 0/5/10
- Beurteilung der Selbstständigkeit/Abhängigkeitsstufen (mit folgenden Informationen über den Aufwand von Hilfeleistungen kann eine Höherstufung im Pflegegrad erreicht werden):
  - »selbstständig« = keine Hilfeleistung; keine/kaum fremde Hilfe erforderlich

- »überwiegend selbstständig« = Unterstützung; wiederholte Anleitung (A), Beaufsichtigung (B); z. B. Waschwasser bereitstellen, Vor- und Nachbereitung, Demonstrieren, Motivieren, Lenken und Beaufsichtigen
- »überwiegend unselbstständig« = teilweise Übernahme (TÜ); z. B. Waschen des Rückens
- »unselbstständig« = volle Übernahme (VÜ); vollständiger Hilfebedarf

1.3.3 Dritter Schritt: Pflegeziele

1.3.3.1 Bedeutung und Arten

- stellen das Ergebnis dar, das der Pflegeempfänger mithilfe des Pflegeteams und unter Nutzung seiner Ressourcen in einem festgelegten Zeitintervall erreichen möchte (Nah- und Fernziele)
- nach Michalke u. a. (2001) existieren diese Pflegezielkategorien
  - Präventive Ziele (erhalten und vermeiden); Kurative Ziele (Gesundheit wiederherstellen); Rehabilitative Ziele (Folgeschäden reduzieren); Palliative Ziele (Leiden lindern)
- dienen dazu, die Effektivität der geplanten und durchgeführten Intervention im sechsten Schritt des Pflegeprozesses zu beurteilen sowie den Unterschied zwischen Ausgangspunkt und Ergebnis zu evaluieren
- zeigen sowohl dem Pflegeempfänger als auch dem Pflegenden den Sinn von Pflegeinterventionen
- geben die Richtung der, möglichst zusammen mit dem Pflegeempfänger, geplanten Pflegemaßnahmen vor
- alle am Pflegeprozess Beteiligten können ihr Handeln daran ausrichten
- bieten für beide Parteien Motivationsfaktoren sowie bei Erreichen Erfolgserlebnisse
- gemeinsam mit dem Pflegeempfänger wird überlegt, welche Ressourcen erhalten/verbessert werden sollen und auf welche Weise dies geschehen soll
- nur, wenn sich der zu pflegende Mensch selbst mit den Pflegezielen identifizieren kann, ist die Zielformulierung geglückt und ein Pflegeerfolg erreichbar
- der Einbezug des Klienten in das Planungsgeschehen stärkt die pflegetherapeutische Beziehung
- vorhandene verdeckte Ressourcen und Probleme können aufgedeckt und gemeinsam angegangen werden
- sollte der Pflegeempfänger nicht dazu in der Lage sein, sich zusammen mit der Pflegefachperson Pflegeziele zu setzen (z. B. aufgrund von kognitiver Einschränkung, Bewusstlosigkeit etc.), legt die Pflegefachkraft diese stellvertretend für ihn fest; sie versetzt sich in die Rolle des zu Pflegenden und berät möglichst gemeinsam mit Angehörigen/Bezugspersonen, welche Ziele für den zu Pflegenden angestrebt werden sollten
- Leitziele/globale Ziele
  - umfassen die größtmögliche Unabhängigkeit in den Lebensaktivitäten; Lebensqualität und Zufriedenheit; Ressourcenerhaltung und -wiederherstel-

lung; Selbstbestimmung; werden nicht in die Pflegeplanung aufgenommen, da sie zu umfassend sind und die so genannten SMART-Kriterien nicht erfüllen; stellen eher eine Art Richtschnur – eine Pflegephilosophie – dar, auf die sich die Pflege ausrichten soll; sie finden in der Praxis häufig in den Pflegeplanungen anzutreffenden Pflegeleitbildern einer Einrichtung wieder

1.3.3.2 SMART-Kriterien

- systematische Vorgehensweise, die sicherstellt, dass bei der Zielformulierung keine Fragen offenbleiben
- Spezifisch: (Was genau soll erreicht werden?)
  - das Verhalten bzw. der zukünftige Zustand wird präzise beschrieben, das/den der zu Pflegende zum Zeitpunkt des Zielerreichens zeigen/aufweisen soll; allgemeine Aussagen sind zu unterlassen, da sich die Zielformulierung am zuvor beschriebenen Pflegeproblem bzw. der Ressource orientieren muss; auch die Hilfsmittel/Bedingungen werden genannt, mit denen das Verhalten/der angestrebte Zustand erreicht werden soll, z. B. mithilfe des Rollators (unter Anleitung der PK etc.)
- Messbar/überprüfbar
  - es wird beschrieben, woran der Erfolg der geplanten und durchgeführten Pflegeintervention gemessen werden soll; anhand der Festlegung des Zielerreichungsgrades (= Soll-Zustand) kann beurteilt werden, ob das formulierte Ziel erreicht worden ist (z. B. Anhebung des BMI auf 21)
  - tägliche Trinkmenge von 1500 ml; Gehstrecke von X Metern; Bewohner kann sich selbstständig die Zahnprothese putzen etc.), z. B. lässt sich anhand der Formulierung der Ziele »Herr N. bewegt sich am 01.07.20XX ausreichend« oder »Frau B. nimmt am 09.12.20XX genug Flüssigkeit am Tag zu sich« kein Pflegeerfolg überprüfen
- Attraktiv/aktionsorientiert
  - es muss sich für den Klienten um attraktive Pflegeziele handeln; der zu Pflegende muss mit ihnen einverstanden sein; dies lässt sich allein mittels eines gemeinsamen Aushandlungsprozesses im Rahmen eines Pflegeplanungsgespräches zwischen Pflegeempfänger und Bezugspflegeperson realisieren → mit den Zielen wird immer die Unabhängigkeit des Pflegeempfängers angestrebt
  - zu beachten ist auch, dass es sich um Ziele des zu Pflegenden und nicht der Pflegeperson handelt; so wird immer aus der Sicht des Klienten formuliert; z. B. Frau M. trinkt bis zum 24.11.20XX 1500 ml. Mineralwasser tgl. mit Unterstützung der PK
- Realistisch
  - während der Zielformulierung muss bedacht werden, ob der Pflegeempfänger das Ziel überhaupt erreichen kann oder ob es unrealistisch ist
  - z. B. kann eine kognitiv stark eingeschränkte Bewohnerin mit Alzheimer-Demenz nicht zukünftig anspruchsvolle Denkleistungen vollbringen; ein Pflegeempfänger mit stark kontrakten Kniegelenken wird nicht mehr un-

eingeschränkt laufen können; eine kachektische Person wird in einer Woche ihren BMI nicht normalisieren können; ein Pflegeempfänger wird nach einer Hüft-TEP-Operation im Rahmen des Krankenhausaufenthaltes bis zur Entlassung keine volle Funktionsfähigkeit des betroffenen Gelenks wiedererlangen können

- Terminiert
  - es muss ein genauer Termin angegeben werden, bis wann/an dem der zu Pflegende das Ziel erreicht haben soll; die Angabe des Zeitpunktes für das Erreichen des Zieles hilft den Pflegepersonen, die Pflegeergebnisse zu überprüfen, bzw. bedarfsweise Pflegeziele neu zu stecken und dementsprechend den Pflegeplan abzuändern
  - Beispiel: »Bis zum 10.09.20XX läuft Frau M. mithilfe des Rollators selbstständig bis zum Ende des Flures und zurück in ihr Zimmer«

1.3.3.3 Formulierungshinweise

- Pflegeziele werden im Präsens, also in der Gegenwart formuliert
- auf Formulierungen wie »soll« wird verzichtet
- Pflegeziele dürfen nicht wie Pflegemaßnahmen klingen, z. B. falsch: »Frau G. soll bis zum 12.12.20XX 3 × tgl. zu Atemübungen angeleitet werden«; stattdessen könnte das richtig formulierte Ziel lauten: »Frau G. führt 3 × tgl. Atemübungen unter verbaler Anleitung der PFK durch (12.12.20XX)«
- Pflegeziele werden positiv formuliert: Formulierungen wie »kein« sind unzulässig; das ist wichtig, um den zu pflegenden Mensch nicht auf Erkrankungen oder Passivität zu reduzieren, sondern um ihn möglichst konstruktiv aus der Sichtweise von »Gesundheit« und »Aktivität« zu betrachtet; zudem wäre eine konkrete Überprüfung der Pflegewirkung (Prozessschritt 6) unmöglich
- Pflegeziele können in Nah- und Fernziele unterteilt werden
  - Nahziele stellen kleine Pflegeschritte dar, die zu einem definierten Fernziel führen sollen; Synonyme des Begriffes »Nahziel« sind »Teilschritt« oder »Feinziel«
  - ein mögliches Nahziel wäre, dass er sich der zu Pflegende am 23.12.20XX mithilfe des Pflegepersonals auf die Bettkante setzt; lässt sich dieses Ziel am genannten Termin realisieren, können gemeinsam mit dem zu Pflegenden weitere Teilschritte (Nahziele) geplant werden, um nach und nach das Fernziel anzubahnen. Z. B. »Herr XY. setzt sich am 30.12.20XX selbstständig auf die Bettkante«
  - Fernziele sind übergeordnete »große« Ziele, die am Ende des Pflegeprozesses erreicht werden sollen; ein Fernziel soll niemals ohne einpassendes Nahziel formuliert werden, da es sich nur kleinschrittig erreichen lassen wird
  - Fernziele werden gemeinsam mit dem Klienten vor der Formulierung passender Nahziele verfasst, so kann ein Fernziel sein, dass Herr XY (Zustand nach Myokardinfarkt) sich wieder selbstständig uneingeschränkt mobilisiert

  - nicht immer lassen sich Fernziele formulieren; gemäß der SIS® (▶ Kap. 1.4.2.1) brauchen Ziele nur noch formuliert werden, wenn es die Fachlichkeit der PFK für erforderlich hält
- Pflegeziele können folgenden Bereichen zugeordnet werden
  - Zustände des Pflegebedürftigen z. B. »Herr B. berichtet am 25.07.20XX, auf Nachfrage der PK, während der Körperpflege, dass er sich wohl fühlt.«
  - Fähigkeit (Können) des Klienten: z. B. »Frau P. läuft am 27.08.20XX zur morgendl. Körperpflege selbstständig zum Bad und zurück.«
  - Wissen: z. B. »Herr W. kennt am 17.08.20XX seinen Diätplan.«
  - Wollen: z. B. »Frau K. toleriert das Inkontinenzmaterial (10.12.20XX).«
  - Verhalten und Entwicklungsprozess: z. B. »Frau W. akzeptiert ihr Enterostoma und versorgt es selbstständig (24.11.20XX).«
  - messbarer Befund: z. B. »Herr W. hat am 18.09.20XX einen BMI von 28.«

1.3.4 Vierter Schritt: Pflegemaßnahmen

1.3.4.1 Definition und Bedeutung

- werden auch als Pflegeinterventionen bezeichnet
- beschreiben präzise die geplanten Tätigkeiten und Handlungsschritte, die unter aktiver Nutzung der in der ersten Spalte des Planungsblattes dargestellten Ressourcen bis zum Erreichen des festgelegten Pflegeziels durchgeführt werden müssen
- sind verbindlich und kommen einer Dienstanweisung gleich – die für die Pflegeplanung verantwortliche Fachkraft hat die Aufgabe, Pflegemaßnahmen detailliert und ressourcenfördernd zu beschreiben
- sowohl Pflegehilfskräfte als auch Fachkräfte müssen die Pflege nach diesen Beschreibungen individuell orientiert durchführen können
- die einzelnen Handlungsschritte dürfen nicht zu oberflächlich und lückenhaft verfasst werden; es kommt also auf eine detaillierte Handlungsbeschreibung an, die außerdem für alle Pflegenden verständlich sein muss
- die verfassende Pflegefachkraft achtet also darauf, nicht zu spezielle Fachbegriffe zu verwenden; sie stellt sich die Frage: Kann auch eine Pflegeassistenzkraft nach meinen Schilderungen aktivierend und individuell orientiert pflegen?
- die Pflegemaßnahmen werden von der Bezugspflegeperson nach Möglichkeit gemeinsam mit dem Klienten geplant; die Bezugspflegende nimmt mithilfe ihrer Fachkompetenz die Maßnahmen vor, erklärt Zusammenhänge und übernimmt eine wichtige professionelle Motivationsfunktion
- nur mit einer exakten Formulierung der durchzuführenden Pflegemaßnahmen kann eine einheitliche, klientenorientierte, aktivierende und effektive Pflege erwirkt werden
- Pflegemaßnahmen werden erst geplant, wenn die Ziele, die mit der Pflege des pflegebedürftigen Menschen erreicht werden sollen, feststehen, erreichbar und spezifisch sind sowie mit einem konkreten Zeitpunkt versehen wurden

- die Pflegeinterventionen orientieren sich an den bereits festgelegten Pflegeproblemen und -zielen und müssen unbedingt die Bedürfnisse und Ressourcen integrieren
- damit alle wichtigen Informationen in die Pflegeplanung einfließen, ist es hilfreich zu überprüfen, ob die folgenden W-Fragen mit der Pflegeplanung beantwortet werden können:
  - Wer führt die Maßnahme durch?
    Pflegefachkraft oder Pflegehilfskraft? (bei speziellen Pflegemaßnahmen der Zusatz »examiniert« bzw. PFK (Pflegefachkraft) oder PFA (Pflegefachassistenzkraft) ergänzen); wie viele Pflegepersonen (z. B. eine PFK und eine PFA bei Versorgung in instabilen Pflegesituationen)
  - Was genau wird durchgeführt?
    Teil- oder Ganzkörperwaschung?; Maßnahmen der speziellen Pflege (»Behandlungspflege«) werden nicht in die Maßnahmenspalte aufgenommen, da diese ärztlich angeordnet worden sind und schon separat auf anderen Dokumentationsbögen vermerkt werden (z. B. Wundversorgung, Richten von Medikamenten, Blutdruckmessung)
  - Wann?
    im Rahmen des Pflegeablaufplanes wird Zeitpunkt z. B einer »Behandlungspflege« vermerkt, der besonders wichtig ist; der Zeitpunkt der Pflegemaßnahme muss genau angegeben werden; so kann die exakte Uhrzeit (z. B. »um 8.00 Uhr …«) festgehalten werden; die Angabe von Uhrzeiten stellt Richtwerte dar und erfordert nicht, dass Pflegeinterventionen »auf die Minute« durchgeführt; der ungefähre Zeitpunkt sollte aber eingehalten werden; es kann sich um einen bestimmten »situativen Zeitpunkt«/zeitliche Fixpunkte handeln, z. B. wenn Frau Z. immer vor den Hauptmahlzeiten inhalieren soll; besonders für demenzerkrankte Menschen spielt die gleichbleibende Tagesstruktur im Hinblick auf die zeitliche, örtliche, persönliche und situative Orientierungsförderung eine Rolle; ggf. auch Häufigkeit (wie oft in 24 Stunden, z. B. 3 × tgl.) und Ort der Pflegeintervention angeben
  - Wie wird die Maßnahme genau ausgeführt?
    Wie sieht die Pflegeleistung genau aus? (verwendete Materialien, Hilfsmittel und Prinzipien, nach denen gearbeitet wird, werden aufgeführt; es wird eine konkrete Handlungsanweisung gegeben, die jedem Pflegenden ermöglicht, die Maßnahme gleich und korrekt ausführen zu können; insbesondere bei der Pflege und Betreuung demenzerkrankter Klienten stellen gleiche Handlungsabläufe und fest verankerte Rituale die Basis für eine aktivierende Pflege dar)

1.3.4.2 Verwendung von Pflegestandards

- ein Hausstandard stellt eine Dienstanweisung dar und muss von allen Mitarbeitern berücksichtigt werden
- Standards können anstelle einer ausführlichen Beschreibung der Pflegemaßnahmen verwendet werden

- da Pflege immer individuell erfolgen muss, können Pflegestandards nur in seltenen Fällen unverändert übernommen werden
- dürfen nicht stur und routinemäßig bei jedem Klienten gleich angewandt werden, ohne individuelle Unterschiede zu berücksichtigen und Maßnahmen daran auszurichten

1.3.4.3 Berücksichtigung der Selbstständigkeit

- auch bei der Formulierung von Pflegemaßnahmen muss die Selbständigkeit des zu Pflegenden berücksichtigt werden
- in den Modulen 1, 4 und 6 des Begutachtungsinstrumentes (▶ Kap. 1.6) findet sich dazu diese vierstufige Abhängigkeitsskala mit folgenden Ausprägungen
  - Abhängigkeitsstufe 0 = selbständig
    (1) die Person kann die Handlung bzw. Aktivität in der Regel selbständig durchführen, möglicherweise ist die Durchführung erschwert oder verlangsamt oder nur unter Nutzung von Hilfs-/Pflegehilfsmitteln möglich; (2) entscheidend ist, dass die Person keine personelle Hilfe benötigt; vorübergehende oder nur vereinzelt auftretende Beeinträchtigungen sind nicht zu berücksichtigen
  - Abhängigkeitsstufe 1 = überwiegend selbständig
    (1) die Person kann den größten Teil der Aktivität selbständig durchführen; dementsprechend entsteht nur ein geringer, mäßiger Aufwand für die Pflegeperson; (2) überwiegend selbständig ist eine Person also dann, wenn lediglich folgende Hilfestellungen erforderlich sind: unmittelbares Zurechtlegen; Richten von Gegenständen; Vorbereitung und Bereitstellung sächlicher Hilfen; Aufforderung zur Aktivität; Unterstützung bei der Entscheidungsfindung; partielle Beaufsichtigung und Kontrolle; punktuelle Übernahme von Teilhandlungen; Anwesenheit aus Sicherheitsgründen
  - Abhängigkeitsstufe 3 = überwiegend unselbständig
    (1) die Person kann die Aktivität nur zu einem geringen Anteil selbständig durchführen, es sind aber Ressourcen vorhanden, sodass sie sich beteiligen kann; (2) setzt ggf. ständige Anleitung oder aufwendige Motivation auch während der Aktivität voraus oder Teilschritte der Handlung müssen übernommen werden; (3) die weitergehende Unterstützung umfasst vor allem: ständige Motivation, ständige Anleitung, ständige Beaufsichtigung und Kontrolle, Übernahme von Teilhandlungen der Aktivität
  - Abhängigkeitsstufe 4 = unselbständig
    (1) die Person kann die Aktivität in der Regel nicht selbständig durchführen bzw. steuern, auch nicht in Teilen; (2) es sind kaum oder keine Ressourcen vorhanden; (3) ständige Motivation, Anleitung und Beaufsichtigung reichen auf keinen Fall aus; (4) die Pflegeperson muss alle oder nahezu alle Teilhandlungen anstelle der betroffenen Person durchführen; (5) eine minimale Beteiligung ist nicht zu berücksichtigen (z. B., wenn sich die antragstellende Person im sehr geringen Umfang mit Teilhandlungen beteiligt)

- Einschätzung der kognitiven und kommunikativen Fähigkeiten (▶ Kap. 2) beziehen sich Begutachtungskriterien auf kognitive Funktionen und Aktivitäten; um diese zu beurteilen, werden Aspekte wie Erkennen, Entscheiden oder Steuern etc. und nicht die motorische Umsetzung berücksichtigt; zudem sind die Auswirkungen von Hör-, Sprech- oder Sprachstörungen zu berücksichtigen; im Unterschied zur Graduierung der Selbstständigkeit wird keine Aktivität, sondern die geistige Funktion beurteilt; für die Bewertung ist unerheblich, ob ein zuvor selbständiger Erwachsener eine Fähigkeit verloren hat oder nie ausgebildet hat; die Bewertungsskala umfasst dabei folgende Ausprägungen
  - (1) Fähigkeit vorhanden (keinen Punkt), unbeeinträchtigt; die Fähigkeit ist (nahezu) vollständig vorhanden; (2) Fähigkeit größtenteils vorhanden (einen Punkt); die Fähigkeit ist überwiegend (die meiste Zeit über, in den meisten Situationen), aber nicht durchgängig vorhanden; die Person hat Schwierigkeiten, höhere oder komplexere Anforderungen zu bewältigen; (3) Fähigkeit in geringem Maße vorhanden (zwei Punkte); die Fähigkeit ist stark beeinträchtigt aber erkennbar vorhanden; die Person hat häufig oder in vielen Situationen Schwierigkeiten; sie kann nur geringe Anforderungen bewältigen; es sind Ressourcen vorhanden; (4) Fähigkeit nicht vorhanden (drei Punkte); die Fähigkeit ist nicht oder nur in sehr geringem Maße (sehr selten) vorhanden
- Hochaufwendige Pflege (PKMS)
  (1) um innerhalb der professionellen Pflege die »hochaufwendige Pflege« zu erfassen und um sie im Rahmen der Vergütung als zusätzliche Entgelte abrechnen zu können, entwickelte der Deutsche Pflegerat (DPR) den Pflegekomplexmaßnahmen-Score (PKMS) mit trennscharfen Kriterien; (2) die Gründe für hochaufwendige Pflege sind einmalig sowie bei Änderungen des Patientenzustandes zu erfassen; (3) die Punktwerte in der PKMS drücken den mindestens anfallenden Pflegeaufwand bei einem hochaufwendigen Pflegeempfänger aus; (4) die Pflegemaßnahmen sind durch eine kalendertägliche Leistungsdokumentation nachzuweisen
- Beispiel für korrekte Formulierungen der Pflegemaßnahme: »1 × tgl. 8 Uhr 1 PFK Körperpflege am Waschbecken; Frau X über Vorhaben informieren, unter den Arm einhaken lassen und zum Waschbecken führen, Wasser einlassen, Frau X über Räumlichkeiten informieren, Maßnahmen ankündigen, anstehendes Frühstück ankündigen; sie auffordern, Oberkörper zu entkleiden, ihr einen feuchten Waschlappen reichen und verbal zur Waschung des Gesichtes auffordern «

1.3.4.4 Überprüfung der geplanten Pflegemaßnahmen

- nachdem eine Pflegemaßnahme formuliert wurde, ist es sinnvoll, diese auf ihre Korrektheit hin zu überprüfen
- die Fragen ist, ob die Ressourcen in die Planung integriert sind und der Klient aktiv mitarbeitet (Wurden die Ressourcen also bei der Maßnahmenplanung aufgegriffen und verwendet?)

- von diesen Fragen ausgehend wird dann überprüft, ob sich die Maßnahme auf das zugeordnete Pflegeziel bezieht (Führen die Maßnahmen zum formulierten Ziel?)
- zudem wird der Bezug des Ziels auf das jeweilige Pflegeproblem und die entsprechende Ressource geprüft; die Pflegefachkraft schaut quasi »rückwärts«, ob die Maßnahme zum Ziel führt und das Ziel zum Problem und zur Ressource passt

1.3.5 Fünfter Schritt: Pflegedurchführung

1.3.5.1 Beobachtungen bei der Durchführung

- während der praktischen Durchführung erfolgt kontinuierlich eine Informationssammlung, die also nie mit dem ersten Schritt des Pflegeprozesses abgeschlossen wird
- die Pflegeperson führt also die geplanten Maßnahmen aus und beobachtet genau, wie die Durchführung erfolgte: Wie hat sich der Klient beteiligt?; Was hat funktioniert? Welche Misserfolge gab es?; Wo wurde welche Hilfe benötigt?; Wie war also der Verlauf der Maßnahme und wie reagierte der Klient?
- es ist zu beachten, dass der bei der Maßnahmenplanung festgelegte Handlungsablauf von allen Teammitgliedern berücksichtigt wird
- der Pflegebedürftige wird über die Handlungsschritte informiert und aktiv gemäß seinen vorhandenen Ressourcen ins Pflegegeschehen einbezogen
- die durchgeführten Pflegeinterventionen werden zeitnah (also in der Schicht, in der die Leistung erbracht wurde) mit Handzeichen und Uhrzeit dokumentiert
- Leistungsnachweise können beispielsweise gegen Schichtende abgezeichnet werden, wohingegen Besonderheiten auf der Stelle dokumentiert werden sollten
- es ist nur diejenige Pflegeperson zur Dokumentation der jeweiligen Maßnahme berechtigt, die diese auch selbst am Bewohner ausgeführt hat

1.3.5.2 Pflegeverlaufsbericht

- wird vereinfacht auch als »Pflegebericht« bezeichnet und stellt einen wichtigen Bestandteil der Pflegedokumentation dar
- unter »Pflegedokumentation« wird häufig fälschlicherweise ausschließlich der Pflegeverlaufsbericht verstanden; die Pflegedokumentation beinhaltet alles, was schriftlich dargelegt, also dokumentiert, wurde
  - Durchführungsnachweise; Pflegeplanung; Ein- und Ausfuhrprotokolle; individuelle Bewegungspläne; Überleitungsbrief; Stammblatt; Biografie und Anamnesebogen; ärztliche Verordnungen; Risikoerfassungsbögen; Wunddokumentationsblatt; Bogen zur Erfassung der Betreuungsangebote; Leistungsnachweis (Durchführungsnachweis), u. a.
- der Pflegeverlaufsbericht stellt keinen Durchführungsnachweis dar, denn dieser ist als »Leistungsnachweis« ein separater Bestandteil der Pflegedokumentation,

- im Pflegeverlaufsbericht werden keine routinemäßigen Eintragungen erfasst, sondern alle vom Pflegenden beobachteten Veränderungen:
  - Befindlichkeiten des Klienten in Bezug auf seine Ressourcen; Bedürfnisse und Probleme; kleine Fortschritte; Reaktionen auf Pflegemaßnahmen; Aussagen des Klienten sowie der Bezugspersonen und Angehörigen werden – falls erforderlich – als wörtliches Zitat in den Bericht aufgenommen
  - der Bericht soll den Verlauf widerspiegeln, denn im Rahmen der Pflegebericht-Dokumentation ist es wichtig, Verläufe langzeitig darzustellen; ist eine Veränderung aufgetreten, reicht es nicht aus, diese einmalig aufzuführen, sondern die Pflegeperson muss es langfristig beobachten und schriftlich fixieren
- die Pflegefachkräfte sind dazu verpflichtet, den Pflegebericht der Kunden zu lesen, die sie am jeweiligen Tag versorgen, nur so können sie eine Kontinuität der pflegerischen Leistungen gewährleisten und sich selbst rechtlich absichern
- die Aussage »Das habe ich leider nicht gelesen.« schützt nicht vor Haftung, wenn Fehler aus unterlassener Sichtung der Pflegeberichte resultieren
- im Pflegeverlaufsbericht ist kein Interpretationsspielraum zulassen
  - auf subjektive sowie wertende Begriffe wie »viel«, »gut«, »besser«, »schlecht«, »böse«, »ausreichend«, häufig«, »manchmal«, »etwas«, »unkooperativ«, »regelmäßig«, »selten« u. a. sollte verzichtet werden
  - der Bericht wird nicht wertend, also objektiv verfasst; es muss darauf geachtet werden, den Bericht exakt so zu formulieren, dass sich die Ereignisse/Veränderungen genauso dort wiederfinden, wie sie sich real dargestellt haben
  - es muss deutlich werden, dass eine Pflegeperson angemessen, auf dem aktuellen pflegewissenschaftlichen Stand und unter Berücksichtigung der hausinternen Vorgaben, gehandelt hat
- wenn eine Pflegehandlung korrekt durchgeführt ist, aber leider nicht dokumentiert ist, besitzt die Pflegekraft keine Rechtssicherheit und kann nicht nachweisen, dass sie fachlich korrekt und situationsgerecht gehandelt hat; »Was nicht dokumentiert wurde, gilt als nicht getan!«
- die Pflegeperson hat die Beweislastpflicht und muss ihr Handeln absichern
- der Zeitpunkt, wann sich etwas ereignete oder wann etwas beobachtet wurde, gehört direkt in den Pflegebericht (Beweislastumkehr, ▶ Kap. 4.4)
- um sich nicht zusätzliche Arbeit zu machen, sollte beachtet werden, nicht doppelt zu dokumentieren, es ist unnötig, im Pflegebericht die durchgeführten Maßnahmen zu dokumentieren, wenn diese keine Besonderheiten darstellen
- auf Floskeln, wie »alles wie immer«, »unverändert«, »nichts Besonderes« oder »keine Besonderheiten« sollte verzichtet werden, denn wenn es nichts Außergewöhnliches gab, ist dies auch nicht zu dokumentieren

1.3.5.3 Grundsätze zur Pflegedokumentation

- es werden dokumentenechte Stifte verwendet; auf den Gebrauch von Korrekturlösungen oder -stiften wird verzichtet

- Überschreibungen und Überklebungen sind untersagt; Durchstreichungen müssen lesbar sein, waagerecht erfolgen und mit einem Handzeichen versehen werden
- Nachträge werden kenntlich gemacht (z. B. Nachtrag zum 26.05.20XX: ...)
- im Pflegebericht werden keine Lücken gelassen
- alle an der Pflege, Beschäftigung und Therapie beteiligten Berufsgruppen müssen das Geschriebene verstehen und danach handeln können
- die Pflegedokumentation erfolgt objektiv, also ohne Wertungen, auf den Klienten bezogen, kurz, aber dennoch präzise, eindeutig, transparent und überprüfbar
- Zitate des Klienten können als solche dokumentiert werden; es wird nicht doppelt dokumentiert; grundsätzlich wird zeitnah, also möglichst pflegebegleitend, dokumentiert
- der Dokumentierende fragt sich stets: Können meine Kollegen das Geschriebene verstehen/nachvollziehen? Was benötigt das Team, um Pflege, Betreuung und Versorgung fortsetzen zu können?
- es werden anerkannte pflegerisch-medizinische Begriffe verwendet
- Stichworte können verwendet werden, wenn klar ist, was damit gemeint ist
- die Dokumentation muss gewährleisten, dass im Schadensfall nachvollzogen werden kann, dass die Pflegeperson korrekt – nach aktuellem pflegewissenschaftlichem Stand – gehandelt hat und somit der Schadenseintritt nicht zu vermeiden war
- Handzeichen müssen dem jeweiligen Mitarbeiter zugeordnet werden können
- die Dokumentationsmappe sollte die letzten drei Monate enthalten, um den Pflege- und Versorgungsverlauf nachvollziehen zu können; die vorherigen Unterlagen können zentral archiviert werden

1.3.6 Sechster Schritt: Beurteilung (Evaluation)

- Evaluierung bedeutet die Beurteilung der Wirkung der durchgeführten Pflegemaßnahmen sowie der Erreichungsgrad der Pflegeziele (Bewertung: aus frz. évaluer »berechnen, schätzen«, valeur »Wert«).
- die Beurteilung der Pflegewirkung ermöglicht es, Fehlerquellen im Pflegeprozess zu erkennen und zu beseitigen
- die Evaluation stellt ein Instrument der pflegerischen Qualitätssicherung und Wirtschaftlichkeitskontrolle dar
- mögliche Fehlerquellen:
  die Informationssammlung wurde nicht fortlaufend betrieben; Informationen sind deshalb lückenhaft und/oder veraltet; Formulierungen sind unklar; Ressourcen wurden falsch eingeschätzt; Ressourcen wurden nicht berücksichtigt; Pflegeprobleme wurden verkannt; verdeckte Pflegeprobleme wurden aufgedeckt; Pflegeziele wurden unerreichbar (zu hochgesteckt); fachlich falsch formulierte Pflegemaßnahmen passen nicht zum Problem bzw. zum formulierten Ziel; Pflegemaßnahmen wurden inkonsequent bzw. unsachgemäß durchgeführt; der Klient äußert andere Wünsche und Bedürfnisse und unvorhersehbare

Ereignisse (z. B. Komplikationen, Krankenhausaufenthalt etc.) sind eingetreten und brachten eine Veränderung der Ziele mit sich

- Soll-Ist-Analyse
  - bei der Evaluation stehen folgende Fragestellungen im Vordergrund: Wie reagiert der zu Pflegende auf die Maßnahmen?; Konnten Pflegeprobleme beseitigt werden?; Haben sich die Pflegeprobleme verstärkt?; Sind neue Probleme aufgetaucht?; Sind die gesetzten Pflegeziele erreicht worden?; Woran lag es, wenn das geplante Ziel nicht erreicht worden ist?
  - im dritten Schritt des Pflegeprozesses wird zum jeweiligen Pflegeziel ein Kontrolldatum festgelegt, an dem die Pflegewirkung evaluiert werden soll; ist nun dieses Datum erreicht, wertet die PFK mithilfe des Pflegeverlaufsberichts und unter Einbezug des Klienten sowie der Bezugsperson aus, ob das formulierte Ziel mittels der geplanten Pflegeinterventionen erreicht werden konnte oder nicht
  - das Ergebnis wird schriftlich festgehalten; sollte das Ziel nicht erreicht worden sein, muss die PFK herausfinden, woran dies gelegen hat; dann ist eine Anpassung der Pflege und des Pflegeplans an den tatsächlich existierenden Pflegebedarf des Klienten erforderlich
  - um herauszufinden, warum das Ziel nicht erreicht werden konnte, geht die PFK die einzelnen Pflegeprozessschritte durch: Wurden beispielsweise die Maßnahmen nicht korrekt durchgeführt? Konnten die Mitarbeiter diese Maßnahmen unter den strukturellen Bedingungen wie vorgesehen durchführen?; Wurde das Ziel nicht realistisch verfasst?; War evtl. der Zeitraum zu kurz gesteckt?; Handelte es sich eher um ein Ziel der Pflegeperson und nicht des Klienten?; Wurden die Ressourcen des Klienten überschätzt?; Gab es möglicherweise Pflegeprobleme, die nicht erkannt worden sind? Kam es zu unerwarteten Situationen?
- wo die Auswertung dokumentiert wird, ist nicht festgelegt, einige Einrichtungen bzw. Pflegedienste dokumentieren die Evaluationsergebnisse direkt auf dem Pflegeplanungsbogen, z. B. in einer weiteren Spalte; andere haben deshalb separate Evaluationsbögen entwickelt oder werten direkt im Pflegebericht aus
- auch die Pflegeevaluation erfolgt durch die zuständige Pflegefachkraft unter Einbeziehung des Klienten und dessen Bezugsperson/-en
- die Pflegewirksamkeitskontrollen müssen in regelmäßigen Intervallen stattfinden, die jedoch vom Medizinzischen Dienst nicht genau vorgegeben werden
- die Einrichtung legt üblicherweise konkrete Zeitpunkte (z. B. drei- bis vierwöchentliches Intervall) fest, an denen Pflegeevaluationen (innerhalb von Planungsgesprächen oder Pflegevisiten) durchgeführt werden
- die Pflegewirksamkeitskontrollen erfolgen bei unvorhersehbaren Veränderungen des Klienten sowie bei fortlaufender Verschlechterung des Zustandes häufiger und direkter
- bei jeder Durchführung von Pflege findet eine Evaluation der jeweiligen Maßnahme statt, wobei auftretende Veränderungen und ersichtliche Mängel direkt in die Pflegeplanung einfließen.

1.4 Entbürokratisierte Pflegedokumentation

1.4.1 Intentionen

- bundesweit implementiertes Verfahren zur Vereinheitlichung der Pflegedokumentation, um die Pflegebedarfseinschätzung möglichst objektiv zu gestalten
- Routinemaßnahmen der Grundpflege (der direkten Pflege/Basispflege) sind heute aus rechtlicher Sicht nicht mehr zu dokumentieren
- rechtliche Gründe ergeben sich aus dem Pflegeberufegesetz (PflBG), gemäß § 5 Abs. 3 soll eine Pflegefachkraft u. a. folgende Aufgaben selbstständig ausführen können: »Erhebung und Feststellung des individuellen Pflegebedarfs und Planung der Pflege «, »Organisation, Gestaltung und Steuerung des Pflegeprozesses« sowie »Durchführung der Pflege und Dokumentation der angewendeten Maßnahmen«
- auf Grundlage der erfassten Informationen erfolgt eine Einstufung des Pflegebedarfs nach bestimmten Kategorien, die wiederum auch mitbeeinflusst, welchen Pflegegrad die Person erhält und welche Leistungen sie somit von der Pflegeversicherung erhält
- bei der vereinfachten (entbürokratisierten) Pflegedokumentation umfassen auch die Leistungsnachweise nicht mehr sämtliche einzeln aufgeführte Grundpflegeleistungen; die Nachweise beschränken sich auf die Leistungen der Behandlungspflege (der speziellen Pflege)
- Nachweise der Grundpflege (der direkten Pflege) wie Bewegungspläne, Flüssigkeitsbilanz und Ernährungsprotokolle sind mit der entbürokratisierten Form nicht als Regelanwendungen zu führen, sondern sollen nur entsprechend des pflegerischen Fachvorbehaltes der zuständigen Pflegefachkraft begründet und befristet werden
- Nachweise der speziellen Pflege (Behandlungspflege) werden nicht vereinfacht dokumentiert, sondern als Extrabögen beibehalten und bei Bedarf von der Pflegefachkraft angelegt
- der Bürokratieabbau in der Pflegedokumentation erfolgt(e) mittels der Verschriftlichung des Pflegeprozesses von sechs auf vier Schritte/Elemente
- um konsequent aus der Perspektive der pflegebedürftigen Person zu arbeiten, wird der Pflegeprozess mit der vereinfachten Pflegedokumentation nicht mehr nach Verena Fiechter und Martha Meier (1981) in sechs, sondern entsprechend dem WHO-Modell in vier Elemente gegliedert
- die vereinfachte/entbürokratisierte Pflegedokumentation verzichtet auf die Formulierung von Ressourcen, Problemen und Zielen und versteht die Langzeitpflege als theoretischen Denkprozess, der nicht mehr schriftlich fixiert, aber noch fiktiv (im Kopf der Pflegefachkraft) weiter stattfindet
- Kasseler Erklärungen
  - Erklärungen einer juristischen Expertengruppe zur Entbürokratisierung der Pflegedokumentation (2014): »Dokumentationslücken bzw. -fehler führen nicht automatisch dazu, dass ein sog. Haftungsfall eintritt, sondern können bei Eintritt eines Gesundheitsschadens zu Beweislastproblemen führen. «

- Selbstverständlichkeiten sind demnach nicht dokumentationspflichtig; standardisierte Zwischenschritte und Routinemaßnahmen müssen nicht dokumentiert werden
- im Zusammenhang mit einem Zeugenbeweis kann belegt werden, dass täglich entsprechende grundpflegerische Elemente stets so aufgeführt wurden (»Immer-so-Beweis «)
- der »Immer-so-Beweis« dient dem Nachweis, dass die grundpflegerischen Elemente in ihrem Ob und Wie beschrieben werden können; damit kann dann einem etwaigen Dokumentationsmangel fachlich und organisatorisch begegnet werden
- die Dokumentationspflicht erstreckt sich nur auf die wichtigsten diagnostischen und therapeutischen Maßnahmen sowie auf die wesentlichen Verlaufsdaten
- im Rahmen der Behandlungspflege (der indirekten Pflege/speziellen Pflege) wird es für sinnvoll und notwendig erachtet, mit Einzelnachweisen und mit der fortlaufenden Abzeichnung der durchgeführten Maßnahmen durch diejenige Person, die sie erbracht hat, zu arbeiten; im Pflegebericht können ergänzende Hinweise dokumentiert werden
- für die grundpflegerische Regelversorgung sind keine Einzelnachweise erforderlich, sondern Standards im QM-Handbuch hinterlegt, die den Pflegefachkräften bekannt sind.
- bei Bedarf fließen individuelle Erkenntnisse (z. B. aus Fallbesprechungen und Übergaben) mit ein; hieraus kann sich dann ein Einzelleistungsnachweis nach Durchführung ergeben; die Entscheidung der Pflegefachkraft soll jedoch nicht regelhaft oder schematisch, sondern individuell mit enger zeitlicher Befristung und für den einzelnen Fall festgelegtem Evaluationsdatum erfolgen
- es muss weder aus haftungs- noch aus sozialversicherungsrechtlicher Sicht erkennbar sein, wer eine grundpflegerische Routinetätigkeit (direkte Pflege) durchgeführt hat, Nachweise der Behandlungspflege (spezielle Pflege) sind davon ausgenommen und müssen daher immer dokumentiert werden
- die früher weitläufig verwendeten Begriffe »Grund- und Behandlungspflege« werden in der Pflegewissenschaft heute passender als direkte bzw. spezielle Pflege bezeichnet

1.4.2 Strukturmodell zur Entbürokratisierung der Pflege

1.4.2.1 SIS®-Themenfelder

- es handelt sich um die sechs pflegerelevanten Kontextkategorien:
  - SIS®-Themenfeld 1: Kognition und Kommunikation
  - SIS®-Themenfeld 2: Mobilität und Beweglichkeit
  - SIS®-Themenfeld 3: Bewältigung von und selbständiger Umgang mit krankheitsbezogenen Anforderungen und Belastungen
  - SIS®-Themenfeld 4: Selbstversorgung

  - SIS®-Themenfeld 5: Leben in sozialen Beziehungen
  - SIS®-Themenfeld 6: Haushaltsführung bzw. Wohnen/Häuslichkeit
- sie schaffen einen praxistauglichen Überblick und verhindern eine zu theoretische Auseinandersetzung mit einer unnötigen Zerlegung der pflegebedürftigen Person in relativ streng vorgegebene und daher häufig zu unreflektiert angewandte Lebensaktivitäten, ATL und A(B)EDL®
- dazu stellt die Bezugspflegekraft der pflegebedürften Person Eingangsfragen sowie Leit-/Initialfragen
- um Interpretationen zu vermeiden und nicht aus der Sicht der Pflegekräfte, sondern aus der Sicht der zu pflegenden Menschen zu planen, soll nach Möglichkeit der Originalwortlaut der zu pflegenden Person unverändert und ohne Übersetzung in die professionelle Fachsprache übernommen werden
- Priorität hinsichtlich der Personenzentrierung hat dabei die Erfassung der Vorstellungen des Pflegebedürftigen, um dessen individuelle Situation und Haltung zur Pflege und Betreuung zu berücksichtigen
- die drei narrativ (beschreibend) zu beantwortenden Eingangsfragen an die pflegebedürftige Person lauten:
  (1) Was ist das Hauptproblem der Pflegesituation? (2) Welchen Unterstützungsbedarf haben Sie aus Ihrer Sicht? (3) Wie können wir Ihnen helfen?
- bei Veränderungen des Zustands z. B. nach akuter Erkrankung und/oder einem Krankenhausaufenthalt können einzelne Themenfelder evaluiert und der individuelle Maßnahmenplan angepasst oder die SIS® erneut ausgefüllt werden (dazu ist das Feld »Folgegespräch« anzukreuzen)
- falls ein Themenfeld im Einzelfall bedeutungslos sein sollte, ist dies zu dokumentieren, um erkennbar zu machen, dass es im Erstgespräch nicht vergessen wurde
- zu den Themenfeldern sieht die SIS® zur einheitlichen Anwendung Leit-/Initialfragen vor, die perspektivisch auch für eine interne Qualitätssicherung herangezogen werden können
- spricht der zu Pflegende nicht, sind Angehörige und/oder Betreuer zu interviewen bzw. muss die Pflegefachkraft sich Antworten anhand der vorliegenden Unterlagen (insbesondere der biografischen Daten) erschließen
- in der Anamnese ist nicht nur der aktuelle Stand interessant, sondern auch die vorherige (frühere) Pflegesituation. Relevant ist, was konnte der zu Pflegende z. B. letzte Woche oder vor einem Monat noch…?
- wichtig sind das aktive Zuhören (einschließlich der Berücksichtigung nonverbaler Signale von Mimik und Gestik der zu pflegenden Person) sowie die bedarfs- und tendenzorientierte Dokumentation
- grundsätzlich heißt das, dass sich die Pflegefachkraft bei der Dokumentation fragt, was die zu pflegende Person wirklich braucht und dass sie lediglich Tendenzen hinsichtlich der Verbesserung bzw. Verschlechterung des Pflegezustands dokumentiert

1.4.2.2 Lebensaktivitäten (ATL/ABEDL®) und SIS®-Themenfelder im Vergleich

- eine wichtige Grundlage für die Erfassung aller pflegerelevanten Ressourcen und Probleme im Rahmen des individuellen Pflegeplans bildet die Beurteilung der Fähigkeiten des Antragstellers in Bezug auf die Lebensaktivitäten
- zeitraubende Grundsatzdiskussionen, ob ATL, AEDL oder – neuerdings ABEDL® –, spiegeln hier die Produktbezogenheit einiger Hersteller (und auch Pflegewissenschaftler), offensichtlich in der stillen Hoffnung, das einzig wahre Dokumentationssystem produziert zu haben; nüchterner betrachtet sind die Lebensaktivitäten (LA) nach den Begutachtungsrichtlinien:
  - vitale Funktionen aufrechterhalten können; sich situativ anpassen können; für Sicherheit sorgen können; sich bewegen können; sich sauber halten und kleiden können; essen und trinken können; ausscheiden können; sich beschäftigen können; kommunizieren können; ruhen und schlafen können; soziale Bereiche des Lebens sichern können
- die LA/ATL/ABEDL® müssen nicht immer wieder neu erfunden und »umgedichtet« werden, es sei denn, es erfolgt an der Pflegebasis und ist damit auf die Einrichtung, deren Gäste und Mitarbeiter zugeschnitten. Nur dann können teure Implementierungen von Pflegemodellen wirklichen Sinn haben
- weiterer Irrtum ist der Glaube an eine allgemein verbindliche Reihenfolge der Lebensaktivitäten; es ist ganz gleich, ob nach ATL (Aktivitäten des täglichen Lebens), ABEDL (Aktivitäten, Beziehungen und existenzielle Erfahrungen des Lebens) u. a. gegliedert wird; denn sie dienen nur als »Hilfsleiter«, um möglichst an alle pflegerelevanten Inhalte zu denken und um keine wichtigen Aspekte der ganzheitlichen Pflege (Körper, Seele, Geist und soziales Umfeld) zu vergessen
- die Nummerierung der Lebensaktivitäten geschieht in der Regel unwillkürlich, eine einheitliche Gliederung gibt es angesichts verschiedener Pflegemodelle und deren zum Teil unterschiedlichen Begrifflichkeiten nicht; die Berücksichtigung der Reihenfolge hat Sinn, wenn die Gliederung vom jeweiligen Pflegeschwerpunkt aus festgelegt wird; bei einer solchen Aufteilung würden dann die Lebensaktivitäten zuerst genannt, deren Pflegeinhalt am höchsten gewichtet wird
- Dokumentationssysteme benutzen zum Teil andere Formulierungen oder fassen Lebensbereiche zusammen; beispielsweise verknüpfen einige die beiden AEDL »Waschen« und »Kleiden« miteinander, wie es bei den ATL nach Liliane Juchli ohnehin der Fall ist. Die Lebensaktivitäten »Atmen« und »Körpertemperatur regulieren« können zur AEDL »Vitalzeichen regulieren« zusammengeführt werden; die Inhalte der ATL »Sinn finden« entsprechen den differenzierteren AEDL »Soziale Bereiche des Lebens sichern« und »Mit existenziellen Erfahrungen des Lebens umgehen«.
- die entbürokratisierte Pflegedokumentation verwendet anstelle der Lebensaktivitäten sechs Themenfelder (▶ Kap.1.4.2.1)

1.4.2.3 Vier Elemente des Strukturmodells

- Erstes Element: Strukturierte Informationssammlung (SIS®)
  - Inhalte des SIS®-Feld A: (1) Zeitpunkt und Art des Gespräches: Erst- oder Folgegespräch; (2) Name der pflegebedürftigen Person; (3) Handzeichen der Pflegefachkraft; (4) Auf Wunsch, kann auch die pflegebedürftige Person selbst unterzeichnen (Wertschätzung!)
  - Inhalte des SIS® Feld B: (1) Was bewegt Sie im Augenblick? Was brauchen Sie? Was können wir für Sie tun?; (2) Bei stark kognitiv eingeschränkten Personen kann das Gespräch auch mit den Angehörigen u./o. mit dem Betreuer geführt werden; das wird entsprechend notiert; (3) wichtig ist der O-Ton (Originalaussage), also die wörtliche Wiedergabe der Aussagen der zu pflegenden Person; es werden Zitate von den Pflegebedürftigen dokumentiert; es geht um ihre Wünsche und ihren Unterstützungsbedarf (Selbstbestimmung!)
  - Inhalte des SIS®-Feld C: (1) die Themenfelder 1–6; diese dienen der pflegefachlichen Einschätzung und Beobachtung zum Unterstützungsbedarf; (2) wenn die pflegebedürftige Person ein Risiko anders einschätzt oder ein Thema nicht mit ihr/ihm besprochen werden kann, wird dies vermerkt
  - Inhalte des SIS®-Feld C II (vgl. www.ein-step.de (letzter Zugriff am 22.08. 2025): (1) die Themenfelder 1–6 mit den Antworten zu den jeweiligen Leitfragen; (2) Inhalte der SIS®-Feld »Risikomatrix«: Dekubitus-, Inkontinenz-, Sturz-, Schmerz- und Ernährungsrisiken sowie »Sonstiges« (3) pflegefachliche Einschätzung zu den individuellen Risiken u. Phänomenen (ja/nein); (4) evtl. werden Assessments (▶ Kap. 1.3.1.1) erforderlich, das entscheidet die Pflegefachkraft; (5) unter »Sonstiges« werden weitere Risiken/Phänomenen erfasst
- Zweites Element: Individueller SIS®-Maßnahmenplan
  - zur Erstellung des individuellen Maßnahmenplans erfolgt die eigenverantwortliche Plausibilitätskontrolle (sind die Inhalte/Risiken wirklich in den Themenfeldern wiederzufinden bzw. fehlen wichtige Inhalte?)
  - die Form und Verwendung von Ablauf- und Maßnahmenplänen sowie von Vorlagen zu pflegerischen Verlaufsberichten, Visiten und Evaluationen richten sich vielmehr nach dem Ermessen der zuständigen Pflegefachkraft → damit soll erreicht werden, dass diese Schritte möglichst bewusst und effektiv und nicht unreflektiert aus blindem Gehorsam heraus erfolgen
  - das personen-zentrierte Vorgehen stellt die ganzheitliche Betrachtung der einzelnen Person und nicht etwa die Planungen, Konzepte, Modelle oder Kategorisierungen in den Vordergrund
  - die Unterlagen zum Strukturmodell sind online unter www.ein-step.de verfügbar
- Drittes Element: Berichteblatt (Verlauf – mit Abweichungen und nicht planbaren Veränderungen)
- Viertes Element: Evaluation (mit fachlicher Einschätzung der relevanten Risiken und Phänomene (eigenverantwortliches Assessment, Pflegevisite und Fallbesprechung)
- Gesetzesgrundlagen von SIS®-Planungen

- dem Strukturmodell wurde 2014 durch einen Beschluss der Vertragspartner nach § 113 SGB XI bescheinigt, dass es mit den geltenden »Maßstäben und Grundsätze zur Sicherung und Weiterentwicklung der Pflegequalität« (§ 113 SGBXI) sowie mit den Qualitätsprüfrichtlinien (QPR) des Spitzenverbands Bund der Pflegekassen vereinbart ist
- In den Vereinbarungen sind insbesondere auch Anforderungen an eine praxistaugliche, den Pflegeprozess unterstützende und die Pflegequalität fördernde Pflegedokumentation zu regeln
- die Anforderungen dürfen über ein für die Pflegeeinrichtungen vertretbares und wirtschaftliches Maß nicht hinausgehen und sollen den Aufwand für Pflegedokumentation in ein angemessenes Verhältnis zu den Aufgaben der pflegerischen Versorgung setzen

1.4.2.4 Erforderliche Unterlagen zur SIS®-Planung

- Persönliche Daten der zu pflegenden Person Bezugspflegekraft, Angehörige, Freunde; Biografiebogen
- Betreuungsangebote; Aktivierungsnachweis
- Pfleghilfsmittel/Hilfsmittel (wie Seh- und Hörhilfen, Zahnersatz, Gehhilfen, Rollator, Rollstuhl, Toilettenstuhl, Urinflasche …)
- Pflegestandards, Leitlinien, Richtlinien der Pflegeeinrichtung (z. B. Hygienestandards, Hygieneplan, Pflegekonzept, Leitbild …)
- Arztberichte, Diagnosen, ggf. Pflegediagnosen; Medikation (Basis- und Zusatzmedikation); Sonstige Therapien (wie Krankengymnastik, Physiotherapie, Ergotherapie, Logopädie …)
- Bewegungsanalyse (inkl. Bewegungs- und Positionierungs-/Lagerungsplan)
- Körpergröße und Gewicht/BMI; Vitalzeichen (Puls, Blutdruck, Atmung, Temperatur und qualitatives sowie quantitatives Bewusstsein)
- Kostformen, ggf. Mini-Nutritional-Assessment
- Pflegeanamnese, Pflegeberichte, ggf. Evaluationen
- Bradford-Skala zur Einschätzung des Wohlbefindens, ggf. Dem-Tect, Demenz Detection zum Screening leichter kognitiver Störungen, Mini-Mentaltest, Nurses Obervations Scale for Geriatric Patients (NOSGER), Cohen-Mansfield-Skala (CMAI zur Erfassung von herausfordernden Verhaltensweisen
- Risikoassessment »Dekubitus«: klinische Einschätzung
- Risikoeinschätzung »Sturz«: Einschätzung der personen-, medikamenten- und umgebungsbezogenen Sturzrisikofaktoren; Motilitätstest nach Tinetti
- Risikoeinschätzung »Kontraktur«
- Risikoeinschätzung »Thromboembolie«: Einschätzung nach Frohwein-Score
- Risikoeinschätzung »Schmerzen«: akute, tumorbedingte chronische Schmerzen, zu erwartende Schmerzen
- Risikoeinschätzung »Harninkontinenz«: Kennzeichen des In-/Kontinenzprofils, Miktionsprotokoll
- Risikoeinschätzung »Malnutrition«: Bestimmung des Ernährungszustands;
- Mini-Mental-Status-Test

- Risikoeinschätzung »Dehydratation«: Ein- und Ausfuhrbogen, Erkrankungen, Medikamente
- Risikoeinschätzung »Pneumonie«: Einschätzung mit Bienstein-Atemskala
- Risikoeinschätzung »Depression«: Einschätzung mit geriatrischer Depressionsskala
- Risikoeinschätzung »Chronische Wunden«: Wundbeurteilung, Erkrankungen, Abwehrstatus
- Risikoeinschätzung »Munderkrankungen«
- Risikoeinschätzung »Überleitung«: Gemäß des einheitlichen regionalen Überleitungsbriefes
- Wunddokumentation
- Schmerzdokumentation
- Sturzrisiko, -dokumentation
- Kontinenzprofil, Miktions- und Stuhldokumentation
- Dokumentation von FeM (Freiheitseinschränkende Maßnahmen)

1.4.2.5 Kontrolle von SIS®-Planungen

- beim Erkennen und Formulieren der Ressourcen: Vollständige Darstellung der Ressourcen und Einbeziehung der Abhängigkeitsstufen »selbstständig«/»bedingt selbstständig«
- beim Erkennen und Formulieren der Pflegeprobleme: Umfassende und ganzheitliche Darstellung aktueller und potenzieller Pflegeprobleme und Einbeziehung der Eigenschaften der Selbstständigkeit: »selbstständig«, »überwiegend selbstständig«, »überwiegend unselbstständig« und »unselbstständig«
- bei der Planung, Formulierung und Begründung der Pflegeziele: Nachvollziehbare, bedürfnisorientierte, terminierte, spezifische, messbare und für die zu pflegende Person attraktive Ziele
- bei der Planung der Pflegemaßnahmen und Aktivierungen: Konkrete, detaillierte und nachvollziehbare Beschreibung der Pflegeinterventionen und Einbeziehung der Eigenschaften der Selbstständigkeit (s. o.)
- bei der ressourcenorientierten Durchführung der Pflege und Betreuung: Vollständige Vorbereitung, sichere Anleitung, fachlich korrekte, umfassende und motivierende sowie bedürfnisorientierte Durchführung der Grundpflege (Allgemeinen Pflege) und der biografieorientierten Betreuung sowie der Behandlungspflege (Speziellen Pflege), Information der zu pflegenden Person über alle Handlungsschritte, gewissenhafte und umsichtige Nachbereitung
- zur gezielten Kommunikation: Professionelle Gesprächsführung sowie situationsgerechte und zielgerichtete Kommunikation
- zur gebotenen Empathie: Sensibler Umgang mit der zu pflegenden Person, professionelles Einfühlungsvermögen
- hinsichtlich der Hygiene und des Arbeitsschutzes: Professionelles Hygienebewusstsein, optimale Umsetzung und Integration der Hygienerichtlinien im Arbeitsablauf

- zur Organisation und Ökonomie: Reibungsloser und durchdachter Ablauf, wirtschaftlicher und umweltorientierter Materialeinsatz
- bei der Dokumentation: objektiv, korrekt, umfassend, zeitnah, nachvollziehbar
- zur Evaluation: Theoriegeleitetes Arbeiten, Bewerten und Begründen der Pflege- und Betreuung mit pflegewissenschaftlichem Hintergrundwissen

1.5 Pflegediagnosen und Klassifizierungssysteme

- Pflegediagnose gemäß der NANDA (North American Nursing Diagnosis Association): eine Pflegediagnose ist eine klinische Beurteilung einer menschlichen Reaktion auf Gesundheitszustände/Lebensprozesse oder einer Vulnerabilität (Anfälligkeit) für diese Reaktion eines Individuums, einer Familie, Gruppe oder Gemeinschaft
- eine Pflegediagnose stellt die Grundlage für die Auswahl an Pflegeinterventionen zur Erzielung von Outcomes (Ergebnissen, Zielen) dar, für die die Pflegefachpersonen verantwortlich sind (Herdmann/Kamitsuru, 2017).
- eine Pflegediagnose kann problemorientiert, z. B. chronischer Schmerz aber auch präventiv, z. B. Adhärenz (Einhaltung gemeinsamer Ziele) für eine verbesserte Ernährung oder risikoorientiert, z. B. Aspirationsgefahr, sein
- Aufbau von Pflegediagnosen (PESR-Schema, ▶ Kap. 1.3.2.2 Pflegeprobleme)
- Intentionen von Pflegediagnosen
  - ermöglichen allen PFK eine einheitliche Sprache zur differenzierten Beschreibung der Situation und Pflegebedürftigkeit von betroffenen Personen
  - im Gegensatz zu individuell formulierten Pflegeproblemen und Ressourcen sind sie eine systematische, verbindliche und vor allem internationale Taxonomie (Klassifizierung)
  - orientieren sich nicht an medizinische Diagnosen, Organsystemen oder pflegerischen Handlungen, sondern vielmehr an den »Leidenszuständen, die beim Menschen auftreten und die durch Pflege angegangen werden können« (Doenges, 2018).
- NANDA-Klassifikationssystem (North American Nursing Diagnosis Association)
  - anerkanntes System zur Klassifizierung von Pflegediagnosen; bietet standardisierte Terminologie und Rahmen für Pflegefachkräfte, um Pflegebedarf einer Person zu identifizieren und zu beschreiben; besteht aus Liste von Pflegediagnosen, die auf umfassenden Beurteilungen basieren
  - die Pflegediagnosen im NANDA-Klassifikationssystem sind in drei Kategorien unterteilt:
    (1) Problembasierte Pflegediagnosen beschreiben aktuelle Gesundheitsprobleme, Symptome oder Risiken, mit denen eine Person konfrontiert ist; Beispiele sind »Akute Schmerzen«, »Verzögerte Wundheilung« oder »Infektionsrisiko«

(2) Risikobasierte Pflegediagnosen beziehen sich auf potenzielle Gesundheitsprobleme oder -risiken, mit denen eine Person konfrontiert sein könnte; Beispiele sind »Risiko für Stürze«, »Risiko für Aspirationspneumonie« oder »Risiko für Druckgeschwüre«
(3) Gesundheitserhaltende Pflegediagnosen beschreiben den Zustand einer Person, wenn sie gesund ist und keine aktuellen Probleme oder Risiken hat; Beispiele sind »Effektive Selbstpflege« oder »Verbesserter Schlaf«
- jede Pflegediagnose im NANDA-Klassifikationssystem besteht aus einem Titel, einer Definition, den damit verbundenen Merkmalen oder Risikofaktoren und einer Liste von Pflegezielen und -interventionen
- das NANDA-Klassifikationssystem ist ein nützliches Werkzeug für Pflegefachkräfte, um die Pflegebedürfnisse einer Person zu identifizieren, Pflegepläne zu erstellen und die Wirksamkeit der Pflege zu überwachen → es wird regelmäßig aktualisiert und weiterentwickelt, um den aktuellen Stand der Pflegepraxis und Forschung widerzuspiegeln
- da internationale pflegewissenschaftliche Veröffentlichungen nahezu vollständig an Pflegediagnosen orientiert sind, ist die Verwendung von Pflegediagnosen fast unumgänglich, wenn die Pflegeausbildung zukünftig dem Prinzip der Wissenschaftsorientierung folgt und evidenzbasiert erfolgen soll
- die Fachkommission nach § 53 PflBG empfiehlt in den Rahmenlehrplänen (vgl. Rahmenlehrpläne 2019, S. 11) im Zusammenhang mit der Durchführung der Vorbehaltsaufgaben (▶ Kap. 5.5.1) und der Pflegeprozessverantwortung ausdrücklich, »dass die Handlungsanlässe als Situationsmerkmal soweit wie möglich und sinnvoll anhand von pflegespezifischen Begriffssystemen als Pflegediagnosen oder Pflegephänomene beschrieben werden«
- seit 1982 vereinheitlichen die NANDA Pflegediagnosen, die seit 1992 auch in deutscher Sprache vorliegen
- das ICN (International Council of Nurses) arbeitet seit 1989 an einer Internationalen Fachsprache für die Pflege mit dem sogenannten ICNP® (International Classifikation for Nursing Practice); es enthält bislang etwa 5000 Pflegebegriffe und deren Kombinationen und muss ständig überarbeitet und erweitert werden
- weitere Pflegeklassifikationssysteme in deutscher Sprache sind die ENP (European Nursing Care Pathways), die LEP® (Leistungserfassung und Prozessdokumentation im Gesundheitswesen) sowie die Pflegetypologie agenio®

1.6 Pflegebedarf, Pflegebegutachtung und Pflegegrade

- Pflegegrade/Begutachtung und Punktebereiche des pflegefachlich begründeten Begutachtungsinstruments/neuen Begutachtungsassessments (NBA) (die Pfle-

gebedürftigkeit mit mindestens dieser in § 15 SGB XI festgelegten Schwere besteht):
- Punktbereich 0: Keine Beeinträchtigungen der Selbstständigkeit oder der Fähigkeiten
- Punktbereich 1: Geringe Beeinträchtigungen der Selbstständigkeit oder der Fähigkeiten
- Punktbereich 2: Erhebliche Beeinträchtigungen der Selbstständigkeit oder der Fähigkeiten
- Punktbereich 3: Schwere Beeinträchtigungen der Selbstständigkeit oder der Fähigkeiten
- Punktbereich 4: Schwerste Beeinträchtigungen der Selbstständigkeit oder der Fähigkeiten
- maßgeblich für das Vorliegen von gesundheitlich bedingten Beeinträchtigungen der Selbständigkeit oder der Fähigkeiten sind diese sechs Bereichen der pflegefachlich begründeten Kriterien/Module:
  (1) Mobilität; (2) Kognitive und kommunikative Fähigkeiten; (3) Verhaltensweisen und psychische Problemlagen; (4) Selbstversorgung; (5) Bewältigung von und selbstständiger Umgang mit krankheits- oder therapiebedingten Anforderungen und Belastungen; (6) Gestaltung des Alltagslebens und soziale Kontakte

- Gewichtungen der Kriterien/Module
  - die Punktzahlen der einzelnen Kriterien werden addiert, sodass sich für jedes Modul eine Summe der Einzelwerte ergibt
  - entsprechend ihrer Bedeutung für den Alltag werden die sechs Module unterschiedlich stark gewichtet
  - die in einer Begutachtung ermittelten Ergebnisse werden gemaß der in § 15 SGB XI festgelegten Berechnungsregeln zusammengeführt; eine Besonderheit dabei ist, dass in diese Berechnung nicht beide Werte der Module 2 und 3 einbezogen werden, sondern nur der jeweils höchste gewichtete Punktwert dieser beiden Module
  - aus der Zusammenführung alle gewichteten Punktwerte pro Modul ergibt sich der Gesamtpunktwert, der das Maß der Pflegebedürftigkeit bestimmt und auf dessen Grundlage sich der Pflegegrad ableitet
  - der aus der Gesamtpunktzahl der gewichteten Punkte aus den Modulen 1 bis 6 zu ermittelnde Pflegegrad beträgt:
    0= ab 12,5 bis unter 27; 1 = ab 27 bis unter 47,5; 2= ab 47,5 bis unter 70; 3 = ab 70 bis unter 100
    (Pflegebedürftigkeit liegt also ab einem Punktwert von 12,5 vor)
- Bedeutungen der fünf Pflegegrade
  - Pflegegrad 1: geringe Beeinträchtigungen
  - Pflegegrad 2: erhebliche Beeinträchtigungen
  - Pflegegrad 3: schwere Beeinträchtigungen
  - Pflegegrad 4: schwerste Beeinträchtigungen
  - Pflegegrad 5: schwerste Beeinträchtigungen, mit besonderen Anforderungen an die pflegerische Versorgung

1.7 Nationale Expertenstandards und Auditinstrumente[1]

1.7.1 Entstehung, Intentionen und Aufbau

- nationale Expertenstandards sind in Deutschland den neunziger Jahren des vergangenen Jahrhunderts aufgrund der damals unbefriedigenden Lage im Gesundheitswesen entstanden
- während andere Länder in Europa längst eine nationale Strategie für die Qualitätsentwicklung im Gesundheitswesen hatte, produzierte das deutsche Gesundheitswesen mit Blick auf den europäischen und internationalen Vergleich hohe Kosten, leistete aber mittelmäßige Qualität (Geradts, 2001).
- das DNQP (Deutsche Netzwerk für Qualitätsentwicklung in der Pflege) in Osnabrück ist ein bundesweiter Zusammenschluss von Fachkolleg*innen in der Pflege, die sich mit dem Thema Qualitätsentwicklung auseinandersetzen; es kooperiert mit dem Deutschen Pflegerat und mit anderen pflegerischen und medizinischen Berufs-, Fachverbänden und Patientenvertreterorganisationen sowie mit europäischen Pflegenetzwerken; zentrale Aufgaben des DNQP sind: Entwicklung, Konsentierung und Implementierung evidenzbasierter Expertenstandards; Erstellung von Methoden und Instrumenten zur Qualitätsentwicklung und -messung
- nach der WHO (World Health Organization) bestimmen Standards ein professionell abgestimmtes Leistungsniveau
- Die Pflegewissenschaft hat sich in den 1980 Jahren aus der Sozialwissenschaft und der Medizin entwickelt; erste pflegewissenschaftliche Studiengänge an den Hochschulen nahmen starteten in Deutschland erst in den 1990er Jahren
- die qualitative pflegewissenschaftliche Studienlage in Deutschland ist noch sehr dünn, daher greifen die Experten auf eigene Erfahrungen und auf Erfahrungen anderer Praktiker zurück und empfehlen Interventionen oder Hilfsmittel mit der Evidenzstufe VI (schwache Evidenz, ► Kap. 5.4 Pflegeforschung)
- Expertenstandards ermöglichen der Pflege, die erwarteten Effekte (Ergebnisse) auf individuelle und an die Besonderheiten des pflegerischen Settings und der Zielgruppe angepasste Art und Weise zu erreichen
- Auditinstrumente unterstützen das Qualitätsmanagement; sie sind keine Kontrollinstrumente (!) und dienen der internen Qualitätssicherung
- aufgebaut sind die Expertenstandards neben einer Standardaussage mit der Trias aus der Struktur-, Prozess- und Ergebnisqualität (Horizontale Ebene/tabellenartig in drei Spalten) (► Kap. 4.1.2) und aus den sechs Schritte des Pflegeprozesses nach Fiechter & Meier (Vertikale Ebene) sowie aus einem Bericht über Entwicklung, Konsentierung, Literaturstudie, Kommentierung der Standardkriterien, Präambel, Implementierung und über das Audit-Instrument

---

1 Schnittstellen zu weiteren Expertenstandards: Dekubitusprophylaxe; Schmerzmanagement; Ernährungsmanagement, Förderung der Mobilität: Pflege von Menschen mit chronischen Wunden (Näheres siehe unter: www.dnqp.de)

- Standardaussage/Ziel umfasst die erwarteten Effekte, das pflegerische Problem sowie die Zielgruppe, die mit der Umsetzung erreicht werden sollen
- Strukturqualität definiert die optimalen/erforderlichen personellen und sachlichen Strukturen bzw. den Rahmen, der für die Umsetzung des Pflegeprozesses zur Verfügung gestellt werden muss; Strukturqualität ist das Dienstleistungspotenzial; entscheidend sind hier die Fähigkeit und der Wille des Managements und die fachlichen Kompetenzen der Mitarbeiter
- Prozessqualität definiert den Pflegeprozess und deren konkrete Umsetzung vom Beginn bis hin zur Evaluation
- Ergebnisqualität definiert die zu erreichenden Effekte/Ziele und zwar personenbezogen und auf der Ebene der Pflegedokumentation
- jeder Expertenstandard definiert zwei Verantwortliche: erstens, die Pflegefachkraft (für die Planung, Gestaltung, Durchführung und Evaluations des Pflegeprozesses) und zweitens, die Einrichtung bzw. das Management für die Anschaffung der notwendigen Materialien und für die Gewährleistung der interdisziplinären Arbeit
- alle Expertenstandards schreiben eine abgestimmte Zusammenarbeit aller Professionen untereinander sowie die Einbeziehung des Kunden und seines Umfeldes vor

1.7.2 Expertenstandard »Dekubitusprophylaxe«

- ein Dekubitus gehört zu den gravierenden Gesundheitsproblemen pflegebedürftiger Personen; das vorhandene Wissen zeigt, dass das Auftreten eines Dekubitus weitgehend verhindert werden kann; Ausnahmen sind in pflegerisch oder medizinisch notwendigen Prioritätensetzungen oder im Gesundheitszustand begründet
- von herausragender Bedeutung für eine erfolgreiche Prophylaxe ist, dass die PFK die systematische Risikoeinschätzung, Schulung des Pflegebedürftigen, Bewegungsförderung, Druckentlastung und -verteilung sowie die Kontinuität und Evaluation prophylaktischer Maßnahmen gewährleistet
- bei Bedarf Verwendung eines Assessment-Instrumentes und Wiederholung desselbigen bei Veränderung der Pflegesituation
- Initiale Information und Angebot zur Beratung zu Risiko und empfohlenen Maßnahmen, ggf. zur Anwendung von Hilfsmitteln
- individuelle Bewegungen planen – mit dem/der Betroffenen und ggf. Angehörigen und anderen beteiligten Berufsgruppen; je nach Risiko regelmäßige Bewegung, Mikrobewegungen, scherkräftearme Transfers, Förderung der Eigenbewegungen
- Einsatz von Hilfsmitteln vereinbaren, wenn erforderlich (fachliche Einschätzung)
- Risikofaktoren: Pflegebedürftigkeit; eingeschränkte Mobilität, eingeschränkte Aktivität; Reibungs- und Scherkräfte; sensorische Einschränkungen beanspruchte Haut sowie Ernährungs- und Flüssigkeitsdefizite

- Maßnahmen: Information, Aufklärung und Beratung; Mobilisation und/oder Positionierung; Hautbeobachtung/-pflege; Ernährung und Flüssigkeit; Inkontinenzversorgung; Einsatz von Hilfsmitteln zur Schmerzbekämpfung
- Schnittstellen zu weiteren Expertenstandards: Wundmanagement; Schmerzmanagement; Ernährungsmanagement; Erhaltung und Förderung der Harnkontinenz

1.7.3 Expertenstandard »Entlassungsmanagement«

- Gründe und Intentionen
  - die Entlassung aus einer Klinik birgt das Risiko von Versorgungsbrüchen, die zu unnötiger Belastung von Pflegeempfängern und ihren Angehörigen sowie zu hohen Folgekosten führen können
  - laut § 11 Absatz 4 SGB V haben Versicherte Anspruch auf ein Versorgungsmanagement zur Lösung von Problemen beim Übergang in die verschiedenen Versorgungsbereiche
  - der ständigen Wechsel von Mitarbeitern, den ein anderer Versorgungsbereich mit sich bringt, kann zum Drehtüreneffekt führen, das heißt, ein Pflegeempfänger kommt zum Beispiel nach Entlassung recht schnell wieder zurück in den ursprünglichen Versorgungsbereich → die Koordination und Zusammenarbeit zwischen den verschiedenen Versorgungsbereichen wird auch Schnittstellenmanagement genannt
  - mit einem frühzeitigen, systematischen Assessment sowie Beratungs-, Schulungs- und Koordinationsleistungen und deren abschließender Evaluation trägt die PFK dazu bei, eine bedarfsgerechte poststationäre Versorgung sicherzustellen und den Pflegeempfänger bei der Bewältigung seiner veränderten Lebenssituation zu unterstützen.
- Maßnahmen: (1) Information; (2) Aufklärung und Beratung; (3) Entlassungsplanung
- Schnittstellen zu weiteren Expertenstandards: Dekubitusprophylaxe; Wundmanagement; Schmerzmanagement; Ernährungsmanagement; Mundgesundheit; Erhaltung und Förderung der Harnkontinenz

1.7.4 Expertenstandard »Schmerzmanagement in der Pflege«

- eine unzureichende Schmerzbehandlung bei akuten Schmerzen kann für pflegebedürftige Personen gravierende Folgen haben, z. B. physische und psychische Beeinträchtigungen, Verzögerungen des Genesungsverlaufs oder Chronifizierung der Schmerzen
- durch eine rechtzeitig eingeleitete, systematische Schmerzeinschätzung, Schmerzbehandlung sowie Information, Anleitung und Schulung von Pflegebedürftigen und ihren Angehörigen trägt die PFK maßgeblich dazu bei, Schmerzen und deren Auswirkungen zu kontrollieren bzw. zu verhindern

- chronischer Schmerz wirkt beeinträchtigend auf die Lebenssituation der Betroffenen und ihrer Angehörigen ein → durch das Schmerzerleben sinkt die Lebensqualität, wird die Funktionsfähigkeit und die soziale Teilhabe erheblich eingeschränkt und es kann zu gesundheitlichen Krisen aufgrund von Destabilisierungen der Schmerzsituation kommen
- mit einem individuell angepassten pflegerischen Schmerzmanagement leistet die PFK einen wichtigen Beitrag in der interprofessionell abgestimmten Schmerzbehandlung
- wichtige Assessmentinstrumente: Schmerzanamnese; NRS (Numerische Rating-Skala); Visuelle Schmerzskala (Gesichtsskala); Berner Schmerzscore für beatmete Früh- und Neugeborene; Verhaltensprotokoll zur systematischen Schmerzerfassung (ECPA); Beurteilung von Schmerzen bei Demenz (BESD)
- Risikofaktoren: (1) zu erwartende Schmerzen aufgrund bevorstehender Eingriffe oder Aktivitäten; (2) postoperativer Zustand; (3) akute Erkrankungen und Verletzungen; chronische Erkrankungen; (4) Tumorerkrankungen
- Maßnahmen:
  (1) planen, wann im Tagesablauf die Schmerzintensität gemessen werden soll
  (2) im interprofessionellen und individuellen Behandlungsplan sind die Maßnahmen zu benennen, die beim Erreichen der Toleranzwerte (in Ruhe max. 3/10 und unter Belastung max. 5/10 der Numerischen Rangskala/NRS) notwendig sind
  (3) Planung nichtmedikamentöser Maßnahmen zur Schmerzlinderung zusammen mit den anderen beteiligten Berufsgruppen sowie mit dem/der Betroffenen sowie ggf. Angehörigen
  (4) Information, Aufklärung, Schulung und Beratung, auch der Angehörigen
  (5) nichtmedikamentose schmerzreduzierende Maßnahmen (Arztanordnung)
  (6) Dokumentation von Überschreitungen der Toleranzwerte
  (7) medikamentöse Maßnahmen (Arztanordnung)
- Schnittstellen zu weiteren Expertenstandards: Wundmanagement; Dekubitusprophylaxe; Ernährungsmanagement; Mundgesundheit; Erhaltung und Förderung der Harnkontinenz

1.7.5 Expertenstandard »Sturzprophylaxe«

- Stürze stellen insbesondere für ältere und kranke Menschen ein hohes Risiko dar
- Stürze gehen häufig mit schwerwiegenden Einschnitten in die bisherige Lebensführung einher, die von Wunden und Frakturen über Einschränkungen des Bewegungsradius infolge verlorenen Vertrauens in die eigene Mobilität bis hin zur Aufgabe einer selbstständigen Lebensführung reichen
- durch rechtzeitige Einschätzung der individuellen Risikofaktoren, eine systematische Sturzerfassung, Information und Beratung von Pflegeempfängern/Bewohnern und Angehörigen sowie gemeinsame Maßnahmenplanung und Durchführung kann die PFK eine sichere Mobilität fördern
- wichtige Assessmentinstrumente: Sturzrisikoskala (nach Siegried Huhn); Motilitätstests nach Tinetti zur Ermittlung des Sturzgefährdungsgrades und des

Funktionszustandes des Bewegungsapparates; Sturzhistorie und Sturzereignisprotokoll

- Risikofaktoren:
  - personenbezogene Risiken: Beeinträchtigung funktioneller Fähigkeiten z. B. Einschränkungen in den Lebensaktivitäten; Beeinträchtigung sensomotorischer Fähigkeiten und der Balance, z. B. Einschränkungen der Gehfähigkeit und der Balance-Störungen; Depressionen; Gesundheitsstörungen, die mit Schwindel, kurzzeitigem Bewusstseinsverlust oder ausgeprägter körperliche Schwäche einhergehen; Kognitive akute oder chronische Beeinträchtigungen; Kontinenzprobleme, Sehbeeinträchtigungen, Sturzangst und Stürze in der Vorgeschichte
  - medikamentenbezogene Risiken: Polypharmazie, psychotrope Medikamente, Antihypertensiva
  - umgebungsbezogene Risiken: Freiheitsentziehende Maßnahmen; Gefahren in der Umgebung, z. B. Hindernisse auf dem Boden; zu schwache Kontraste, geringe Beleuchtung, inadäquates Schuhwerk
- Maßnahmen
  - (1) pflegefachliche Einschätzung mit Klärung des individuellen Sturzrisikos und Wiederholung der selbigen bei Veränderung der Pflegesituation und bei einem Sturz
    (2) initiale Information, Aufklärung und Angebot zur Beratung zum Risiko und zu empfohlenen Maßnahmen, ggf. zur Anwendung von Hilfsmitteln
    (3) individuelle Bewegungen planen – mit dem/der Betroffenen und ggf. Angehörigen und anderen beteiligten Berufsgruppen
    (4) ggf. Vereinbarung einer individuellen Umgebungsanpassung mit dem/der Betroffenen und ggf. Angehörigen
    (5) Einsatz von Hilfsmitteln vereinbaren, falls erforderlich (fachliche Einschätzung)
    (6) Mobilisation, Kräfte- und Balancetraining
    (7) sturzfreie Umgebung, Stolperfallen beseitigen
    (8) funktionstüchtige bedarfsgerechte Hilfsmittel
    (9) Anpassung von Bekleidung und Schuhwerk
    (10) Medikamenten- und Umgebungsanpassung
- Schnittstellen zu weiteren Expertenstandards: Wundmanagement; Schmerzmanagement; Erhaltung und Förderung der Harnkontinenz; Dekubitusprophylaxe

1.7.6 Expertenstandard »Förderung der Harnkontinenz«

- Harninkontinenz ist ein weit verbreitetes pflegerelevantes Problem; für die betroffenen Menschen ist sie häufig mit sozialem Rückzug, sinkender Lebensqualität und steigendem Pflegebedarf verbunden
- durch frühzeitige Identifikation von gefährdeten und betroffenen Personen und der gemeinsamen Vereinbarung von spezifischen Maßnahmen kann die PFK dieses Problem erheblich positiv beeinflussen

- darüber hinaus kann Harninkontinenz zu weiteren Beeinträchtigungen führen, z. B.: Hautschäden (Mazerationen, Dekubitus, Inkontinenz-assoziierte Dermatitis); Infektionen (Harnwegsinfekte); psychische Belastungen (Scham, Depression, Angst); Sturzgefahr (nächtliches, hastiges Aufstehen bei Harndrang)
- Risikofaktoren: kognitive und körperliche Einschränkungen; das Alter; Erkrankungen (wie z. B. Schlaganfall, Multiple Sklerose, Morbus Parkinson, Dementielle Erkrankungen, Diabetes mellitus und Zystitis, Obstipation, Östrogenmangel, Prostataveränderungen); Medikamente (wie z. B. Diuretika, Anticholinergika, Antihistaminika, Antidepressiva, Neuroleptika)
- Maßnahmen
  - Erfragen und Beobachten der Anzeichen einer Harninkontinenz und personenbezogene sowie umgebungsbezogene Risiken erfassen
  - differenzierte Darstellung von Kontinenzproblemen im Miktionsprotokoll (das in Absprache mit der zu pflegenden Person für einen gewissen Zeitraum erfolgt), um das Kontinenzprofil zu ermitteln
  - in Absprache mit der zu pflegenden Person eine ärztliche Abklärung der Miktionsstörung einleiten
  - Pflegeempfänger sowie ihre Angehörigen über individuell empfohlene Maßnahmen zur Kontinenzförderung und -kompensation informieren und beraten
  - Vereinbarung eines angestrebten Kontinenzprofils sowie Planung und Durchführung der dafür erforderlichen Maßnahmen (Umgebungsanpassung; Beschaffung von Hilfsmitteln) mit der zu pflegenden Person und ggf. mit den Angehörigen
  - auf Bitte um Hilfe bei der Ausscheidung (elementares Grundbedürfnis!) ist unverzüglich zu reagieren (kontinenzförderndes Umfeld)
  - Information, Aufklärung und Beratung; Kompensation durch Hilfsmittel, Förderung der Kooperation und der Selbstständigkeit
  - begleitende Toilettengänge anbieten, Toilettentraining; Beckenbodentraining; Gewichtsreduktion; In-/Kontinenzprofile erfassen
  - die In-/Kontinenzprofile lauten:
    (1) »Kontinenz«: Kein unwillkürlicher Harnverlust, keine personelle Hilfe, keine Hilfsmittel; (2) »Unabhängig erreichte Kontinenz«: Kein unwillkürlicher Harnverlust, keine personelle Hilfe, aber Hilfsmitteleinsatz, wie Selbstkatheterismus; (3) »Abhängig erreichte Kontinenz«: Kein unwillkürlicher Harnverlust, personelle Unterstützung bei der Versorgung; (4) »Unabhängig kompensierte Inkontinenz«: Unwillkürlicher Harnverlust, keine personelle Unterstützung bei der Versorgung notwendig; (5) »Abhängig kompensierte Inkontinenz«: Unwillkürlicher Harnverlust, personelle Unterstützung wird akzeptiert; (6) »Nicht kompensierte Inkontinenz«: Unwillkürlicher Harnverlust, Inanspruchnahme personeller Unterstützung wird abgelehnt
- Schnittstellen zu weiteren Expertenstandards: Wundmanagement,
- Dekubitusprophylaxe; Ernährungsmanagement, Sturzprophylaxe

1.7.7 Expertenstandard »Pflege von Menschen mit chronischen Wunden«

- chronische Wunden sind häufig Symptome einer chronischen Krankheit, die maßgeblich den Alltag der betroffenen Person beeinflusst und zu erheblichen Beeinträchtigungen der Lebensqualität führt (insbesondere durch Schmerzen, Einschränkungen der Mobilität sowie Wundexsudat und -geruch)
- durch Anleitung und Beratung der Pflegebedürftigen und ihrer Angehörigen zu alltagsorientierten Maßnahmen im Umgang mit der Wunde und den wund- und therapiebedingten Auswirkungen können die Fähigkeiten zum gesundheitsbezogenen Selbstmanagement so verbessert werden, dass sich positive Effekte für Wundheilung und Lebensqualität ergeben
- mit sachgerechter Beurteilung und phasengerechter Versorgung der Wunde sowie regelmäßiger Dokumentation des Verlaufs unter Berücksichtigung der Sichtweise der zu Pflegenden auf ihr Kranksein verbessert die PFK die Heilungschancen
- Risikofaktoren: Postthrombotisches Syndrom (PTS); Arterielle Verschlusskrankheit (AVK); Chronisch-venöse Insuffizienz (CVI); Diabetes mellitus; Dekubitusrisiko
- Maßnahmen
  - pflegerisches Wundassessment durch Wundexperte/-in (Rezidivzahl, Wunddauer, -lokalisation, -größe, -rand, -umgebung, -grund, Entzündungszeichen)
  - Information, Aufklärung, Schulung und Beratung der/des Betroffenen und ggf. der Angehörigen zu Wundursache, Wundversorgung, Förderung der Selbstpflegekompetenz und wund- sowie therapiebedingten Einschränkungen (Mobilität; Schmerzen; Wundgeruch; Exsudat; Ernährungsstatus; psychische Verfassung; Ängste; Körperbildstörungen)
  - Planung alltagsorientierter Interventionen mit dem/der Betroffenen und ggf. Angehörigen zur Optimierung wund- und therapiebedingter Beeinträchtigungen
  - beim Diabetischen Fußulkus: größtmögliche Druckentlastung; beim Dekubitus: Druckverteilung und Förderung der Gewebetoleranz
  - beim Ulkus cruris venosum/mixtum: Förderung der Sprunggelenkbeweglichkeit solange keine Kompressionstherapie erfolgt, bzw. kontrolliertes Gehtraining unter Kompressionstherapie, ansonsten Hochlagerung über Herzniveau
  - nach jedem Verbandwechsel Veränderungen des Wundzustandes und der Umgebungshaut sowie des Heilungsverlaufes dokumentieren; nach jeder wundspezifischen Intervention (spätestens nach 4 Wochen) und bei Verschlechterung einen Wundexperten einbeziehen
  - nach ärztlicher Anordnung: Assistenz bei der Behandlung der Grunderkrankungen; Kompressionstherapie; Wundbehandlung; Schmerzbekämpfung; Rezidivprophylaxe; Mobilisierung und Positionierung; Kompensation durch Hilfsmittel

- Förderung der Kooperation und der Selbstständigkeit; Anpassung von Kleidung und Schuhwerk
- Schnittstellen zu weiteren Expertenstandards: Dekubitusprophylaxe; Schmerzmanagement; Ernährungsmanagement; Sturzprophylaxe

1.7.8 Expertenstandard »Ernährungsmanagement«

- Essen und Trinken beeinflussen die Lebensqualität und sind wichtige Bestandteile sozialer und kultureller Identität
- Essen und Trinken dient der Gesunderhaltung durch die Nährstoffaufnahme mit Sicherung einer bedürfnisorientierten und bedarfsgerechten Ernährung kann die PFK durch die frühzeitige Erfassung und Bewertung von Anzeichen einer drohenden oder bestehenden Mangelernährung und ihrer Gründe, durch angemessene Unterstützung und Umgebungsgestaltung, spezifische Maßnahmen sowie ein geeignetes Nahrungsangebot eine Mangelernährung verhindern und bestehenden Defiziten entgegenwirken
- wichtige Assessmentinstrumente: Mini Nutritional Assessment (MNA); Malnutrition Universal Screening Tool (MUST)
- Risikofaktoren
  - Multimorbidität; akute und chronische Erkrankungen
  - krankheits-, therapie- und altersbedingte Einschränkungen und Auswirkungen (Mobilitätseinschränkungen, Übelkeit, Erbrechen, Diarrhö, Schmerzen, Schluckstörungen, Unruhe, Wahnvorstellungen, Vergiftungsparanoia, Schlankheitswahn, psychosoziale Einschränkungen, Depressionen, Einsamkeit, Isolation, Allergien, Unverträglichkeiten)
  - Arzneimittelnebenwirkungen (z. B. Müdigkeit, Appetitlosigkeit); Kognitive Beeinträchtigungen (z. B. Demenzielle Erkrankungen); erhöhter Energie-, Nährstoff- oder Flüssigkeitsbedarf (z. B. offene Wunden, Fieber, motorische Unruhe); schlechter Mund- und Zahnstatus
- Maßnahmen
  - bei Anzeichen einer Mangelernährung (Gewichtsverlust, zu weite Kleidung) erfolgt ein detailliertes Ernährungsassessment, das in Absprache mit der zu pflegenden Person sowie ggf. mit den Angehörigen in regelmäßigen Abständen wiederholt/überprüft wird
  - bei Vorliegen einer Dysphagie in Absprache mit der zu pflegenden Person eine ärztliche Abklärung selbiger einleiten; Information, Aufklärung und Beratung der zu pflegenden Person und der Angehörigen über die Risiken einer Mangelernährung sowie über die Maßnahmen der angemessenen Ernährung
  - individuelle Planung sowie Koordination (mit allen beteiligten Berufsgruppen) und Durchführung von Maßnahmen zur Unterstützung der Nahrungsaufnahme bei den Mahlzeiten und Zwischenmahlzeiten unter Berücksichtigung der Selbstbestimmung der zu pflegenden Person, ggf. mit Hilfe der Angehörigen; adäquate, bedürfnis- und bedarfsgerechte Ernährung und Flüssigkeitsversorgung

  - Unterstützende Maßnahmen: Hilfestellung beim Essen und Trinken; Schmerzreduktion und Schmerzbekämpfung; mobilitätsfördernde Umgebung und Hilfsmittel
- Schnittstellen zu weiteren Expertenstandards: Dekubitusprophylaxe; Wundmanagement; Schmerzmanagement; Mundgesundheit, Erhaltung und Förderung der Harnkontinenz

1.7.9 Expertenstandard »Beziehungsgestaltung in der Pflege von Menschen mit Demenz«

- Beziehungen zählen zu den wesentlichen Faktoren, die aus Sicht von Menschen mit Demenz Lebensqualität konstituieren und beeinflussen
- durch person(en)zentrierte Interaktions- und Kommunikationsangebote kann die PFK die Beziehung zwischen Menschen mit Demenz und Pflegenden sowie anderen Menschen in ihrem sozialen Umfeld erhalten und fördern
- wichtige Assessmentinstrumente: Bradford-Skala zur Einschätzung des Wohlbefindens; Dem-Tect, Demenz Detection zum Screening leichter kognitiver Störungen; Mini-Mental-Test; Biografiebogen; Nurses Observation Scale for Geriatric Patients (NOSGER); Cohen-Mansfield-Skala (CMAI) zur Erfassung von herausfordernden Verhaltensweisen
- Risikofaktoren: (1) kardiovaskuläre Risiken (Nikotinkonsum, ungesunde Ernährung, Bewegungsarmut, Übergewicht); (2) unbehandelte Depressionserkrankung; (3) fehlendes soziales Engagement
- Maßnahmen
  - schrittweises kriteriengestütztes pflegefachliches Erfassen von mit der Demenz einhergehenden Unterstützungsbedarfen in der Lebensgestaltung (zu Beginn des Pflegeauftrages und anlassbezogen)
  - erkennen, schaffen und berücksichtigen von Rahmenbedingungen für personzentrierte Angebote und Beachtung der Vorlieben und Kompetenzen des Menschen mit Demenz; Planung von individuell angepassten person(en)-zentrierten Maßnahmen auf Basis einer Verstehenshypothese unter Einbeziehung des Menschen mit Demenz und seiner Angehörigen sowie allen beteiligten Berufsgruppen; Koordination von Angeboten und Durchführung von beziehungsfördernden und -gestaltenden Maßnahmen unter Einbeziehung der Angehörigen und anderer Berufsgruppen
  - Information, Anleitung und Beratung (insbesondere auch der Angehörigen)
  - körperliche und kognitive Aktivierung (mit Zehn-Minuten-Aktivierung, Snoezelen, Biografie-Orientierung, Tagesgestaltung, Musiktherapie, Basteln, Gestalten, Sport, Gymnastik, Tanz, hauswirtschaftliche Tätigkeiten, Gartenarbeiten, Aromatherapie, Therapeutischer Tischbesuch, Milieugestaltung, Orientierungshilfe und weitere Unterstützungsangebote)
  - beziehungsfördernd und -gestaltend pflegen und betreuen (Bezugspflegesystem); nicht mit den Krankheitszeichen konfrontieren, sondern mit Wertschätzung (Validation, ► Kap. 2.10.2) auf der Gefühlsebene verständnisvoll und person(en)zentriert begegnen

Hilfe bei der Haushaltsführung; Unterstützung, Begleitung und Betreuung in allen Lebensaktivitäten (Körperpflege, Kleiden, Ausscheiden, Essen und Trinken)

- Schnittstellen zu weiteren Expertenstandards: Ernährungsmanagement, Mundgesundheit; Schmerzmanagement; Sturzprophylaxe

1.7.10 Expertenstandard »Erhaltung und Förderung der Mobilität«

- Mobilitätserhaltung und Mobilitätsverbesserung sind zentrale Ziele einer professionellen Pflege
- pflegerische Maßnahmen zur Erhaltung der Mobilität tragen nicht nur dazu bei, elementare Grundlagen der selbstständigen Lebensführung zu erhalten, sondern verhindern auch die Entstehung neuer Mobilitäts- und Funktionseinbußen, wie z. B. Kontrakturen
- für die Erhaltung und Förderung der Mobilität werden im Expertenstandard drei verschiedene Maßnahmen unterschieden: neben gezielten Einzel- und Gruppeninterventionen werden der Integration von mobilitätsfördernden Aspekten in Alltagsaktivitäten und alltäglichen pflegerischen Maßnahmen hohe Stellenwerte eingeräumt; es geht darum, wie Mobilität erhalten oder verbessert werden kann
- neben der Beratung der pflegebedürftigen Personen und ihrer Angehörigen sind die Gestaltung der räumlichen Umgebung, die Nutzung von Hilfsmitteln und die Integration der Mobilitätsförderung in Alltagshandlungen sowie körperliche Aktivität und Bewegungsübungen zentrale Maßnahmen zur Erreichung dieses Ziels
- wichtige Assessmentinstrumente: keine expliziten Vorgaben – durchgeführt werden z. B. der UpundGo-Test sowie der Status der Mobilität mit Kinästhetik-Perspektive (Selbstständigkeit beim Positionswechsel im Liegen, Aufrichten in die sitzende Position, Ausbalancieren in Sitzposition, Aufstehen und Hinsetzen sowie beim Gehen, Treppensteigen, zu Boden gehen und beim Wiederaufstehen)
- Risikofaktoren: (1) Kontraktur durch angeborene Gelenkfehlbildungen; (2) Behandlungs- und Pflegefehler; (3) Immobilität und Bettlägerigkeit als Folge von Lähmungen; (4) im Rahmen psychischer Erkrankungen; (5) größere Narben; (6) Gelenkdeformitäten
- Maßnahmen
  - regelmäßige Einschätzung der Mobilität in individuell festzulegenden Abständen sowie bei Veränderungen der mobilitätsrelevanten Einflussfaktoren
  - der pflegebedürftigen Person sowie den Angehörigen differenzierte Informationen und Beratungen sowie unter Berücksichtigung der bei der Einschätzung erkannten Ressourcen, Wünsche und Probleme fachliche Anleitungen anbieten

- mobilitätsfördernde Umgebungsgestaltung, Motivation, regelmäßige Mobilisation der Gelenke, gut überlegter und evaluierter Einsatz von Hilfsmitteln (z. B. Greifball) sowie Schmerzmanagement
- Durchführung und Koordination zielgerichteter Maßnahmen zur Förderung der Eigenaktivität mit der zu pflegenden Person, den Angehörigen sowie mit allen beteiligten Berufsgruppen und Sicherstellung der kontinuierlichen Umsetzung des Maßnahmenplans
- Nutzung des möglichen Bewegungsradius, Positionierungsunterstützung im Liegen mit reduzierter Körperspannung (Arme und Beine sollen ihr Gewicht ablegen können), Wechsel zwischen Beuge- und Streckstellung der Gelenke

• Schnittstellen zu weiteren Expertenstandards: Schmerzmanagement; Dekubitusprophylaxe; Wundmanagement

1.7.11 Expertenstandard »Förderung der physiologischen Geburt«

• durch eine frühzeitige Beratung und Information der schwangeren Frau
• positives Geburtserleben (kontinuierliche Hebammenbetreuung; individuelle Geburtsbegleitung)
• die Anzahl medizinischer Interventionen in der Geburtshilfe – insbesondere der Kaiserschnitte – kann reduziert werden

1.7.12 Expertenstandard »Mundgesundheit in der Pflege«

• Probleme im Mundbereich treten sehr häufig auf und können in erheblichem Maße das subjektive Wohlbefinden und die Gesundheit beeinträchtigen
• schwerwiegende Auswirkungen mangelnder Mundgesundheit sind physische Beeinträchtigungen wie eingeschränktes Kauen, Schmerzen bei Karies oder Infektionen; auch soziale Kontakte werden vermieden, wenn ein Mensch nicht mehr unbeschwert lachen kann oder Mundgeruch die sozialen Kontakte beeinträchtigt
• Mundgesundheit zeigt sich in der Fähigkeit ohne Einschränkungen zu kauen und zu essen, deutlich sprechen und lächeln zu können
• die Begriffe »Mundpflege« und »Mundhygiene« werden synonym verwendet
• Erkrankungen der Zähne und des Zahnhalteapparates, Entzündungen, unerwünschte Veränderungen und Verletzungen von Mund und Mundschleimhaut sowie Komplikationen im Zusammenhang mit Zahnersatz sollen vorbeugt werden
• eine besondere Bedeutung kommt der Kompetenz der Pflegefachkraft zu, das erforderliche Hinzuziehen anderer Berufsgruppen, insbesondere von Zahnärzten, abzuwägen
• Risikofaktoren
  - insbesondere Menschen mit einem pflegerischen Unterstützungsbedarf sind oft nicht in der Lage, ihre Mundgesundheit selbstständig und umfassend zu

erhalten; eine unzureichende Mundpflege, aber auch Einflüsse wie Krankheiten oder bestimmte Therapien, können zu einer Verschlechterung der Mundgesundheit mit schwerwiegenden Auswirkungen beitragen

- wichtige Assessmentinstrumente: Screening (Ersteinschätzung und systematische Einschätzung/settingspezifische Wiederholung); Berücksichtigung individueller Vorlieben, Abneigungen, Gewohnheiten und vorhandener Selbstmanagementkompetenzen
- Maßnahmen
  - Mundpflege umfasst die allgemeine Reinigung und Pflege des Mundes, der Schleimhaut, der Zunge sowie der Zähne- und des Zahnersatzes; Information, Schulung, Beratung in Bezug auf die Mundgesundheit; Hilfsmittel und Materialien sowie geeignete räumliche Voraussetzungen verfügbar machen; fachliche Beurteilung der Mundhygiene
- Schnittstellen zu weiteren Expertenstandards: Ernährungsmanagement Schmerzmanagement; Sturzprophylaxe

1.7.13 Expertenstandard »Erhaltung und Förderung der Hautintegrität in der Pflege«

- Zentrale Rolle der Hautpflege: Essenziell für Aussehen, Wohlbefinden und Lebensqualität von Geburt bis Lebensende.
- Ziel ist der Erhalt und die Förderung der Hautintegrität (intakte Hautstruktur und -funktion)
- Fokusbereiche
  - Prävention und Pflege bei Inkontinenz-assoziierter Dermatitis (IAD) und Windeldermatitis (WD); Intertrigo und Skin Tears; Xerosis cutis (trockene Haut); allgemeine Hautpflegeempfehlungen (außer für Frühgeborene, da sich deren Haut noch in der Entwicklung befindet)
- Assessmentinstrumente
  - Erhebung von Hautzustand, Struktur und bestehenden Risiken; regelmäßige Wiederholungen, je nach individuellem Bedarf
  - Hautbezogene Einschätzungskriterien: Feuchtigkeit (z. B. Inkontinenz); Reibung und Druck (Intertrigo); Hauttrockenheit (Xerosis); Hautverletzlichkeit (Skin Tears)
- Dokumentation: transparente und aktuelle Risikobeurteilungen
- Risikofaktoren
  - interne Faktoren: Alter (fragile Haut bei Älteren); Chronische Erkrankungen (z. B. Diabetes mellitus); Mangelernährung oder Dehydratation
  - externe Faktoren: mechanische Belastung (z. B. Reibung); Feuchtigkeit (z. B. durch Inkontinenz); falsche oder unzureichende Hautpflegeprodukte
- Maßnahmen
  - Prävention: Hautreinigung mit milden, pH-neutralen Produkten; Schutzmaßnahmen bei Inkontinenz (z. B. Hautbarriereprodukte); Vermeidung von Reibung und Feuchtigkeit in Hautfalten

  - Intervention bei Hautproblemen: Behandlung trockener Haut (Xerosis): feuchtigkeitsspendende Produkte; Hautpflege bei IAD/WD: Reinigung, Barrierepflege und Schutzmaßnahmen; Maßnahmen bei Skin Tears: Schutz empfindlicher Haut und atraumatische Wundversorgung
  - Beratung und Schulung: Einbeziehung der Betroffenen und Angehörigen; Förderung von Selbstmanagementkompetenzen

1.8 Schmerzmanagement

1.8.1 Akute Schmerzen

- plötzlicher Schmerz, oft durch Gewebeschädigung
- Warnsignal des Körpers
- Dauer: Bis zu 3 Monate
- Behandlungsziel: Beseitigung der Ursache, Schmerzlinderung

1.8.2 Chronische Schmerzen

- Schmerzen, die länger als 3 Monate andauern
- Schmerz wird eigenständige Erkrankung
- Kein biologischer Warnmechanismus mehr
- Behandlungsziel: Schmerzmanagement, Verbesserung der Lebensqualität

1.8.3 Schmerzentstehungsprozess (Nozizeption)

1.8.3.1 Phasen der Nozizeption

- Phase 1: Transduktion (Umwandlung schädlicher Reize in elektrische Signale)
  - Nozizeptoren (freie Nervenendigungen) erkennen mechanische, thermische oder chemische Reize; schädliche Reize führen zur Freisetzung von Mediatoren (z. B. Prostaglandine, Bradykinin, Substanz P); Mediatoren senken die Reizschwelle der Nozizeptoren (Sensibilisierung); Depolarisation der Nozizeptoren erzeugt Aktionspotenziale
- Phase 2: Transmission (Weiterleitung der Schmerzsignale)
  - primäre afferente Neurone (A-Delta- und C-Fasern) leiten Signale ins Rückenmark; im Hinterhorn des Rückenmarks Umschaltung auf zweite Neurone; Weiterleitung über den Tractus spinothalamicus zum Thalamus; Thalamus filtert und leitet Signale an kortikale und subkortikale Strukturen weiter

- Phase 3: Modulation (Schmerzhemmung oder -verstärkung)
  - Rückenmark: Interneurone können Schmerzsignale hemmen (z. B. durch endogene Opioide); absteigende Bahnen aus Hirnstamm und Mittelhirn (z. B. Periaquäduktales Grau) modulieren die Schmerzwahrnehmung; Verstärkung durch zentrale Sensibilisierung (z. B. durch erhöhte Erregbarkeit der Neurone)
- Phase 4: Perzeption (Bewusste Wahrnehmung des Schmerzes)
  - Verarbeitung im somatosensorischen Kortex; Lokalisation und Intensität des Schmerzes; Beteiligung limbischer Strukturen; emotionale Bewertung des Schmerzes; kognitive Verarbeitung im präfrontalen Kortex; Schmerzbewältigung und Interpretation
- A-Delta-Fasern
  - dünn myelinisierte Nervenfasern (schnellere Reizweiterleitung als C-Fasern); leiten Schmerzsignale mit etwa 5–30 m/s; verantwortlich für den schnellen, stechenden, gut lokalisierbaren Erstschmerz; reagieren auf mechanische und thermische Reize; aktivieren Reflexmechanismen (z. B. Zurückziehen der Hand bei Hitze)
- C-Fasern
  - leiten mit: ca. 0,5–2 m/s (langsamer als A-Delta-Fasern, da unmyelinisiert); verantwortlich für: dumpfen, brennenden, schlecht lokalisierbaren Zweitschmerz; reagieren auf: mechanische, thermische und chemische Reize; aktiveren nur indirekt und langsamer als A-Delta-Fasern die Reflexmechanismen (sind eher an Schmerzverstärkung und Entzündungsreaktionen beteiligt)

1.8.3.2 Schmerzregulierung, -einflussfaktoren

- Endogene Schmerzhemmung durch Freisetzung von Endorphinen
- Psychische Einflüsse wie Stress und Angst beeinflussen den Schmerz
- Chronischer Schmerz verändert die Nervenbahnen (Neuroplastizität)
- Biologische Faktoren (Alter, Geschlecht) beeinflussen den Schmerz
- Kulturelle Unterschiede in der Schmerztoleranz
- auch Umweltfaktoren (z. B. Arbeitsplatz, soziale Umgebung) haben Einfluss auf das Schmerzempfinden

1.8.4 Schmerzassessment

- Anamnese: Erfassung der Schmerzgeschichte
- Schmerzskalen: VAS (Visuelle Analogskala mittels Schieber eines Balkens), NRS (Numerische Rating-Skala mit Zahlen), verbale Analogskala (Zuordnung von Schmerzausdrücken), (► Kap. 1.8.4 Expertenstandard Schmerzmanagement in der Pflege)
- Schmerzlokalisation (lokalisierbar, z. B. bei Wundinfekten, diffus, z. B. bei Virusinfekten oder ausstrahlend, z. B. beim Herzinfarkt)
- Beobachtung subjektiver und objektiver Zeichen sowie der Schmerzintensität in Ruhe und bei Belastung

- Beobachtung von Schmerzqualität (ziehend, krampfartig, klopfend, brennend, stechend)
- Erfassung in ein Schmerztagebuch (tägliche Dokumentation)
- bei Menschen mit Demenz:
  - ECPA-Schmerzskala (Echelle comportementale de la douleur pour personnes âgées non communicantes) zur Schmerzerfassung von Patienten mit kognitiven Einschränkungen
  - »BESD-Schmerzeinschätzungsbogen als Beobachtungsbogen zur Erfassung von Schmerz- und Verhaltenssymptomen bei Demenz« um Schmerzen und Verhaltensauffälligkeiten bei Menschen mit Demenz systematisch zu dokumentieren
- bei neurologischen Erkrankungen: ZOPA (das Zürich Observation Pain Assessment
- bei Kindern: VAS als Gesichterskala mit Smileys und KUSS (Kindliche Unbehagenheitsskala)
- bei Früh- und Neugeborenen: NIPS (Neonatal Infant Pain Scale)

1.8.5 Schmerzformen

- nozizeptiver Schmerz: durch Gewebeschädigung (z. B. Verbrennungen)
- neuropathischer Schmerz: Nervenschädigungen (z. B. durch Diabetes, Amputation oder Querschnittslähmung)
- psychogener/somatoformer Schmerz: keine organische Ursache, bedingt durch eine psychische Erkrankung
- Mixed Pain: Kombination aus nozizeptivem und neuropathischem Schmerz, z. B. Rückenschmerzen

1.8.6 Nichtmedikamentöse Schmerztherapie

- Physikalische Maßnahmen
  - Wärmetherapie mit Bädern, Gel oder Rotlicht, um die Durchblutung zu fördern und die Muskeln zu entspannen (v. a. bei Gelenk- und Weichteilerkrankungen wie Rheuma)
  - Kältetherapie mit Spray, Gel- oder Quarkkompressen zur Stoffwechselverlangsamung und zur Reduzierung von Nervenimpulsen (Hemmung der Schmerzweiterleitung)
  - Physiotherapie
  - Schmerzreduzierende Positionierungen (Schonhaltungen, Schonlagerungen): (1) Hochlagerung bei Schwellungen von Extremitäten (Extremität höher als das Herz lagern); (2) Stufenbett bei Rückenschmerzen (halbsitzende Position mit 90° Hüft- und Kniebeugung); (3) Physiologische Mittelstellung (► Kap. 1.15.7.5) bei Gelenkschmerzen; (4) Positionierung mit angewinkelten Kniegelenken bei Bauchschmerzen (Entlastung der Bauchdecke)
  - Akkupunktur

- Transkutane elektrische Nervenstimulation (TENS): nicht-invasive Methode zur Schmerzlinderung durch elektrische Nervenstimulation; Anwendung bei chronischen und akuten Schmerzen, z. B. Rücken- oder Gelenkschmerzen; Elektroden geben dabei elektrische Impulse ab, die Schmerzen blockieren und Endorphine freisetzen; Vorteile sind die einfache Anwendung sowie die geringen Nebenwirkungen; ist allerdings bei Pflegeempfängern mit Herzschrittmacher nicht geeignet

- Psychologische Ansätze
  - Kognitive Verhaltenstherapie (KVT); Entspannungstechniken (Autogenes Training, Atemtechniken Meditationsübungen, Progressive Muskelrelaxation); Biofeedback
- Ergotherapie: Förderung der Selbstständigkeit im Alltag

1.8.7 Medikamentöse Schmerztherapie

- Nach dem WHO-Stufenschema:
  - Stufe 1: Nicht-opioide Analgetika (z. B. Paracetamol, Ibuprofen)
  - Stufe 2: Schwache Opioide (z. B. Tramadol) + nicht-opioide Analgetika
  - Stufe 3: Starke Opioide (z. B. Morphin) + nicht-opioide Analgetika
- Erläuterung des WHO-Stufenschemas (Stufenschema für eine schrittweise Schmerztherapie)
  - Stufe 1: Beginn mit nicht-opioiden Analgetika bei leichtem Schmerz
  - Stufe 2: Schwache Opioide bei mittelstarkem Schmerz, kombiniert mit nicht-opioiden Analgetika
  - Stufe 3: Starke Opioide bei starkem Schmerz, ebenfalls kombiniert mit nicht-opioiden Analgetika
  - Medikamente werden regelmäßig verabreicht, nicht nur bei Bedarf
  - Ziel: Kontinuierliche Schmerzlinderung und Verbesserung der Lebensqualität
  - Nicht-opioide Analgetika wirken schmerzlindernd entzündungshemmend bei leichten bis moderaten Schmerzen (z. B. Kopfschmerzen, Muskelschmerzen), zudem sind die fiebersenkend; Typen sind:
    (1) Paracetamol; wirkt analgetisch und antipyretisch; Nebenwirkungen sind Leberfunktionsstörungen bei Überdosierungen; normale Dosierung: max. 4 g/Tag für Erwachsene, keine dauerhafte Applikation; (2) Metamizol; wirkt spasmolytisch gegen Magen-Darm-Krämpfe; (3) NSAIDs (Nicht-steroidale Antirheumatika), z. B. Ibuprofen, Diclofenac, Naproxen, wirken analgetisch, entzündungshemmend und antipyretisch; Nebenwirkungen sind Magenbeschwerden, erhöhtes Risiko für Magen-Darm-Blutungen, Nierenfunktionsstörungen; Kontraindikationen sind aktuelle Magen-Darm-Erkrankungen, Herzinsuffizienz
  - Opioid-Analgetika wirken stark schmerzlindernd; wirken auf das zentrale Nervensystem; Anwendungsgebiete sind moderate bis starke Schmerzen (z. B. nach Operationen, bei Krebserkrankungen); Typen sind:
    (1) Schwache Opioide, z. B. Tramadol, Codein; sie wirken schmerzlindernd

und haben teils auch antidepressive Wirkungen; Nebenwirkungen sind Übelkeit, Schwindel, Obstipation; (2) Starke Opioide, z. B. Morphin, Oxycodon und Fentanyl haben eine hohe analgetische Potenz; Nebenwirkungen sind Atemdepression, Sedierung, Bewusstseinsstörungen (Halluzinationen), Abhängigkeit; die Dosierung erfolgt individuell, häufig titrierbar (schrittweise dosisreduzierend aufteilbar)

- Ko-Analgetika verbessern die Schmerztherapie, oft in Kombination mit anderen Analgetika; Anwendungsgebiete sind neuropathische Schmerzen und chronische Schmerzen; Typen sind:
  (1) Antidepressiva, z. B. Amitriptylin, Duloxetin; sie wirken schmerzlindernd, insbesondere bei neuropathischen Schmerzen, (2) Antikonvulsiva, z. B. Gabapentin, Pregabalin; sie reduzieren neuropathische Schmerzen, (3) Muskelrelaxantien, z. B. Baclofen, Tizanidin; sie entspannen die Muskulatur und lindern Schmerzen durch Muskelverspannungen
- Adjuvantien unterstützen die Schmerztherapie und können die Wirkung anderer Medikamente verstärken; Anwendungsgebiete sind chronische Schmerzen oder Schmerzen, die auf andere Therapien nicht ansprechen; Adjuvantien-Typen sind:
  (1) Kortikosteroide: (z. B. Prednisolon), Wirkung: entzündungshemmend, schmerzlindernd; (2) Topische Analgetika: (z. B. Capsaicin, Lidocain-Pflaster); Wirkung: lokale Schmerzlinderung; (3) Zubereitungen mit Cannabinoiden: (z. B. THC, CBD); Wirkung: schmerzlindernd, appetitanregend, angstlösend
- Patientenkontrollierte Analgesie (PCA)
  (1) Wirkung: Pflegeempfänger können damit selbstständig die Schmerzmedikation steuern; (2) Anwendungsgebiete sind akute postoperative Schmerzen, chronische Schmerzen, Krebsschmerzen; (3) Funktionsweise: Pflegeempfänger erhalten eine Pumpe, die ihnen ermöglicht, eine definierte Dosis eines Opioids (oder Kombinationsanalgetikums) bei Bedarf zu verabreichen (4) Sicherungsmechanismen verhindern Überdosierung (z. B. maximale Dosis pro Stunde); (5) Vorteile: erhöhte Patientenzufriedenheit durch selbstständige Schmerzkontrolle; bessere Schmerzkontrolle, da Pflegeempfänger den Bedarf selbst einschätzen können; (6) Überwachung: regelmäßige Überwachung der Vitalzeichen und des Schmerzlevels ist notwendig, um mögliche Nebenwirkungen frühzeitig zu erkennen

- Lokalanästhetika: Zur lokalen Blockade von Schmerz (z. B. Lidocain)
- Kortikosteroide: Zur Entzündungshemmung und Schmerzlinderung

1.9 Gesundheits- und Krankheitsentstehung

1.9.1 Gesundheitsentstehung

- in Orientierung am Salutogenese-Konzept aus den 1970er Jahren nach Aaron Antonovsky (1923–1994) kann der Ursprung von Gesundheit wie folgt erklärt werden
  - das Konzept betrachtet Salutogenese (Gesundheitsentstehung) versus Pathogenese (Krankheitsentstehung) und legt damit den Fokus auf Gesundheitsförderung statt Krankheitsbekämpfung
  - es betont die Bedeutung individueller Ressourcen, des Kohärenzgefühls und der Widerstandsfaktoren zur Förderung von Gesundheit und Wohlbefinden
  - es geht dabei um ein bio-psycho-soziales Gesundheits- und Krankheitsverständnis
  - Gesundheit und Krankheit existieren auf einem Gesundheits-Krankheits-Kontinuum (Hede-Kontinuum/Healtease und Disease) und nicht als dichotome (zweigeteilte) Zustände; kein Mensch ist vollständig gesund oder vollständig krank, sondern bewegt sich immer zwischen diesen beiden Punkten
  - Hauptkomponente ist das Kohärenzgefühl (Sense of Coherence), es umfasst folgende drei Aspekte:
    (1) die Verstehbarkeit (comprehensibility); damit ist gemeint, dass die Ereignisse nachvollziehbar sind und Sinn machen; (2) die Handhabbarkeit (manageability); damit sind die Ressourcen gemeint, die zur Bewältigung von Herausforderungen verfügbar sind; (3) die Bedeutsamkeit und Sinnhaftigkeit (meaningfulness); damit ist gemeint, dass das Leben als bedeutungsvoll und wertvoll empfunden wird
  - mit Ressourcen sind dabei individuelle Ressourcen (Fähigkeiten und Wissen) sowie soziale Unterstützung durch gemeinschaftliche und institutionelle Unterstützung gemeint
  - Stressoren werden als unvermeidlich dargestellt; entscheidend ist die Fähigkeit, damit umzugehen; generalisierte Widerstandsfaktoren werden als Faktoren beschrieben, die helfen, Stressoren zu bewältigen und die Gesundheit zu fördern
  - Ziel der Anwendung dieses Konzeptes ist die Verbesserung der Pflegepraxis durch Stärkung des Kohärenzgefühls (Gefühl der Stimmigkeit und Zusammengehörigkeit).

1.9.2 Krankheitsentstehung

- anders als die salutogenetische Frage nach der Gesundheitsentstehung (► Kap. 1.9.1) nimmt die Krankheitsprävention eine pathogenetische Sichtweise ein und fragt nach der Krankheitsentstehung
- Krankheitsprävention umfasst dabei mehrere Ansätze, die sich auf unterschiedliche Zielgruppen und Interventionen konzentrieren, um die Gesundheit zu

fördern und Krankheiten zu vermeiden; die Kategorien der Krankheitsprävention lauten:
- Primäre Prävention
  - Verhinderung von Krankheiten vor ihrem Auftreten; kontextorientierte Prävention (Verbesserung der Lebensbedingungen, z. B. Umweltschutz, gesunde Arbeitsplätze); medizinische Prävention (Impfungen und Aufklärung zu Risikofaktoren)
- Sekundäre Prävention
  - Früherkennung und rechtzeitige Behandlung von Krankheiten; Screenings zur Identifizierung von Risikogruppen; universelle Prävention (allgemeine Angebote für die Bevölkerung, z. B. Gesundheitsuntersuchungen)
- Tertiäre Prävention
  - Verhinderung von Komplikationen bei bestehenden Krankheiten; indizierte Prävention (Maßnahmen für Personen mit erhöhtem Risiko; z. B. Nachsorge bei Diabetes); selektive Prävention (Spezifische Programme für Risikogruppen)
- Quartäre Prävention
  - Vermeidung überflüssiger oder schädlicher Interventionen; kritische Bewertung medizinischer Behandlungen und Aufklärung über Nebenwirkungen; Förderung informierter Entscheidungen im Gesundheitswesen

1.9.3 Psychologie der Gesundheitsförderung

1.9.3.1 Resilienz

- Fähigkeit (Widerstandskraft), sich von Rückschlägen, Stress und Herausforderungen zu erholen
  - fördert das psychische Wohlbefinden, die Selbstbestimmung sowie das Selbstvertrauen und das Selbstwertgefühl von Pflegeempfängern; stärkt die Bewältigungsmechanismen bei chronischen Erkrankungen oder nach Traumata
  - Pflegekräfte unterstützen Resilienz durch emotionale Unterstützung und Ressourcenbildung

1.9.3.2 Selbstwirksamkeitserwartung

- Vertrauen in die eigene Fähigkeit, bestimmte Aufgaben oder Herausforderungen erfolgreich zu bewältigen
  - stärkt das Vertrauen der Pflegeempfänger in ihre Fähigkeit, Gesundheitsziele zu erreichen; erhöht die Motivation zur Teilnahme an Behandlungs- und Rehabilitationsprozessen
  - Pflegekräfte fördern die Handlungskompetenz durch positive Bestärkung und individuelle Zielsetzung

1.9.3.3 Sozial-kognitives Prozessmodell (nach Ralf Schwarzer)

- Modell, das erklärt, wie Menschen Gesundheitsverhalten entwickeln und Verhaltensänderungen umsetzen bzw. nicht umsetzen; es umfasst folgende Elemente
  - Absichtsbildung (gesundheitsfördernde Entscheidung, wie z.B. mit dem Rauchen aufzuhören); Planung (konkrete Schritte planen, z.B. wann und wie oft Sport gemacht wird); Umsetzung (tatsächliche Durchführung der Maßnahmen); Rückfallprävention (Strategien, um Rückschläge zu vermeiden, z.B. mittels Unterstützung durch Freunde)
- wichtige Aspekte
  - die Überzeugung, eigene Fähigkeiten zur Verhaltensänderung zu haben (Selbstwirksamkeit); die Festlegung von realistischen, spezifischen Zielen zur Verhaltensänderung (Ergebniserwartungen); der Einfluss von sozialen Netzwerken und Unterstützungssystemen (Umwelteinflüsse)
- Intentionen des Modells
  - Förderung von Selbstwirksamkeit und Zielsetzung (Motivation) bei Pflegeempfängern; Unterstützung durch Angehörige und das Pflegeteam zur Steigerung des Gesundheitsbewusstseins

1.10 Sterbende Menschen

1.10.1 Veränderungen in den letzten Lebensphasen

- die Betreuung sterbender Menschen erfordert in den letzten Lebensphasen eine ganzheitliche, empathische und multidisziplinäre Herangehensweise, um sowohl körperliche als auch emotionale Bedürfnisse zu berücksichtigen
- die letzten Wochen oder Monate im Leben eines Menschen sind häufig durch körperliche und emotionale Veränderungen gekennzeichnet:
  - physische Veränderungen: Abnahme der Energie, Appetitlosigkeit, Gewichtsverlust
  - emotionale Veränderungen: Angst, Traurigkeit, Akzeptanz
  - soziale Aspekte: Rückzug von sozialen Aktivitäten, intensivere Kontakte zu Angehörigen
  - spirituelle Fragen: Beschäftigung mit existenziellen Themen, Glaube, Lebenssinn

1.10.2 Begleitung am Lebensende

- Palliative Care (Fachgebiet der Medizin zur ganzheitlichen Betreuung unheilbar kranker Pflegeempfänger)

- Ziele: Linderung von Schmerzen und belastenden Symptomen; Verbesserung der Lebensqualität; Unterstützung für Pflegeempfänger und Angehörige
- multidisziplinärer Ansatz: Zusammenarbeit von Ärzten, Pflegekräften, Psychologen, Sozialarbeitern, Seelsorgern
- ethische Prinzipien: Autonomie des Pflegeempfängers, individuelle Entscheidungshilfen

• Sterbebegleitung (Total-Pain-Konzept von der Begründerin der modernen Hospiz- und Palliativbewegung Cicely Saunders (britische Ärztin, Krankenschwester und Sozialarbeiterin, 1918–2005))
  - zur Unterstützung in der letzten Lebensphase unter Berücksichtigung der Symptomeskalation (mit körperlichen, psychischen, sozialen und spirituellen Belastungen)
  - Saunders erkannte, dass Schmerz bei sterbenden Menschen nicht nur körperlich ist, sondern auch psychische, soziale und spirituelle Aspekte umfasst
  - die vier Dimensionen des Total-Pain-Konzeptes:
    (1) körperlicher Schmerz: z. B. Tumorschmerzen, Atemnot, Übelkeit; Interventionen: Analgetika (z. B. Opioide), Lagerung, Physiotherapie
    (2) psychischer Schmerz: Angst, Depression, Unruhe; Interventionen: Gesprächsangebote, Entspannungstechniken, ggf. Medikamente (z. B. Benzodiazepine, Antidepressiva)
    (3) sozialer Schmerz: Verlust von Beziehungen, finanzielle Sorgen, Einsamkeit; Interventionen: Einbindung von Familie, psychosoziale Unterstützung, Seelsorge
    (4) spiritueller Schmerz: Sinnfragen, Angst vor dem Tod, ungelöste Konflikte; Interventionen: Gespräche mit Seelsorgern, Lebensrückblick, Rituale
  - Symptomkontrolle (gezielte Maßnahmen zur Linderung belastender Beschwerden):
    (1) Schmerzen: Opioide (z. B. Morphin, Fentanyl), nicht-medikamentöse Maßnahmen (Lagerung, Wärme/Kälteanwendungen)
    (2) Atemnot: Sauerstoffgabe, Opioide (z. B. Morphin in niedriger Dosis), beruhigende Lagerung, frische Luftzufuhr
    (3) Unruhe/Angst: Benzodiazepine (z. B. Lorazepam, Midazolam), ruhige Umgebung, beruhigende Gespräche
    (4) Übelkeit/Erbrechen: Antiemetika (z. B. Metoclopramid, Haloperidol), kleine, leicht verdauliche Mahlzeiten, Vermeidung starker Gerüche
    (5) Rasselatmung (Sekretstau in den Atemwegen): Anticholinergika (z. B. Butylscopolamin), Lagerungswechsel, sanfte Absaugung nur in Ausnahmefällen
    (6) Mundtrockenheit: Mundpflege mit befeuchteten Tupfern, Lutschen von Eisstückchen, feuchtigkeitsspendende Gele
  - Kommunikation: offener, empathischer Austausch mit Pflegeempfänger und Angehörigen zur Wahrung von Wünschen und Bedürfnissen
  - Hospizarbeit: Betreuung schwer kranker und sterbender Menschen in stationären Hospizen oder durch ambulante Hospizdienste; Schwerpunkt auf psychosozialer und spiritueller Begleitung; wesentliche Rolle ehrenamtlicher

Helfer neben professionellen Fachkräften; Förderung von Würde und Selbstbestimmung bis zum Lebensende

1.10.3 Palliativphasen nach Ingeborg Jonen-Thielemann

- Rehabilitationsphase (dauert mehrere Monate oder Jahre)
  - Wiederherstellung der Lebensqualität und Unterstützung der Pflegeempfänger bei der Bewältigung ihrer Erkrankung
  - typische Merkmale: Stärkung der Selbstständigkeit und Lebensqualität; Anpassung an die Erkrankung
- II. Präterminalphase (dauert mehrere Wochen oder Monate)
  - Vorbereitung auf die letzten Lebensphasen
  - typische Merkmale: zunehmende Symptomlast und Einschränkungen; Bedarf an intensiverer palliativmedizinischer Betreuung; Gespräche über die Behandlungsziele und den weiteren Verlauf
- III. Terminalphase (dauert wenige Tage oder Wochen)
- Begleitung während des Sterbeprozesses
  - typische Merkmale: klarer Rückgang der körperlichen Funktionen; Unterstützung bei der Schmerz- und Symptomkontrolle; emotionale und spirituelle Begleitung des Pflegeempfängers und der Angehörigen
- IV. Finalphase (dauert wenige Stunden oder Tage)
  - Nachsorge und Unterstützung für Angehörige nach dem Tod des Pflegeempfängers
  - typische Merkmale: Trauerbegleitung für die Angehörigen; Unterstützung bei der Verarbeitung des Verlustes

1.10.4 Sterbephasen nach Elisabeth Kübler-Ross

- I. Phase: Leugnen
  - Merkmale: Schutzmechanismus, um den Schock des nahenden Todes zu verarbeiten; Verweigerung der Realität, häufige Gedanken: »Das kann nicht sein«; Hoffnung auf Fehlinterpretation der Diagnose oder Heilung
  - Aufgabe der Pflegefachkraft: Geduld und Empathie zeigen, nicht drängen; Informationen schrittweise und verständlich vermitteln; beobachten, wann das Leugnen zu Problemen bei der Versorgung führt
- II. Phase: Wut
  - Merkmale: Frustration, Zorn und Neid: »Warum ich?«; Projektion von Wut auf andere (Pflegepersonal, Angehörige, Gott); Gefühl der Ungerechtigkeit und des Kontrollverlustes
  - Aufgabe der Pflegefachkraft: Wut nicht persönlich nehmen, mit Geduld begegnen; Aktives Zuhören, ermutigen, über Wut zu sprechen; Stabilität bieten, zeigen, dass Unterstützung bleibt

- III. Phase: Verhandeln
  - Merkmale: Versuch, mit höheren Mächten oder dem Schicksal zu verhandeln; »Wenn ich länger lebe, dann werde ich...« – Verhandlungen zur Lebensverlängerung; Hoffnung auf Kontrolle der Situation durch eigene Handlungen
  - Aufgabe der Pflegefachkraft: realistische Unterstützung bieten, aber keine falschen Hoffnungen wecken; emotionale Unterstützung bei Schuldgefühlen oder Selbstvorwürfen; Ermutigung zu sinnvollen Aktivitäten und Abschlüssen
- IV. Phase: Depression
  - Merkmale: tiefe Traurigkeit, Hilflosigkeit, Rückzug; Trauer um verlorene Zukunftspläne, Beziehungen, Lebensziele; Gefühle von Verzweiflung: »Alles hat keinen Sinn mehr«
  - Aufgabe der Pflegefachkraft: emotionale Präsenz, Raum für Traurigkeit geben; Gefühle der Trauer validieren, nicht zu schnellem »positiv Denken« drängen; physische und psychische Unterstützung anbieten (z. B. bei Schlafstörungen, Appetitlosigkeit)
- V. Akzeptanz
  - Merkmale: Frieden mit dem bevorstehenden Tod, Ruhe und Rückzug
  - Fokus auf Vorbereitung und Abschiednehmen; Klärung von Angelegenheiten, Gespräche mit Angehörigen
  - Aufgabe der Pflegefachkraft: Unterstützung bei der Entscheidungsfindung (z. B. Patientenverfügungen); Abschiedsrituale fördern und unterstützen; würdevolle Begleitung, respektvolle Atmosphäre schaffen

1.10.5 Charta zur Betreuung schwer kranker und sterbender Menschen

- Ziel: Verbesserung der Versorgung und Begleitung schwer kranker und sterbender Menschen in Deutschland
- Grundprinzipien: Würde; Selbstbestimmung; soziale Teilhabe; Lebensqualität
- Handlungsfelder: Gesellschaftliche Sensibilisierung für Palliativ- und Hospizversorgung; Förderung von multiprofessioneller Zusammenarbeit; Sicherstellung eines flächendeckenden Versorgungsangebots; Forschung und Qualitätsentwicklung in der Palliativversorgung; Stärkung der Rechte und Wünsche von Betroffenen und Angehörigen
- beteiligte Akteure aus: Gesundheitswesen, Politik, Wissenschaft und Zivilgesellschaft
- Umsetzung: Handlungsempfehlungen für Institutionen, Fachkräfte und politische Entscheidungsträger
- langfristiges Ziel: Integration der Palliativversorgung als selbstverständlichen Bestandteil des Gesundheitssystems

1.10.6 Sterbehilfe

- Sterbehilfe ist die Unterstützung beim Sterben, sie kann verschiedene Formen annehmen
- Pflegefachkräfte müssen die ethischen und rechtlichen Aspekte verstehen und sicherstellen, dass alle Handlungen im Einklang mit dem Patientenwillen und dem Gesetz stehen
- Aktive Sterbehilfe (Tötung auf Verlangen durch gezielte Handlung (z. B. Gabe eines tödlichen Medikaments), um Leiden zu lindern)
  - in Deutschland verboten, in Ländern wie Belgien und den Niederlanden erlaubt; ethisch stark umstritten; Pflegefachkräfte dürfen sich nicht daran beteiligen (strafbar gemäß § 216 StGB)
- Passive Sterbehilfe (Sterben lassen)
  - Verzicht auf lebensverlängernde Maßnahmen (z. B. Abbruch von Beatmung); Deutschland legal, wenn es eindeutig bezeugt ist, dass es im Sinne des Patientenwillens ist; Patientenverfügung oder mündliche Einwilligung wichtig (► Kap. 4.5 und ► Kap. 4.6)
- Indirekte Sterbehilfe (Therapien am Lebensende)
  - Schmerzlindernde Maßnahmen, die als Nebenwirkung das Leben verkürzen können und den Tod als Nebenfolge in Kauf nehmen (z. B. hohe Morphindosen); in Deutschland erlaubt, wenn das primäre Ziel die Schmerzlinderung ist; Pflegefachkräfte dürfen nach Absprache mit dem Arzt an der Schmerztherapie mitwirken
- Assistierter Suizid (Beihilfe zum Suizid)
  - Bereitstellung von Mitteln zur Selbsttötung durch den Pflegeempfänger selbst; in Deutschland in bestimmten Fällen nicht strafbar, jedoch ethisch stark umstritten; die geschäftsmäßige Förderung der Selbsttötung ist in Deutschland gemäß § 217 StGB strafbar (► Kap. 4.9); Pflegekräfte dürfen keine aktiven Schritte zur Bereitstellung von Mitteln leisten
- Ethische Überlegungen für Pflegefachkräfte
  - Patientenautonomie: Respekt vor den Wünschen des Pflegeempfängers
  - Nicht-Schaden-Prinzip: Vermeidung von Maßnahmen, die Schaden zufügen
  - Würde des Sterbenden: Sicherstellung, dass der Pflegeempfänger in Würde sterben kann
- Handlungsempfehlungen
  - unterstützende Beratungsgespräche über Sterbewünsche führen; Patientenwünsche (Patientenverfügung, Vorsorgevollmacht) stets dokumentieren; enge Zusammenarbeit mit Ärzten, Angehörigen und dem interdisziplinären Team; Grenzen der eigenen ethischen und moralischen Überzeugungen erkennen und sich im Zweifelsfall Unterstützung holen (Selbstschutz)

1.10.7 Todesfeststellung und Versorgung des Verstorbenen

1.10.7.1 Sichere und unsichere Todeszeichen

- Pflegefachkräfte sollten die unsicheren Todeszeichen kritisch bewerten und in solchen Fällen weitere diagnostische Maßnahmen oder eine ärztliche Einschätzung anfordern
- Sichere Todeszeichen
  - Totenflecken (Livores): bläulich-violette Verfärbungen der Haut durch das Absinken des Blutes; entstehen ca. 20–30 Minuten nach dem Tod, voll ausgeprägt sind sie nach 2–4 Stunden
  - Totenstarre (Rigor mortis): Verhärtung der Muskeln durch chemische Veränderungen; Beginn ca. 2–4 Stunden nach dem Tod, vollständige Starre nach 6–12 Stunden
  - Fäulnis (Putrefactio): Zersetzung des Körpers durch Bakterien und Enzyme (treten nach ca. 24–48 Stunden auf, erkennbar durch grünliche Verfärbung des Unterbauches)
- Unsichere Todeszeichen
  - Bewusstlosigkeit: fehlende Reaktion auf äußere Reize (Schmerzen, Geräusche)
  - Atemstillstand (Apnoe): Fehlen von Atembewegungen; kann auch in bestimmten Zuständen (z. B. Koma) auftreten
  - Pulslosigkeit: kein fühlbarer Puls an großen Arterien (z. B. A. carotis) kann bei Kreislaufstillstand oder Schock auftreten
  - Fehlende Pupillenreaktion: keine Reaktion der Pupillen auf Licht; tritt auch bei tiefem Koma auf
  - Blässe der Haut (Pallor mortis): Blässe durch Kreislaufstillstand, tritt aber auch in Schocksituationen auf

1.10.7.2 Todesarten

- Pflegefachkräfte sollten folgende Todesarten kennen, um angemessen auf die jeweiligen Situationen reagieren und die notwendigen Schritte zur Unterstützung der Angehörigen und zur Dokumentation einleiten zu können:
  - natürlicher Tod: entsteht durch altersbedingte Erkrankungen oder natürliche Krankheiten (z. B. Herz-Kreislauf-Erkrankungen, Krebs); keine äußeren Einflüsse, reguläre physiologische Prozesse
  - plötzlicher Tod: unerwarteter Tod, oft ohne vorherige Anzeichen (z. B. Herzstillstand); kann in Ruhe oder während Aktivitäten geschehen; häufig in der jüngeren Altersgruppe oder durch Unfalltod, Tod durch Gewalt, wie Mord und Suizid mit deutlichen äußeren Anzeichen von Gewalt oder traumatischen Verletzungen
  - unnatürlicher Tod: Tod durch äußere Einflüsse, nicht durch natürliche Ursachen/innere Erkrankungen (z. B. Tod durch Verkehrsunfall, Sturz, Arbeitsunfall, Gewalt wie Mord und Suizid oder Katastrophen oder medizinischen

Eingriffen (Komplikationen, Fehlbehandlungen); erfordert rechtliche Ermittlungen; Obduktionen und strafrechtliche Verfahren
- Hirntod: Irreversibler Verlust aller Hirnfunktionen, einschließlich des Hirnstamms (Nulllinie im EEG); keine Reaktion auf äußere Reize (keine Reflexe); keine Atembewegungen (Apnoe); keine autonome Regulation von Herz-Kreislauf-Funktionen; kann bei Aufrechterhaltung der Körperfunktionen durch medizinische Geräte (z.B. Beatmung) auftreten; Zeitpunkt, ab dem eine Organspende rechtlich und medizinisch möglich ist, sofern der verstorbenen Person zuvor einer Organspende zugestimmt hat; die Organspende erfordert zudem die Feststellung des Hirntods durch zwei unabhängige Ärzte
- Biologischer Tod: Endgültiger Verlust aller Lebensfunktionen im Organismus; irreversible Schädigung von Organen und Geweben; Absterben der Zellen; Keine Stoffwechselaktivität mehr
- Klinischer Tod: Zustand, in dem die Herz-Kreislauf- und Atemfunktionen vorübergehend eingestellt sind, jedoch die Zellen noch lebendig sind; Herzstillstand (Nulllinie im EKG); Atemstillstand (Apnoe); Reversibel durch Wiederbelebungsmaßnahmen (z.B. Herzmassage, Defibrillation); kann zum Hirntod führen, wenn der Zustand längere Zeit anhält

1.10.7.3 Versorgung Verstorbener, Ärztliche Leichenschau und Überführung

- sofort nach Verdacht auf Tod muss der Arzt zur Todesfeststellung gerufen werden
- Arzt führt Leichenschau durch und stellt den Totenschein mit Zeitpunkt des Todes, Angaben zu den Umständen des Todes aus
- bei Bescheinigung einer unnatürlichen Todesursache erfolgt keine weitere Versorgung der verstorbenen Person vor Eintreffen der Staatsanwaltschaft und der Polizei
- umgehende Information der Angehörigen der verstorbenen Person, sofern diese nicht bereits anwesend sind (übernehmen in der Regel der Arzt oder die Pflegefachkraft, wichtig ist hier eine zuverlässige Absprache)
- die verstorbene Person darf in der Regel bis zu 24 Stunden auf der Abteilung bleiben; Ausnahmen sind: schnellere Überführung bei Infektionsgefahr, Verdacht auf unnatürlichen Tod oder Fremdverschulden (eventuell längere Verweildauer für Untersuchungen)
- die Überführung des Verstorbenen erfolgt nur durch Bestattungsunternehmen und kann erst nach Ausstellung des Totenscheins erfolgen
- je nach Pflegeeinrichtung oder Landesgesetz können abweichende Regelungen bestehen
- Würdige Lagerung des Leichnams: Verstorbenen in eine natürliche, ruhige Position bringen (z.B. flach auf dem Rücken mit geschlossenen Augen); Kopf leicht anheben (mit Kissen), um das Risiko von Verfärbungen (Totenflecken) im Gesicht zu minimieren

- Augen und Mund der verstorbenen Person schließen; ggf. vorhandene Zahnprothese einsetzen (sanft Augenlider (ggf. mithilfe eines feuchten Tupfers beschweren) und Mund schließen, evtl. Mullbinde oder Kinnstütze verwenden, um den Mund geschlossen zu halten)
- Körperpflege: Leichnam vorsichtig abwischen, um Blut oder Sekrete zu entfernen, z. B. mit feuchten Tüchern oder Waschlappen; Inkontinenzmaterial wechseln, ggfs. Wundverbände erneuern, auf Hygiene achten, um den Leichnam respektvoll zu behandeln
- Schmuck wie Uhr, Ringe, Ketten u. a. entfernen und sicher aufbewahren
- Ggf. religiöse Utensilien (Rosenkranz, Kreuz, Medaillon) Bilder, Kerzen oder Blumen bzw. bei Kindern Stofftiere, Teddy beilegen
- Wechsel der Kleidung (frische Kleidung anlegen (nach Wunsch der Angehörigen))
- Entfernen von medizinischen Geräten (Katheter, Magensonden und andere invasive Geräte vorsichtig entfernen, nachdem der Arzt informiert wurde und seine Zustimmung gegeben hat; Infusionen und Verbände abnehmen, um den Leichnam für die Angehörigen respektvoll vorzubereiten)
  - Hygienische Abdeckung (Leichnam bis zur Brust zudecken, um ihn zu schützen und Respekt zu zeigen)
- Fenster öffnen oder Lüftungssystem anpassen, um unangenehme Gerüche zu minimieren (wenn notwendig)
- Berücksichtigung kultureller Sterberituale (▶ Kap. 1.10.7.4)
- den Raum so gestalten, dass die Angehörigen würdevoll und in Ruhe Abschied nehmen können, ohne Störungen

1.10.7.4 Kulturelle Rituale der Weltreligionen in Bezug auf Sterben und Tod

- Pflegefachkräfte sollten die spezifischen Rituale und Traditionen der jeweiligen Religion respektieren und unterstützen, um den Pflegeempfängern und deren Angehörigen eine angemessene und einfühlsame Pflege zu bieten
- im Christentum
  - Sakrament der Krankensalbung: Segnung des Sterbenden durch einen Priester; seelische und körperliche Stärkung (der häufig immer noch verwendete Begriff »Letzte Ölung« ist veraltet und falsch, da der Empfang dieses Sakrament zur Stärkung von Kranken im Laufe des Lebens mehrmals möglich ist)
  - Sakrament der Beichte: Sündenbekenntnis, um inneren Frieden zu finden; oft in Verbindung mit der Krankensalbung durchgeführt
  - Trauergottesdienste: Feierlichkeiten zur Unterstützung der Angehörigen (Rosenkranzandacht für die verstorbene Person; Auferstehungsfeier, Seelenamt, 6-Wochen-Amt, Jahresseelenamt); Einschluss von Liedern, Gebeten und Predigten
- im Islam
  - Waschen des Körpers: der Körper wird rituell gewaschen, meist von engen Angehörigen; Verwendung von Wasser und speziellen Parfüms

- Janazah (Beerdigungsgebet): Gemeinschaftliches Gebet für den Verstorbenen; fokussiert auf Vergebung und Frieden
- Bestattung: innerhalb von 24 Stunden nach dem Tod; Körper wird in ein weißes Tuch gewickelt (Kafan)

- im Judentum
  - Kaddisch (Trauergebet): Angehörige sprechen das Gebet zur Ehre Gottes; fördert die Erinnerung an den Verstorbenen
  - Beerdigung: sofortige Bestattung, oft ohne Einbalsamierung; Einfache Kleidung (Tachrichim) wird verwendet
  - Shiva: Sieben Tage der Trauer, in denen die Familie besucht wird; Angehörige können über ihre Gefühle sprechen und Trost finden
- im Hinduismus
  - Antyesti (letzte Riten): Körper wird verbrannt, um die Seele zu befreien; Familienmitglieder führen die Zeremonie durch
  - Rituale zur Seelenruhe: Zeremonien, um das Karma des Verstorbenen zu verbessern; häufig am 10. Tag nach dem Tod durchgeführt
  - Reinigung des Körpers: Verwendung von Wasser, Blumen und Heilkräutern; Körper wird oft in einem weißen Tuch eingewickelt
- im Buddhismus
  - Meditation und Mantras: Angehörige und Mönche sprechen Mantras, um den Verstorbenen zu begleiten; Ziel: Hilfe beim Übergang ins nächste Leben
  - Rituale zur Trauerbewältigung: Unterstützung durch das Gemeinschaftsgefühl und Zeremonien; Besuche im Tempel zur Ehrung des Verstorbenen
  - Körperpflege: respektvolle Vorbereitung des Körpers vor der Einäscherung oder Beerdigung; oft von Mönchen oder Familienmitgliedern durchgeführt

1.10.8 Trauer und Trauerbewältigung

1.10.8.1 Definition und Bedeutung des Trauerns

- Trauer ist eine normale, universelle Reaktion auf den Verlust eines geliebten Menschen, begleitet von emotionalen, kognitiven, sozialen und physischen Reaktionen. Sie hilft, den Verlust zu verarbeiten und eine Anpassung an die veränderte Lebenssituation zu ermöglichen
- während Traurigkeit eine temporäre Emotion ist, beschreibt Trauer einen komplexeren Prozess, der länger andauern und unterschiedliche Stadien durchlaufen kann

1.10.8.2 Individuelle Unterschiede im Trauerverhalten

- Alter
  - Kinder erleben Trauer oft in Schüben und benötigen klare Erklärungen und Stabilität im Alltag; sie können Trauer auch spielerisch ausdrücken
  - Jugendliche haben oft ambivalente Gefühle; Trauer kann als widersprüchliche Mischung von Rebellion, Schuld und Traurigkeit auftreten

  - ältere Menschen sind häufig mit mehreren Verlusten gleichzeitig konfrontiert (z. B. Freunde, Gesundheit), oft intensiver Trauerprozess mit Auseinandersetzung über den eigenen Tod.
- Geschlecht
  - Frauen neigen oft dazu, ihre Gefühle auszudrücken und Unterstützung zu suchen
  - Männer zeigen ihre Trauer oft durch Aktivitäten und neigen dazu, ihren Schmerz für sich zu behalten
- Kulturelle Unterschiede: Rituale und Bräuche (z. B. Beerdigungszeremonien, Trauerkleidung) sind kulturell geprägt und beeinflussen, wie Menschen trauern; Pflegekräfte müssen diese Unterschiede respektieren und auf sie eingehen
- Religiöse Überzeugungen: religiöse Menschen finden möglicherweise Trost in ihrem Glauben und ihren Ritualen; dies kann ihnen helfen, Hoffnung zu schöpfen und den Verlust zu akzeptieren

1.10.8.3 Spezielle Formen der Trauer

- Pathologische Trauer (anhaltende Trauerstörung): charakterisiert durch eine anhaltende und intensive Trauer, die länger als 12 Monate anhält und die Funktionsfähigkeit stark beeinträchtigt; hier ist professionelle therapeutische Unterstützung erforderlich
- Antizipatorische Trauer: Trauer, die bereits vor dem Verlust beginnt, etwa bei unheilbaren Erkrankungen; umfasst den schrittweisen Abschied und erlaubt eine gewisse Vorbereitung auf den endgültigen Verlust
- Verzögerte Trauer: die Trauerreaktion wird unterdrückt oder hinausgezögert, oft aufgrund von Überforderung oder fehlender sozialer Unterstützung, und bricht dann später unerwartet hervor

1.10.8.4 Pflegeinterventionen bei Trauer

- Trauerdiagnostik: Einschätzung des Trauerverlaufs durch Gespräche, Fragebögen oder Beobachtungen; Differenzierung zwischen normaler und pathologischer Trauer
- Individuelle Unterstützung: Pflegepläne, die auf die spezifischen emotionalen, sozialen und physischen Bedürfnisse des trauernden Pflegeempfängers abgestimmt sind, z. B. Bereitstellung von Entlastungsangeboten oder Gesprächsmöglichkeiten
- Förderung von Trauerritualen; Rituale haben eine stabilisierende Funktion, z. B. das Halten von Gedenkfeiern oder das Entzünden von Kerzen; diese Rituale helfen, die Realität des Verlustes zu akzeptieren
- Interdisziplinäre Zusammenarbeit: Zusammenarbeit mit Fachkräften wie Psychologen, Seelsorgern oder Sozialarbeitern, um eine umfassende Unterstützung zu gewährleisten

1.10.8.5 Ethik und Trauer in der Pflege

- Respekt vor der Individualität des Trauerprozesses: Anerkennung, dass jeder Mensch auf seine Weise trauert, abhängig von seiner Persönlichkeit, seinen Erfahrungen und seiner Kultur
- Würde im Sterben: Förderung eines würdevollen und respektvollen Abschieds, der die Wünsche des Pflegeempfängers und seiner Familie berücksichtigt; Pflegekräfte sollten sich bemühen, eine friedliche Atmosphäre zu schaffen und den Bedürfnissen der Angehörigen gerecht zu werden
- Selbstbestimmung der Trauernden: Trauernde sollten die Möglichkeit haben, ihre Trauer frei auszudrücken und ihre eigenen Wege der Trauerbewältigung zu wählen; Pflegekräfte sollten dies respektieren und fördern

1.10.8.6 Trauerphasen nach Verena Kast

- stellen ein Modell zur Beschreibung des Trauerprozesses dar
- Verena Kast, eine Schweizer Psychologin und Psychotherapeutin, beschreibt Trauer als einen Prozess, der in mehreren Phasen verläuft
- die Phasen sind nicht strikt nacheinander, sondern können individuell unterschiedlich durchlaufen werden, wobei es auch Rückschritte und Überschneidungen gibt
- I. Phase des Nicht-wahrhaben-Wollens
  - Merkmale: die Trauernden sind zunächst unfähig, den Verlust zu akzeptieren; es herrscht eine Gefühllosigkeit oder eine Art emotionaler Schockzustand; emotionale Abwehrmechanismen wie Leugnen (»Das kann nicht wahr sein!«) dominieren diese Phase
  - Rolle der Pflegekräfte: den Trauernden Raum geben, diese anfängliche Phase zu durchleben; geduldig sein und die Person nicht drängen, den Verlust zu akzeptieren
- II. Phase der aufbrechenden Emotionen
  - Merkmale: die Trauernden erleben eine Vielzahl intensiver Emotionen, darunter Wut, Angst, Schuldgefühle, Hilflosigkeit und tiefe Traurigkeit; Gefühle der Verlassenheit und Einsamkeit treten auf, ebenso wie körperliche Symptome (Schlafstörungen, Unruhe); viele trauernde Personen suchen nach einem Schuldigen für den Verlust und können auch Gefühle von Zorn auf den Verstorbenen entwickeln
  - Rolle der Pflegekräfte: aktives Zuhören und empathische Begleitung sind wichtig, um den Trauernden zu helfen, diese Emotionen auszudrücken und zu verarbeiten; Den Trauernden versichern, dass diese Gefühle normal sind und zur Trauerbewältigung dazugehören.
- III. Phase des Suchens und Sich-Trennens
  - Merkmale: in dieser Phase kommt es zu einer Auseinandersetzung mit dem Verlust, oft in Form von Erinnerungen; die trauernden Personen suchen innerlich nach dem Verstorbenen, um sich emotional mit ihm auseinanderzusetzen; es entsteht ein »innerer Dialog« mit der verstorbenen Person; die

Trauernden setzen sich intensiv mit dem, was sie verloren haben, auseinander und hinterfragen ihre Beziehung zum Verstorbenen; ein wichtiges Ziel dieser Phase ist das »Loslassen«, das heißt, die trauernde Person beginnt, sich langsam vom Verstorbenen zu lösen
  - Rolle der Pflegekräfte: Unterstützung durch Gespräche, in denen das Erinnern und Erzählen über den Verstorbenen gefördert wird;
  - Pflegekräfte sollten die Trauernden ermutigen, Rituale oder Erinnerungsaktivitäten durchzuführen, um den Prozess des Loslassens zu unterstützen
- IV. Phase des neuen Selbst- und Weltbezugs
  - Merkmale: die Trauernden beginnen, sich auf neue Lebensinhalte zu konzentrieren und entwickeln neue Perspektiven und Interessen; der Verlust wird in das Leben integriert, und es entsteht eine neue Lebensrealität, in der der Verstorbene nicht mehr physisch anwesend ist, aber als Erinnerung einen Platz im Leben hat; die emotionale Bindung an den Verstorbenen bleibt bestehen, jedoch wird die Person zunehmend fähig, sich auch anderen Menschen und Dingen wieder zuzuwenden
  - Rolle der Pflegekräfte: Ermutigung zu neuen Aktivitäten und Kontakten, um den neuen Lebensbezug zu festigen; die Pflegekräfte sollten positiv verstärken, wenn die Trauernden neue Schritte unternehmen oder wieder Freude im Leben finden

1.11 Notfallsituationen und lebensrettende Sofortmaßnahmen

1.11.1 Definition und Klassifikation von Notfällen

- ein Notfall ist ein Zustand, der sofortige medizinische Hilfe erfordert, um Leben zu retten oder bleibende Schäden zu verhindern
- Klassifikation von Notfällen
  - Herz-Kreislauf-Notfälle (z. B. Herzinfarkt, Schlaganfall)
  - Atemwegs-Notfälle (z. B. Atemstillstand, Verlegung der Atemwege)
  - Traumatische Notfälle (z. B. Verkehrsunfälle, schwere Verletzungen)
  - Vergiftungen, Allergische Reaktionen
  - Akute Erkrankungen (z. B. epileptischer Anfall, Hyperglykämie/Hypoglykämie)

1.11.2 Allgemeine Grundlagen der Ersten Hilfe

1.11.2.1 Rechtliche Aspekte

- Verpflichtung zur Ersten Hilfe
  - Unterlassene Hilfeleistung (§ 323c StGB): gesetzliche Verpflichtung zur Hilfeleistung in Notfällen; Freiheitsstrafe bis zu einem Jahr oder Geldstrafe für unterlassene Hilfeleistung
  - Körperverletzung (§ 223 StGB): körperliche Misshandlung oder Schädigung der Gesundheit; Freiheitsstrafe bis zu fünf Jahren oder Geldstrafe; fehlende Einwilligung bei medizinischen Maßnahmen gelten als Körperverletzung
  - Gefährliche Körperverletzung (§ 224 StGB): Schwere Formen der Körperverletzung (z. B. durch Gift, Waffen); Freiheitsstrafe von sechs Monaten bis zu zehn Jahren
  - Deliktischer Schadensanspruch (§ 823 BGB): Schadensersatzpflicht bei vorsätzlicher oder fahrlässiger Verletzung von Rechten Dritter
  - Rechtfertigender Notstand (§ 34 StGB): Notstand als Rechtfertigung für das Handeln in Gefahrensituationen; Handlung ist nicht rechtswidrig, wenn das geschützte Rechtsgut überwiegt
- Hinweise für die Praxis
  - häufige Notfälle sind Haushaltsunfälle, Verkehrsunfälle, Notfälle in Pflegeeinrichtungen
  - moralische Verpflichtung zur ersten Hilfe für medizinisch-pflegerisches Fachpersonal; Laien können Hilfeleistung aus Unkenntnis oder Unfähigkeit unterlassen, aber müssen sich an ihrem Ausbildungsstand orientieren; bei gutem Willen und entsprechendem Handeln sind keine rechtlichen Konsequenzen für Ersthelfer zu erwarten
  - Erste Hilfe sollte mit den geringstmöglichen Risiken für den Betroffenen erfolgen
  - Notruf muss in jedem Fall abgesetzt werden
  - für Hilfeleistung in Notfällen und für notwendige Sachschäden besteht Versicherungsschutz

1.11.2.2 Manchester Triage System (MTS)

- Methode zur Priorisierung von Pflegeempfängern in Notaufnahmen
- es ist eine Sicherstellung, dass lebensbedrohliche Notfälle Vorrang haben.
- Ziel ist die schnelle Identifizierung von Pflegeempfängern, die dringend ärztliche Hilfe benötigen
- die Klassifikation basiert auf Symptomen, Vitalzeichen und Patientenbeschreibungen
- Einteilung in fünf Dringlichkeitsstufen
  - Rot: sofortige Behandlung (lebensbedrohlich, z. B. Atemstillstand)
  - Orange: sehr dringlich (Behandlung innerhalb von 10 Minuten, z. B. schwerer Schock)

- Gelb: dringlich (Behandlung innerhalb von 60 Minuten, z. B. mäßig schwere Atemnot)
- Grün: normal (Behandlung innerhalb von 120 Minuten, z. B. kleinere Verletzungen)
- Blau: nicht dringend (Behandlung innerhalb von 240 Minuten, z. B. chronische Beschwerden ohne akute Verschlechterung)

- Vorteile
  - klare, standardisierte Methode zur Beurteilung der Dringlichkeit von Notfällen
  - erleichtert die schnelle Erkennung von lebensbedrohlichen Zuständen, die sofortige Behandlung erfordern
  - optimiert die Verwendung medizinischer Ressourcen; bietet eine klare Anleitung für die Schulung von medizinischem Personal
  - reduziert das Risiko von Behandlungsverzögerungen für kritische Pflegeempfänger
  - Erfassung und Analyse von Patientendaten zur Verbesserung der Behandlungsqualität
- Nachteile
  - Einschätzungen können je nach Erfahrung des Personals variieren
  - Überlastung niedriger Dringlichkeitsstufen und lange Wartezeiten für weniger dringliche Fälle (Grün und Blau)
  - die Durchführung der Triage benötigt Zeit, besonders in stressigen Situationen
  - unspezifische Symptome könnten zu einer falschen Einstufung führen
  - das starre Schema lässt wenig Raum für individuelle Anpassungen

1.11.2.3 Notruf

- Fragen zum Erkennen einer akuten Lebensbedrohung
  - Ist die Person bewusstlos?
  - Ist Spontanatmung vorhanden?; Hat die Person Atemnot?
  - Ist der Puls tastbar (intakter Kreislauf)?
  - Besteht Schockgefahr?
  - Hat die Person eine starke Blutung?; Verletzungen im Brust- oder Bauchraum?
  - Droht bei Vergiftung eine weitere Giftaufnahme?; Liegt eine großflächige Verbrennung vor?
- Erste Schritte bei Auffinden eines Betroffenen
  - bei einer ansprechbaren Person Erste-Hilfe-Maßnahmen entsprechend der Situation einleiten
  - bei einer nicht ansprechbaren Person sofort Notruf absetzen und Atemkontrolle durchführen (ABCDE-Schema):
    A (Airway): Atemwege freimachen
    B (Breathing): Atmung kontrollieren
    C (Circulation): Kreislauf prüfen

D (Disability): Bewusstsein prüfen
E (Exposure): den ganzen Körperzustand umfassend überprüfen

- korrekter Notruf
  - Grundsatz »phone first, phone fast« (Zuerst anrufen, schnell handeln)
  - bei vitaler Bedrohung die Sofortmaßnahmen vor dem Notruf durchführen
  - Wo: genaue Unfallortangabe
  - Was: kurze Beschreibung des Unfallhergangs
  - Wie viele: Zahl der Verletzten angeben
  - Verletzungen: Lebensbedrohliche Verletzungen nennen
  - Warten auf Rückfragen: nicht auflegen, bis die Leitstelle das Gespräch beendet

1.11.2.4 Notfallplan, Notfallevakuierung und Triage

- Vorbereitung: Notfallkontakte; Schulungen; Ausrüstung prüfen
- medizinische Notfälle: Erste Hilfe; Notruf; Vitalzeichen überwachen
- technische Notfälle: Stromausfall; Brand; Wasserschaden
- Schutzmaßnahmen umsetzen: psychosoziale Notfälle; Deeskalation
- Betreuung von Pflegeempfängern und Angehörigen
- Notfallevakuierung
  - Planung: Fluchtwege; Sammelstellen; Hilfsmittel für immobile Pflegeempfänger
  - Durchführung: Alarmierung; Priorisierung (Bettlägerige zuerst); Dokumentation
  - Nachbereitung: Vollständigkeit prüfen; Versorgung sicherstellen; Abläufe optimieren
  - Triage (Einteilung von Notfällen nach Dringlichkeit) (vgl. ▸ Kap. 1.11.2.2, Manchester Triage System)

1.11.3 Wiederbelebungsmaßnahmen

1.11.3.1 CPR (Cardio-pulmonale Reanimation)

- Definition und Ziel
  - die kardiopulmonale Reanimation (CPR) ist ein lebensrettendes Verfahren, das bei einem Herz-Kreislauf-Stillstand oder Atemstillstand durchgeführt wird (der englische Begriff »cardiopulmonary resuscitation« bezieht sich auf die Wiederbelebung von Herz und Lunge)
  - Ziel ist Aufrechterhaltung der Blut- und Sauerstoffversorgung lebenswichtiger Organe (insbesondere Gehirn und Herz); Rückkehr zu einem stabilen Kreislaufsystem, um irreversible Schäden zu vermeiden
  - Erkennung eines Herz-Kreislauf-Stillstands: der Pflegeempfänger reagiert nicht auf laute Ansprache oder Schmerzreize; der Pflegeempfänger atmet nicht oder zeigt abnormale Atmung (z. B. Schnappatmung); bläuliche Verfärbung (Zyanose) der Haut, insbesondere an Lippen und Fingern
- Durchführung

- Technik der Herzdruckmassage (Thoraxkompressionen):
  (1) erfolgt auf einer harten Unterlage in flacher Rückenlage des Pflegeempfängers
  (2) eine Handballenmitte wird auf dem unteren Drittel des Brustbeins platziert
  (3) der andere Handballen wird auf den ersten Handballen gelegt und die Finger gespreizt
  (4) die Arme werden gestreckt, um mit geradem Rücken mit einer optimalen Kraftübertragung arbeiten zu können
  (5) die Kompressionen erfolgen mit einer Frequenz von ca. 100–120 pro Minute
  (6) die Tiefe soll etwa 5–6 cm betragen, um ausreichende Durchblutung zu gewährleisten
  (7) nach jeder Kompression wird der Brustkorb vollständig entlastet
- Beatmung (Atemspende):
  (1) Atemwegfreihaltung mit Kopf-Überstreckung und Kinn-Anheben (chin-lift)
  (2) Verhältnis: 30 Thoraxkompressionen gefolgt von 2 Beatmungen, gestartet wird mit der Thoraxkompression
  (3) Beatmungsvolumen muss groß genug sein, um den Brustkorb sichtbar anzuheben (ca. 1 Sekunde pro Beatmung)
  (4) Einmalhandschuhe tragen
- Beatmungs-Beutel (Ambu-Beutel): selbstaufblasender Beutel; ermöglicht die manuelle Luftzufuhr in die Lungen durch Zusammendrücken; kann mit reinem Sauerstoff gefüllt werden; bietet eine kontrollierte Druckbelüftung; ist anpassbar an das Patientenalter (verfügbar in verschiedenen Größen); verbessert die Abdichtung der Atemwege mittels Gesichtsmaske; relativ einfach zu bedienen für geschultes Personal und Ersthelfer

1.11.3.2 Überlebenskette

- Schritt 1: Frühe Erkennung und Notruf
- Schritt 2: Frühzeitige Reanimation, Basic Life Support (BLS)
  - Basislebenserhaltungs-Maßnahmen zur Aufrechterhaltung von Atmung und Kreislauf, die im Unterschied zur ALS auch von Laien durchführbar sind und Teamarbeit sowie schnelles Handeln erfordern
  - Durchführung: bei nicht ansprechbaren (bewusstlosen) Pflegeempfängern ohne normale Atembewegungen
    (1) Umgebungssicherheit vor dem Handeln prüfen
    (2) laut rufen und den Pflegeempfänger ansprechen
    (3) Atemwege freimachen (Kopf überstrecken, Kinn anheben)
    (4) Atmung überprüfen und maximal 10 Sekunden (Heben/Senken des Thorax, Atemgeräusche, Luftstrom an der Wange fühlen)
    (5) sofort den Notruf anfordern, wenn keine Atmung vorhanden
    (6) Herzdruckmassage

(7) 30 Kompressionen: Frequenz 100–120/min, Tiefe 5–6 cm
(9) danach zwei Beatmungen (wenn ausgebildet)
(9) bei vorhandenem AED sofort das Gerät anwenden und Anweisungen befolgen

- Schritt 3: Frühe Defibrillation/AED (automatisierter externer Defibrillator):
  - (1) Gerät einschalten und Elektroden nach Anleitung aufkleben
    (2) Sprachansagen des Geräts befolgen
    (3) falls Schock empfohlen: sicherstellen, dass niemand den Pflegeempfänger berührt
    (4) nach Schock sofort Herzdruckmassage fortsetzen
    (5) Wenn kein Schock empfohlen: weiterhin Herzdruckmassage und Beatmung durchführen
- Schritt 4: Erweiterte lebensrettende Maßnahmen (ADL, Advanced Life Support)
  - ALS umfasst erweiterte Reanimationsmaßnahmen, die von ausgebildeten Fachkräften (z .B. Notärzten und Rettungskräften) durchgeführt werden
  - Maßnahmen des ALS
    (1) Intubation zur Sicherstellung der Atemwege durch das Einführen eines Endotrachealtubus; (2) Verabreichung von Notfallmedikamenten zur Unterstützung des Herz-Kreislaufsystems (z. B. Adrenalin); (3) manuelle Defibrillation bei bestimmten Herzrhythmusstörungen; (4) Einsatz von Herzschrittmachern bei bestimmten Arrhythmien zur Stabilisierung des Herzrhythmus
  - Ziele des ALD: Wiederherstellung eines stabilen Kreislaufs und einer normalen Herzaktion; Durchführung dieser Maßnahmen, bis der Pflegeempfänger stabilisiert ist oder das Notfallteam die Verantwortung übernimmt
    Besonderheiten bei Kindern (im Unterschied zur Erwachsenenreanimation):
    (1) Techniken und Druckstärke unterscheiden sich; z. B. Zwei-Finger-Technik bei Säuglingen und Zwei-Daumen-Technik bei zwei Helfern; (2) niedrigere Frequenz und geringere Tiefe der Kompressionen; (3) Überprüfung der Atmung und Puls kann ebenfalls abweichen; (4) bei Kindern sollte die Reanimation sehr schnell eingeleitet werden, da sie empfindlicher auf Sauerstoffmangel reagieren
- Schritt 5: Postreanimationsphase
  - Stabilisierung des Pflegeempfängers: Sicherstellung einer adäquaten Oxygenierung und Kreislaufstabilität; Temperaturmanagement (Ziel: 32–36 °C für 24 Stunden)
  - engmaschige Überwachung: Blutdruck, Herzfrequenz, Sauerstoffsättigung, Blutzucker
  - Ursachenklärung und Behandlung von Begleitkomplikationen; psychosoziale Betreuung für Angehörige

1.11.3.3 Richtlinien des German Resuscitation Council (GRC)

- der GRC ist eine Organisation, die evidenzbasierte Richtlinien für die Reanimation in Deutschland entwickelt und regelmäßig aktualisiert

- basieren auf den neuesten wissenschaftlichen Erkenntnissen und internationalen Standards; beinhalten klare Anweisungen zur Durchführung der CPR, einschließlich der Reihenfolge der Maßnahmen
- Pflegefachkräfte sollten regelmäßig an Schulungen zur Reanimation teilnehmen, um die Fähigkeiten auf dem neuesten Stand zu halten
- praktische Übungen sind entscheidend, um die Technik und das Selbstvertrauen zu verbessern

1.11.3.4 Wiederbelebung bei Kindern und Säuglingen

- bedeutsame anatomische Unterschiede
  - kleinere Luftröhre und eine relativ größere Zunge im Verhältnis zu ihrem Mund, erhöhen das Risiko der Atemwegskompression
  - Neugeborene haben weniger ausgeprägte Schutzreflexe, was sie anfälliger für Aspiration (Einatmen von Flüssigkeiten oder Fremdkörpern) macht
- Neonatal Life Support (NLS; Zielgruppe sind Neugeborene (bis 28 Tage nach der Geburt)
  - der Fokus liegt primär auf den spezifischen Bedürfnissen und Risiken von Neugeborenen, insbesondere in der Geburtshilfe und in der neonatologischen Versorgung
  - Besonderheiten bei der CPR: die initiale Beatmung umfasst fünf Beatmungen, um sicherzustellen, dass sich die Lungen schnell mit Sauerstoff füllen; die richtige Positionierung des Neugeborenen ist entscheidend; der Kopf sollte nur leicht überstreckt werden (sogenannte »Schnüffelposition«), um die Atemwege zu öffnen, ohne die empfindliche Luftröhre zu komprimieren, bei der Mund-Nasen-Beatmung von Neugeborenen kann der Helfer den Mund und die Nase des Neugeborenen mit seinem Mund abdecken, um die Luft effektiv in die Lungen zu leiten; die Beatmung soll langsam und sanft erfolgen, damit der Brustkorb sichtbar ansteigt, es können spezielle Atemwegshilfen wie die Maskenbeatmung oder Endotrachealtuben eingesetzt werden, die auf die Größe und Anatomie des Neugeborenen abgestimmt sind; die Beatmung sollte eine Frequenz von etwa 40–60 Atemzügen pro Minute betragen, um sicherzustellen, dass ausreichend Sauerstoff in die Lungen gelangt; die Sauerstoffsättigung und die Herzfrequenz sollen kontinuierlich überwacht werden, um die Effektivität der Beatmung zu beurteilen und mögliche Komplikationen frühzeitig zu erkennen; bei zwei reanimierenden Helfern wird ein Verhältnis von 3:1 verwendet; vorgeschrieben sind sehr flache Kompressionen (maximal 4 cm); Risikofaktoren wie Asphyxie (Erstickung), Hypothermie und niedriges Geburtsgewicht sind besonders zu berücksichtigen
- Pediatric Basic Life Support (PBLS; Zielgruppe sind Kinder von 28 Tagen bis zur Pubertät, typischerweise bis zu 12 Jahren)
  - die häufigsten Ursachen von Kreislaufstillständen und Atemstillständen bei Kindern:
    (1) Atemwegsprobleme Hypoxie (Aspiration, Infektionen, Ertrinken, Ersti-

ckung); (2) Trauma (Kopf-, Thoraxverletzungen, innere Blutungen); (3) Stoffwechselstörungen (Hypoglykämie, Elektrolytstörungen, Sepsis); (4) Herzprobleme (selten primär, z. B. angeborene Defekte, Rhythmusstörungen)
- Besonderheiten bei der CPR: wie beim NLS ebenfalls fünf initiale Beatmungen, jedoch spezifisch für Kinder bei der Mund-Nase-Beatmung werden der Mund des Kindes und die Nase mit dem Mund des Helfers abgedeckt, um eine effektive Beatmung zu ermöglichen; bei der Beatmung älterer Kinder kann ein Beatmungsbeutel mit Gesichtsmaske eingesetzt werden; dabei sollte der Gesichtsschutz richtig platziert werden, um Leckagen zu vermeiden und eine effektive Belüftung sicherzustellen; die Beatmung sollte kontrolliert erfolgen, mit einem Fokus auf die korrekten Atemfrequenzen und Volumina, die für das Alter des Kindes geeignet sind; die Techniken müssen je nach Größe, Alter und Gesundheitszustand des Kindes angepasst werden; das Verhältnis von Kompression und Beatmung beträgt bei zwei Helfern 15:2 und beim Alleinhelfer 30:2; die Kompressionstiefe beträgt 5 cm bei älteren Kindern (ca. 1/ 3 des Thoraxdurchmessers); Risikofaktoren wie Asphyxie, Atemwegsverlegungen durch Fremdkörper und andere kindliche Notfälle sind besonders zu beachten

1.11.4 Notfallmedikamente in der Wiederbelebung

- Adrenalin (Epinephrin): erhöht Herzfrequenz, Kontraktilität des Herzmuskels und Blutdruck (bei Herz-Kreislauf-Stillstand (z. B. bei Asystolie, pulslose elektrische Aktivität); bei anaphylaktischem Schock)
- Amiodaron: Antiarrhythmikum, das den Herzrhythmus stabilisiert (bei Kammerflimmern und pulslosem ventrikulärem Tachykardie nach erfolglosem Schock durch Defibrillation)
- Atropin: blockiert den Parasympathikus, steigert Herzfrequenz (bei symptomatischer Bradykardie (langsamer Herzschlag))
- Lidocain: Antiarrhythmikum; unterdrückt abnormale elektrische Herzaktivität (Alternative zu Amiodaron bei Kammerflimmern und ventrikulärer Tachykardie)
- Natriumbikarbonat: neutralisiert Azidose (Übersäuerung des Blutes) (bei schweren metabolischen Azidosen während längerer Reanimationsversuche)
- Magnesiumsulfat: behandelt Elektrolytstörungen (bei ventrikulärer Tachykardie)
- Calciumgluconat/Calciumchlorid: stabilisiert Herzmuskelzellen (bei Hyperkaliämie (erhöhter Kaliumspiegel) oder Hypokalzämie (Calciummangel))
- Dopamin: erhöht Herzfrequenz und Blutdruck; wirkt als Vasokonstrikteur (bei kardiogenem Schock oder Hypotonie nach Wiederbelebung)
- Glukose: erhöht Blutzuckerspiegel (bei Hypoglykämie (niedriger Blutzucker) während eines Notfalls)
- Naloxon: Opiat-Antagonist, hebt die Wirkung von Opiaten auf (bei Überdosierung von Opiaten (z. B. Heroin, Morphin))

1.11.5 Maßnahmen bei Aspirationsgefahr/Atemwegsverlegung (Erstickung)

1.11.5.1 Freimachen und Freihalten der Atemwege

- Atemwegsverlegung durch die Zunge (Unterkiefer fällt bei Bewusstlosen zurück und verlegt die Atemwege; Kopf überstrecken, um den Zungengrund anzuheben)
- Guedel- oder Wendl-Tubus über den Mund oder Wendl-Tubus über die Nase einführen
- aspirationsgefährdete wache Pflegeempfänger bitten, den Mund zu öffnen (Entfernung von Gebissteilen oder Zahnprothesen)
- bei Bewusstlosigkeit (Mund mit behandschuhter Hand, Kompresse, Tupferklemme oder Taschentuch reinigen)

1.11.5.2 Esmarch-Griff

- Kopf überstrecken (Kopf des Pflegeempfängers in den Nacken legen und Mundöffnung durch Anheben des Unterkiefers herbeiführen, um die Atemwege freizuhalten)
- eine Hand unter den Hinterkopf, andere Hand unter das Kinn mit dem Daumen auf das Kinn legen und die restlichen vier Finger an den seitlichen Unterkieferrändern positionieren
- beim reklinierten (überstreckten) Kopf den Unterkiefer vorschieben

1.11.5.3 Heimlich-Manöver

- Oberbauchkompression gegen eine drohende Erstickung
- benannt nach dem US-amerikanischen Arzt Henry Jay Heimlich (1920–2016)
- der Fremdkörper wird durch Überdruck aus der Trachea bzw. den oberen Atemwegen herausbefördert
- Bauch des Pflegeempfängers mit beiden Händen von hinten umfassen
- eine Hand bildet eine Faust und wird unterhalb der Rippen und des Brustbeins in die Magengrube gelegt (der Thorax selbst soll dabei nicht komprimiert werden, um Rippenfrakturen zu vermeiden)
- die andere Hand umgreift die Faust und ruckartig und kräftig gerade nach hinten
- der Vorgang kann bis zu fünf Mal wiederholt werden
  - Mund- und Rachenraum inspizieren, sichtbare Fremdkörper entfernen; bei Bedarf kann ein Gummibeißkeil verwendet werden; tiefere Fremdkörper mit Magill-Zange entfernen (nicht blind stochern)
  - ggfs. gestuftes Vorgehen bei Erwachsenen anwenden:
    (1) Wechsel zwischen Rückenschlägen und Kompressionen; (2) zunächst fünf Rückenschläge bei gestütztem Thorax; (3) dann fünf Kompressionen des

Oberbauchs (Faust zwischen Nabel und Brustkorb (Heimlich-Griff); (4) bei Bewusstlosigkeit: Entfernung des Fremdkörpers mit spezieller Zange oder Laryngoskop
- für Kinder unter 1 Jahr:
  (1) Bauchlage auf dem rechten Unterarm, Kopf stützen; (2) fünf Rückenschläge geben und dann in Rückenlage bringen; (3) fünf Thoraxkompressionen in Rückenlage durchführen
- Vorgehen bei Säuglingen:
  (1) In Bauchlage auf den Schoß legen, Kopf nach unten gerichtet abstützen; (2) maximal fünf Schläge zwischen die Schulterblätter geben; (3) kräftige Kompressionen des Oberbauchs in Rückenlage durchführen; (4) bei Bewusstlosigkeit Mund auswischen, nach Fremdkörper suchen, ggf. Beatmung und Reanimation durchführen

1.11.5.4 Stabile Seitenlage

- Ziel ist das Freihalten der Atemwege und das Verhindern von Aspiration (Erbrochenes, Flüssigkeiten)
- Indikation ist eine bewusstlose Person, die normal atmet und vor Erstickungsgefahr (Aspiration) geschützt werden soll
- Durchführung: Bewusstsein und Atmung kontrollieren; zunächst beide Beine der Person ausstrecken; Arm des Betroffenen im rechten Winkel nach oben legen; anderen Arm über die Brust mit Handrücken unter die Wange legen; oberes Bein anwinkeln, Fuß steht auf dem Boden; Person vorsichtig auf die Seite drehen; Kopf leicht nach hinten neigen, Mund öffnen (um den Abfluss von Blut, Sekret und Erbrochenem zu ermöglichen); intensive Atembeobachtung (bei der Person bleiben)

1.11.5.5 Absaugen (▶ Kap. 3.10.23)

- Vorsicht vor Bronchiospasmus (▶ Kap. 1.23.5.2)
- Vorsicht vor sinkender Sauerstoffsättigung (▶ Kap. 1.23.3.1)

1.11.6 Schock und Schockbekämpfung

- Definition: Schock ist ein lebensbedrohlicher Zustand, bei dem der Körper unzureichend mit Sauerstoff versorgt wird

1.11.6.1 Schockarten

- Hypovolämischer Schock (Volumenmangelschock infolge starken Flüssigkeitsverlustes)
  - Ursachen: Blutungen, Erbrechen, Diarrhö, Verbrennungen, Fieber, Überhitzung, Medikamentenüberdosierung

  - Symptome: Kaltschweißigkeit, Blässe/Zyanose, Pulsanstieg aber Blutdruckabfall
  - Maßnahmen: Blutung stillen, Notruf absetzen; Beine hochlagern (30–40 cm) oder Trendelenburg-Schocklage (Kopftief-/Beinhochlage); Decke unterlegen/zudecken, Vitalzeichen überwachen; keine Wärmezufuhr (z. B. Wärmflaschen), da Gefäßweitstellung die Situation verschlechtert; Reanimation bei Kreislaufversagen
- Kardiogener Schock (bei einer Pumpschwäche des Herzens)
  - Ursachen: Herzversagen, Herzinfarkt, Lungenembolie, Herztamponade
  - Symptome: Dyspnoe, Zyanose, evtl. rasselnde Atemgeräusche
  - Maßnahmen: Oberkörper hochlagern (bei Bewusstsein) oder stabile Seitenlage; Notruf absetzen, kontinuierliche Überwachung, Vitalzeichen kontrollieren; Schocklagerung ist kontraindiziert
- Anaphylaktischer Schock (bei einer allergischen Reaktion)
  - Ursachen: Allergische Reaktionen (z. B. auf Insektengifte, Medikamente, Nahrungsmittel)
  - Symptome: Hautrötung, Schwellungen (Gesicht/Kehlkopf), Atemnot, Krämpfe
  - Maßnahmen: Notruf absetzen, Auslöser sofort entfernen; Schocklagerung, kontinuierliche Überwachung, Vitalzeichen kontrollieren; ggf. Reanimation bei Atem-/Herzstillstand
- Septischer Schock (bei einer Blutvergiftung)
  - Ursache: toxische Erreger aus Infektionsherden
  - Maßnahmen: Notruf absetzen; Hochlagerung des Oberkörpers (bei Bewusstsein) zur Verbesserung der Atmung; kontinuierliche Überwachung der Vitalzeichen (Bewusstsein, Atmung, Puls); Flüssigkeitszufuhr vorbereiten (falls medizinisches Personal anwesend); ggf. Kühlung bei hohem Fieber
- Neurogener Schock (Schädigung des Nervensystems)
  - z. B. bei Rückenmarkverletzungen, Schädel-Hirn-Trauma
  - Maßnahmen: Notruf absetzen; Rückenlage mit stabiler Seitenlage bei Bewusstlosigkeit; Wirbelsäulenimmobilisierung bei Verdacht auf Rückenmarksverletzung; Vitalzeichen überwachen, insbesondere Atmung und Puls; Schocklage bei fehlenden Kontraindikationen (z. B. kein Verdacht auf Wirbelsäulenverletzung)

1.11.6.2 Erkennen eines Schocks

- Anzeichen: schwacher/tachykarder Puls; blasse/zyanotische Haut; Kaltschweißigkeit; Unruhe und Bewusstseinseintrübung; Atemnot; Herz-Kreislaufstillstand
- Komplikationen: Schockniere; irreversible Hirnschäden; Atem- und Herz-Kreislaufstillstand
- Schockindex – Berechnung: Pulsfrequenz/systolischer Blutdruck
  - Index > 1,0: Kreislaufversagen; Index > 1,5: voll entwickelter Schock

1.11.7 Verletzungen durch Fremdkörper

1.11.7.1 Fremdkörperverletzung im Bereich des Auges

- Ursachen: kleinste Fremdkörper (z. B. Staub, Glas-, Metallsplitter, Ruß, Insekten)
- Symptome: Starke Rötung und Tränen des betroffenen Auges; Brennende Schmerzen; Sehstörungen
- Besonderheiten: Reiben der Augen verschlechtert den Zustand; Risiko des Eindringens in den Augapfel
- Maßnahmen: Entfernung des Fremdkörpers: Oberlid (Anheben des Oberlids zur Entfernung); Unterlid (Herunterziehen des Unterlids und Einsatz eines feuchten Wattetupfers); Eindringende Fremdkörper (Nur durch Fachpersonal (Notarzt/Augenarzt) entfernen); bei Unfähigkeit zur Entfernung: Augen abdecken und verbinden

1.11.7.2 Fremdkörper im Bereich der Nasenöffnung

- betroffen sind häufig Kleinkinder (z. B. Erbsen, Bohnen, Perlen)
- Maßnahmen: Keine Instrumentenbenutzung (hohe Verletzungsgefahr durch empfindliche Nasenschleimhaut); Versuch, durch Zuhalten eines Nasenlochs und Ausblasen des Fremdkörpers über das andere Nasenloch, den Gegenstand zu entfernen

1.11.7.3 Fremdkörper im Ohr

- Symptome: unangenehmes Gefühl; nicht bedrohlich, aber potenziell schädlich (z. B. Trommelfellverletzung)
- Maßnahmen: keine Eigenentfernung mit Instrumenten, Risiko einer weiteren Eintreibung; Entfernung nur durch Arzt mit entsprechendem Instrumentarium

1.11.8 Kopfverletzungen

- Schutzmechanismen: Schädelknochen und Liquor umspülen das Gehirn, dämpfen Stöße
- Schwierigkeit der Diagnose: Kopfverletzungen und ihre Folgen sind oft schwer einschätzbar
- Verletzungsmechanismen: Hirnverletzungen: Gehirnerschütterung, Hirnquetschung, Gefäßverletzungen; Schädelfrakturen: Schädeldach- und Schädelbasisfrakturen; Schädelhirnverletzungen: Kombination von Schädel- und Hirnverletzung
- Symptome einer Kopfverletzung (Warnsignale): Bewusstseinsstörungen; starke Kopfschmerzen; schwallartiges Erbrechen; Blutung oder Liquoraustritt aus Mund, Nase oder Ohr
- Commotio cerebri (Gehirnerschütterung)

  - Ursache: Erschütterung ohne erkennbare Verletzung
  - Symptome: Retrograde Amnesie; Bewusstseinsstörungen; Schwindel; Kopfschmerzen
  - Maßnahmen: flache Rückenlage; engmaschige Beobachtung; Bettruhe
- Schädelbasisfraktur
  - Symptome: Blutung aus Mund, Nase, Ohr; Blutergüsse (z. B. Monokel- oder Brillenhämatom)
  - Maßnahmen: Atemkontrolle; stabile Seitenlage; gegebenenfalls Reanimationsmaßnahmen
- Schädelhirntrauma (SHT)
  - Einteilung: Geschlossene oder offene Verletzungen mit Hirnschädigung
  - Risiken: Hohe Infektionsgefahr bei offenen Verletzungen
  - Maßnahmen: Oberkörperhochlage zur Drucksenkung; Überwachung der Vitalfunktionen

1.11.9 Verletzungen im Bereich des Körperstammes

- Verletzungen der Wirbelsäule
  - Symptome: Rückenschmerzen; Sensibilitätsstörungen; unwillkürlicher Urin- oder Stuhlabgang
  - Maßnahmen: keine Veränderung der Lage ohne Notwendigkeit; Stabilisierung der Atmung und Kreislaufsituation; Vitalzeichenkontrolle
- Verletzungen des Bauchraumes
  - Beobachtungsmerkmale: Schonhaltung; Bauchschmerzen; sichtbare Blutungen bei offenen Verletzungen
  - Risiken: Volumenmangelschock; Peritonitis bei inneren Verletzungen
  - Maßnahmen: keine Nahrungs- oder Flüssigkeitsaufnahme; Vitalzeichenkontrolle, Schockbekämpfung, Schmerzlinderung
- Thoraxverletzungen
  - Typen: Stumpfe (geschlossene) und offene (penetrierende) Verletzungen
  - Symptome: Atemnot; Husten von schaumigem Blut; Schmerzen
  - Maßnahmen: Notruf; Atemerleichternde Lagerung; Sofortige Abdeckung offener Wunden, engmaschige Vitalzeichenkontrolle

1.11.10 Verletzungen und Frakturen im Bereich der Extremitäten

1.11.10.1 Verletzungen

- Prellungen/Quetschungen: Kühlung und Hochlagerung zur Schwellungslinderung
- Zerrungen und Verstauchungen: Ruhigstellung des betroffenen Bereichs; ärztliche Untersuchung empfohlen

- Luxationen (Verrenkungen): Gelenkfunktion aufgehoben; Gelenk ist deformiert; Ruhigstellung und Kühlen des verletzten Gelenks; Gelenk nur von Fachpersonal wieder einrenken lassen

1.11.10.2 Definition und Unterscheidung von Frakturen

- eine Fraktur ist eine Verletzung des Knochengewebes durch äußere Gewalteinwirkung, dabei sind Knochenfragmente sind durch einen Bruchspalt voneinander getrennt
- Unterscheidung
  - geschlossene Frakturen: Schonhaltung des Verletzten; Bewegungseinschränkung; lokale Schwellung und Schmerzen; zur Diagnose ist eine Röntgenaufnahme erforderlich
  - vollständige Frakturen: unnatürliche Lage der betroffenen Extremität; mögliche Gliedmaßenverkürzung, unnatürliche Drehung oder seitliches Abweichen
  - offene Frakturen: sichtbare Wunde und möglicherweise Knochenfragmente; erhöhte Infektionsgefahr; Wunde sofort keimfrei abdecken (► Kap. 1.23.2.4)

1.11.10.3 Frakturen im Bereich der Extremitäten

- Verdacht auf Knochenfraktur bei ausgeprägter Schwellung; Starken Schmerzen; Bewegungseinschränkung; Verkürzung einer Gliedmaße; Abnormer Beweglichkeit
- Sofortmaßnahmen
  - Schonhaltung beibehalten: auch bei unphysiologischer Position; keine Bewegungen oder Mobilisationsversuche; Ruhigstellung der verletzten Extremität zur Vermeidung von Schäden an Nerven und Blutgefäßen; Stabilisierung bis zum Eintreffen des Rettungsdienstes
  - bei offenen Frakturen keimfreie Wundauflage anbringen
  - bei geschlossenen Frakturen Kühlung mit nassen Tüchern zur Schmerzlinderung ermöglichen
  - Vitalzeichenkontrolle und Beobachtung auf Schockzeichen; Notruf absetzen
- Grünholzfraktur
  - unvollständige Fraktur bei Kindern; Knochen ähnlich wie grüne Zweige, elastisch
  - meist keine sichtbare Frakturlinie, der Periostschlauch (Knochenhausmantel) ist in der Regel unversehrt; heilt rascher und unkomplizierter
  - Sofortmaßnahmen: Ruhigstellung der Extremität; Transport zum Notarzt oder in die Klinik zur Vermeidung von Folgeschäden

1.11.10.4 Sonstige Frakturen

- Rippenfraktur
  - Symptome: einseitige Schonhaltung; flache Atmung; Schmerzen bei tiefem Atmen
  - Maßnahmen: Oberkörper leicht erhöht lagern; Vitalzeichen und Atmung engmaschig überwachen
- Wirbelfraktur
  - Risiken: Beteiligung des Rückenmarks mit Querschnittsymptomatik
  - Maßnahmen: im Notfall nur bei Lebensgefahr umlagern; Überwachung der Vitalzeichen; Sicherstellung der Atmung bei Bewusstlosigkeit
- Beckenfraktur
  - Symptome: starke Schmerzen; Fehlstellungen; Unfähigkeit zum Aufrichten
  - Maßnahmen: Positionierung nicht verändern; Vitalzeichen engmaschig überwachen; bei Atem- und Herz-Kreislaufstillstand sofortige Maßnahmen ergreifen

1.11.11 Amputationen

- operative oder traumatische Abtrennung eines Körperteils
- Ziele: Lebensrettung; Schmerzlinderung; Verhinderung weiterer Schäden oder Infektionen
- therapeutische Amputation: geplante Entfernung zur Behandlung schwerer Erkrankungen (z. B. Durchblutungsstörungen, Tumore, Infektionen wie Gangrän)
  - Ursachen: medizinische Notwendigkeit (z. B. Durchblutungsstörungen, Tumore, Infektionen)
  - Merkmale: geplanter Eingriff zur Erhaltung der Gesundheit
  - Komplikationen: Wundheilungsstörungen; Phantomschmerzen; Anpassung an Prothesen (▶ Kap. 1.15.5.7)
- traumatische Amputation: ungeplanter Verlust durch Unfall oder Verletzung
  - Ursachen: Unfälle; Verletzungen durch Gewalt (z. B. Verkehrsunfälle, Arbeitsunfälle)
  - Merkmale: plötzlicher Verlust der Extremität; oft unvollständige Gewebeabtrennung
  - Komplikationen: Blutverlust; Infektionen; Gewebeschäden

1.11.12 Blutungen aus Wunden

- allgemeine Erste-Hilfe-Maßnahmen: Hochlagerung der betroffenen Extremität über Herzniveau zur Verringerung der Blutung (Ausnahme: meine Hochlagerung bei Frakturen; Stabilisierung und Ruhigstellung nach Druckverband); Blutungsquelle abdrücken bei Gefahr einer Dislokation oder massiven Blutungen; bei Gefahr eines Volumenmangelschocks Maßnahmen zur Schockbekämpfung einleiten
- Blutstillung nach Lokalisation und Blutungsart

- Kapillarblutung: warten auf Gerinnungszeit (4 Minuten); hochlagern der betroffenen Extremität; Schutzverband anlegen und Ruhigstellung
- massive Blutung: Verletzten in liegende Position bringen; Blutungsquelle hochlagern (außer bei komplizierten Frakturen)

- Arterienabdrückung bei lebensbedrohlichen Blutungen
  - Obere Extremitäten: Abdrücken der Arteria brachialis (Oberarm) mit vier Fingern
  - Rumpf-, Brust-, Kopfbereich: direkte Kompression mit keimfreiem Material (z.B. Kompressen)
- Druckverband anlegen: Wunde mit steriler Kompresse abdecken; Fixieren mit zwei bis drei Wicklungen der Kompressionsbinde; Druckpolster auf Wunde auflegen und zirkulär umwickeln; keine Druckverbände an Handgelenk, Ellenbogen oder unterhalb des Knies (Nervenschädigung); bei stark durchblutetem Verband einen zweiten Verband darüber anlegen und Druck leicht erhöhen
- Nasenbluten (Epistaxis)
  - Aspirationsgefahr bei Nasenbluten beachten; Verbluten durch Nasenbluten ist nahezu unmöglich, dennoch adäquate Maßnahmen zur Vermeidung von Komplikationen; Betroffenen bitten, aufrecht zu sitzen und den Kopf nach vorne zu neigen (Vermeidung von Aspiration) – Kopf nicht in den Nacken legen, Gefahr von Aspiration und unkontrolliertem Blutverlust; kühle Umschläge (Eisbeutelkrawatte; kühle feuchte Tücher,) in den Nacken, auf den Hals oder Stirn auflegen zur Gefäßverengung und Blutungsstopp;
  - bei lange anhaltendem oder starkem Nasenbluten: Notruf absetzen (Verdacht auf schwerwiegende Erkrankung); Betroffenen in Bauchlage oder stabile Seitenlage bringen; Vitalzeichen überwachen; Achtung auf Schockzeichen (Kaltschweißigkeit, Blässe)

1.11.13 Verbrennungen und Verbrühungen

1.11.13.1 Definition

- Schädigungen der Haut und darunterliegender Gewebe durch Hitzeeinwirkung
- Ausgeprägte Verbrennungen führen zu Gewebeverlust, Blasen und Rötungen
- Flüssigkeitsverlust kann zu Vitalfunktionsstörungen und Volumenmangelschock führen
- Beeinträchtigung der Temperaturregulation und mögliche Organfunktionsstörungen

1.11.13.2 Ursachen und Symptome

- Thermische Verletzung durch: offene Flammen, heiße Gegenstände (z.B. Herdplatte); heiße Flüssigkeiten (Wasser, Öl) und Dämpfe; Strahlung (Sonne, künstliche Wärmestrahlung); elektrische Ströme und Blitzschlag (innere Hitzeeinwirkung)

- Symptome: Schmerzen; Hautrötung; Blasenbildung; tiefer gehende Gewebeschädigungen; Gewebezerstörung und -verlust; Schockzeichen bei großflächigen Verbrennung; abhängig von Art der Hitzequelle, Temperatur und Einwirkzeit

1.11.13.3 Unterteilung in vier Grade

- Grad I: Rötung, Schwellung, Schmerzen
- Grad II: Rötung, Blasenbildung, starke Schmerzen
- Grad III: vollständige Schädigung, keine Schmerzempfindung
- Grad IV: vollkommene Gewebezerstörung, schmerzunempfindlich

1.11.13.4 Neunerregel

- Einschätzung der verbrannten Körperoberfläche
- Erwachsene: Kopf/Hals (9 %); Arme (9 %); Rumpf vorn (18 %); Rumpf hinten (18 %); Beine (18 %); Genitalbereich (1 %)
- Kinder: Kopf/Hals (18 %); Arme (9 %); Rumpf vorn (18 %); Rumpf hinten (18 %); Beine (16 %)

1.11.13.5 Erste Hilfe-Maßnahmen

- Selbstschutz des Ersthelfers
- brennende Personen stoppen, Kleidung löschen
- Flammen mit Decken ersticken
- Brandwunde 15 Min. in kaltem Wasser kühlen
- Wunde keimfrei abdecken (z. B. mit Metallinefolien)
- Vitalzeichen überwachen und Notruf absetzen
- keine Hausmittel verwenden

1.11.13.6 Gefahren und Komplikationen

- Schock
- Infektionen
- Inhalationstraumen (Rauchvergiftung): Ödeme mit Schwellungen in Atemwegen durch heiße Gase; Überwachung im Krankenhaus notwendig
- Verbrennungskrankheit
  - Regulations- und Funktionsstörung nach großflächigen Verbrennungen; tritt meist bei Verbrennungen > 20 % der Körperoberfläche auf
  - Ursachen: extreme Verluste an Flüssigkeit und Eiweiß; Freisetzung von Toxinen (Giftstoffen) durch Gewebeuntergang; hypovolämischer Schock infolge von Flüssigkeitsverlust über Brandwunden
  - Symptome: können Tage nach dem Unfall auftreten; hohe Temperaturen (Fieber); Tachykardie (erhöhter Herzschlag); Hypotonie (niedriger Blutdruck)

- Komplikationen: akutes Nierenversagen; reflektorischer Darmverschluss (Ileus); Schocklunge (akute Atemstörung); Katabolie (verstärkter Abbau von Eiweißkörpern); Entzündungen der Bronchien und Lunge
- Diagnostik: klinische Untersuchung: Vitalzeichen, Bewusstseinslage, Hautbeschaffenheit; Laboruntersuchungen: Elektrolytstatus, Nierenwerte, Blutbild
- Intensivtherapie: Flüssigkeitsersatz (Infusionen); Elektrolytausgleich; Schmerztherapie; Wundversorgung (Abtragung nekrotischer Hautareale und Wundabdeckung mit Spezialfolien)
- Langzeittherapie: Hauttransplantationen bei großflächigen Verbrennungen; Narbenkorrekturen zur Vermeidung von Kontrakturen
- Prognose: hohe Mortalität bei großflächigen Verbrennungen; Risiko von Sekundärinfektionen und verzögerter Wundheilung; Überlebenswahrscheinlichkeit sinkt bei Verbrennungen >50 % der Körperoberfläche

1.11.14 Unfälle durch elektrischen Strom oder Blitzschlag

- Folgen: Muskelverkrampfungen; Strommarken an Ein- und Austrittstellen (Haut-/Gewebeschädigungen); Atem- und Herz-Kreislauf-Störungen, potenziell Herzstillstand; Nervensystemstörungen und Bewusstlosigkeit
- Sicherheitsmaßnahmen: Eigengefährdung des Ersthelfers ausschließen; bei Hochspannungsunfällen sofort Notruf absetzen und Rettungsdienst abwarten; Sicherheitsabstand von ca. 1,5 Metern bei Hochspannungsanlagen einhalten (Warnschild: Blitzpfeil); Gerät ausschalten, Stecker ziehen, Sicherungen herausnehmen; bei feuchtem Boden nicht leitendes Material verwenden (z. B. Holz); bei unbekannter Spannung wie bei Hochspannung handeln (Notruf absetzen)
- Erste Hilfe-Maßnahmen:
  - Kontakt zum Strom unterbrechen (Selbstschutz beachten)
  - Betroffenen aus Gefahrenbereich retten
  - Betroffenen in flache Rückenlage bringen
  - Vitalfunktionen kontrollieren (Bewusstsein, Atmung, Kreislauf)
  - bei Bewusstlosigkeit stabile Seitenlage
  - bei Atemstillstand Atemspende, bei Herzstillstand Reanimation
  - Brandwunden versorgen
  - Rettungsdienst: Infusion und EKG-Überwachung

1.11.15 Hitze- und Kälteschäden

1.11.15.1 Hitzeschäden

- Hitzerschöpfung: geringe körperliche Einschränkungen; leichte Schocksymptomatik; Flüssigkeits- und Elektrolytverlust
- Sonnenstich, Hitzschlag

- Symptome: starke Einschränkung der Körperfunktionen; Bewusstseinsstörungen; Schocksymptomatik
- Erste Hilfe-Maßnahmen: an kühlen Ort bringen; Oberkörper hochlagern; Kopf mit kalten, feuchten Tüchern kühlen; Flüssigkeits- und Elektrolytersatz; Vitalzeichen kontinuierlich kontrollieren; bei Bewusstlosigkeit stabile Seitenlage; Notruf absetzen; ggf. Beatmung/Reanimation

1.11.15.2 Kälteschäden

- Hypothermie (Unterkühlung)
  - Absenken der Körperkerntemperatur unter 37 °C
  - Gefährdete Gruppen: narkotisierte Personen; alkoholisierte Personen; bewusstlose Personen
  - begünstigende Faktoren: Sturz in kaltes Wasser; kalte Umgebung; nasse Kleidung; reduzierte Bewegung
  - Symptome: Schläfrigkeit; verlangsamte Atem- und Herzfrequenz; Kältezittern; Bewusstseinsstörungen
  - Stadieneinteilung:
    (1) Abwehrstadium (unter 36 °C): Kältezittern, Gefäßkontraktion
    (2) Erschöpfungsstadium (unter 34 °C): Muskelzittern lässt nach, Gelenksteifigkeit
    (3) Lähmungstadium (unter 30 °C): flache Atmung, Bewusstlosigkeit
    (4) Koma (unter 28 °C): nicht ansprechbar, Herzrhythmusstörungen
  - Erste Hilfe-Maßnahmen: (1) sofortige Rettung aus kalter Umgebung; (2) weiteren Wärmeverlust zu vermeiden; (3) nasse Kleidung entfernen; (4) nicht zu aktiven Bewegung auffordern; (5) ansprechbaren Personen warme Getränke geben (keinen Alkohol); (6) Vitalzeichen kontinuierlich kontrollieren; (7) bei Herz-/Atemstillstand Wiederbelebungsmaßnahmen einleiten
- Erfrierung
  - lokale Gewebeschädigung durch Kälteeinwirkung
  - Symptome: oberflächliche Erfrierungen: Kälte, Blässe, Taubheitsgefühl, Rötungen, Frostbeulen; tiefe Erfrierungen: hart, gefühllos, nekrotisch (Gewebe stirbt ab)
  - Gradeinteilung:
    Grad I: marmorierte/bläuliche Haut, Kälte, Taubheitsgefühl, Frostbeulen
    Grad II: Blasenbildung, tiefe Rötung, schmerzhaft
    Grad III: Gewebenekrose, irreversibel zerstörtes Gewebe
  - Erste Hilfe-Maßnahmen: (1) enganliegende Kleidung ausziehen; (2) langsame Erwärmung (z. B. Körperwärme); (3) keine Blasen öffnen, Druck vermeiden; (4) bei oberflächlichen Erfrierungen Bewegung fördern; (5) Notruf absetzen, ggf. lebensrettende Maßnahmen einleiten

1.11.16 Vergiftungen

1.11.16.1 Aufnahmewege und Ursachen von Vergiftungen

- Aufnahmewege: Giftstoffe gelangen über den Verdauungstrakt, die Atemwege, die Haut oder Blutgefäße in den Körper
- Häufige Ursachen bei Erwachsenen: Arzneimittel (Suizidversuche); Haushaltschemikalien, Autoabgase (Kohlenmonoxid), Drogen
- Häufige Ursachen bei Kindern: Haushaltschemikalien (unsichere Lagerung)
- Weitere Ursachen: Lebensmittelvergiftungen (verdorbene Speisen, Giftpilze); Unfälle mit giftigen Substanzen (Gase, Dämpfe)

1.11.16.2 Symptome einer Vergiftung

- Allgemeine Symptome (abhängig von Giftart): Kopfschmerzen, Übelkeit, Erbrechen; Durchfall, Hautveränderungen, Krämpfe; Tachykardie, Herzrasen, Blutdruckabfall, Atemprobleme; Bewusstseinsstörungen bis zum Koma

1.11.16.3 Vergiftungen durch Gase

- Kohlenmonoxidvergiftung (CO-Vergiftung)
  - Eigenschaften: Geruchlos; hochexplosiv; blockiert Sauerstofftransport (CO bindet 300x stärker an Hämoglobin als O_2)
  - typische Symptome: Krämpfe; rosige Haut trotz Sauerstoffmangels
- Kohlendioxidvergiftung (CO_2-Vergiftung)
  - Entstehung: bei Bränden; in Getreidesilos, Weinkellern und Jauchegruben
  - Symptome: Kopfschmerzen; Atemnot; Schwindel; Zyanose; Bewusstlosigkeit; Atem- und Kreislaufstillstand

1.11.16.4 Sofortmaßnahmen bei Vergiftungen

- Erste Hilfe bei Gasvergiftung
  - Selbstschutz beachten: Atemschutz; Frischluftzufuhr; Opfer aus Gefahrenbereich bringen; Atemwege freihalten; bei Atemstillstand Beatmung durchführen; Notruf
- Erste Hilfe bei oraler Giftaufnahme
  - Nur nach ärztlicher Absprache Erbrechen herbeiführen (bei bewusstseinsklaren Personen, außer bei Säuren, Laugen und Schaumbildnern)
  - wiederholte Vitalzeichenkontrolle; bei Bewusstlosigkeit: Stabile Seitenlage; bei Atemstillstand Reanimationsmaßnahmen einleiten
  - Giftnotrufzentralen: sind rund um die Uhr erreichbar; Klären wesentliche Fragen (Wer, Womit, Wie viel, Wann, Symptome)

1.12 Lebens- und Entwicklungsgestaltung

1.12.1 Ziele der Lebens- und Entwicklungsstrategien in der Pflege

- Erhalt der körperlichen und geistigen Integrität: Förderung der Resilienz durch präventive und kurative Pflegeansätze; Anwendung von pflegerischen Interventionen, um Degenerationsprozesse zu verlangsamen
- Optimierung der Anpassung an Gesundheitsveränderungen: Stärkung der adaptiven Fähigkeiten von Pflegeempfängern, um auf gesundheitliche Herausforderungen angemessen zu reagieren; Unterstützung bei der Bewältigung von akuten und chronischen Krankheiten sowie bei der Rehabilitation
- Förderung des psychosozialen Wohlbefindens: Unterstützung der psychosozialen Entwicklung und Stärkung der sozialen Integration in allen Lebensphasen, um Isolation und Stigmatisierung zu vermeiden

1.12.2 Inhalte der Entwicklungspsychologie

- Entstehung und Veränderung psychischer Funktionen (Denken, Erleben, Verhalten) über die gesamte Lebensspanne
- Berücksichtigung biologischer, sozialer, emotionaler und kultureller Faktoren
- Erkennung abweichender Entwicklungsverläufe und Durchführung präventiver Maßnahmen
- Entwicklungsbegriffe und -fragen
  - intraindividuelle Entwicklung: Veränderungen im Verhalten und Erleben eines Individuums über die Lebensspanne
  - interindividuelle Entwicklung: Unterschiede in der Entwicklung zwischen mehreren Menschen; Fragen zur Variabilität und Resilienz unter Belastungen
  - zentrale Grundfrage: Wie entwickelt sich ein Mensch zu einer gesunden Persönlichkeit, die in der Gesellschaft ihren Platz findet?
  - Teilfragen: Dauer der menschlichen Entwicklung (fast zwei Jahrzehnte bis zum Erwachsensein); Verlauf: kontinuierlich (fortlaufende Entwicklung) oder diskontinuierlich (stufenweise Entwicklung)?; Einfluss: Erbanlagen versus Umwelteinflüsse?
  - weitere Einflussfaktoren: Entwicklung ist sowohl anlagebedingt als auch von Umwelteinflüssen abhängig; Sensible Phasen: Zeiträume, in denen bestimmte Fähigkeiten besonders leicht erlernt werden können; Lernen versus Entwicklung: Lernen durch äußere Faktoren und Übung
  - Stabilität und Plastizität: Stabilität heißt, die Merkmale bleiben unverändert; Plastizität bedeutet, Veränderungen sind durch Erfahrungen in jedem Alter möglich

1.12.3 Entwicklungspsychologie nach Pearson

- Hypothesen
  - Entwicklungsprozess dauert lebenslang; mehrdimensionale Entwicklung (Körper, Kognition, Emotion)
  - Formbarkeit: Verhalten und Erleben sind veränderbar (Plastizität)
  - Einflussfaktoren: biologische, soziale, emotionale und kulturelle Faktoren wirken zusammen
- Phasen der menschlichen Entwicklung nach dem britischen Statistiker Karl Pearson (1857–1936)
  - die Phasen verdeutlichen, wie sich der Mensch über die verschiedenen Lebensabschnitte hinweg entwickelt und anpasst
  - Pränatale Phase (Empfängnis bis Geburt):
    (1) Konzeption: Verschmelzung von Ei- und Samenzelle
    (2) Entwicklung des Embryos (1.–8. Woche)
    (3) Organentwicklung, Bildung von Herz, Gehirn, Extremitäten
  - Fötale Phase (9. Woche bis Geburt): weiteres Wachstum und Verfeinerung der Organfunktionen; Entwicklung von Sinneswahrnehmungen und Bewegungen
  - Perinatale Phase (um die Geburt herum):
    (1) Geburt: Übergang von intrauteriner zu extrakorporaler Lebensweise
    (2) Erste Anpassungen: Atmung, Temperaturregulation, Nahrungsaufnahme
    (3) Bindungsbildung: Stärkung der emotionalen Bindung zu den Bezugspersonen
  - Säuglingsalter (0–2 Jahre): Entwicklung grundlegender motorischer und sensorischer Fähigkeiten; Stärkung der emotionalen Bindung (Bindung zu Bezugspersonen); Beginn der sprachlichen Entwicklung
  - Kleinkindalter (2–3 Jahre): Erweiterung der motorischen Fähigkeiten (z. B. Laufen, Klettern); Beginn des symbolischen Denkens und der Sprache; Entwicklung von Autonomie und Unabhängigkeit
  - Vorschulalter (3–6 Jahre): Weiterentwicklung der sprachlichen Fähigkeiten und des sozialen Verhaltens; Beginn des kooperativen Spiels mit Gleichaltrigen; Entstehung von Fantasie und kreativem Denken
  - Schulalter (6–12 Jahre): Entwicklung kognitiver Fähigkeiten (z. B. logisches Denken, Problemlösungsfähigkeiten); soziale Kompetenzen werden weiter ausgebaut (Freundschaften, Teamarbeit); Erwerb von schulischen Fertigkeiten (Lesen, Schreiben, Rechnen)
  - Adoleszenz (12–18 Jahre): körperliche und hormonelle Veränderungen (Pubertät); Entwicklung einer eigenen Identität und Selbstkonzept; Intensivierung sozialer Beziehungen und Auseinandersetzungen mit Autoritäten
  - Erwachsenenalter (18–65 Jahre): Festigung der sozialen und beruflichen Rolle; Entwicklung von Lebenszielen, Karriere und Partnerschaften; Auseinandersetzung mit Lebenskrisen und Verantwortungen
  - Alter (65+ Jahre): Reflexion über das Leben und die eigene Identität; Anpassung an körperliche und kognitive Veränderungen; Bedeutung von sozialen Netzwerken und Unterstützung im Alter

1.12.4 Psychologische Entwicklung nach Freud

- Grundannahmen: der Mensch lebt in Konflikt zwischen biologischen Bedürfnissen und gesellschaftlichen Erwartungen
- Phasen
  - orale Phase (0–1 Jahr): Nahrungsaufnahme, Mund als Hauptmedium
  - anale Phase (1–3 Jahre): Kontrolle über Ausscheidungen, Gefühl der Selbstbestimmung
  - phallische Phase (3–6 Jahre): Begierde nach dem gegengeschlechtlichen Elternteil, Konkurrenz mit dem gleichgeschlechtlichen Elternteil
  - Latenzphase (6–12 Jahre): Umleitung der Triebenergie auf kulturelle Inhalte, Entwicklung des Über-Ichs
  - genitale Phase (ab 12 Jahren): Wiederaufleben der genitalen Triebe, Partnersuche
- Persönlichkeitsstruktur
  - ES: biologische Bedürfnisse
  - ICH: Vermittler zwischen Es und Umwelt
  - ÜBER-ICH: moralische Vorstellungen und Ideen von richtig und falsch

1.12.5 Psychosoziale Entwicklung nach Erikson (Erweiterung von Freuds Modell)

- acht Phasen, in denen der Mensch psychosozialen Konflikten gegenübersteht
- jede Phase bringt Krisen mit sich, die für die gesunde Persönlichkeitsentwicklung bewältigt werden müssen
- Phasen der psychosozialen Entwicklung nach Erikson und Freud
  - Vertrauen versus Misstrauen (1. Lebensjahr): Entwicklung eines Urvertrauens durch Fürsorge
  - Autonomie versus Scham/Zweifel (2.–3. Lebensjahr): Selbstständigkeit und motorische Entwicklung
  - Initiative versus Schuldgefühl (4.–5. Lebensjahr): Erkundung der Welt und soziale Kontakte
  - Kompetenz versus Minderwertigkeitsgefühl (6.–12. Lebensjahr): Vergleich mit anderen und Entdeckung eigener Begabungen
  - Identität versus Identitätsdiffusion (13–20 Jahre): Suche nach der eigenen Identität
  - Intimität versus Isolierung (20–45 Jahre): Aufbau stabiler sozialer Beziehungen
  - Generativität versus Selbstabkapselung (45–65 Jahre): Weitergabe von Erfahrungen, produktiv sein
  - Integrität versus Verzweiflung (65 Jahre bis Tod): Reflexion über das Leben und dessen Sinn

1.12.6 Ansätze aus Verhaltenspsychologie und Lerntheorien

- Behaviorismus nach dem britischen Philosoph John Watson (1847–1939): unser Verhalten wird durch äußere Reize beeinflusst; Klassisches Konditionieren (nach Pawlow) funktioniert auch bei Menschen; Kinder sind stark durch ihre Umwelt formbar
- Operantes Konditionieren nach dem US-amerikanischen Psychologen B. F. Skinner (1904–1990): Verhalten wird durch positive (Lob, Belohnung) oder negative (Tadel, Missachtung) Verstärkung beeinflusst; erlerntes Verhalten wird durch wiederholte Verstärkung stabilisiert
- Lernen durch Beobachtung nach dem kanadischen Psychologen Albert Bandura (1925–2021): Verhalten wird durch Nachahmung von Vorbildern erlernt; Motivation zur Nachahmung wird durch positive/negative Verstärkung (eigene oder fremde) beeinflusst

1.12.7 Kognitive Entwicklungstheorie nach Piaget

- nach dem Schweizer Biologe Jean Piaget (1896–1980) gestalten Kinder ihre Entwicklung aktiv durch Anpassung ihres Denkens an Umweltreize
- zwei zentrale Prozesse
  - Assimilation: neue Informationen werden in bestehende Denkschemata integriert
  - Akkommodation: Schemata werden angepasst, wenn neue Informationen nicht passen
- Phasen der kognitiven Entwicklung nach Piaget
  - sensomotorische Phase (0–2 Jahre): Entwicklung von Motorik und Wahrnehmung; Objektpermanenz
  - präoperationale Phase (2–7 Jahre) Zentrierung auf eine Dimension: Verständnis für einfache Sachverhalte
  - konkret-operationale Phase (7–11 Jahre): Verständnis komplexerer Zusammenhänge wie Volumen und Menge
  - formales Denken (ab 12 Jahren): abstraktes und theoretisches Denken wird möglich

1.12.8 Ökologische Theorie nach dem US-amerikanischen Entwicklungspsychologen Urie Bronfenbrenner (1917–2005)

- Entwicklung findet in einem dynamischen Interaktionsprozess zwischen dem Individuum und seiner Umwelt statt
- Interaktionen des Pflegeempfängers mit Familie, Pflegekräften, Gesundheitssystem und Gesellschaft beeinflussen die Gesundheits- und Entwicklungsstrategien maßgeblich
- Umweltebenen, welche die Entwicklung des Kindes beeinflussen:

- Mikrosystem: die unmittelbare Umgebung, in der eine Person lebt und interagiert; z. B. Familie, Freunde, Schule, Arbeitsplatz
- Mesosystem: die Interaktionen zwischen den verschiedenen Mikrosystemen; z. B. die Beziehung zwischen Familie und Schule
- Exosystem: Strukturen, die die Person indirekt betreffen, aber nicht Teil ihrer direkten Umgebung sind; z. B. Arbeitsplatz der Eltern, Medien
- Makrosystem: die kulturellen, gesellschaftlichen und politischen Rahmenbedingungen, die die Entwicklung beeinflussen; z. B. Gesetze, Werte, Traditionen
- Chronosystem: zeitliche Veränderungen, die sich auf die Entwicklung auswirken; z. B. historische Ereignisse oder persönliche Lebensveränderungen wie Scheidung

1.12.9 Theorie der Entwicklungsaufgaben nach dem US-amerikanischen Psychologen Robert J Havighurst (1900–1991)

- jede Lebensphase stellt spezifische Entwicklungsaufgaben, deren erfolgreiche Bewältigung zur gesunden Entwicklung beiträgt
- nach Havighurst stammen die Entwicklungsaufgaben aus den folgenden drei Quellen
  - biologische Prozesse; z. B. körperliche Reifung in der Pubertät oder das Altern
  - soziale Erwartungen; z. B. gesellschaftliche Normen und Anforderungen, wie den Berufseinstieg oder die Gründung einer Familie
  - individuelle Werte und Ziele; z. B. persönliche Wünsche und Ambitionen, wie das Streben nach Selbstverwirklichung
- Entwicklungsaufgaben nach Havighurst
  - frühe Kindheit (0–5 Jahre): Lernen, mit anderen Menschen umzugehen (soziale Fähigkeiten); Entwickeln von grundlegenden motorischen Fähigkeiten; Lernen, grundlegende Körperfunktionen zu kontrollieren (z. B. Toilettentraining)
  - mittlere Kindheit (6–12 Jahre): Erwerb grundlegender Fähigkeiten in Lesen, Schreiben und Rechnen; Entwicklung von sozialen Beziehungen zu Gleichaltrigen; Lernen von Regeln und Normen innerhalb der Gruppe (Schule)
  - Adoleszenz (12–18 Jahre): Umgang mit Geschlechterrollen und sozialen Beziehungen; Vorbereitung auf die Übernahme von Verantwortung in der Erwachsenenwelt
  - frühes Erwachsenenalter (18–30 Jahre): Bildung von intimen Beziehungen (Partnerschaften); Gründung der eigenen Familie und Übernahme von Verantwortung; Etablierung einer Karriere und beruflicher Identität
  - mittleres Erwachsenenalter (30–55 Jahre): Erziehung von Kindern und Unterstützung deren Entwicklung; Beitrag zur Gemeinschaft und gesellschaftliche Verantwortung; Bewältigung der Herausforderungen von Alter und Krankheit

- spätes Erwachsenenalter (55 Jahre und älter): Reflexion über das eigene Leben und Akzeptanz des Alters; Aufrechterhaltung von sozialen Kontakten und Beziehungen; Auseinandersetzung mit Verlusten (z. B. durch Tod von Angehörigen) und Anpassung an Veränderungen

1.12.10 Lebensphasen

1.12.10.1 Kindheit

- reicht von pränatal bis ca. 11 Jahre
- Entwicklungsphasen
  - Pränatal/perinatal: Empfängnis bis Geburt
  - Säuglingsalter: Geburt bis ca. 2 Jahre
  - Frühe Kindheit: 2–6 Jahre
  - Mittlere Kindheit: 6–11 Jahre
- gesellschaftliche Prägung: Sozialisation ist ein lebenslanger Prozess, der in primäre, sekundäre und tertiäre Sozialisation unterteilt wird
- Pränatale Entwicklung
  - Keimphase: Befruchtung bis Einnistung (ca. 6 Tage)
  - Embryonale Phase: 3.–8. Entwicklungswoche; Organe werden angelegt
  - Fetalperiode: ab der 9. Woche, Organreifung; ab ca. 28. Woche starkes Wachstum
- Motorische Entwicklung
  - Pränatal: erste Bewegungen spürbar; ab 18.–20. Schwangerschaftswoche
  - Neugeborenes: Reflexe wie Greifreflex, Schreireflex
  - 2–18 Monate: Kopf halten, Drehen, Sitzen; Krabbeln, freies Gehen
  - bis 3 Jahre: Feinmotorik entwickelt sich stark; Koordination verbessert sich
- Entwicklung der Sinneswahrnehmung
  - Hören: ab Mitte der Schwangerschaft; Erkennung der Mutterstimme nach der Geburt
  - Sehen: Nahsehen sofort nach Geburt; Sehschärfe entwickelt sich bis ca. 6 Monate
  - Riechen/Schmecken: bereits im Mutterleib vorhanden
- Emotionale Entwicklung
  - Soziales Lächeln (ab ca. 6 Wochen); Lachen (ab ca. 4 Monaten); Fremdeln (ab ca. 6 Monaten); Selbstkonzept (ab ca. 18 Monaten; Entwicklung von Stolz und Scham); eine enge Bindung zu einer Bezugsperson wichtig
- Kognitive Entwicklung: nach Jean Piaget; Entwicklung in Stufen; beginnend mit sensorischen Erfahrungen
- Sprachliche Entwicklung
  - Lallstadium (ab 4 Monaten)
  - Einwortstadium (ab 12 Monaten)
  - Zweiwortstadium (ab 18 Monaten)
  - deutliche Zunahme des Wortschatzes (3–6 Jahre)
- Moralische Entwicklung

  - Präkonventionelle Moral: Autoritätsperson entscheidet
  - Konventionelle Moral: Orientierung an Gruppenregeln
  - Postkonventionelle Moral: Handeln nach ethischen Werten
- Risikofaktoren für Entwicklungsstörungen
  - Prenatal: Erkrankungen; Drogen; Fehlernährung; genetische Defekte
  - Perinatal: Geburtskomplikationen, Sauerstoffmangel
  - Postnatal: Psychische Probleme der Eltern; Gewalt und Vernachlässigung
- Vorsorgeuntersuchungen von der Schwangerschaft bis zur Jugend, Überwachung von Entwicklungsmeilensteinen
- Auffälligkeiten in Sozialverhalten, Motorik, Sprache und Gedeihen sollten beobachtet und ggf. ärztlich abgeklärt werden
- Entwicklungsverläufe sind individuell, die Durchschnittswerte bieten Orientierung, aber keine absolute Norm

1.12.10.2 Jugend

- Adoleszenz
  - Zeitraum: ca. 11–18 Jahre
  - Adoleszenz: Entwicklungsphase, in der die Pubertät stattfindet
  - Pubertät: Teil der Adoleszenz, in dem die Geschlechtsreifung erfolgt
- Entwicklung in der Jugend
  - Zentrale Themen: Lösung von der Kernfamilie; Erwerb von Autonomie; Identitätsfindung
  - körperliche Entwicklung: Beginn der Pubertät (Mädchen ca. 2 Jahre früher als Jungen); Ausbildung sekundärer Geschlechtsmerkmale (z. B. Brustentwicklung, Stimmbruch); Mädchen: Erste Monatsblutung (Menarche) zwischen 11–13 Jahren; Jungen: Reifung der Samenzellen und Fähigkeit zur Ejakulation
  - für eine gesunde Entwicklung ist es wichtig, Veränderungen positiv zu akzeptieren
- Geschlechtsidentität: körperliche und hormonelle Veränderungen; neue sexuelle Gefühle und Bedürfnisse; Unsicherheiten; Jugendliche fühlen sich oft unzureichend informiert über ihre Entwicklung; Entwicklung einer Sexualmoral; Jugendliche müssen eigene Werte und Überzeugungen formen
- Identitätsfindung: zentraler Schritt ist die Entwicklung der Geschlechtsidentität; Fragen der Identität; Abgrenzung von anderen; Einzigartigkeit und Selbstdefinition; Einfluss der Peergroup spielt eine wichtige Rolle in der sozialen Identität; Kernfamilie bleibt wichtiger Bezugspunkt; jedoch häufig Diskussionen mit Gleichaltrigen
- Risikofaktoren für die Entwicklung: Übertriebene Beschäftigung mit dem eigenen Körper kann zu Körperwahrnehmungsstörungen führen (besonders betroffen sind Mädchen – sie empfinden oft Schwierigkeiten, die eigenen Rundungen positiv zu werten); erste Erfahrungen mit Drogen; hohe Anfälligkeit für Drogenmissbrauch und Essstörungen; Suizid ist die zweithäufigste Todesursache

unter Jugendlichen; häufige Gründe: Konflikte mit Eltern; Liebeskummer; Appellative Suizidversuche (Hilferufe)

1.12.10.3 Erwachsenenalter

- Entwicklung im Erwachsenenalter
  - Frühes Erwachsenenalter (ca. 18–40 Jahre): Fokus auf sozialen und beruflichen Herausforderungen; Aufbau neuer sozialer Netzwerke durch Wechsel im beruflichen Umfeld; oft Festigung der partnerschaftlichen Beziehung; Familiengründung und Übernahme von Verantwortung
  - mittleres Erwachsenenalter (ca. 40–65 Jahre): diese Phase wird oft als die »Rushhour des Lebens« bezeichnet, da viele wichtige Lebensereignisse gleichzeitig auftreten; berufliche Karriere, Kindererziehung und Unterstützung der eigenen Eltern verlangen Aufmerksamkeit; Reflexion des bisherigen Lebens und häufig auch Veränderungen im gesundheitlichen Bereich, z. B. durch das Klimakterium bei Frauen
  - Spätes Erwachsenenalter (ca. 65 Jahre bis zum Tod): der Ausstieg aus dem Berufsleben und die Selbstständigkeit der Kinder markieren zentrale Veränderungen; der Fokus liegt nun auf der Suche nach neuen sinnstiftenden Aufgaben und Aktivitäten; Altern wird heute als ein Prozess der Weiterentwicklung und nicht nur als Abbau verstanden

1.12.10.4 Das Alter

- um das Alter differenziert zu beurteilen, wird es in kalendarische Kategorien unterteilt:
  - junges Alter: 60–65 Jahre
  - mittleres Alter: 66–74 Jahre
  - hohes Alter: 75–84 Jahre
  - Hochaltrigkeit: 85–99 Jahre
  - Langlebigkeit: 100 Jahre und älter
- Kalendarisches versus Biologisches Alter
  - Kalendarisches Alter: bezieht sich auf das Geburtsdatum und zählt die Jahre
  - Biologisches Alter: beruht auf dem körperlichen und geistigen Zustand einer Person, d. h. wie »fit« jemand ist; dieses Alter kann stark vom kalendarischen abweichen
  - Beispiel: Ein 60-jähriger Mensch kann körperlich und geistig in einer ganz anderen Lebenslage sein als ein 85-Jähriger, obwohl beide im Lebensabschnitt »Alter« sind.
- das Alter als Prozess
  - Alter ist kein fest definierbarer Begriff, sondern ein biologischer, psychischer und sozialer Prozess
  - es beschreibt Veränderungen auf verschiedenen Ebenen des Lebens – körperlich, geistig und sozial
- Psychosoziale Alterstheorien

  - Defizitmodell (diese überholte Theorie betrachtet Alter nur als Abbau körperlicher und geistiger Fähigkeiten; soziale Isolation wird als unvermeidliche Folge dieses Prozesses angesehen)
  - Disengagementtheorie (alte Menschen ziehen sich bewusst aus sozialen Kontakten zurück, weil sie sich stärker auf sich selbst und das Lebensende fokussieren möchten)
  - Aktivitätstheorie (im Gegensatz zur Disengagementtheorie wird hier angenommen, dass alte Menschen weiterhin aktiv am sozialen Leben teilnehmen und Kontakte suchen wollen)
  - Kontinuitätstheorie (der Wunsch nach sozialer Integration oder Isolation hängt von den Persönlichkeitsmerkmalen ab; introvertierte Menschen neigen eher zum Rückzug, extrovertierte Menschen bleiben aktiver)
  - Sozial-emotionale Selektivitätstheorie (ältere Menschen reduzieren ihre sozialen Kontakte, behalten aber die emotional wichtigsten Beziehungen bei)
  - Kompetenzmodell (ein zufriedenes Altern kann erreicht werden, wenn Menschen ihre Kompetenzen weiterhin nutzen und sich auch im Alter neuen Herausforderungen stellen)
- Veränderungen im Alter
  - physiologische Veränderungen: Muskelmasse und Flüssigkeit in den Körperzellen nehmen ab, was die Beweglichkeit beeinträchtigt; die Haut wird dünner und verliert an Elastizität, was zu erhöhter Empfindlichkeit führt; die Knochendichte nimmt ab, was das Risiko von Frakturen erhöht; die Leistungsfähigkeit der Organe wie Herz, Niere und Leber nimmt ab; Verschlechterung der Sensorik: Seh- und Hörvermögen verschlechtern sich, was das Risiko von Stürzen erhöht; verlangsamte Reaktionszeit bei der Verarbeitung von Informationen und Erfassung von Situationen
  - pathologische Veränderungen: das höhere Alter erhöht das Risiko für chronische Erkrankungen wie Herz-Kreislauf-Erkrankungen und Tumore; Multimorbidität tritt häufig auf, wenn mehr als zwei chronische Krankheiten gleichzeitig bestehen

1.12.11 Persönlichkeitspsychologie

- Ziel: untersucht grundlegende Unterschiede im Verhalten und Erleben zwischen Individuen, um sie verstehen, erklären, vorhersagen und beeinflussen zu können
- Persönlichkeitsmerkmale (Traits): Merkmale, die ein Individuum von anderen unterscheiden
- Individuum: ein unteilbares Einzelwesen (menschlich, tierisch, pflanzlich); im engeren Sinne eine einzelne menschliche Persönlichkeit
- Unterschied zwischen Traits und State: Traits sind dauerhafte Eigenschaften (z. B. ängstlich in vielen Situationen); ein State ist ein vorübergehender Gefühlszustand (z. B. Angst vor einer Operation) und kein verlässlicher Indikator für zukünftiges Verhalten
- Big Five-Persönlichkeitseigenschaften
  - Emotionale Stabilität

- Extraversion (Geselligkeit, Optimismus)
- Offenheit gegenüber Neuem
- Verträglichkeit
- Gewissenhaftigkeit
- Persönlichkeit: Gesamtheit aller zeitlich stabilen Merkmale eines Individuums (Traits)
- Persönlichkeitsstörungen: der Übergang zwischen normaler und gestörter Persönlichkeit ist fließend
  - Einschätzungskriterien: Anpassungsfähigkeit; Autonomie; Beziehungsfähigkeit; Leistungsfähigkeit; Reaktion auf Emotionen

1.13 Lebensqualität

1.13.1 Definition und Einflussfaktoren

- Subjektives Wohlbefinden in den Bereichen physische, psychische, soziale und funktionale Gesundheit
- WHO definiert Lebensqualität als »die individuelle Wahrnehmung der eigenen Position im Leben im Kontext der Kultur und Wertesysteme, in denen man lebt.« (WHO 1986)
- Einflussfaktoren auf die Lebensqualität von Pflegebedürftigen
  - Gesundheitszustand: Chronische Erkrankungen; Multimorbidität
  - Selbstständigkeit: Fähigkeit, tägliche Aktivitäten selbst durchzuführen
  - Pflegearrangement: Qualität der Pflege; Verhältnis zu Pflegekräften
  - Soziale Isolation: Mangel an sozialen Kontakten
  - Einsamkeit

1.13.2 Dimensionen der Lebensqualität nach dem US-amerikanischen Psychologen Maurice Powell Lawton (1923–2001)

- objektive Umwelt: Wohnraum; Quartier; Nachbarn; Einkaufsmöglichkeiten
- subjektives Wohlbefinden: Gefühle ausdrücken; Zugehörigkeit; Lebenszufriedenheit
- Verhaltenskompetenz: Selbstständiges Leben; Anpassungsfähigkeit; Problemlösung
- erlebte Lebensqualität: subjektive Bewertung der Lebensbedingungen

1.13.3 Ökologisches Modell der Handlungsanforderungen

- ist nach M. P. Lawton ein bedeutsames Modell für die aktivierende Pflege
- Grundidee ist, dass das Wohlbefinden älterer Menschen von der Wechselwirkung zwischen der Person und ihrer Umwelt abhängt
- wird auch Person-Umwelt-fit-Modell genannt
- zeigt die vorhandenen Personalkompetenzen und die Umweltanforderungen an diese Person
- Personale Kompetenz: Fähigkeiten und Fertigkeiten der Person (z. B. physische, kognitive, emotionale Ressourcen)
- Umweltanforderungen: Herausforderungen oder Anforderungen, die die Umwelt an die Person stellt
- Optimales Gleichgewicht: Wohlbefinden entsteht, wenn die Kompetenzen der Person den Anforderungen der Umwelt entsprechen
- Unterforderung/Überforderung: zu geringe oder zu hohe Anforderungen führen zu Langeweile oder Stress
- Adaptation: Menschen passen sich durch Verhaltensänderungen oder Anpassungen der Umwelt an, um das Gleichgewicht zu erhalten

1.13.4 Multimorbidität

1.13.4.1 Definition und Relevanz

- Vorliegen mehrerer chronischer Erkrankungen bei einer Person
- Erhöhtes Risiko für Komplikationen, Pflegebedürftigkeit und Therapiekomplexität
- Erfordert interdisziplinäre Versorgung und individuelle Pflegeplanung

1.13.4.2 Verlaufsformen von Multimorbidität

- kontinuierlicher Verlauf (langsam fortschreitend, ohne plötzliche Verschlechterungen)
  - Beispiel: Osteoarthritis
  - Pflege: Schmerzmanagement, Bewegungserhaltung, Hilfsmittelversorgung
- rezidivierender Verlauf (wiederkehrende Episoden von Verschlechterung mit Phasen der Stabilität)
  - Beispiel: Chronisch obstruktive Lungenerkrankung (COPD) mit Exazerbationen
  - Pflege: Frühwarnzeichen erkennen, Exazerbationsprophylaxe, Schulung zur Selbstversorgung
- progredienter Verlauf (Kontinuierliche Verschlechterung ohne Erholungsphasen)
  - Beispiel: Amyotrophe Lateralsklerose (ALS)
  - Pflege: Symptomkontrolle, palliative Begleitung, psychosoziale Unterstützung

- kompensierter Verlauf (Fortschreiten der Erkrankung, aber durch Anpassungsmechanismen stabil)
  - Beispiel: Herzinsuffizienz mit kompensierter Phase
  - Pflege: Medikation überwachen, Anpassung des Lebensstils, Überwachung auf Dekompensation

1.13.4.3 Lebensqualität bei chronischen Erkrankungen (Trajekt-Modell)

- Juliet Corbin und Anselm Strauss haben den Verlauf chronischer Erkrankungen in neun Stadien (Phasen) eingeteilt, um potenzielle Pflegeinterventionen für Lebensqualität zu verdeutlichen (▶ Kap. 5.1.2)
- Stadium 1: Präklinische Phase
  - Merkmale: keine Symptome, aber Risikofaktoren vorhanden; Erkrankung könnte durch Prävention vermeidbar sein
  - Pflegeinterventionen: Gesundheitsförderung und Prävention (z. B. Ernährung, Bewegung); Aufklärung über Risikofaktoren; frühzeitige Vorsorgeuntersuchungen
- Stadium 2: Diagnose-Phase
  - Merkmale: erste Symptome treten auf, Diagnose wird gestellt; emotionale Belastung für Pflegeempfänger und Angehörige
  - Pflegeinterventionen: Unterstützung im Umgang mit der Diagnose; Aufklärung über Erkrankung, Therapieoptionen und Prognose; Förderung von Selbstmanagement und Krankheitsakzeptanz
- Stadium 3: Akutphase
  - Merkmale: plötzliche oder schwere Verschlechterung der Gesundheit; Notwendigkeit intensiver medizinischer Maßnahmen
  - Pflegeinterventionen: Akutversorgung und Überwachung der Vitalzeichen; Unterstützung bei der Schmerz- und Symptomkontrolle; psychosoziale Begleitung und Krisenintervention
- Stadium 4: Normalisierungsphase
  - Merkmale: Anpassung an das Leben mit der Erkrankung; Entwicklung von Bewältigungsstrategien
  - Pflegeinterventionen: Förderung von Alltagskompetenzen; Unterstützung bei Therapieanpassungen & Rehabilitation; Stärkung der Selbstpflegefähigkeiten
- Stadium 5: Stabile Phase
  - Merkmale: Krankheitssymptome sind unter Kontrolle; Pflegeempfänger kann mit Einschränkungen leben
  - Pflegeinterventionen: regelmäßige Verlaufskontrolle und Prävention von Rückfällen; Unterstützung bei Therapieadhärenz; Gesundheitsfördernde Maßnahmen (z. B. Ernährung, Bewegung)
- Stadium 6: Instabile Phase
  - Merkmale: Symptome verschlechtern sich intermittierend; Therapieanpassung notwendig

  - Pflegeinterventionen: frühzeitige Erkennung von Warnzeichen; Anpassung der Pflege und Medikation; Unterstützung bei Arztbesuchen und Therapieänderungen
- Stadium 7: Verschlechterungsphase
  - Merkmale: fortschreitende Verschlechterung trotz Therapie; zunehmender Funktionsverlust und Abhängigkeit
  - Pflegeinterventionen: Symptomkontrolle und palliative Maßnahmen; Unterstützung bei Entscheidungen zur weiteren Therapie; Psychosoziale Begleitung von Pflegeempfänger und Angehörigen
- Stadium 8: Rückkehrphase
  - Merkmale: teilweise Rückkehr zu einem stabilen, aber oft eingeschränkten Leben; Anpassung an neue Lebensrealität nach schwerer Krankheitsphase; Mögliches Wiedererlangen von Selbstständigkeit
  - Pflegeinterventionen: Unterstützung bei der Rehabilitation und Wiedereingliederung; Förderung der Selbstständigkeit und Alltagsbewältigung; Psychosoziale Begleitung und Stärkung der Krankheitsakzeptanz
- Stadium 9: Sterbephase
  - Merkmale: terminale Krankheitsphase, Symptome wie Schmerz, Atemnot, Angst; Sterben rückt in den Fokus der Pflege
  - Pflegeinterventionen: Palliativpflege zur Linderung belastender Symptome; Kommunikation über Wünsche sowie Advance Care Planning (vorausschauende Versorgungsplanung, ▶ Kap.4.6 Vorsorgevollmacht, Betreuungs- und Patientenverfügung); Begleitung der Angehörigen und Trauerbegleitung

1.13.5 Assessment-Instrumente zur Messung der Lebensqualität

- je nach Alter, Erkrankung und Ziele der Pflegeplanung können folgende Assessements verwendet werden
  - SF-36 (Short Form-36 Health Survey): erfasst acht Dimensionen (körperliche Funktion, emotionale Rolle, Vitalität, soziale Funktionen)
  - EQ-5D (EuroQol-5 Dimensions): bewertet Mobilität, Selbstversorgung, Alltagsaktivitäten, Schmerz/Unbehagen, Angst/Depression
  - WHOQOL-100 (World Health Organization Quality of Life): Fragen zu physischen, psychischen und sozialen Aspekten sowie Umweltfaktoren
  - Barthel-Index: misst die Selbstständigkeit bei Aktivitäten des täglichen Lebens (ADL, Activities of Daily Living) (▶ Kap. 1.3.2.2)
  - H.I.L.DE (Hildesheimer Inventar zur Lebensqualität Demenzkranker): speziell für Menschen mit Demenz entwickelt
  - DCM (Dementia Care Mapping): Beobachtungsmethode zur Bewertung des Lebensqualitätserlebens bei Demenzkranken
  - INSEL (Instrument zur Erfassung von Lebensqualität in der stationären Altenpflege): bewertet die Lebensqualität in stationären Pflegeeinrichtungen

1.13.6 Interventionen zur Verbesserung der Lebensqualität:

- Person-zentrierte Pflege (▶ Kap. 2.3.1): Berücksichtigung individueller Bedürfnisse und Wünsche der Pflegebedürftigen
- Förderung der Selbstständigkeit: Einsatz von Mobilitätshilfen und Ergotherapie
- Soziale Teilhabe: Förderung sozialer Kontakte durch Besuchsdienste und Freizeitaktivitäten
- Schmerzmanagement: moderne Schmerztherapien zur Steigerung des körperlichen Wohlbefindens

1.13.7 Deprivationsprophylaxe

- Definition: Vorbeugung eines Mangels oder Entzugs von körperlichen/psychischen Bedürfnissen (z. B. Schlaf, Liebe)

1.13.7.1 Formen der Deprivation

- sensorische Deprivation
  - Ursachen: reizarme Umwelt; Mangel an sinnlichen Reizen
  - Folgen: Störungen des Erlebens und Verhaltens (z. B. Halluzinationen bei Experimenten)
- Soziale Deprivation
  - Ursachen: fehlende emotionale Zuwendung durch konstante Bezugsperson
  - Folgen: Störung der Lebensbewältigung

1.13.7.2 Symptome der Deprivation

- Allgemeine Symptome: Entwicklungsstagnation; Passivität; depressive Verstimmungen; Körperlicher Verfall (z. B. Gewichtsverlust, motorische Verlangsamung)
- Spezifische Symptome
  - bei Kindern: anaklinische Depression (wenn Säuglinge oder Kleinkinder sich einem Verlust der Bezugsperson ausgesetzt fühlen; z. B. weinerliche Verstimmung, Gewichtsverlust, Schlaflosigkeit); psychischer Hospitalismus (z. B. starrer Gesichtsausdruck, stereotype Bewegungen)
  - bei Erwachsenen: mangelnder Genesungswille; Passivität; Rückzug
  - bei älteren Menschen: Desorientiertheit; Inkontinenz; Exkrementverschmieren; körperlicher Verfall; Angst und Unruhe

1.13.7.3 Risikogruppen

- Kinder bei fehlender elterlicher Zuwendung oder in stationären Einrichtungen
- Erwachsene bei Langzeitaufenthalten in Krankenhäusern oder Pflegeeinrichtungen

- ältere Menschen in Pflegeheimen, bei Verlust der Familie oder der Heimat
- Migranten, insbesondere durch Sprachbarrieren und kulturelle Unterschiede

1.13.7.4 Historische Erkenntnisse

- Friedrich II. Experiment: Kinder ohne emotionale Zuwendung blieben trotz guter Pflege ohne Sprachentwicklung und verstarben
- Rene A. Spitz (1887–1974): Beobachtung von Findelkindern: Symptome nach Trennung von der Mutter (anaklinische Depression, s.o.); bei längerer Trennung: psychischer Hospitalismus (extreme körperliche und psychische Schäden)
- Kinderkrankenhaus-Charta (1988): Anerkennung der Bedeutung elterlicher Nähe während Krankenhausaufenthalten

1.13.7.5 Pflegeinterventionen

- Sicherstellung emotionaler Zuwendung durch konstante Bezugspersonen
- Beschäftigung: Individuelle Angebote schützen vor sensorischer Deprivation
- emotionale Unterstützung: Förderung durch Angehörige und Pflegepersonal (z. B. mittels Validation, ▶ Kap. 2.10.2)
- emotionales Umfeld fördern: Nähe von Angehörigen ist essenziell; Einbindung der Familie durch Beratung und Anleitung; bei Bedarf übernimmt das Pflegepersonal die emotionale Unterstützung; Zusammenarbeit mit Seelsorgern und Hospizdiensten (interdisziplinäre Ansätze)
- Risikoeinschätzung: Beobachtung subtiler Symptome (z. B. Rückzug, Verhaltensänderungen); Berücksichtigung des Alters und der Lebensumstände
- soziale Kontakte ermöglichen
  - aktive Einbeziehung Pflegebedürftiger in den Pflegeprozess fördert Motivation und verhindert Rückzug
  - offene Besuchsregelungen zur Stärkung des Familienbezugs (Rooming-In)
  - Unterstützung durch Angehörige reduziert Deprivationssymptome
  - individuelle Begleitung durch Pflegepersonal stärkt Angehörige
  - Integration von Familienstrukturen und persönlichen Gegenständen in Pflegeeinrichtungen
  - Rooming-in (mit Begleitperson ins Krankenhaus, v. a. bei Kindern, Menschen mit Behinderungen und bei Menschen mit Demenz)
- Schaffung einer reizvollen, entwicklungsfördernden Umgebung; Gestaltung der Umgebung anregend und vertraut gestalten (z. B. Farbakzente, Bilder, Mobiles); positive Reize durch Gestaltung der Stationen (z. B. farbige Wände, Gardinen)
- Hilfsmittel nutzen (z. B. Hörgeräte, Sehhilfen); Gewährleistung des Zugangs zu notwendigen Hilfsmitteln; Orientierungshilfen bereitstellen; persönliche Gegenstände; Mitnahme von Möbeln, Bildern und persönlicher Wäsche ermöglicht Orientierung
- psychosoziale Betreuung und Einbindung von Angehörigen und Integration in Aus-, Fort- und Weiterbildungen
- fundierte Standards sowie spezielle Assessments erstellen und einführe

1.13.8 Depressionsprophylaxe

1.13.8.1 Depressionsformen

- Unipolare Depression (Major Depression)
  - Definition: häufigste Form der Depression; gekennzeichnet durch anhaltende depressive Verstimmung, Interessenverlust und Antriebslosigkeit
  - weitere Symptome: Traurigkeit; Schlafstörungen; Appetitveränderungen; Konzentrationsprobleme; Schuldgefühle; Suizidgedanken
  - auslösende Ursachen: genetische Veranlagung; chronischer Stress; Traumata; hormonelle Veränderungen; soziale Isolation
- Winterdepression (Saisonale Depression)
  - Definition: depressive Episode, die vor allem in Herbst- und Wintermonaten durch Lichtmangel ausgelöst wird
  - Symptome: Müdigkeit und erhöhtes Schlafbedürfnis; Kräfte- und Energieverlust; Gewichtszunahme; Reizbarkeit
  - auslösende Ursachen: Wohnort in Regionen mit geringer Sonneneinstrahlung; Vitamin-D-Mangel; genetische Prädisposition
- Chronisch depressive Verstimmung (Dysthymie)
  - Definition: lang andauernde depressive Symptome (mindestens zwei Jahre); meist in milderer Ausprägung als bei Major Depression
  - Symptome: andauernde Traurigkeit; Hoffnungslosigkeit; reduzierte Leistungsfähigkeit; niedrige Selbstachtung
  - auslösende Ursachen: chronische Erkrankungen; ungelöste Konflikte; langfristige psychosoziale Belastungen
- Bipolare Depression (manisch-depressive Erkrankung)
  - Definition: psychische Erkrankung mit Phasen von Depressionen und Manien oder Hypomanien
  - Symptome in depressiven Phasen: Traurigkeit; Interessenverlust; Antriebslosigkeit
  - Symptome in der manischen Phase: Euphorie; Hyperaktivität; Impulsivität; Schlafmangel
  - auslösende Ursachen: familiäre Häufung; Drogenmissbrauch; starke Lebensveränderungen oder belastende Ereignisse
- Wochenbettdepression (postpartale Depression)
  - Definition: depressive Episode, die innerhalb der ersten Monate nach der Geburt auftritt
  - Symptome: Überforderung; emotionale Instabilität; Schuldgefühle; Schlafstörungen; reduzierte Leistungsfähigkeit
  - auslösende Ursachen: fehlende Unterstützung; hormonelle Umstellungen; belastende Geburtserfahrungen

1.13.8.2 Pflegeinterventionen

- Allgemeine Maßnahmen
  - Aufbau einer vertrauensvollen Beziehung: Förderung einer offenen und empathischen Kommunikation; regelmäßige Gespräche zur Stabilisierung der emotionalen Situation
  - Psychoedukation: Aufklärung über die Krankheit, Symptome und Behandlungsoptionen; Unterstützung der Betroffenen bei der Entwicklung von Selbsthilfestrategien
  - Förderung der Selbstfürsorge: Unterstützung bei der Etablierung gesunder Routinen (z. B. Schlaf, Ernährung, Bewegung)
  - Stärkung sozialer Kontakte: Förderung der Integration in soziale Netzwerke oder Selbsthilfegruppen
- Spezifische Interventionen bei…
  - unipolarer Depression: Unterstützung bei der Tagesstrukturierung und Planung positiver Aktivitäten; Überwachung der Therapietreue, z. B. bei Medikamenteneinnahme und Psychotherapie; Förderung von Bewegungsprogrammen und Entspannungsübungen
  - Winterdepression: Organisation und Überwachung einer Lichttherapie; Motivation zur Tagesgestaltung mit Aktivitäten im Freien; Beratung zu Vitamin-D-Supplementierung und Ernährung
  - chronisch depressive Verstimmung (Dysthymie): regelmäßige psychosoziale Begleitung, um Isolation zu verhindern; Förderung positiver Denk- und Verhaltensmuster durch motivierende Gespräche; Unterstützung bei der Teilnahme an Selbsthilfegruppen
  - bipolarer Depression: Beobachtung und Dokumentation von Stimmungsschwankungen; Unterstützung bei der Einhaltung der medikamentösen Therapie, z. B. mit Lithium; Beratung zur Stressbewältigung und Prävention von manischen Episoden
  - Wochenbettdepression: Unterstützung bei der Babypflege und Stillberatung; Förderung des Bondings zwischen Mutter und Kind; Vermittlung professioneller Hilfe bei schweren Symptomen oder Krisen

1.14 Rehabilitation

1.14.1 Definition und Ziele

- Maßnahmen zur Wiedereingliederung von Menschen mit Behinderungen oder chronischen Erkrankungen in Alltag, Beruf und Gesellschaft
- Ziel ist das Wiedererlangen der Selbstständigkeit und Teilhabe am gesellschaftlichen Leben

- Im Fokus stehen die Lebensbereiche der betroffenen Personen sowie Umweltbedingungen, die Erkrankungen beeinflussen
- Definition und Ziele (nach WHO, 1980)
  - »Rehabilitation umfasst alle Maßnahmen, die Bedingungen, die zu Einschränkungen oder Benachteiligungen führen, abschwächen «
  - Ziel ist die »Soziale Integration durch Befähigung der betroffenen Personen und durch Veränderung ihrer Umgebung «

1.14.2 Krankheitsfolgenmodell (ICF)

- Grundlage ist die Internationale Klassifikation der Funktionsfähigkeit, Behinderung und Gesundheit (ICF)
- es zeigt auf, wie chronische Krankheiten und Behinderungen den Alltag und Lebensbereiche der Betroffenen beeinflussen
- Rehabilitationsziele: Wiedereingliederung in Gesellschaft, Beruf und Alltag; Förderung der Selbstbestimmung und Selbstständigkeit; Unterstützung betroffener Personen in der Bewältigung alltäglicher Aufgaben trotz gesundheitlicher Einschränkungen; Anpassung der Umwelt: z. B. barrierefreie Zugänge, technische Hilfsmittel

1.14.3 Zielgruppen der Rehabilitation

- Menschen mit
  - angeborenen Behinderungen (z. B. Down-Syndrom)
  - Entwicklungsstörungen (z. B. Autismus)
  - Behinderungen nach Unfällen (z. B. Verlust von Gliedmaßen)
  - chronischen Erkrankungen (z. B. Herz-Kreislauf-Erkrankungen)

1.14.4 Arten der Rehabilitation nach Zielsetzung

- die Formen greifen je nach Bedarf der Person ineinander
- medizinische Rehabilitation; Fokus: Behandlung gesundheitlicher Schädigungen (z. B. Physiotherapie, Verordnung von Hilfsmitteln)
- beruflich-schulische Rehabilitation; Ziel: Wiedereingliederung in den Arbeitsmarkt(z. B. Arbeitsplatzanpassung, Umschulung)
- soziale Rehabilitation; Ziel: Teilhabe am sozialen Leben (z. B. barrierefreier Zugang zu Behörden, soziale Integration)

1.14.5 Rehabilitationsangebote für alle Altersgruppen

- Geriatrische Rehabilitation: Unterstützung älterer Menschen nach Akutbehandlungen
- Kinder- und Jugendrehabilitation (z. B. Therapie chronischer Erkrankungen; Prävention von Spätfolgen)

1.14.6 Rehabilitationsträger

- Gesetzliche Rentenversicherung: verantwortlich für die medizinische und berufliche Rehabilitation von berufstätigen Menschen, um die Rückkehr ins Arbeitsleben zu unterstützen
- Gesetzliche Krankenversicherung: bietet Leistungen für medizinische Rehabilitation und präventive Maßnahmen, darunter Mutter-/Vater-Kind-Kuren
- Gesetzliche Unfallversicherung: zuständig für die Rehabilitation nach Arbeitsunfällen und Berufskrankheiten, inklusive finanzieller Entschädigungen
- Bundesagentur für Arbeit: trägt zur beruflichen Rehabilitation und Wiedereingliederung von arbeitssuchenden und von Arbeitslosigkeit bedrohten Menschen bei
- Versorgungsämter und Fürsorgestellen: zuständig für die Rehabilitation und soziale Entschädigung von Kriegsopfern, Opfern von Gewaltverbrechen und schwerbehinderten Menschen
- Private Krankenversicherungen: können ebenfalls Rehabilitationsleistungen anbieten, abhängig von den individuellen Versicherungsverträgen

1.14.7 Finanzierung der Rehabilitation

- Geregelt im Sozialgesetzbuch IX (SGB IX).
- Zuständigkeit der Sozialleistungsträger richtet sich nach der Zielgruppe und dem Rehabilitationsziel
- Rehabilitationsanträge werden geprüft und ggf. an zuständige Kostenträger weitergeleitet

1.14.8 Organisationsformen der Rehabilitation

- Stationäre Rehabilitation: in einer Rehabilitationsklinik (Dauer: 3–6 Wochen; Beispiel: Anschlussheilbehandlung nach Akutkrankheiten wie Herzinfarkt)
- Teilstationäre/ambulante Rehabilitation: tägliche Maßnahmen (4–6 Stunden; Pflegeempfänger bleiben in ihrem sozialen Umfeld)
- Mobile Rehabilitation: Rehabilitation beim Pflegeempfänger zu Hause durch mobile Rehabilitations-Teams

1.14.9 Spezialisierung von Rehabilitationseinrichtungen

- häufig auf bestimmte Krankheiten und deren Folgen spezialisiert (z. B. Bewegungs- und Herz-Kreislauf-System, neurologische Erkrankungen)
- bieten angepasste Rehabilitationskonzepte für jede Erkrankung
- Neurologisches Phasenmodell für Schlaganfallpatienten
  - Phase A – Medizinische Akutbehandlung: schneller Beginn von Diagnostik und Therapie zur Verhinderung weiterer Schädigungen; erste rehabilitative Maßnahmen (z. B. Bewegungsförderung) beginnen parallel

- Phase B– Frührehabilitation: nach Stabilisierung des Betroffenen; Ziel ist die weitere Stabilisierung und Bewusstseinsförderung durch Physiotherapie, Ergotherapie, Logopädie sowie aktivierend-therapeutische Pflege
- Phase C – Weiterführende Rehabilitation: Ziel ist die Wiedererlangung von Funktionen und Unterstützung im Krankheitsbewältigungsprozess; enge Zusammenarbeit verschiedener therapeutischer Fachkräfte
- Phase D – Anschlussheilbehandlung: Fokus liegt auf Erhöhung der Alltagsbewältigungskompetenz und Leistungsfähigkeit; Schwerpunkt auf aktivierenden und therapeutischen Maßnahmen
- Phase E – Ambulante Nachsorge und berufliche Wiedereingliederung: testen von Belastungsgrenzen, schrittweise Erhöhung der Arbeitszeiten; möglicherweise dauerhafte ambulante Nachsorge erforderlich
- Phase F – Zustandserhaltende (aktivierende) Dauerpflege: Ziel ist es, den Funktionsstatus der Pflegebedürftigen möglichst lange zu erhalten; bei Potenzial für Funktionsverbesserungen kann eine erneute Rehabilitationsmaßnahme eingeleitet werden

1.14.10 Interdisziplinäre Zusammenarbeit in der Rehabilitation

- Integration vieler Berufsgruppen: Ärzte, Gesundheits- und Krankenpfleger, Physiotherapeuten, Ergotherapeuten, Logopäden, Ernährungsberater, Psychologen und Sozialarbeiter
- regelmäßiger Austausch in Teamgesprächen über Rehabilitationsziele der Pflegeempfänger und enge Koordination der Maßnahmen

1.14.11 Rehabilitative Pflege

- umfasst alle Maßnahmen zur Verhinderung oder Kompensation funktioneller oder sozialer Beeinträchtigungen
- Ziel ist die Wiedereingliederung der Pflegeempfänger in Alltag, Beruf und Gesellschaft
- Durchführung in verschiedenen Einrichtungen: Rehabilitationskliniken; ambulanter Pflege; stationäre Altenhilfe

1.14.12 Bobath-Konzept

- Grundlagen
  - entwickelt vom Ehepaar Berta (1907–1991, deutsche Physiotherapeutin) und Karel Bobath (1906–1991, deutscher Neurologie) in den 1940er Jahren
  - Ursprung in der Behandlung von Kindern mit Zerebralparese; später erweitert auf Erwachsene mit neurologischen Erkrankungen
  - die gezielte Anwendung erfordert kontinuierliche und intensive Schulungs- und Trainings

- Ziele
  - Verbesserung der Bewegungsfunktionen bei neurologischen Erkrankungen wie Schlaganfall, Multiple Sklerose, Zerebralparese
  - Förderung der Selbstständigkeit
  - Verbesserung der Lebensqualität der Pflegeempfänger
- Zentrale Annahme: Neuroplastizität (das Gehirn kann sich nach einer Schädigung neu organisieren und Bewegungen wiedererlernen)
- Kernprinzipien
  - ganzheitlicher Ansatz: Betrachtung des Pflegeempfängers als Ganzes, einschließlich der physischen, emotionalen und kognitiven Aspekte; Beachtung der individuellen Bedürfnisse und Fähigkeiten des Pflegeempfängers
  - individuelle Therapie: Anpassung der Therapie an die spezifischen Stärken und Schwächen des Pflegeempfängers; Ziel ist es, die Bewegungsfähigkeiten des Pflegeempfängers in Alltagssituationen zu fördern
  - Normalisierung der Muskelspannung: Ziel ist die Regulierung der Muskelspannung, um Spastik zu vermindern und Bewegungsabläufe zu erleichtern; Techniken, die gezielt Muskeltonus und Bewegung koordinieren, werden eingesetzt
  - Aktive Beteiligung: Förderung der Eigenaktivität des Pflegeempfängers, um die Wahrnehmung und Kontrolle über die eigenen Bewegungen zu stärken; Pflegeempfänger werden in alle Bewegungsprozesse integriert, um eine aktive Rolle in der Therapie zu übernehmen
- therapeutische Interventionen
  - Handling-Techniken: Unterstützung der Bewegung durch gezielte Berührungen und Positionierungen; Hilfe zur Mobilisierung von Gelenken und Muskeln durch sanfte, kontrollierte Bewegungen
  - Stimuli setzen: Einsatz von propriozeptiven (Lageempfindungen), kinästhetischen (Bewegungserfahrungen) und taktilen (Berührungsreize) Stimuli, um Bewegungen anzuregen; Förderung der Bewegungswahrnehmung und Bewegungsanbahnung durch gezielte Reize
  - Förderung der Körperwahrnehmung: Übungen zur Verbesserung der Wahrnehmung von Körperhaltung und Gelenkstellungen; Pflegeempfänger lernen, ihre Bewegungen besser zu kontrollieren und koordinieren; Therapeuten empfehlen aktuell eine flexiblere Herangehensweise, bei der z. B. der Nachttisch so platziert wird, dass der Pflegeempfänger sowohl die nicht betroffene als auch die betroffene Seite aktiv nutzen kann – je nach den Fähigkeiten und dem Fortschritt
  - Vermeidung von Kontrakturen: regelmäßige Mobilisation und Positionswechsel verhindern Gelenksteifigkeit und Kontrakturen; das Bobath-Konzept umfasst Techniken zur Vermeidung und Behandlung von Gelenkversteifungen

1.15 Motilität, Mobilität und Mobilisation

1.15.1 Differenzierungen

1.15.1.1 Motilität

- Fähigkeit zur selbstständigen Bewegung
- aktive, meist unwillkürliche Bewegungen von Zellen, Muskeln oder Organen
- bezieht sich auf Bewegungen von Muskeln und Organen (z. B. Magen-Darm-Trakt)
- meint die Funktionalität spezifischer Organsysteme (z. B. Darmmotilität)

1.15.1.2 Mobilität

- Fähigkeit, sich zu bewegen, sowohl aktiv als auch passiv
- betrifft Menschen mit verschiedenen Bewegungsfähigkeiten, von vollständig selbstständig bis hilfebedürftig
- im Fokus stehen die Gesamtbeweglichkeit und -funktion des Körpers

1.15.1.3 Mobilisation

- aktives oder passives Bewegen zur Wiederherstellung der Beweglichkeit
- Bedeutung der Mobilisation: kleine Einschränkungen in der Bewegungsfähigkeit führen zu Muskelabbau; Instabilität beim Gehen und Stehen; Gelenkfehlstellungen und Schmerzen
- Expertenstandard (2014): »Erhaltung und Förderung der Mobilität in der Pflege«
  - Anforderungen an Pflegekräfte zur Erfassung des Unterstützungsbedarfs
  - Berücksichtigung der Lebenssituation und Ressourcen der Pflegeempfänger
- Ziele der Mobilisation
  - Bewegungsfähigkeit: Wiederherstellung; Erhaltung oder Verbesserung der Beweglichkeit
  - Selbstständigkeit: Förderung von Selbstbestimmung und Selbstwertgefühl
  - Wohlbefinden: Steigerung des allgemeinen Wohlbefindens
  - Prophylaxe: Vermeidung von Dekubitus, Thrombose, Pneumonie, Kontrakturen, Stürzen und Sturzängsten sowie Bewegungsmangel und sozialem Rückzug
  - Aktivierung: Förderung der Kreislauffunktion und Wiederaufnahme eingeschränkter Aktivitäten

1.15.2 Grundlagen der Kinästhetik

1.15.2.1 Definition, Intention und Ziele

- Kinästhetik als Methode zur Analyse und Förderung menschlicher Bewegung
- bei der Kinästhetik (Bewegungswahrnehmung) geht es um die Eigenwahrnehmung und die des zu Pflegenden
- das Kinästhetik-Konzept wurde in den 1970er-Jahren von Dr. Frank Hatch und Dr. Lenny Maietta entwickelt
- Intention und Ziele
  - Ressourcennutzung: Förderung der Selbstständigkeit des Pflegeempfängers; Stärkung des Körperbewusstseins
  - Gestaltung von Bewegung: Zusammenarbeit mit dem Pflegeempfänger; Kontrolle und Selbstwirksamkeit betonen
  - ökonomisches Handeln: Vermeidung unphysiologischer Bewegungen beim Heben und Tragen
  - Nonverbale Kommunikation: Förderung der nonverbalen Interaktion; Verbesserung der Bewegungswahrnehmung

1.15.2.2 Grundkonzepte

- Interaktion
  - Ziel: Wahrnehmung der eigenen Bewegung und Interaktion mit anderen
  - Sinne: fünf Sinne plus kinästhetisches Sinnessystem (Wahrnehmung innerer Reize)
  - Bewegungselemente: Berücksichtigung von Zeit, Raum und Anstrengung bei der Körperorganisation
  - Interaktionsformen: gleichzeitige, schrittweise und einseitige Interaktionen; Entwicklung zur selbstständigen Interaktion
- Funktionale Anatomie
  - Ziel: Wahrnehmung der anatomischen Strukturen (Knochen und Muskeln; Knochen bieten Stabilität; Muskeln halten die Knochen in Position)
  - Massen und Zwischenräume: Massen (z. B. Kopf, Brustkorb) und Verbindungen zwischen diesen
  - Bewegungsebenen: Haltungsbewegungsebenen (z. B. Knie); Transportbewegungsebenen (z. B. Hals)
  - Orientierung: Fähigkeit zur räumlichen, zeitlichen und körperlichen Orientierung
- Menschliche Bewegung
  - Ziel: Entwicklung individueller Bewegungsmuster
  - Haltungs- und Transportbewegung: Stabilität durch Balancebewegungen; Positionsveränderungen durch Gewichtsverlagerung
  - Bewegungsmuster: parallel (synchron); spiralig (Drehbewegung)
- Anstrengung
  - Ziel: Analyse des Kraftaufwands bei Bewegungen

  - Drücken und Ziehen: Kombination dieser Bewegungen zur Unterstützung der Eigenaktivität
  - Effizienz: abgestimmte Bewegungen reduzieren den Anstrengungsbedarf
- Menschliche Funktion
  - Ziel: Zweck und Organisation der menschlichen Bewegung
  - Einfache Funktionen: Grundpositionen (Sitzen, Stehen, Liegen und deren sichere Ausführung)
  - Komplexe Funktionen: Bewegungsabläufe wie Atmen und Fortbewegung basierend auf einfachen Funktionen; Umgebung
  - Ziel: Einfluss der Umgebung auf die Bewegungsfähigkeit
  - Einflussfaktoren: Höhe und Härte von Bett und Matratze auf Stabilität und Bewegung; Einsatz stabiler Hilfsmittel, um Eigenbewegungen zu unterstützen

1.15.2.3 Kinästhetik in der Praxis

- Grundprinzipien: Erforschung eigener und fremder Bewegungen; gemeinsame Bewegungsaktivitäten durch Führen und Folgen; Analyse und Lösung von Schwierigkeiten in der Bewegung; Förderung von Kreativität und Eigenversuchen, z. B. durch Rollenwechsel
- wichtige Regeln
  - Ressourcen des Pflegeempfängers: Berücksichtigung der Fähigkeiten und Grenzen
  - Kommunikation: Klärung von Zielen und Zwischenschritten
  - Zeit lassen: dem Pflegeempfänger Zeit zur Reaktion geben
  - Unterstützen, nicht übernehmen: Bewegung des Pflegeempfängers unterstützen, ohne sie vollständig zu kontrollieren
- Anweisungen
  - eindeutige Formulierungen: Vermeidung missverständlicher Begriffe
  - Schritt-für-Schritt-Anleitungen: komplexe Anweisungen in klare, umsetzbare Schritte unterteilen
  - anatomische Grundlagen: Kenntnisse über Gelenkbewegungen; Gewichtsverteilung und Mobilität in verschiedenen Positionen

1.15.2.4 Kinästhetik Infant Handling

- Bewegungsunterstützung bei Säuglingen: frühkindliche Bewegungserfahrungen bereits im Uterus; Körperproportionen der Neugeborenen können Bewegungen einschränken; kinästhetische Prinzipien unterstützen die Entwicklung von Eigenbewegungen bei Früh- und Neugeborenen
- Praktische Anwendung
  - Reaktionen aufnehmen: Bewegungsimpulse des Kindes erfassen und begleiten
  - natürliche Bewegungsmuster: Bevorzugung spiraliger Bewegungen, Vermeidung paralleler Bewegungen

- schonendes Ablegen: Kind über Füße und in Seitenlage auf die Unterlage bringen, um Überreizung zu vermeiden

1.15.3 Rückengerechtes Arbeiten

1.15.3.1 Bedeutung und Ziele

- hohe körperliche Belastungen im Berufsalltag
- Vermeidung von Verletzungen und Langzeitschäden
- Förderung der eigenen Gesundheit und Arbeitsfähigkeit
- Minimierung der Belastung für Wirbelsäule und Muskulatur
- effizientes Arbeiten ohne unnötigen Kraftaufwand
- Erhaltung der Beweglichkeit und Ausdauer im Beruf

1.15.3.2 Techniken der rückengerechten Arbeit

- Grundprinzipien: Nutzung von Hebelgesetzen zur Kraftreduzierung, Beibehaltung einer neutralen Körperhaltung, Vermeidung von Drehbewegungen und einseitiger Belastung
- Arbeitshaltung: Einsatz der Knie und Hüfte anstelle des Rückens beim Heben; beidbeinige Belastung statt asymmetrischer Haltung; Vermeidung des Rundrückens beim Vorbeugen
- Bewegungs- und Hebetechniken: »Stabile Seitenlage« zur Entlastung des Rückens bei Transfers; »Bein-Schritt-Technik »für dynamische Stabilität beim Gehen; »Rollen statt Heben« zur Reduktion von Belastungsspitzen
- Einsatz von Hilfsmitteln: Transferhilfen wie Rutschmatten und Gleitbrettern; Hebelifter und Aufstehhilfen; Hebegurte und Rückenschutzkleidung

1.15.3.3 Prävention von Rückenbeschwerden

- Präventionskonzept
  - Sensibilisierung von Führungskräften und Pflegepersonal; Strukturierung nach Arbeitsumgebung, Arbeitsgestaltung und Eigenverantwortung
  - Ziel: Arbeitsfähigkeit und Gesundheit fördern, Belastungen reduzieren
- Arbeitsumgebung
  - Verkehrswege: Engpässe und Hindernisse auf Station vermeiden; erleichterter Transport von Pflegeempfängern
  - Patientenzimmer und Nasszellen: genügend Platz für Bewegungsfreiheit und Hilfsmittel; hochklappbare Möbel zur Raumoptimierung
  - Dienstzimmer: ergonomische Gestaltung des Arbeitsplatzes nach Bildschirmarbeitsplatz-verordnung (z. B. richtige Positionierung von PC und Tastatur)
  - Stationsküche und Lager: Regalsysteme auf maximal 1,50 m Höhe begrenzen; systematische Lagerung der Pflegeutensilien

   - Hilfsmittel und Ausstattung: ausreichende Verfügbarkeit von Pflegebetten, Rollstühlen, Liftsystemen und Transferhilfen; regelmäßige Funktionskontrolle und Wartung
- Arbeitsgestaltung
   - Arbeitsorganisation und -abläufe: Zeit- und Schichtplanung mit Pausen für Erholung; Wechsel zwischen Tätigkeiten zur Vermeidung einseitiger Belastung
   - Personaleinsatz und Dienstplangestaltung: Optimierung der Arbeitsbedingungen durch angemessenen Personaleinsatz und realistische Planung
   - Fort- und Weiterbildung: regelmäßige Schulungen zur Anwendung rückengerechter Techniken und Hilfsmittel
- Eigenverantwortung
   - Selbstfürsorge und Training: regelmäßiges Training der Rumpfmuskulatur; Teilnahme an Rückenschulen
   - Verantwortung im Umgang mit Hilfsmitteln: Anwendung erlernter Konzepte und Techniken zur rückengerechten Arbeitsweise
   - Arbeitskleidung und -schuhe: angepasste Schuhe mit rutschhemmender Sohle und gutem Halt; flacher Absatz und wasserabweisendes Material

1.15.4 Positionierungen

1.15.4.1 Prinzipien

- Komfort: die Position muss für den Pflegeempfänger angenehm und schmerzfrei sein
- rückengerechte Arbeitsweise: Anwendung ergonomischer Bewegungsabläufe zur Minimierung von Belastungen für Pflegekraft und Pflegeempfänger (▶ Kap. 1.15.3)
- kinästhetisches Arbeiten: Förderung der aktiven Mitwirkung der Pflegebedürftigen zur Verbesserung des Körperbewusstseins
- Information und Förderung der Selbstständigkeit: offene Kommunikation über die Abläufe der Positionierung zur Steigerung der Selbstständigkeit
- körperorientierte Lagerung: Verwendung von normalen Matratzen; Antidekubitusmatratzen nur bei medizinischer Indikation
- individueller Lagerungsrhythmus: Anpassung der Lagerungsintervalle an die individuellen Bedürfnisse des Pflegeempfängers
- Vergrößerung der Auflagefläche: Druckentlastung durch breitere Auflageflächen, um das Risiko von Druckgeschwüren zu minimieren
- Vermeidung von Scherkräften (Verschieben verschiedener Hautschichten, z. B. beim Hinunterrutschen im Stuhl): Sicherstellung einer reibungsarmen Lage zur Vermeidung von Hautschäden
- Beobachtung und Dokumentation: Erstellung eines detaillierten Positionierungsplans und regelmäßige Überprüfung der Positionierung

1.15.4.2 Unterschied »Lagerung und Positionierung«

- früher wurde der Begriff »Lagerung« verwendet; er kann eine passive und statische Wahrnehmung sowie eine Betonung der Passivität des Pflegeempfängers hervorrufen
- der Begriff »Positionierung« betont die aktive Technik und die gezielten Anpassungen der Körperlage
- Positionierungen zielen darauf ab, die Position je nach Bedarf häufig zu ändern und Beschwerden zu vermeiden

1.15.4.3 Positionierungsarten

- Flache Rückenlage: Pflegeempfänger liegt flach auf dem Rücken, Kopf, Schultern und Fersen in einer geraden Linie
  - Ziele: Entspannung der Muskulatur; Druckentlastung auf dem Rücken
  - Indikationen: nach chirurgischen Eingriffen am Bauch oder Rücken; zur allgemeinen Ruhe
- Oberkörperhochlage: Oberkörper des Pflegeempfängers ist um 30–45 Grad angehoben; Beine liegen flach
  - Ziele: Erleichterung der Atmung; Entlastung des Herzens.
  - Indikationen: Atemnot; Herzinsuffizienz; Unterstützung der Nahrungsaufnahme
- Halbhohe Oberkörperhochlage: Oberkörper ist um 15–30 Grad angehoben; Beine flach
  - Unterstützung für Pflegeempfänger, die nicht vollständig flach liegen können
  - Indikationen: Pflegeempfänger mit geringeren Atembeschwerden; Vorbeugung von Aspirationsgefahr (z. B. bei PEG-Sondenernährung)
- 90°-Seitenlage: Pflegeempfänger liegt auf der Seite, Rücken bildet einen 90-Grad-Winkel; Beine übereinandergelegt oder leicht angewinkelt
  - Ziele: Entlastung des Rückens und der Gelenke; Druckentlastung auf der liegenden Seite
- 30°-Seitenlage: Pflegeempfänger liegt auf der Seite, Oberkörper um 30 Grad geneigt, unter der Matratze (Schiefe Ebene), bzw. auf der Matratze wird zur Stabilisierung ein Keil oder eine Decke gelegt
  - Ziele: Minimierung des Drucks auf Schultern und Hüften; Erleichterung der Atmung
- Positionierung in 135°-Lage: Pflegeempfänger liegt schräg mit einem Winkel von 135 Grad zwischen Rücken und Oberschenkeln
  - Ziele: Druckentlastung; Förderung der Blutzirkulation
- Bauchdeckenentspannende Positionierung: Pflegeempfänger liegt auf dem Rücken, eventuell mit leicht angehobenem Oberkörper; Bauch wird durch spezielle Kissen unterstützt
  - Ziele: Entspannung der Bauchdecke; Verringerung des Drucks auf innere Organe

- Indikationen: postoperative oder schmerzhafte Bedingungen im Bauchbereich; Linderung von Beschwerden
- Nestlage: Pflegeempfänger wird in eine Lage gebracht, die eine »Nest«-ähnliche Unterstützung bietet
  - durch Kissen oder Decken
  - Ziele: Förderung von Geborgenheit und Sicherheit; Druckverteilung
  - Indikationen: agitierte oder desorientierte Pflegeempfänger; Unterstützung von Pflegeempfängern mit Demenz
- Positionierung in Dehnlage: Pflegeempfänger dreht den Oberkörper möglichst weit nach hinten, bis beide Schultern die Matratze berühren; bei bettlägerigen Menschen, bei COPD (▶ Kap.1.23.5.2); nicht geeignet bei instabilen Frakturen im Thorax- oder Wirbelsäulenbereich
  - Halbmondlage: Pflegeempfänger liegt flach auf dem Rücken, eine Hand unter dem Nacken; andere Hand und Beine seitlich bewegt
  - verschiedene Positionierungen zur Förderung der Dehnung und Belüftung der Lungenbezirke:
    (1) V-Lage (entlastet zum Teil die Dornfortsätze der Wirbelsäule von Druck und sorgt für eine atemerleichternde Positionierung durch verstärkte Belüftung der Lungenflanken)
    (2) A-Lage (zur Pneumonieprophylaxe, verstärkt die Belüftung der Lungenspitzen)
    (3) T-Lage (soll eine Druckfreiheit der Schulterblattspitzen und des unteren Rippenbogens bewirken und dient als atemerleichternde Positionierung)
    (4) I-Lage (sehr unbequem, aber atemunterstützend durch Ausbreitung des Thorax)

1.15.4.4 Positionierungshilfsmittel

- Kissen: geformt zur stabilen Lagerung (Schiffchen); verschiedene Formen zur Druckentlastung
- Bettseitenteil: gepolstert oder ungepolstert; Schutz vor Sturzgefahr; erfordert bei Freiheitseinschränkung einen Rechtfertigungsgrund (z. B. Einwilligung, ▶ Kap. 4.9)
- Knie-/Nackenrolle: Unterstützung für die Halswirbelsäule; entlastende Positionierung
- Schienen zur Ruhigstellung
- Fußstützen zur Vermeidung des Herunterrutschens und Spitzfußprophylaxe (▶ Kap. 1.15.5.6)
- Sandsäcke zur Ruhigstellung und Beschwerung
- Deckenheber/Bettbogen zur Entlastung der Füße und Unterschenkel
- Gelkissen zur Druckentlastung und Stabilisierung

1.15.5 Unterstützung der Mobilisation

1.15.5.1 Mobilisation im Bett

- Befragung des Pflegeempfängers
- Planung der Mobilisation und klare Kommunikation
- Drehbewegungen: Bett auf geeignete Höhe einstellen; Körpergewicht verlagern und den Pflegeempfänger sanft drehen
- Hilfestellung: Bei Bedarf Unterstützung durch zwei Pflegekräfte
- Nutzung eines Hilfstuchs oder einer Gleitmatte zur Mobilisation

1.15.5.2 Aufsetzen auf die Bettkante

- Vorbereitung: Prinzipien: Information; Einverständnis; Mitbestimmung des Pflegeempfängers; Prüfen, ob 1 oder 2 Pflegekräfte zur Unterstützung nötig sind; Sicherstellen, dass Platz am Fußende vorhanden ist und ggf. Pflegeempfänger kopfwärts mobilisieren; Pflegeempfänger wählt bevorzugte Bettseite zum Sitzen
- Aufsetzen an die Bettkante: Pflegeempfänger dreht sich mit angewinkelten Beinen auf die Seite; Hand auf Schulterhöhe aufsetzen; Pflegekraft steht in Schrittstellung zur Unterstützung; Pflegeempfänger setzt nacheinander beide Beine aus dem Bett, drückt sich mit Hand und Unterarm ab; Pflegekraft gibt bei Bedarf Unterstützung an Schulter oder Arm
- Pflegeempfänger trägt rutschfestes Schuhwerk, beide Füße stabil auf dem Boden
- durch seitliche Gewichtsverlagerung (Schinkengang) Sitzposition optimieren
- Unterstützung durch zwei Pflegekräfte: eine stützt den Oberkörper von hinten, die andere die Beine von vorne
- En-bloc-Aufrichte-Technik nur bei spezieller Indikation (z. B. nach Bauchoperation) anwenden
  - die Pflegefachkraft bewegt Oberkörper und Beine des Pflegeempfängers gleichzeitig aus der Liegeposition auf die Bettkante; für Pflegeempfänger mit eingeschränkter Mobilität (z. B. nach Operationen, bei denen der Pflegeempfänger zur Entspannung der Bauchdecke, seine Hände auf den Bauch legt
  - vorteilig ist die geringere Belastung für den Pflegeempfänger durch kontrollierte Bewegungen; nachteilig ist die körperliche Anstrengung für Pflegekräfte

1.15.5.3 Aufstehen aus dem Bett

- Voraussetzung: sicherer Sitz an der Bettkante; stabiler Kreislauf
- Kreislaufunterstützung: Pflegeempfänger soll tief durchatmen; Füße strecken und anziehen (Muskelvenenpumpe aktivieren); Pflegeempfänger blickt geradeaus
- zunächst Unterstützung durch zwei Pflegepersonen
- stabile Objekte in der Nähe als Haltegriffe anbieten

- stabile Schuhe tragen; Füße fest und parallel auf dem Boden platzieren
- Bett ggf. höherstellen, um das Aufstehen zu erleichtern
- Pflegeperson gibt Halt: eine Hand am Oberarm; andere Hand am Rücken
- Warnzeichen eines Kreislaufkollapses beachten: Blässe; Kaltschweißigkeit; Zyanose; Schwindel; verschwommenes Sehen; Ohrensausen

1.15.5.4 Unterstützung beim Gehen

- vorab ein klares Ziel definieren und Hindernisse beseitigen
- Pflegekraft gibt Halt durch »Unterhaken« oder Arm reichen, je nach Bedarf
- Sitzgelegenheiten bereitstellen, besonders bei unsicheren Pflegeempfängern, um eine schnelle Erholung zu ermöglichen
- bei Sturzgefahr möglichst kontrolliert mit dem Pflegeempfänger zu Boden gehen
- je nach Stabilität des Pflegeempfängers können Rollatoren oder Gehwagen verwendet werden
- eine Pflegekraft reicht einfach den Arm zur Stabilität
- eine Pflegekraft kann vor dem Pflegeempfänger gehen und ihn an den Händen halten
- bei Bedarf können zwei Pflegekräfte gleichzeitig helfen (eine von vorne, eine von der Seite)
- regelmäßig Pausen machen, wenn der Pflegeempfänger ermüdet oder sich überschätzt
- sensibel auf Unsicherheiten oder drohende Stürze reagieren
- bei einem Sturz den Kopf des Pflegeempfängers bestmöglich absichern
- bei einem Sturz ist es besser, kontrolliert auf den Boden zu gehen, um Verletzungen zu vermeiden (kontrollierte Sturzvermeidung)

1.15.5.5 Mobilisationshilfen

- Unterarmgehstützen
  - Sicherer Halt durch breite Unterarmmanschette
  - Griffhöhe in Handgelenkshöhe bei aufrechtem Stand einstellen
  - Einsatz nach orthopädischen Operationen, bei ausreichendem Gleichgewicht, Rumpfstabilität und Armmuskulatur
  - Anpassung der Unterarmgehstützen: Höhe der Stützen so einstellen, dass der Handgriff bei herabhängenden Armen auf Höhe des Handgelenks liegt; Ellenbogen sollte leicht gebeugt sein (ca. 30°), um eine komfortable und sichere Nutzung zu ermöglichen; Abstand zur Achsel: etwa drei Querfinger unterhalb der Ellenbogenspitze, um Druck auf das Schultergelenk zu vermeiden
  - Geharten (Gehart wird je nach erlaubter Belastung des betroffenen Beins angepasst):
    2-Takt-Gang: beide Stützen nach vorne setzen; das gesunde Bein einen Schritt voranstellen; das betroffene Bein ohne Belastung hinterherziehen, (Ziel: vollständige Entlastung des betroffenen Beins und sichere Mobilisation nach

Operationen)
3-Takt-Gang: beide Stützen nach vorne setzen; das betroffene Bein mit teilweiser Belastung nach vorne bewegen; das gesunde Bein voll belastend folgen lassen (Ziel ist die teilweise Belastung des betroffenen Beins, wenn der Heilungsverlauf dies zulässt)
4-Takt-Gang: rechte Stütze und linkes Bein voranstellen; linke Stütze und rechtes Bein folgen (Ziel ist eine gleichmäßige Belastung beider Beine und Stabilisierung; geeignet für Gangunsicherheiten, wenn eine Vollbelastung möglich ist)

- Rollator: stabiler Gehwagen mit Bremsen und Sitzfläche, geeignet für Innen- und Außenbereich; Anpassung und Verschreibung für Pflegeempfänger, die selbstständig unterwegs sind
- Deltarad: leichte, dreirädrige Version des Rollators, ideal für kurze Strecken und Reisen; kann leicht zusammengeklappt und transportiert werden
- Gehwagen: einfache Version ohne Bremsen und Sitzfläche, oft in Kliniken verfügbar; Eulenburg'scher Gehwagen reicht bis unter die Achseln und wird in der unfallchirurgischen Reha verwendet
- Gehbock: einfaches, stabiles Gestell auf vier Füßen; erfordert Kraft und Koordination; Hauptsächlich für die Rehabilitation verwendet
- Rollstuhl
  - Aktivrollstuhl: Sitzbreite, Sitztiefe, Rückenhöhe und Sitz-Fußbrettabstand an Körpergröße anpassbar; Steuerung durch Oberkörperbewegungen möglich; kein elektrischer Antrieb erforderlich, um die Nutzung der Hände und Arme nicht einzuschränken; elektrische Antriebe machen Rollstuhl schwerer und erhöhen Kraftaufwand beim Fahren
  - Pflege-Rollstühle: Erhöhte Rückenlehne, abhängig von der Art der Behinderung (z.B. Querschnittlähmung); hohe Rückenlehne mit Kopfstütze bei Streckspastiken sinnvoll; Faltrollstuhl für den Transport, zusammenklappbar und mit zwei Achsen; Rollstühle mit einer durchgehenden Achse sind leichter, aber weniger transportabel und fahrbar
  - Rollstuhlführerschein/Selbsterfahrungstraining mit Rollstühlen: möglichst auch mit Elektrorollstühlen an Steigungen; schafft Bewusstsein für Barrieren; vermittelt das Fahrgefühl sowie die damit verbundene Sturzgefahr
  - Rollstuhlkomponenten: Schiebegriff; Rückenlehne; Armlehne; Kleiderschutz; Sitzfläche; Beinstütze; Antriebsrad; Greifreifen; Steckachse; Fersenband; Fußplatte; Bremse; Schwenk- bzw. Lenkrad; Kreuzstrebe
- Rutschbrett (▶ Kap. 1.15.5.7)
- Patientenlifter (▶ Kap. 1.15.5.7)

1.15.5.6 Bridging-Technik (Brücke-Technik)

- Becken-zur-Seite-Bewegen: der Pflegeempfänger drückt beide Füße in die Matratze; Becken hebt sich leicht an, Körper bildet eine »Brücke«; dosierter Druck und leichtes Zusammenkneifen der Gesäßmuskulatur

- Vorteile: Spitzfußprophylaxe durch physiologische Stellung des Sprunggelenks; Thromboseprophylaxe durch Druck auf Fußsohlen; Dekubitusprophylaxe durch Anheben des Gesäßes; anwendbar bei verschiedenen Pflegehandlungen (z. B. An- und Auskleiden)

1.15.5.7 Transfermethoden

- aktivierender Transfer vom Bett in den Stuhl
  - Vorbereitung: Pflegeempfänger sitzt an der Bettkante, trägt rutschfestes Schuhwerk; Stuhl steht im 90°-Winkel zum Bett
  - Durchführung: Pflegeempfänger lehnt sich nach vorne und stützt sich ab; Pflegeempfänger unterstützt durch die Pflegekraft an Becken und Beinen
  - Alternative Methode (wenn eigenständiger Transfer nicht möglich): Pflegekraft unterstützt mit Knien und bittet den Pflegeempfänger, sie »zu umarmen«; Verlagerung des Schwerpunkts nach vorne ermöglicht Drehung in Richtung Stuhlsitzfläche
- passiver Transfer mit Rutschbrett
  - Vorbereitung: Pflegeempfänger dreht sich seitlich; das Rutschbrett wird bis zur Körpermitte geschoben
  - Durchführung: Pflegeempfänger wird von mindestens zwei Pflegekräften auf die neue Liegefläche gezogen
  - Abschluss: Pflegeempfänger dreht sich auf die brettabgewandte Seite und das Brett wird entfernt
- passiver Transfer mit Patientenlifter
  - ein Lifter besteht aus einem fahrbaren oder deckenmontierten Gestänge mit eingehaktem Liftertuch
  - Durchführung: Lifterhandhabung muss geübt werden, um Unsicherheiten beim Pflegeempfänger zu vermeiden; eine menschenwürdige Positionierung ist essentiell; übermäßiges »Hängenlassen« im Lifter vermeiden (trotz Lifter zu zweit Arbeiten, damit eine Person den Pflegeempfänger durchweg betreuen kann)

1.15.5.8 Weitere Hilfsmittel

- Pflegebett
  - Ausstattung: Fahrbarkeit des Bettes (Rollen); verstellbare Kopf- und Fußteile mittels Fernbedienung; verstellbare Betthöhe; formbeständige Matratze; sicherer Bettaufrichter; abwaschbar und leicht desinfizierbar; Bettwäsche kochbar und hautfreundlich (z. B. Baumwolle)
  - Stellplatz: Pflegebedürftiger sollte durch das Fenster sehen können; Zugänglichkeit des Bettes von beiden Seiten wünschenswert; Zugluft vermeiden
  - Vorbereitung des Bettens: Händedesinfektion durchführen; Pflegebedürftigen informieren; 1–2 Stühle für Bettbezüge am Fußende des Bettes bereitstellen (außer bei ausfahrbarer Wäschehalterung); Arbeiten zu zweit emp-

fohlen, um Sturzgefahr und unhandliche Bettwäsche zu berücksichtigen; Bett auf Arbeitshöhe und flach einstellen, um rückenschonend zu arbeiten
- Wäschehandling: Schmutzwäsche sofort in den Wäschesammler ablegen, keine Zwischenlagerung; Koch- und Buntwäsche sowie infizierte Wäsche in gekennzeichneten Wäschesäcken sammeln; Kissen und Bettdecke aufschütteln, ohne Staub aufzuwirbeln; bodenberührte Bettwäsche als kontaminiert betrachten und ersetzen
- Bettwäschewechsel beim leeren Pflegebett: alle verstellbaren Bettteile flach stellen; Bettdecke auf Stuhl legen, Bezug abziehen; Bettlaken an den Seiten lösen und in der Mitte zusammenlegen; Gebrauchte Bettwäsche in Wäschesack werfen; frische Bettwäsche beziehen
- Bettwäschewechsel mit Pflegeempfänger von der Seite: Pflegebedürftigen auf eine Seite lagern, festhalten; kleines Kissen als Stütze verwenden; Schmutzwäsche entfernen und neues Laken einschieben
- Bettwäschewechsel mit Pflegeempfänger von oben: Pflegebedürftigen aufrichten, Kopfteil flach stellen; Laken von oben abziehen, frische Laken einspannen; Pflegebedürftigen bitten, »Brücke zu machen«, um untere Wäsche abzuziehen

• Prothesen
  - künstlicher Ersatz für fehlende Körperteile (z. B. Amputation, angeborene Fehlbildung)
  - optischer Ausgleich und Wiederherstellung von Gehen, Stehen und Greifen
  - zunächst als Testprothese nach Wundheilung vorübergehende Nutzung zur Anpassung der Dauerprothese; erster Prothesenaufbau erfolgt nach Testprothese durch Physiotherapeuten oder Ergotherapeuten
  - Hand- und Armprothesen: vornehmlich kosmetisch; wichtig sind Farbe und Form; z. B. Nasenteilprothese nach Tumorentfernung
  - passive Greifprothesen mit aufgeschraubten Handersatzstücken (z. B. Haken).
  - funktionelle Prothese mit Kraftzugbandage, übertragen Bewegungen des Schultergürtels auf den Handersatz
  - Myoelektroprothesen: mit batteriebetriebene Motoren; verstärken die Muskelkontraktionen; ermöglichen das willkürliche Öffnen und Schließen der Hand
  - Prothesenfüße: bieten Dynamik durch spezielle Federung; setzen Druck beim Auftreten in Vorwärtsbewegung um, erleichtern Abrollen und Kraftaufwand beim Gehen
  - Prothesenaufbau: jüngere Betroffene haben dynamischere Prothesen; ältere Betroffene bevorzugen eher statische Prothesen
  - Komplikationen: postoperative Schmerzen an der Amputationsstelle; Druckstellen oder Reizungen durch die Prothese; Phantomschmerzen (Schmerzen in der nicht mehr vorhandenen Extremität); Ursachen: Nervenirritationen, Fehlverarbeitung im Gehirn; Bewegungseinschränkungen durch verkürzte Muskeln/Sehnen (Kontrakturgefahr); häufig bei unzureichender Mobilisation oder falscher Lagerung; Hautprobleme: Druckstellen, Reizungen oder Blasenbildung; Infektionen durch Feuchtigkeit oder unzureichende Hygiene

- Orthopädische Schuhe/Schuhzurichtung: Anpassung des Schuhs an den Fuß; Veränderung der Fußstellung im Schuh; Anbringung von Schuhzurichtungen an festen Schuhen (z. B. bei diabetischem Fuß, Entlastungsschuh); dienen der Korrektur von Fuß- und Hüftstellung

1.15.6 Sturzprophylaxe

1.15.6.1 Definition und Relevanz für die Pflege

- Vorbeugung eines Sturzes
- ein Sturz ist ein Ereignis, bei dem eine Person unbeabsichtigt auf dem Boden oder einer tieferen Ebene aufkommt (DNQP, 2013)
- Betroffene können auch sitzen oder hocken
- Pflegefachkräfte können Stürze abfangen, wodurch »Beinahestürze« nicht als Sturz gewertet werden; Beinahestürze sind ein Alarmzeichen für erhöhtes Sturzrisiko
- Über 50 % der gestürzten Personen erleiden innerhalb von 12 Monaten einen weiteren Sturz
- Sturzereignisse können auf Krankheiten hinweisen (z. B. Arrhythmien, Infektionen, Herzinfarkt, Schlaganfall)

1.15.6.2 Risikofaktoren und Ursachen

- Personenbezogene Risikofaktoren
  - Beeinträchtigung funktioneller Fähigkeiten (z. B. Koordination, Aktivitäten des täglichen Lebens)
  - Sensomotorische Beeinträchtigungen und/oder Balanceprobleme: Gang- und Gleichgewichtsstörungen; Gefühllosigkeit oder Lähmungen in Beinen/Füßen
  - Gesundheitsstörungen: Schwindel, Bewusstseinsverlust, körperliche Schwäche (z. B. Hypoglykämie, Herzrhythmusstörungen)
  - altersbedingte Schwäche, z. B. Sarkopenie (fortschreitender Muskelabbau im Alter); kognitive Beeinträchtigungen; Depression, Demenz, Delir; Kontinenzprobleme (insbesondere Urininkontinenz); Sehbeeinträchtigungen; Sturzangst oder Sturz in der Vorgeschichte
- Medikamentenbezogene Risikofaktoren: Polypharmazie; Psychotrope Medikamente; Antihypertensiva
- Umgebungsbezogene Risikofaktoren: Gefahren in der Umgebung (z. B. steile Treppen, Hindernisse, geringe Beleuchtung); unpassendes Schuhwerk; kurzfristige Veränderungen (z. B. Krankenhausaufenthalt, Zimmerwechsel); Freiheitseinschränkende Maßnahmen

1.15.6.3 Häufigkeit und Auswirkungen

- Statistiken
  - 43 % der Männer und 30 % der Frauen (65 Jahre und älter) berichteten 2005 von Stürzen in den letzten 2 Jahren
  - Sturzrisiko bei Pflegeempfängern mit Demenz: ca. 725.000 Stürze jährlich in deutschen Krankenhäusern
  - ca. 70 % der Bewohner in Altenheimen sind sturzgefährdet (MDS 2018)
  - Hochrisikogruppe: Säuglinge und Kleinkinder (Kopfverletzungsrisiko)
- mögliche Sturzfolgen
  - körperliche Verletzungen (z. B. Frakturen, Prellungen); psychische Beeinträchtigungen (z. B. Angst vor erneutem Sturz)
- Negativspirale der Sturzangst
  - Entwicklung von Sturzangst nach einem Sturz, führt zu Bewegungsarmut und Verlust der Muskulatur; Isolation und Verschlechterung kognitiver Fähigkeiten

1.15.6.4 Sturzrisiko erkennen und einschätzen

- Empfehlungen zur Risikoerkennung
  - systematische Identifizierung der Risikofaktoren durch Pflegefachkräfte (DNQP 2013)
  - klinische Einschätzung, nicht nur summieren
  - Berücksichtigung von Hilfsmitteln (z. B. Rollator)
  - regelmäßige Neubewertung nach Gesundheitszustandsänderungen oder Stürzen
- Sturzereignisprotokoll
  - Erfassung wichtiger Informationen (z. B. Datum, Ort, Aktivität vor dem Sturz, gesundheitliches Befinden)

1.15.6.5 Maßnahmen zur Sturzprophylaxe

- Aufmerksamkeits- und Balancetraining
  - Stürze treten nicht immer mit direktem Fall nach unten auf; Pflegeempfänger können Halt suchen oder ausweichen
  - verbal orientieren und Sicherheit vermitteln; Pflegeinterventionen wie Aufmerksamkeits- und Balancetraining sind wichtig, z. B. »Fühlen Sie, hier ist der Handlauf zur Sicherheit beim Benutzten der Treppe.«; »Heben Sie die ein Bein nach dem anderen und lassen Sie es jeweils zwei Sekunden lang in der Luft.«
- Zielgruppen: Sturzprophylaktische Maßnahmen richten sich vor allem an ältere Menschen, sollten aber auch bei Kindern und Jugendlichen berücksichtigt werden; Aufmerksamkeit auf mögliche Stolperfallen ist wichtig, insbesondere bei Kindern

- besondere Hinweise für Säuglinge und Kleinkinder: niemals unbeaufsichtigt auf Wickeltisch, Waage oder Hochstuhl lassen; Babywippen sollten immer auf dem Boden stehen, um ein Rutschen zu vermeiden; Kinder müssen durch Bewegungsanreize (z. B. Spielen, Klettern) motorische Fähigkeiten entwickeln, um Stürzen vorzubeugen
- individueller Maßnahmenplan
  - Schulungen für Mitarbeiter in Pflegeheimen zu Sturzpräventionsmaßnahmen (z. B. Kraft- und Balanceübungen) können die Zahl der Schenkelhalsfrakturen reduzieren
  - Sturzberater vermitteln Maßnahmen zur Sturzprävention
  - Stürze sind trotz Prävention nicht vollständig vermeidbar, besonders in Eigenheimen
  - Sturz-Schulungen, in denen Pflegeempfänger lernen sollen, verletzungsfrei zu fallen und wieder aufzustehen
  - Erstellung eines individuellen Maßnahmenplans zusammen mit dem Pflegeempfänger, unter Berücksichtigung von Vorlieben und Ressourcen
  - Einbeziehung von Ärzten, Physiotherapeuten und Angehörigen
  - ausreichende Flüssigkeitszufuhr
  - Kontinenztraining (Toilettentraining und Beckenbodentraining)
  - Stolperfallen (Kabel, Teppiche) beseitigen
  - Funktionstüchtigkeit von Hilfsmitteln (z. B. Brille, Hörgerät)
  - geeignete Arbeitshöhe von Hilfsmitteln beachten
  - Sturzrisiken in der Patientendokumentation deutlich markieren (z. B. mit Risiko-Symbolen)
  - Seh und Hörfähigkeit optimieren: Lichtverhältnisse optimieren; Haltegriffe anbringen; Seh- und Hörgeräte regelmäßig überprüfen
  - bauliche Einschränkungen minimieren: barrierefreie Durchgänge und sichere Zugangsmöglichkeiten schaffen; auf Hindernisse und rutschige Böden achten; Anpassung an neue Umgebungen; Pflegeempfänger an neue Umgebungen gewöhnen, z. B. im Umgang mit Toiletten und Lichtschaltern
  - professionelles Medikamentenmanagement: Aufklärung über Sturzrisiken durch Medikamente und Rücksprache mit Ärzten; Polypharmazie und Sturzrisiko; Ärztliche Hinweise auf mögliche Wechselwirkungen und Nebenwirkungen

1.15.7 Kontrakturprophylaxe

1.15.7.1 Pathophysiologie von Kontrakturen

- dauerhafte Fehlstellung und Bewegungseinschränkung eines Gelenks
- infolge einer Verkürzung von Muskeln, Sehnen und Bändern
- Schrumpfung der Gelenkkapsel und Bildung von Verwachsungen
- führt zu Einschränkungen bis hin zur vollständigen Gelenkversteifung
- Betroffene Gelenke sind Schulter-, Ellenbogen-, Hand-, Hüft-, Knie- und Sprunggelenke, die besonders anfällig für Kontrakturen sind

- Kontrakturarten
  - Beugekontraktur (Flexionskontraktur): Fixierung in einer Beugestellung; Strecken ist eingeschränkt; häufig in Knie- oder Ellenbogengelenken
  - Streckkontraktur (Extensionskontraktur): Fixierung in einer Streckstellung; Beugen ist eingeschränkt; typisch für Knie- und Ellenbogengelenke
  - Abduktionskontraktur: Gelenk ist abgespreizt fixiert; Bewegung zur Körpermitte ist eingeschränkt; betroffen sind oft Hüft- oder Schultergelenke
  - Adduktionskontraktur: Gelenk ist herangezogen fixiert; Bewegung vom Körper weg ist eingeschränkt; meist im Hüft- oder Schultergelenk
  - Rotationskontraktur: Gelenk ist gedreht fixiert; entweder innen- oder außenrotiert; häufig betroffen sind Schulter- oder Hüftgelenke
  - Spitzfußkontraktur: Fixierung des Sprunggelenks in Plantarflexion; Fuß zeigt dauerhaft nach unten; betrifft das Sprunggelenk und kann durch lange Bettruhe entstehen
  - Supinationskontraktur: fixierte Außenrotation, Handfläche oder Fußsohle zeigt nach oben; häufig in Hand- oder Fußgelenken
  - Pronationskontraktur: fixierte Innenrotation, Handfläche oder Fußsohle zeigt nach unten; betrifft oft Hand- oder Fußgelenke
  - Kombinierte Kontraktur: Kombination mehrerer Kontrakturtypen in einem Gelenk, z. B. Beuge- und Abduktionskontraktur; getroffen sind häufig Schulter- und Hüftgelenke, was komplexe Fehlstellungen verursacht

1.15.7.2 Kontrakturrisiken

- Degenerative und entzündliche Erkrankungen (z. B. Gicht und Rheuma)
- Verletzungen und Unfälle (Verbrennungen im Bereich der Gelenke)
- neurologische Störungen und Lähmungen (z. B. Querschnittslähmung und Schlaganfall)
- Mobilitätseinschränkungen (Pflegempfänger mit Frakturen, Schienen und Gipsverbänden; Pflegeempfänger mit Schonhaltungen aufgrund von Schmerzen)
- Inaktivität und Immobilität (Bettlägerigkeit; Bewusstlosigkeit; Langzeitbeatmung; freiheitseinschränkende Maßnahmen)
- altersbedingte Einschränkungen (insbesondere bei unkooperativen und älteren Pflegeempfängern)

1.15.7.3 Ziel der Kontrakturprophylaxe

- Vorbeugung einer Gelenkversteifung
- Erhalt der Gelenkfunktion: Aufrechterhaltung der physiologischen Gelenkstellung; Erhalt der physiologischen Gelenkbeweglichkeit

1.15.7.4 Maßnahmen

- Mobilisation als Mittel der Wahl
  - passive Mobilisation: die Pflegefachkraft bewegt die Gelenke des Pflegeempfängers, z. B. Kniegelenkbewegung durch Fixierung und leichten Zug)
  - aktive Mobilisation: die Pflegefachkraft bewegt die Gelenke eigenständig, unterstützt durch ärztliche Anweisungen: isotonische Übungen: Muskelverkürzung (mit Bewegung), z. B. Arme heben und senken; isometrisch Übungen: Muskelanspannung (ohne Bewegung), z. B. mit gestreckten Armen auf die Matratze drücken; oder beide Handflächen zusammendrücken
  - aktiv-assistive Mobilisation: der Pflegeempfänger beteiligt sich aktiv an der Bewegung, unterstützt durch die Pflegefachkraft
  - resistive Mobilisation: Bewegung gegen tatsächlichen oder gegen einen gedachten Widerstand zur Kräftigung der Muskulatur

1.15.7.5 Prävention von Fehlstellungen

- Spitzfuß-Prophylaxe
  - Definition: Kontraktur im Sprunggelenk mit Plantarflexion (Fußsenkung) und Supination (Aufwärtsdrehung) des Fußes
  - Ursachen: Fehlhaltungen durch längere Bettruhe; Druck durch Bettdecken; neurologische Störungen
  - Präventionsmaßnahmen: 90°-Lagerung des Fußgelenks; Verwendung eines Bettbogens; knöchelhohe Schuhe; Mobilisation im Stuhl mit Bodenkontakt für den Fuß
- Lagerung in physiologischer Mittelstellung (als Ultima Ratio)
  - Funktion: Positionierung in einer neutralen Gelenkstellung; damit soll eine entspannte Muskelposition und maximal mögliche Beweglichkeit gefördert werden
  - empfohlene Gelenkstellungen: Kopf in Mittelstellung oder leicht gebeugt; Schulter in 30° Abduktion (Abspreizung); Ellenbogen in 90° Flexion (Beugung); Fußgelenke in 90°-Stellung zur Vermeidung von Fehlstellungen
- präventive Pflegefehler und ergänzende Maßnahmen
  - Spitzfußkontraktur; dauerhafte Fehlstellung des Fußes durch falsche Lagerung oder Lähmung vermeiden: korrekte Lagerung; regelmäßige Bewegung; Förderung der Aktivität
  - wärmende Umschläge, Massagen und Einreibungen zur Förderung der Durchblutung und Muskelentspannung
  - Förderung der Eigenbewegung: Einsatz von Hilfsmitteln wie Tennisbällen, die Pflegeempfänger greifen können; Übungen zur Eigenaktivierung, z. B. Unterstützung beim Ankleiden und Aufstehen am Tag

1.15.8 Dekubitusprophylaxe

1.15.8.1 Definition

- Vorbeugung lokaler begrenzter Haut- oder Gewebeschädigungen (Druckgeschwüre) und/oder des darunterliegenden Gewebes, typischerweise über Knochenvorsprünge
- Entlastung gefährdeter Körperstellen von Druck und Scherkräften durch regelmäßige körperliche Bewegung und/oder Freilage gefährdeter Körperstellen

1.15.8.2 Aspekte des Expertenstandards Dekubitusprophylaxe in der Pflege

- zentrale Fragen der Mobilität: Bewegungsfähigkeit des Pflegeempfängers; Positionswechsel; Eigenbewegung; Hilfsmittel; Adhärenz (selbstbestimmte und überzeugte Kooperation)
- Risikofaktoren und Ursachen
  - Hauptfaktoren: beeinträchtigte Mobilität; Durchblutungsstörungen; schlechter Hautzustand
  - Zusätzliche Risikofaktoren: Personenbezogen (Sensibilitätsstörungen; Unfähigkeit zur Schmerzäußerung); Umgebungsbezogen (harte Matratzen; unbequeme Möbel); Therapiebezogen (Katheter; Drainagen; Sedativa)
- Fingertest
  - mit einem Finger sanften Druck auf eine gerötete Hautstelle ausüben
  - Finger für 1–2 Sekunden auf der Haut halten, dann loslassen
  - Beobachtung: Blanchieren (Weiß werden) der Haut nach Druckausübung und erneute Rötung nach Loslassen (Hinweis auf intakte Durchblutung und keine tiefergehende Schädigung); keine Veränderung der Rötung (Nicht-Blanchieren): Zeichen für mögliche Gewebeschädigung und Beginn eines Dekubitus (Stadium I)
- Dekubitus-Kategorisierung
  - Kategorie I – Rötung ohne Hautdefekt, nicht wegdrückbar; Maßnahme: häufigere Positionswechsel, Hautpflege
  - Kategorie II – oberflächlicher Hautdefekt oder Blasenbildung; Maßnahme: Schutz der Wunde, Druckentlastung, Hautpflege
  - Kategorie III – vollständiger Hautverlust, subkutanes Fett sichtbar; Maßnahme: Wundversorgung, Druckentlastung, Schmerzmanagement
  - Kategorie IV – tiefe Gewebeschädigung, Knochen/Muskeln freiliegend; Maßnahme: Chirurgische Versorgung, Antibiotika, umfassende Pflege
  - ohne Kategorie (Tiefe unbekannt): Gewebsverlust mit Belägen oder stabilem Schorf
- dekubitusgefährdete Körperstellen (Prädilektionsstellen)
  - bei Erwachsenen: Ferse; Kreuzbein; Sitzbein; Knöchel; Trochanter
  - bei Kindern: Hinterkopf; Nasenbereich; Druckstellen durch Sonden
- Häufigkeit und Auswirkungen

- Anstieg der Nachfrage nach Hilfsmitteln (insbesondere Pflegebetten, spezielle Matratzen)
- Kosten der Dekubitusbehandlung und hohe Ausgaben (besonders im Krankenhausbereich)
- Teufelskreis der Dekubitusentwicklung: zunehmende Immobilität führt zu verschlechterten Wunden und steigenden Behandlungskosten

1.15.8.3 Pflegeinterventionen

- Risikoeinschätzung mittels Braden-Skala
  - bewertet sechs Risikofaktoren: (1) Empfindung; (2) Feuchtigkeit; (3) Aktivität; (4) Mobilität; (5) Ernährung; (6) Reibung (Scherkräfte)
  - niedrige Punktzahl = hohes Risiko
- Norton-Skala (berücksichtigt allgemeine Gesundheitsfaktoren wie Mobilität und Aktivität)
- Waterlow-Skala (zusätzlich Hautintegrität und vorliegende Krankheiten)
- es gibt keine Skala, die universell für jedes Pflege-Setting geeignet ist
- Mobilisation zur Förderung der Hautdurchblutung und Vermeidung von Druckstellen
  - Bewegung im Bett: Positionswechsel zur Förderung der Durchblutung
  - Bettgymnastik: Aktivierung der Muskulatur
  - geistige Aktivierung: Kognitive Anreize zur Förderung der Eigenmobilität
  - aktive Unterstützung: Kinästhetik zur Unterstützung der Eigenbewegung
- Druckreduzierung
  - Mikrobewegungen: regelmäßige Lagewechsel mind. alle 15 Minuten tagsüber und mind. alle 60 Minuten nachts und zusätzlich (!) mindestens zweistündliche Umpositionierungen (Wechsel zwischen Rückenlage und 30°-Seitenlage) zur gleichmäßigen Druckverteilung; Verzicht auf Lagerung auf eine bestehende Druckstelle; Positionierung zur Entlastung gefährdeter Stellen
- Positionierungsformen und Hilfsmittel
  - Hohllagerung: Kissenlagerung zur Entlastung druckgefährdeter Stellen
  - 30-Grad-Seitenlage
  - Schiefe Ebene: Anhebung der Matratze zur besseren Druckverteilung; Mikrostimulationssysteme
  - passive Systeme: erhalten die Eigenbewegung des Pflegeempfängers durch Rückkopplung des Systems; enthalten spezielle Flügelfedern im Lattenrost (Flügelfedern bewegen sich bei Eigenbewegung des Pflegeempfängers; diese Bewegung sorgt für erneute Bewegungsimpulse beim Pflegeempfänger)
  - aktive Systeme: verfügen über einen Motor; der Motor erzeugt verschiedene Stimulationsmuster über die Federn
- druckverteilende Hilfsmittel/Weichlagerungssyteme
  - vergrößerte Auflagefläche reduziert Auflagedruck; das Einsinken in die Matratze führt zu weniger Halt, Stabilität und Bewegungsfähigkeit; weiche Matratzen verringern Eigenbewegung und haben damit einen negativen Effekt auf Reizwahrnehmung und Körpergrenzen

  - der Pflegeempfänger benötigt ausreichend Halt (z. B. Positionierungskissen); Weichlagerungsmatratze, Wechseldruckmatratzen (reduzieren konstanten Druck); Gel- und Schaumstoffkissen (fördern die Druckverteilung und Hautgesundheit)
- Prävention durch Schulung und Aufklärung
  - Ziel: Minimierung des Dekubitusrisikos durch Aufklärung und Schulung
- Maßnahmen: Schulung des Pflegepersonals und der Angehörigen; Aufklärung über Ursachen und Präventionsstrategien
- Ernährung und Hautpflege: Eiweiß-, Vitamin- und mineralstoffreiche Kost zur Unterstützung der Hautgesundheit; Eiweißbedarf: ca. 1,5 g pro kg Körpergewicht bei dekubitusgefährdeten Personen
- Hautpflege: milde Reinigungsmittel; W/O-Emulsionen; Inkontinenzversorgung
- Wundversorgung und Hautinspektion: regelmäßige Hautinspektion; Wundbeurteilung zur Überwachung des Heilungsprozesses

1.15.9 Thrombo-Embolie-Prophylaxe

1.15.9.1 Definition und Ursachen

- Vorbeugung von einer Thrombose (Blutgerinnselbildung), also eines Thrombus (an der Blutgefäßwand haftender Blutpfropf) und einer Embolie (Blutgefäßverschlusses) durch ein im Blutgefäßsystem (intravasal) wanderndes Blutgerinnsel (Embolus); es handelt sich dabei häufig um ein venöses Blutgefäß und selten um ein arterielles Blutgefäß
- Ursachen gemäß der Virchow-Trias
  - Verlangsamung der Blutströmung (Hypozirkulation): Bewegungsarmut; Bettlägerigkeit; Lähmungen; Dehydratation; Herzinsuffizienz
  - Schäden der Gefäßinnenwand (Endothelläsion): Verletzungen; Sklerosierungen (Verkalkungen); Plaques (Nikotin- und Cholesterinablagerungen); Blutgefäßentzündungen
  - erhöhte Gerinnungsneigung (Hyperkoagulation): Medikamente (z. B. Kortison); Operationen; Bewegungsmangel
- Symptome von Venenthrombosen
  - Umfangszunahme der Extremität; Rötung entlang der betroffenen Vene; Schweregefühl, Parästhesien (z. B. Kribbeln, Taubheit); Schmerzen in den Waden, besonders bei Dorsalflexion des Fußes; Druckschmerzhaftigkeit an typischen Stellen (z. B. Kniekehle, Fußsohle)
- Verlauf der Thrombose
  - 1.–3/ 5. Tag: Beginn der Thrombusbildung; höchste Emboliegefahr
  - 3./5.–14. Tag: Symptome treten auf; Thrombus verwächst mit Gefäßwand
  - ab 14. Tag: Thrombus hat sich fest organisiert und ist fest mit der Blutgefäßwand verbunden, es besteht keine Emboliegefahr mehr

1.15.9.2 Erkennen gefährdeter Pflegeempfänger

- Risikogruppen
  - Ältere Menschen; Übergewichtige Personen; Schwangere; Raucher; Pflegeempfänger mit Antriebsstörungen (z. B. psychisch Kranke); Personen mit Stoffwechselerkrankungen (z. B. Diabetes mellitus); Pflegeempfänger mit Thrombosen in der Anamnese
- Instrumente zur Risikoermittlung zur Ersteinschätzung geeignet (zur kontinuierlichen Überwachung jedoch weniger geeignet)
  - Frowein-Score (Beurteilung des Thromboserisikos bei hospitalisierten Pflegeempfängern):
    0–3 Punkte: Geringes Risiko; 4–8 Punkte: Mittleres Risiko; >8 Punkte: Hohes Risiko
    Kriterien: Berücksichtigung von Risikofaktoren wie: Immobilität; Vorhandensein von Vorerkrankungen (z. B. Herzinsuffizienz, Krebserkrankungen); Alter des Pflegeempfängers, Chirurgische Eingriffe oder Traumata; Anwendung: Entscheidungshilfe für präventive Maßnahmen wie Kompressionstherapie oder medikamentöse Prophylaxe
  - AUTAR-Skala (Einschätzung des venösen Thromboserisikos, speziell für immobile Pflegeempfänger)
    ≤10 Punkte: geringes Risiko; >10 Punkte: erhöhtes Risiko
    Kriterien: Mobilität; Alter; Flüssigkeitsbalance (Dehydratation); Körperliche Schwäche; Appetitverlust; Trauma oder chirurgische Eingriffe; akute Erkrankungen oder Infektionen
    Anwendung: Grundlage für prophylaktische Maßnahmen wie Bewegung, Kompressionsstrümpfe oder Heparin-Gabe

1.15.9.3 Pflegeinterventionen

- Zielsetzungen
  - Frühzeitiges Erkennen von Thrombosegefahr
  - Patientenaufklärung über Entstehung und Risiken; Motivation zur aktiven Mitwirkung; Dauerhafte Verbesserung des venösen Rückflusses; Umsetzung ärztlicher Verordnungen zur Gerinnungsreduktion; Vermittlung von gefäßpflegenden Maßnahmen
- physiologische Mechanismen des venösen Rückstroms fördern
  - Funktion der Venenklappen verhindert Rückfluss des Blutes
  - Restdruck, das heißt minimaler Druck aus Kapillaren
  - Arterienpuls: Pulswelle der Arterien erhöht Druck in benachbarten Venen
  - Muskelpumpe: Muskelaktivität komprimiert Venen, fördert Rückstrom
  - Sogwirkung des Herzens: Systole zieht Blut in Vorhöfe
  - Atmung: Unterdruck im Thorax bei Einatmung fördert Rückstrom; Druck im Bauchraum bei Einatmung presst Blut Richtung Herz
- Kenntnisse aktualisieren; Fortbildung durch Fachliteratur und Seminare

- Pflegeempfänger informieren und motivieren (Ursachen, Risiken und präventive Maßnahmen; patientenindividuelle Strategien)
- Mobilität fördern
  - Tageskleidung beibehalten; Alternativen zum Bett (z. B. Aufenthaltsräume); Bewegungsübungen und Aktivitäten anbieten; Gymnastik im Bett (z. B. Bauchatmung, isometrische Übungen, häufige Wiederholung der Übungen; selbstständige Übungen und Bewegungsaktivitäten; unterstützt den Blutfluss durch Aktivierung der Venenpumpe; Fahrradbewegungen im Bett; Nutzung eines Fußsteppers im Sitzen; Trittübungen gegen mit Luft gefüllte Beutel am Bettende; Kreisen und Wippen der Füße; Heben und Senken der Beine; Finger und Zehen bewegen; Schulterkreisen; Passive Übungen für Pflegeempfänger mit starken Einschränkungen
- ausreichende Flüssigkeitszufuhr sicherstellen (Trinkprotokoll)
- Positionierungen: Beine hochlagern, Winkel >135° im Hüftgelenk; geeignete Sitzmöglichkeiten (z. B. Ruhestühle mit Beinauflage)
- die Maßnahme »Ausstreichen der Venen« ist aufgrund von thrombo-emboliefördernden Risiken veraltet, zudem sind die Kontraindikationen (Thromboseverdacht, Varikosis, Phlebitis, Ablösen von Thromben) gravierend
- Venenkompression
  - Medizinische Anti-Thrombo-Embolie-Prophylaxe-Strümpfe (MTPS) und Kompressionsverbände werden aufgrund fehlender Wirkungsnachweise nicht mehr pauschal empfohlen und bedürfen nach wie vor einer ärztlichen Anordnung
  - MTPS (auch MTES oder ATES) werden präoperativ individuell und gezielt bei Pflegeempfängern mit mittlerem bis hohem Thromboserisiko eingesetzt (häufig in Kombination mit medikamentöser Prophylaxe)
  - mit Bedarfsanordnungen von Kompressionsstrümpfen zur Thrombo-Embolie-Prophylaxe aus einrichtungsinternem Standard ist zudem bei folgenden Stauungszeichen besonders kritisch umzugehen:
    (1) Ödeme und Schwellungen infolge von Flüssigkeitsansammlungen durch gestörte Blutzirkulation (bes. im Bereich der Knöchel, Füße oder Unterschenkel); (2) Schmerzen oder Schweregefühl; (3) bräunliche Verfärbung der Haut in fortgeschrittenen Fällen einer chronisch venösen Insuffizienz durch Ansammlungen von Blut und Abbauprodukten; (4) Kribbeln oder Taubheitsgefühl aufgrund einer beeinträchtigten Nervenfunktion durch den erhöhten Druck
  - Wirkung der MTPS: Verengung der subkutanen Venen; Beschleunigung des venösen Blutdruckflusses
  - Bestandteile: Strumpfgewebe mit einem von oben nach unten nachlassenden Druck; Oberschenkel-Gummi zur Verhinderung des Abrutschens; Zehen-Sichtfenster zur Zyanose-Kontrolle
  - gravierende Kontraindikationen beachten: arterielle Durchblutungsstörungen, Venenentzündungen, Unterschenkelgeschwüre (Ulcus cruris)
  - Strümpfe müssen sorgfältig angepasst und ausgemessen werden (Größe und Sitz), Anhaltspunkte (maximaler Oberschenkelumfang, maximaler Unterschenkelumfang und Beinlänge vom Trochanter major (Großen Rollhügel am

Oberschenkelknochen) bis zum Talus exterior (Fußaußenknöchel); Messung idealerweise morgens vornehmen
- vor dem Anziehen müssen die Beine ca. 20 min lang erhöht (entstaut) werden
- keine Faltenbildung oder Einschnürung zulassen, da diese eine Thrombo-Embolie begünstigen würden
- ggf. Strumpfanziehhilfe verwenden
- bei anatomischen Besonderheiten (z. B. adipösen und/oder ödematösen Beinen): Verwendung von Kompressionsverbänden (▶ Kap. 3.10.10.5)

1.16 Essen und Trinken

1.16.1 Dehydratationsprophylaxe

1.16.1.1 Ursachen und Risikofaktoren für Dehydratation

- geringes Durstempfinden im Alter
- Scham bei Inkontinenz: Reduzierte Trinkmenge
- Einschränkungen bei selbstständiger Flüssigkeitsaufnahme (z. B. Demenz)
- erhöhter Flüssigkeitsverlust durch Stoffwechselerkrankungen (z. B. Diabetes mellitus); Fieber und starkes Schwitzen; Durchfall, Erbrechen; Forcierte Diurese (z. B. durch Diuretika)

1.16.1.2 Arten der Dehydratation

- hypotone Dehydratation (Natriumverlust übersteigt Wasserverlust)
  - Ursachen: Starkes Schwitzen; Verbrennungen; Niereninsuffizienz
- isotone Dehydratation (ausgewogenes Verhältnis Wasser- und Natriumverlust)
  - Ursachen: Durchfall; Erbrechen; unzureichende Flüssigkeitszufuhr
- hypertone Dehydratation (Exsikkose) (Wasserverlust übersteigt Natriumverlust)
  - Ursachen: ungenügende Flüssigkeitsaufnahme; Diabetes mellitus

1.16.1.3 Symptome einer Dehydratation

- starkes Durstgefühl
- reduzierte Urinausscheidung
- Verwirrtheit, Teilnahmslosigkeit
- Schläfrigkeit, Schwächegefühl, Schwindel
- Tachykardie, niedriger Blutdruck, Schockgefahr
- trockene Schleimhäute
- Obstipation
- reduzierter Hautturgor

1.16.1.4 Pflegerische Maßnahmen

- Flüssigkeitsbedarf ermitteln
  - Tagesbedarf: 30–40 ml Wasser/kg Körpergewicht (ca. 2,5 l für 70 kg)
  - Ausnahme: angepasste Trinkmengen bei Herz- oder Nierenerkrankungen
- Trinkplan erstellen und dokumentieren: regelmäßige Trinkzeiten festlegen und festhalten
- Motivation zum Trinken fördern: Lieblingsgetränke bereithalten; Kaffee und Tee nur mit zusätzlichem Wasser (diuretische Wirkung)
- Getränke an Dehydratationsform anpassen
  - Hypotone Dehydratation: salzhaltige Getränke (z. B. Bouillon)
  - Hypertone Dehydratation: wasserreiche Getränke (z. B. Tee, Mineralwasser)
- geeignete Trinkgefäße wählen: verschiedene Becher testen; Trinkbecher mit Ausguss möglichst vermeiden
- Flüssigkeitsbilanzierung
  - Dokumentation von Flüssigkeitszufuhr und -abgabe innerhalb von 24 Stunden
  - Ziele: Überwachung der Herz- und Nierenfunktion; ausgeglichenes Flüssigkeitsgleichgewicht sicherstellen; positive Bilanz von +500 ml/Tag anstreben; bei Diuretikagabe ist eine gezielte negative Bilanz möglich
  - Messinstrumente: geeichte und ungeeichte Gefäße, z. B. Messzylinder, Medikamentenbecher, Wassergläser
  - Bilanzarten: effektive Bilanz (alle Flüssigkeitsmengen dokumentiert); registrierbare Bilanz (nur messbare Flüssigkeitsmenge)
  - Zielwert: in der Regel wird ein Einfuhrplus von ca. 500 ml täglich angestrebt
  - Kaffee und Tee werden wegen der diuretischen Wirkung oft nicht berücksichtigt
  - Beispiele für eine effektive Flüssigkeitsbilanzierung. die alle Flüssigkeiten erfasst (auch wenn sie nur geschätzt werden müssen, wie z. B. Schweiß und Joghurt): Zufuhr: 1 Tasse Wasser (200 ml); 1 Glas Saft (150 ml); 1 Tasse Tee (250 ml); 1 Joghurtbecher (150 ml); 1 Schale Suppe (250 ml); Ausfuhr: Urinbeutel (500 ml); Blasenentleerung (300 ml); Schweißverlust (geschätzt 100 ml)
  - Beispiel für eine registrierbare Flüssigkeitsbilanzierung, die nur direkt messbare Flüssigkeiten und keine Schätzungen (z. B. Schweißverlust) erfasst: Zufuhr: 1 Tasse Wasser (200 ml, gemessen); 1 Tasse Kaffee (150 ml, gemessen); 1 Glas Limonade (250 ml, gemessen); Ausfuhr: 1 Urinbeutel (500 ml, gemessen); 1 Stuhlgang (geschätzt, falls nicht gemessen)

1.16.2 Unterstützung beim Essen und Trinken

- Vorbereitung der Nahrungsaufnahme
  - Portionierung der Mahlzeiten; Zerkleinern von Nahrungsmitteln; mundgerechte Zubereitung von belegtem Brot
  - Kontrolle der richtigen Essentemperatur

  - Bereitstellung von speziellem Essbesteck; evtl. ergonomisches Essbesteck zur Unterstützung der Selbstständigkeit
- Formen der Nahrungsaufnahme
  - feste, breiige und flüssige Nahrung
  - püriert (cremig gerührt/zerkleinert)
  - passiert (durch ein Sieb gestrichen)
  - Sondenernährung bei Bedarf
- Ernährungsrichtlinien
  - Flüssigkeitszufuhr ca. zwei Liter täglich, sofern nicht anders ärztlich verordnet
  - ausgewogene Ernährung: Speiseplan sollte abwechslungsreich und vielseitig sein; mindestens ein Viertel der Kalorien aus Früchten, Salaten und Milch; maximal ein Viertel aus Fleisch; Fleisch enthält Eiweiß und Eisen, kann jedoch Gichtanfälle auslösen
- Gewichtskontrolle
  - Durchführung einmal pro Woche zur Verlaufskontrolle; gleiche Waage, gleiche Tageszeit und Bedingungen (Bekleidung)
  - vor dem Wiegen Blasenentleerung
  - zu häufige Gewichtskontrollen bei Über- oder Untergewicht vermeiden
- Anrichten und Anreichen der Mahlzeiten
  - Speisen appetitlich anrichten, auch bei passierter Kost; das Essentablett wird frontal gestellt, kontrastreiches Geschirr bei Sehbehinderungen; kleinere Bestecke bevorzugen, um die Aspiration zu minimieren
  - Einbeziehen des Pflegebedürftigen in die Zubereitung (z. B. Brot schmieren)
  - Orientierung bei stark sehbehinderten Personen: Orientierung anhand der Uhrzeit (z. B. Fleisch bei 6 Uhr, Kartoffeln bei 9 Uhr)
  - Esshilfe: Verwendung ergonomischer Utensilien
  - Pflegefachkraft sitzt seitlich neben dem Pflegebedürftigen und reicht die Mahlzeit an; Mahlzeiten nicht zu schnell anreichen, nur nach Schlucken der Portion die nächste anbieten; Trinken zwischen den Mahlzeiten
  - mindestens 15–20 Minuten für das Anreichen einplanen
- Maßnahmen bei Schluckstörungen
  - Konsistenzen trennen (z. B. Kartoffelbrei und Karotten separat anreichen)
  - keine Flüssigkeit anreichen, wenn noch Speisereste im Mund sind
  - Trinkbecher aufgrund des Beißreflexes vermeiden, stattdessen Strohhalm verwenden

1.16.3 Malnutritionsprophylaxe

1.16.3.1 Definition, Formen und Folgen der Malnutrition (Mangelernährung)

- Vorbeugung einer Mangelernährung (Zustand, bei dem der Körper nicht ausreichend mit Nährstoffen, also mit Energie, Vitaminen und Mineralstoffen versorgt wird)
- Formen der Malnutrition/Mangelernährung

- Quantitative Malnutrition: zu geringe Energiezufuhr (Kaloriendefizit); führt zu Gewichtsverlust und Energie-Defizit
- Qualitative Malnutrition: fehlende oder unzureichende Zufuhr spezieller Nährstoffe; fehlendes Eiweiß (Muskelschwund/Muskelatrophie); fehlendes Vitamine D (Knochenschwund/Osteomalazie); fehlendes Vitamin C (Skorbut); fehlende Mineralstoffe (z. B. Eisenmangelanämie und Jodmangel-Kropf)
- Protein-Energie-Mangelernährung (PEM): Kombination aus unzureichender Energie- und Eiweißzufuhr; oft bei älteren und chronisch kranken Menschen

- Folgen einer Malnutrition
  - Medizinisch: Schwächung des Immunsystems, erhöhte Infektanfälligkeit; Verlängerung von Heilungsprozessen; Muskelabbau, erhöhte Sturzrisiken; Verschlechterung chronischer Erkrankungen (z. B. Diabetes, Herz-Kreislauf-Erkrankungen); erhöhte Sterblichkeitsrate bei schweren Erkrankungen; Organschäden (z. B. Leber, Nieren oder Herz)
  - Psychosozial: Isolation und soziale Ausgrenzung; Verlust der Lebensqualität und Antriebslosigkeit; steigende Abhängigkeit von Pflege oder Unterstützung; Depression und Angstzustände
  - Wirtschaftlich: erhöhte Gesundheitskosten durch häufigere Krankenhausaufenthalte; geringere Arbeitsfähigkeit und Produktivität; Belastung für pflegende Angehörige oder das Gesundheitssystem
  - Gesellschaftlich: Zunahme von Gesundheits- und Sozialproblemen in betroffenen Gemeinschaften; verringerte Lebenserwartung und verschlechterte Bevölkerungsgesundheit

1.16.3.2 Ursachen einer Malnutrition

- Physisch: Kau- und Schluckstörungen; Zahnprobleme; chronische Erkrankungen: Diabetes; COPD; Demenz
- Psychisch: Appetitlosigkeit; Depression; Angst vor Essen bei Schluckstörungen
- soziale Faktoren: Isolation; fehlende Unterstützung beim Essen
- pflegebezogene Ursachen: Zeitdruck im Pflegealltag, fehlende individuelle Betreuung; Nahrungsverweigerung aufgrund von Appetitlosigkeit; Geschmacksverlust; Belastungen

1.16.3.3 Malassimilation

- fehlende Aufnahme von bereits gespaltenen Nährstoffen im Darm
- Unterarten
  - Malabsorption: Störung der Resorption durch die Darmschleimhaut (z. B. Zöliakie, ► Kap. 1.23.6.3)
  - Maldigestion: Störung der Nahrungszerkleinerung und -aufspaltung im Verdauungstrakt; kann eine Malabsorption verursachen
    Ursachen: Schädigung der Darmzotten (z. B. Entzündung, Infektion) oder Transportstörungen (z. B. gestörte Lymph- oder Blutversorgung), Enzymmangel (z. B. Pankreasinsuffizienz, Laktasemangel); Gallensäuremangel (z. B.

Cholestase); mechanische Beeinträchtigung (z. B. Magenresektion)
Folgen: Nährstoffmangel trotz ausreichender Verdauung durch unzureichende Spaltung von Nährstoffen

1.16.3.4 Zielsetzung

- entsprechend des Expertenstandards »Ernährungsmanagement zur Sicherstellung und Förderung der oralen Ernährung in der Pflege«
- Verbesserung der Ernährungssituation in der Langzeitpflege
- Sicherstellung der frühzeitigen Erkennung und Behandlung von Ernährungsproblemen

1.16.3.5 Erkennen gefährdeter Pflegeempfänger

- mittels des Mini Nutritional Assessments (MNA)
  - ein validiertes Instrument zur Einschätzung des Ernährungszustands, insbesondere bei älteren Menschen
  - schnell und einfach durchzuführen (ca. 10–15 Minuten); hilft, frühzeitig Ernährungsrisiken zu erkennen
  - ist die Grundlage für gezielte Interventionen; besonders wertvoll in geriatrischen Einrichtungen, Krankenhäusern und in der häuslichen Pflege
  - Phase 1: Screening-Teil (MNA-SF)
    Ziel ist die Identifizierung von Personen mit Risiko für Ernährungsprobleme (Risikogruppen sind Menschen mit Gewichtsverlust, Appetitlosigkeit, Kau- oder Schluckproblemen sowie Menschen mit Nahrungsverweigerung oder verminderte Nahrungsaufnahme):
    Gewicht und Größenveränderungen werden erfasst; Body-Maß-Index/BMI-Kontrolle = Gewicht (kg) / Körpergröße^2 (m^2); Grenzwerte: BMI unter 20 bei Erwachsenen <70 Jahre, BMI unter 22 bei >70 Jahre; niedriger BMI deutet auf Mangelernährung hin
    Appetitverlust; Mobilität; psychologische Belastungen oder akute Erkrankungen; Lebensstil und Funktionalität
  - Phase 2: Assessment-Teil (optional bei Risiko)
    Ziel ist die präzise Identifikation spezifischer Ernährungsprobleme
    Anamnese: Essgewohnheiten, Appetit, Beschwerden und Nahrungs-verweigerung
    körperliche Untersuchung: Überprüfung von Gewicht, Muskelmasse, Hautzustand; Erkennen von Symptomen wie Müdigkeit oder Infektanfälligkeit
    Diagnostik: Laborwerte (z. B. Albumin, Vitaminspiegel); umfangreiche Bewertung der Nahrungsaufnahme; klinische Anzeichen von Mangelernährung; körperliche Messungen (z. B. Wadenumfang); subjektive Einschätzungen (Eigenwahrnehmung der Gesundheit)
  - Bewertung des NMA: 0–7 Punkte: Mangelernährung; 8–11 Punkte: Risiko einer Mangelernährung; 12–14 Punkte: Normaler Ernährungszustand

1.16.3.6 Pflegerische Interventionen

- sich über gesunde Ernährung informieren
- Gespräche mit Pflegeempfänger und Angehörigen führen
- Ernährungsberatung anfordern, z. B. durch spezialisierte Fachkräfte
- Kochkurse anbieten oder vermitteln
- individuelle Ernährungspläne erstellen, angepasst an Bedürfnisse
- appetitfördernde Maßnahmen
  - Wahl des Essortes: Gemeinschaftsraum oder Zimmer, je nach Vorliebe
  - gewohnte Tischkultur ermöglichen, z. B. mit Tischschmuck; Wunschkost und bekannte Speisen (z. B. regionale Küche); eigenständige Zubereitung ermöglichen oder Unterstützung anbieten
- Erleichterung der Nahrungsaufnahme
  - Mahlzeiten in angepasster Konsistenz (z. B. püriert)
  - Hilfsmittel wie rutschfeste Teller, spezielle Bestecke verwenden
  - bei Bedarf Nahrung anreichen und ausreichend Zeit einplanen
  - aufrechte Sitzposition sicherstellen; Kau- und Schluckprobleme angehen; Mundhygiene sicherstellen
  - Nutzung von Zahnprothesen fördern, ggf. Prothesenanpassung oder Zahnsanierung
  - Schlucktraining oder logopädische Therapie organisieren
  - Therapiemaßnahmen anpassen: Schmerztherapie optimieren; appetitzügelnde Medikamente überprüfen und ggf. ändern; Notwendigkeit von Diäten oder Nahrungskarenzen hinterfragen
- Pflegeempfänger informieren und beraten
  - Aufklärung über die Risiken von Unterernährung
  - gemeinsames Erstellen eines Ernährungsplans, angepasst an Vorlieben und Einschränkungen; Beratung zu hochkalorischen Ergänzungen und angepasster Kost (z. B. weiche Kost)
  - Einbindung von Angehörigen (Unterstützung bei der Ernährung und Sensibilisierung für Risikofaktoren)
- Hilfsmittel: Verwendung von Esshilfen; Trinkhilfen; Nahrungsergänzungsmitteln
- Arbeitshilfen nutzen: Standardisierte Formulare zur strukturierten Datenerfassung bieten Unterstützung bei der Dokumentation von Screening und Assessment; Schritt-für-Schritt-Beschreibung des Vorgehens bei Screening und Assessment; abrufbar auf der Webseite des Deutschen Netzwerks für Qualitätsentwicklung in der Pflege (DNQP): www.dnqp.de

1.16.4 Aspirationsprophylaxe

1.16.4.1 Entstehung und gefährdete Pflegeempfänger

- Aspiration meint das Eindringen von Flüssigkeiten/Feststoffen in die Atemwege bei gestörtem Epiglottisschluss

- häufige aspirierte Substanzen: Speichel; Nahrung; Erbrochenes; Blut; Schmutz
- Symptome: Husten; Räuspern; Atemnot; Panik; Ersticken
- bei Bewusstlosigkeit: Aspiration ohne Abwehrreaktionen möglich
- Komplikationen: Aspirationspneumonie (entzündliche Reaktion in der Lunge); Mendelson-Syndrom (Lungenödem, Atemnot und Schocksymptomatik); ARDS (Acute Respiratory Distress/akutes Lungenversagen); Lungenabszess
- Risikogruppen: Bewusstseinsstörungen; geschwächte Personen; neurologische Erkrankungen; Lokalanästhesie im Rachenbereich
- Ziele: Erkennen von Risikofaktoren und rechtzeitiges Eingreifen; Information und Motivation des Pflegeempfängers zur aktiven Mitarbeit; Durchführung geeigneter Maßnahmen durch geschultes Personal

1.16.4.2 Aspirationsfördernde Umstände

- Allgemeinzustand: geschwächte Pflegeempfänger haben reduzierte Schutzreflexe (Husten, Räuspern)
- Bewusstseinsstörungen: Koordination des Schluckens eingeschränkt
- neurologische Erkrankungen: beeinträchtigte Zungen- und Rachenmuskulatur
- Sensibilitätsstörungen: Lokalanästhesie oder Lähmungen führen zu gestörtem Schluckreflex
- Erbrechen (Hyperemesis): erhöhte Aspirationsgefahr bei Schwäche oder Bewusstlosigkeit

1.16.4.3 Maßnahmen

- frühzeitige Erkennung von Warnzeichen: Hinweise auf Schluckstörungen: Speisereste im Mund/Wangentaschen; Husten, Räuspern, brodelnde Atemgeräusche
- Schulung des Pflegepersonals
- Basale Stimulation® (▶ Kap. 2.17.3)
- Schlucktraining
  - Reflex stimulieren: mechanische Reize am Gaumen (z. B. mit Wattestäbchen, Metallspatel); thermische Reize (z. B. mit Eiswasser); Vibrationsstimulation mit Elektrorasierer
  - Zungentraining: Bewegungen bewusst und übertrieben ausführen (z. B. Zunge strecken, Lippen umkreisen); Übungen vor dem Spiegel für Selbstkontrolle
  - Gaumensegel trainieren: Luft in den Wangen bewegen, Wattebausch wegpusten
  - Schlucken von Nahrung: aufrechte Sitzhaltung, Kopf leicht nach vorn geneigt; kleine Portionen, weiche Speisen (z. B. Kartoffelpüree); flüssige Kost ggf. andicken
  - Trinkübungen: erst nach sicherem Schlucken fester Nahrung; flüssige Kost andicken; dickflüssige Getränke bevorzugen
- Unterstützung bei der Essensaufnahme durch geschultes Persona

- kleine Portionen anreichen (mit dem Teelöffel)
- für Ruhe während der Mahlzeit sorgen
- minimaler Einsatz von Flüssigkeit: kein Spülen oder Gurgeln; Kopf nach vorne geneigt, ggf. in Seitenlage
- Positionierung: aufrechte Sitzposition; Seiten- oder Bauchlage; flache Rückenlage vermeiden
- nach dem Essen: Mundpflege; aufrechte Haltung für 20 Minuten

1.17 Körperpflege

1.17.1 Ziele bei der Unterstützung

- Förderung der Selbstständigkeit und Wohlbefinden
  - Körperpflege dient der Vorbeugung von Krankheiten und der Steigerung des Wohlbefindens
  - Unterstützung der Aktivierung der Selbstpflegefähigkeiten
  - regelmäßige Beurteilung, wie viel Unterstützung der Pflegeempfänger benötigt
  - Anpassung der Hilfestellung an den Pflegeempfänger und seine Selbstständigkeit

1.17.2 Grundprinzipien der Körperpflege

- Wahrung der Intimsphäre
- Pflegeempfänger in die Körperpflege einbeziehen
  - soweit möglich Wünsche des Pflegeempfängers berücksichtigen; Pflegeempfänger bestimmt Reihenfolge der Pflege, Waschwassertemperatur, etc.
- Blickkontakt und Kommunikation aufrechterhalten
- bei Säuglingen eine besonders ruhige Umgebung gewährleisten
- richtige Raumgestaltung
  - angenehme Raumtemperatur sicherstellen; Fenster und Türen schließen, Sichtschutz verwenden; Besuch und andere Personen aus dem Raum bitten, wenn nötig
- Hygiene und Materialien
  - hygienische Händedesinfektion vor und nach der Pflege; Einmalschürzen tragen, um Pflegekleidung zu schützen; Wischdesinfektion der Arbeitsfläche vor der Materialbereitstellung; Materialien entlang des Handlungsablaufs bereitlegen, um unnötige Wege zu vermeiden
- Hautpflege und Körperwahrnehmung
  - sanfte, gleichmäßige Bewegungen beim Waschen zur Förderung der Körperwahrnehmung

- Hautfalten gründlich abtrocknen, besonders bei Säuglingen und immobilem Pflegeempfänger

1.17.3 Ganzkörperwaschung im Bett (GKW)

1.17.3.1 Vorbereitung

- Sichtung des individuellen Handlungsablaufes (Pflegeplanung) und des Pflegeablaufberichtes
- Intimsphäre wahren: Anklopfen vor Betreten des Zimmers; Vorgehensweise mit der Person besprechen; Angehörige oder Gäste bitten, das Zimmer zu verlassen
- Materialien bereitstellen: Waschschüssel mit warmem Wasser, Waschlappen, Handtücher, Waschhandschuhe; Pflegeprodukte nach Wünschen der Person (Seife, Lotion, Shampoo); frische Kleidung und Bettwäsche bereitstellen; Handschuhe und Abwurfbehälter für benutzte Materialien
- Hygienemaßnahmen und Sicherheit: Händedesinfektion und ggf. Schutzhandschuhe tragen; Raumtemperatur anpassen, um Auskühlung zu vermeiden

1.17.3.2 Durchführung

- Positionierung
  - Person in bequeme Position bringen; Oberkörperhochlagerung (zur situativen Orientierung); Bettdecke nur teilweise entfernen für Privatsphäre und Wärme; Oberbekleidung ausziehen und den Oberkörper mit einem trockenen Badetuch abdecken)
- Gesicht und Hals
  - ohne Seife mit separatem Waschlappen abwischen
  - Augenbereich separat reinigen, um Infektionen zu vermeiden; Augen vom äußeren zum inneren Augenwinkel (entlang der physiologischen Flussrichtung der Tränenflüssigkeit) waschen
  - Gesicht von der Stirn über Wangen zum Kinn rechts und links waschen und abtrocknen
  - Ohrmuscheln und hinter den Ohren waschen, abtrocknen und inspizieren
  - jetzt erst ggf. dem Waschwasser Waschlotion zusetzen; Hals waschen und abtrocknen
- Oberkörper
  - zuerst den körperfernen Arm und die körperferne Achselhöhle waschen und trocknen
  - ein Handbad anbieten (rechts und links) oder Hände waschen (dazu ein trockenes Handtuch unterlegen)
  - dann den körpernahen Arm und die körpernahe Achselhöhle waschen und abtrocknen
  - Brustkorb und Oberbauch (inklusive des Bauchnabels) waschen und abtrocknen
  - Schultern, Brust, Bauch und Arme reinigen und abdecken

  - sorgfältig abtrocknen, um Hautirritationen vorzubeugen
- Rücken
  - Person zur Seite drehen (sofern er schmerzfrei gedreht werden kann), Rücken und Nacken waschen und trocknen
  - Rücken eincremen und leicht massieren, wenn gewünscht
  - frische Oberbekleidung anziehen; Hose auskleiden und Unterkörper abdecken (trockenes Badetuch)
- Beine und Füße
  - mit warmem, seifigem Wasser waschen, danach mit klarem Wasser abspülen
  - Füße und Zehenzwischenräume sorgfältig abtrocknen
- Hand- und Fußbad anbieten
  - Waschschüssel ins Pflegebett stellen und Hände/Füße einweichen; zum Schutz der Bettwäsche ein trockenes Handtuch unter die Waschschüssel platzieren
  - sorgfältig reinigen und abtrocknen
- Intimbereich
  - Schutzhandschuhe tragen
  - vorderen und hinteren Intimbereich separat und behutsam reinigen
  - gründlich trocknen, um Hautreizungen zu verhindern
  - Intimpflege bei der Frau: beide Beine aufstellen und spreizen (lassen); die großen Schamlippen (Labia major) spreizen, reinigen und trocken tupfen; und das übrige Genital waschen und trocknen; in Richtung Anus waschen (Wischrichtung vom Anus in Richtung Symphyse (Schambeinfuge) beachten, um eine Keimverschleppung zu verhindern
  - Intimpflege beim Mann: Penis waschen und trocknen; die Vorhaut (das Präputium) zurückschieben und die Eichel säubern; in Richtung »von der Harnröhrenöffnung weg« waschen, um keine Keim zu verschleppen; anschließend die Vorhaut wieder vorschieben, um einer Vorhauteinklemmung (Paraphimose) mit Nekrosegefahr vorzubeugen; Hodensack (das Skrotum) von vorne in Richtung Gesäß waschen und abtrocknen
  - Waschen des Gesäßes: den Pflegeempfänger bitten, sich auf die Seite zu drehen; die Haut inspizieren und das Gesäß in Richtung Anus waschen
- Wechseln der Bettwäsche
- bei Bedarf Bettwäsche während des Vorgangs wechseln
- Person unterstützen, um ihre Position zu halten

1.17.3.3 Nachbereitung

- Person bequem positionieren: Kissen und Bettdecke so arrangieren, dass die Person sich wohlfühlt; erforderliche Positionierungshilfen verwenden
- Materialien entsorgen: Handschuhe und Einwegmaterial in den Abfallbehälter; Waschschüssel entleeren, reinigen und desinfizieren
- Dokumentation: Hautpflege und Zustand der Person dokumentieren; Hautirritationen oder besondere Pflegebedarfe vermerken

1.17.4 Unterstützung bei der Körperpflege am Waschbecken

1.17.4.1 Vorbereitung

- Materialien wie bei der Körperpflege im Bett bereitlegen
- Pflegeempfänger mobilisieren, an Bettkante setzen
- ggf. Vitalzeichen kontrollieren
- Hilfsmittel wie Rollstuhl, Rollator bereitlegen

1.17.4.2 Durchführung

- Pflegeempfänger ins Bad begleiten
- Toilettengang anbieten (Intimsphäre wahren)
- Hände waschen lassen
- Gesichtspflege unterstützen
- Oberkörper waschen, Abtrocknen und Ankleiden unterstützen
- Intimbereich pflegen
- Schuhe ausziehen
- Waschen der Beine: Pflegeempfänger nach Möglichkeit selbstständig waschen lassen
- Fußpflege: auf Wunsch ein Fußbad anbieten, sofern keine Kontraindikationen (offene Wunden, Phlebitis) bestehen Zwischenräume gut abtrocknen
- Unterkörper ankleiden, Intimbereich freilassen aber mit einem trockenen Handtuch abdecken, Schuhe anziehen
- Handschuhe verwerfen, Hände desinfizieren und neue Handschuhe anziehen
- Mobilisation: Pflegeempfänger zum Aufsehen ermuntern; sicheren Haltegriff am Waschbecken anbieten
- Intimpflege: Intimpflege durchführen und sorgfältig abtupfen; Hautrötungen beachten
- Ankleiden: Unterstützung beim Ankleiden des Unterkörpers und bei der Mobilisation sicherstellen
- Nachbereitung: Boden trocken halten, Stolperfallen beseitigen; Wohlbefinden abfragen und Pflegeempfänger zur Mobilisation an den Tisch oder ins Bett begleiten

1.17.5 Spezielle Anforderungen bei der Pflege von Säuglingen

- Kleidung
  - leicht an- und auszuziehende Bekleidung; Vermeidung von Kleidung über den Kopf, wenn möglich; Kleidung vom Hinterkopf über das Gesicht ziehen
  - Kleidung der Raumtemperatur und den Bedürfnissen des Säuglings anpassen; weiche Materialien ohne Reizstoffe verwenden

  - für häufigen Windelwechsel geeignete Kleidung (Body mit Druckknöpfen oder Klettverschluss)
- Pflege während der Körperpflege
  - Wasser- und Hauttemperatur: Wassertemperatur sollte geprüft werden; Wassertemperatur idealerweise 36–37 °C
  - Waschen: sanftes Waschen des Körpers; besondere Vorsicht in empfindlichen Hautfalten
  - Hautpflege: Verwendung von speziellen Hautcremes für Säuglinge bei empfindlicher Haut
  - Windelpflege: häufiges Wechseln der Windeln, um Hautirritationen zu vermeiden
- psychische und emotionale Unterstützung: emotionale Nähe durch Körperpflege stärkt Vertrauen und Bindung; ruhige, einfühlsame Kommunikation während der Pflege
- Bezugspersonen einbeziehen: Eltern oder Bezugspersonen bei Bedarf einbeziehen; Vorlieben und Bedürfnisse des Säuglings von den Eltern/Bezugspersonen erfragen

1.17.6 Anpassungen für unterschiedliche Pflegeempfänger

- Individuelle Bedürfnisse: Anpassung an Gesundheitszustand und Mobilität; bei immobilem Pflegeempfängern ggf. Unterstützung durch zwei Pflegekräfte
- besondere Anforderungen bei Hauterkrankungen oder Infektionen: bei Hauterkrankungen (z. B. Windeldermatitis) betroffene Stellen zuletzt waschen, sanft behandeln; Hygiene durch Einmalartikel (z. B. Waschlappen) sicherstellen; Hautpflegeprodukte verwenden, die für Hautprobleme geeignet sind
- spezielle Kleidung bei besonderen Pflegesituationen: Kleidung mit einfachem Zugang für medizinische Anforderungen (z. B. PEG, Harnableitungen); Säuglinge: Wickelsysteme und Kleidung, die den Zugang zu medizinischen Geräten nicht behindert

1.17.7 Bedeutung der Berührung durch Hände

- Hände als Kommunikationsmittel: Berührungen vermitteln Nähe, Geborgenheit und Beistand; bei Berührungen ein Vertrauensverhältnis aufbauen; die Qualität der Berührung ist entscheidend für das Wohlbefinden
- praktische Tipps
  - Hände vor Körperkontakt aufwärmen
  - auf angemessene Berührung und gewünschte Wassertemperatur achten
  - nicht permanent Handschuhe tragen, wenn es die Hygiene zulässt
  - einfühlsame Berührung, insbesondere bei sehbehinderten Personen, um Überraschungen zu vermeiden
  - Vermeidung von Mehrfachberührungen durch mehrere Pflegekräfte
  - für Demenzkranke und schwer erkrankte Menschen sind Berührungen besonders bedeutungsvoll (»Das Herz wird nicht dement!«)

1.17.8 Hautpflege und -beobachtung

1.17.8.1 Haut beobachten und beurteilen

- Einschätzung des Hautzustands zur Beurteilung des Allgemeinzustands
- Beobachtungszeitpunkte: während der Grundpflege; bei speziellen pflegerischen Maßnahmen: bei Unterstützung bei Ausscheidungen; bei Positionswechsel; beim Verbandwechsel
- normale Hautmerkmale checken: rosig, gut durchblutet; elastisch und intakt
- Abweichungen dokumentieren (▶ Kap. 1.17.8)

1.17.8.2 Hautreinigung und -pflege

- Ziel der Hautpflege ist die Erhaltung der Hautelastizität und -funktion
- Säureschutzmantel: beträgt normalerweise pH-Wert ca. 5,5; schützt vor Austrocknung und Keimen; kann durch Waschen beeinträchtigt werden
- Wassertemperatur: empfohlen werden da. 34 °C, um den Säureschutzmantel zu schonen; bei Neugeborenen ca. 37 °C; Wasser über 39 °C trocknet die Haut aus
- Hautreinigungsprodukte
  - Wasser: warmes Wasser reinigt gründlicher als kaltes; warmes Wasser kann jedoch den Säureschutzmantel angreifen.
  - Seifen: alkalisch, hoher pH-Wert trocknet Haut aus; nur bei Bedarf verwenden
  - Syndets: pH-neutral bis leicht sauer; meist mit rückfettenden Stoffen; milde, rückfettende Varianten bevorzugen
  - Ölbadprodukte: geeignet für trockene Haut; können die Poren von Talg und Schweißdrüsen verstopfen); ein bis zweimal pro Woche (nicht täglich)
  - antimikrobielle Zusätze: nur nach ausdrücklicher ärztlicher Anordnung
  - Wasser-in-Öl (W/O) Emulsion: für trockene Haut geeignet; bildet einen Schutzfilm gegen Austrocknung
  - Öl-in-Wasser (O/W) Emulsion: zieht schnell ein; ist für leicht trockene Haut geeignet.
  - Puder: bietet zwar einen Schutz vor mechanischer Reibung, aber verklumpt bei übermäßiger Dosis und bei Schweiß (Intertrigogefahr steigt)

1.17.9 Intertrigoprophylaxe

- Prävention von Wundsein in Hautfalten
- »Intertrigo« lateinisch für »Wundreiben«
- Hautirritationen und -defekte, die vor allem in Hautfalten auftreten, wo Haut auf Haut liegt
- besonders betroffen sind Bereiche wie unter den Brüsten; in Bauchfalten; in der Leiste; an den Oberschenkelinnenseiten; in der Analfalte; im Dammbereich
- durch Feuchtigkeit kann die Haut aufweichen (Hautmazeration)
- Reibung durch Bewegung verstärkt die Schädigung
- es können sich Infektionen mit Bakterien oder Pilzen entwickeln

- Symptome
  - gerötete, wund aussehende und geschwollene Haut
  - schwammige, aufgeweichte Haut, oft mit Fissuren (kleinen Rissen)
  - nässende Hauterosionen
  - Pusteln oder weißliche Beläge durch Pilzinfektionen
  - lokale Entzündungszeichen wie Juckreiz, Brennen oder Schmerz
- Risikofaktoren (häufig bei Personen mit folgenden Bedingungen)
  - starkes Schwitzen (Hyperhidrose): Schwitzen in Hautfalten schafft ein feucht-warmes Milieu, das Bakterien und Pilze begünstigt; Ursachen können Fieber, Schilddrüsenüberfunktion, Übergewicht oder neurologische Erkrankungen (z. B. Morbus Parkinson) sein
  - Inkontinenz: Urin und Stuhl schädigen die Haut durch Inhaltsstoffe wie Ammoniak oder Verdauungsenzyme; Inkontinenzmaterialien aus Kunststoff fördern ein feucht-warmes Hautklima
  - falsche Hautpflege: zu häufiges oder heißes Baden sowie aggressive Reinigungsmittel greifen den natürlichen Schutzmantel der Haut an; unzureichendes Abtrocknen fördert die Feuchtigkeitsansammlung
  - Bettlägerigkeit: Bewegungsmangel führt dazu, dass Hautregionen schlecht belüftet werden. Bei Lähmungen und Kontrakturen entstehen feuchte Hautkammern, in denen sich Keime ansiedeln
  - Personen mit Inkontinenz oder Adipositas
  - Pflegeempfänger mit fieberhaften Erkrankungen, Apoplex oder neurologischen Störungen wie Morbus Parkinson
- Ziele: frühzeitige Erkennung von Risikofaktoren; Information und Motivation der Pflegeempfänger zur aktiven Mitarbeit; Vermeidung oder Reduktion auslösender Faktoren
- Maßnahmen
  - Hautpflege optimieren: hautschonend mit kühlem Wasser reinigen, ohne aggressive Seifen oder Reinigungsmittel; bei Bedarf nur pH-neutrale, alkalifreie Produkte verwenden; die Haut mit einem weichen Handtuch sanft trocken tupfen; kein Parfum oder Deodorant verwenden; bei trockener Haut können rückfettende Cremes (z. B. Wasser-in-Öl-Emulsionen) aufgetragen werden
  - Feuchtigkeit in Hautfalten vermeiden: Hautfalten trocken halten; saugfähige Materialien wie Baumwollstreifen in Bauchfalten oder unter den Brüsten platzieren; Kunststofffolien vermeiden, da diese die Hautatmung behindern; Baumwollunterwäsche oder atmungsaktive Bekleidung bevorzugen
  - richtige Inkontinenzversorgung: Einlagen oder Hosen ohne Plastikfolie verwenden; feuchte Materialien regelmäßig wechseln
  - Mobilität fördern: bettlägerige Pflegeempfänger sollten regelmäßig umgelagert werden, um den Luftaustausch an gefährdeten Hautstellen zu verbessern; selbst kleine Bewegungen können helfen, die Durchblutung der Haut zu fördern und Feuchtigkeit zu reduzieren
  - Pflegeempfänger informieren
  - Hautatmung sicherstellen: locker sitzende, atmungsaktive Kleidung aus Baumwolle tragen; Nachtbekleidung und Unterwäsche täglich wechseln, bei

starkem Schwitzen häufiger
(▶ Kap. 1.7.13 Expertenstandard Erhaltung und Förderung der Hautintegrität in der Pflege)

1.17.10 Alternative Waschungen

1.17.10.1 Wirkungen

- die Waschung kann belebend, beruhigend, schweiß- und fieberreduzierend wirken.
- entscheidend sind
  - Auswahl der Waschwasserzusätze; Waschrichtung (mit oder gegen die Haarwuchsrichtung); Wassertemperatur; Verwendung eines geeigneten Waschlappens
  - Wohlfühlfaktoren: der Pflegeempfänger sollte sich warm fühlen; Raumtemperatur mindestens 19 °C; Fenster während der Waschung geschlossen halten
  - Waschmethode: dünnen Wasserfilm (kalt oder zimmerwarm) auf Körper oder Körperabschnitte auftragen; anfängliches Zusammenziehen der Gefäße mit anschließender Erweiterung erzeugt ein Wärmegefühl (reflektorische Hyperämie)
- Vorsicht bei ätherischen Ölen: Überdosierung kann Haut und Schleimhäute schädigen; allergische Reaktionen möglich; gründliche Anamnese und ärztliche Absprache erforderlich
- Emulgatorzugabe für ätherische Öle: ätherische Öle vermischen sich nur durch Zugabe von Milch mit Wasser; ca. 0,25–1 Liter H-Milch als Emulgator in die Waschschüssel geben

1.17.10.2 Arten von alternativen Waschungen

- Belebende Körperwaschung
  - Zielgruppe: depressive Menschen; schläfrige Menschen
  - Technik: gegen die Haarwuchsrichtung waschen; mit stärkerer Reizwirkung, die das zentrale Nervensystem aktiviert
  - Waschlappen: rauher Waschlappen für intensiveren Reiz
  - Dauer und Temperatur: maximal 20 Minuten bei Wassertemperatur unter Körpertemperatur; ca. 30 °C
  - Zusätze: ätherische Öle zur Verstärkung der belebenden Wirkung
- Beruhigende Körperwaschung
  - Zielgruppe: Menschen mit Hyperaktivität, Unruhezuständen, Einschlafstörungen, Schmerzen
  - Technik: Mit weichem Waschlappen oder Händen waschen (langsamer, bewusster Rhythmus, in Haarwuchsrichtung)
  - Nachsorge: Haut sanft trocken tupfen, nicht rubbeln
  - Dauer und Temperatur: Maximal 20 Minuten bei 37–38 °C

  - Zusätze: Ätherische Öle; 0,25–1 Liter H-Milch in die Waschschüssel geben, um Öle zu emulgieren
- Schweiß- bzw. fieberreduzierende Körperwaschung
  - Zusätze: 1 Liter Salbei- oder Pfefferminztee auf 4 Liter Wasser; Salbeitee reduziert Schweißdrüsenaktivität; Pfefferminztee fördert Verdunstungskälte und erhöht Wärmeabgabe
  - Technik: in langen, großen Zügen waschen für intensiven kühlenden Effekt
  - Temperatur: Wassertemperatur unter Körpertemperatur (ca. 30 °C)

1.17.11 Duschen

1.17.11.1 Vorbereitung

- Vitalzeichen (Puls, Blutdruck, Atmung, Temperatur, Bewusstsein) überprüfen
- der Pflegeempfänger wird nur bei stabilem Kreislauf geduscht
- Unterstützung beim Aufstehen und Transfer in Roll-/Toilettenstuhl
- ggf. Abdecken mit Morgenmantel, Badetuch oder Decken

1.17.11.2 Privatsphäre und Sicherheit

- »Bitte nicht stören«-Schild an der Tür anbringen, bzw. Anwesenheitsleuchte einschalten
- Anleitung und ggf. Unterstützung beim Entkleiden.
- Verwendung eines Duschstuhls (alternativ Toilettenstuhl) – idealerweise vorher mit warmem Wasser vorwärmen.
- ebenerdige Dusche bevorzugt; hohe Duschtassen sind Stolperfallen.
- Antirutschmatten verwenden, nach Nutzung desinfizieren.

1.17.11.3 Durchführung

- Waschhandschuh bereitstellen, um die Augen (z. B. bei der Haarpflege) abzudecken und den Oberkörper (ggf. weiteren Körper) selbstständig zu waschen; Unterstützung durch Pflegefachkraft
- regelmäßiges Abduschen mit warmem Wasser zur Vermeidung von Auskühlung (Verdunstungskälte)
- Wassertemperatur immer am eigenen Unterarm prüfen; Thermostat auf ca. 38 ° C einstellen
- Pflegebedürftigen über Wasseranstellung und Temperaturveränderungen (z. B. bei Wechselduschen) informieren
- Wechselduschen nur auf Wunsch und ärztliche Absprache; mit warmem Wasser beginnen und mit kaltem Wasser beenden
- Schutz vor Wasserspritzern durch Waschhandschuh über der Brause
- Vitalzeichen während des Duschens beobachten; bei Abweichungen wird das Duschen abgebrochen

1.17.11.4 Nachsorge

- rasches Abtrocknen zur Vermeidung von Auskühlung.
- Unterstützung beim Ankleiden, wenn nötig.
- Dokumentation von Beobachtungen: Puls, Atmung, Hautveränderungen, Schmerzen, Selbstständigkeit

1.17.12 Baden

1.17.12.1 Wirkungen auf den Organismus

- Wärme stimuliert Haut-Wärmerezeptoren, daraus erfolgen Gefäßerweiterung; vermehrte Schweißsekretion; verminderte Wärmeproduktion
- Stimulation von Kreislauf; Nervensystem; Atemwege (inhalierte Dämpfe)
- Verminderung der Körperschwere: höhere Beweglichkeit unter Wasser; Auftrieb entlastet die Muskulatur; Bewegungen sind im Wasser oft leichter ausführbar (z. B. öffnen einer kontrahierten/spastischen Hand); besonders bei spastischen Lähmungen oder Kontrakturen vorteilhaft

1.17.12.2 Badearten

- Säuglingsbad
  - Fenster schließen, Wärmelampe einschalten, angenehme Raumtemperatur sicherstellen
  - Hände desinfizieren und Schutzkittel anziehen
  - Kind auf Wickeltisch legen, Unterkörper entkleiden; unsterile Handschuhe anziehen und alte Windel entfernen
  - Gesäß reinigen, ggf. Temperatur messen, Handschuhe ausziehen, erneut Händedesinfektion
  - Kind weiter entkleiden, ggfs. Gewicht ermitteln, Stoffwindel entsorgen
  - Wassertemperatur überprüfen, Gesicht hygienisch waschen
  - Badezusatz (falls notwendig) hinzufügen
  - Rechtshänder: mit der linken Hand den Oberarm des Kindes stützen, Kopf sicher auf dem Unterarm; mit der rechten Hand das Kind am Oberschenkel halten und mit den Füßen zuerst ins Wasser heben
  - Linkshänder: mit der rechten Hand den Oberarm stützen und das Kind mit der linken Hand ins Wasser heben
  - Waschreihenfolge: Hals, Achseln, Arme, Oberkörper, Bauch, Leisten, Beine, Füße, Genitalbereich (von vorn nach hinten); Kind ggf. in Bauchlage drehen (Brustkorb sicher auf dem Unterarm), anschließend in Rückenlage zurückdrehen und mit sicherem Griff aus der Wanne heben
  - Kind schnell in ein Handtuch wickeln, abtrocknen, besonders in den Hautfalten (Achseln, Beinbeugen, Hals, Zwischenräume)
  - Badehandtuch entfernen, Kind eincremen, wickeln, Windel unter dem Nabel verschließen

  - Händedesinfektion durchführen, Nabelpflege (falls erforderlich) und Kind schnell anziehen
- Hand- und Armbad
  - Kaltes Armbad: Wassertemperatur ca. 15 °C; Unterarme in Intervallen (z. B. 3–10 Sekunden) eintauchen; kreislaufanregendes Bad
  - Warmes Armbad: 35–38 °C; Dauer 15–20 Minuten; lindert Schmerzen bei Bewegungseinschränkungen
  - Ansteigendes Armbad: Start bei ca. 30 °C; langsam auf 39–41 °C steigern (max. 20 Minuten); gut bei Erkältungsanzeichen
  - Wechselfußbad: fördert Durchblutung und Kreislauf; hilft bei Schlafproblemen; Wechsel zwischen warmem (38–40 °C) und kaltem (ca. 15 °C) Wasser; endet mit kaltem Bad
  - Sitzbad: Behandlung der Becken-, Bauch- und Genitalregion; hilfreich bei Hämorrhoiden, Analekzemen, Blasenentzündungen; Temperatur 36–38 °C; Dauer 10–20 Minuten; ggf. Kamille als Zusatz
  - Halbbad (Wasserhöhe bis Nabel (bei Kreislaufschwäche empfohlen)) und Vollbad (Temperatur 35–38 °C, Dauer 10–20 Minuten; Ein- und Ausstiegshilfen nutzen (z. B. Badewannensitz, Antirutschmatten); auf Kreislaufbelastungen achten, insbesondere bei Herz- und Kreislaufschwächen)
  - Ansteigendes Vollbad: Start mit lauwarmem Wasser; Temperatur allmählich auf 40 °C steigern; zum Abschluss Kaltwasserabguss oder kurz mit kaltem Waschlappen abbrausen
  - Ölbad: Hautpflege; max. einmal pro Woche; zu häufige Ölbäder können die Hautporen verstopfen und Ekzeme fördern

1.17.13 Ohrenpflege

- es ist keine spezielle Ohrenpflege notwendig: bei der Ganzkörperwäsche erfolgt die Überprüfung auf Hautveränderungen (z. B. Intertrigo, Druckstellen, Pilzinfektionen); Inspektion des Gehörgangs und hinter dem Ohr
- Reinigung des äußeren Gehörgangs bei nicht selbstständigen Pflegebedürftigen
  - Wattestäbchen verwenden (abstützen an der Ohrmuschel für sicheren Abstand)
  - es erfolgt keine Reinigung des inneren Gehörgangs: Ohrenschmalz (Cerumen) wird durch den körpereigenen Reinigungsmechanismus nach außen befördert; Gefahr von Trommelfellverletzungen und Würgereflex; Entfernung von Cerumen nur auf ärztliche Anordnung
  - bei angetrocknetem Cerumen: ärztliche Verordnung für spezielle Präparate (z. B. Cerumenex®, Otowaxol®); Präparat ins Ohr tropfen, nach 20–30 Minuten ausspülen (mit Spritze oder Wasserbalg, unter wenig Druck); Gehörgang nach der Behandlung mit Watte verschließen
  - keine Ohrenspülungen bei Ohrenschmerzen, Ohrenentzündungen, perforiertem Trommelfell oder Allergien gegen Präparate

1.17.14 Augenpflege

- Verhinderung von Verklebungen und Verkrustungen
  - mit lauwarmem Wasser und weichem Waschlappen Augen auswischen (von außen nach innen); Tupfer in den inneren Augenwinkel zur Sicherheit; für jedes Wischen neuen Tupfer verwenden
- Reinigung der Augenlider, Lidspalten, Wimpern und Augenwinkel: Überprüfung auf Rötungen, Verklebungen, Schmerzen, Sekretansammlungen, Fremdkörper und Glaukom
- Augenverbände
  - der Uhrglasverband (mit durchsichtiger Plexiglaskappe) schützt bei unvollständigem Lidschluss (z. B. Facialisparese)
  - der geschlossener Augenverband schützt nach Netzhautoperationen
  - benutzte Verbandsmaterialien entsorgen; Kompressen stündlich erneuern, gut durchnässt; Augenverbände nur auf ärztliche Anordnung, erfordern engmaschige Kontrolle

1.17.15 Nasenpflege

- Nasenschleimhaut feucht und intakt halten
- Nase von Borken und Sekreten befreien
- besonders wichtig bei Lähmungen; Bewusstseinsstörungen; Transnasalen Sonden; Sterbenden
- Probleme: Sauerstoffkatheter und Magensonde können Sekretabfluss erschweren; Gefahr von Druckstellen (Nasenflügeldekubitus); Infektionsrisiken (z. B. Pneumonie)
- Materialien: unsterile Einmalhandschuhe; Watteträger, Baumwollkompressen; physiologische Kochsalzlösung (NaCl 0,9 %) oder Panthenollösung; Nasensalbe, ggf. Nasenöl; Abwurfbehälter
- Durchführung
  - Pflegebedürftigen in halbsitzende Rücklage bringen, Kopf leicht in Nacken beugen
  - Nase inspizieren (auf Entzündungszeichen achten)
  - mit befeuchtetem Watteträger (NaCl 0,9 % oder Panthenollösung) reinigen, bis Watteträger sauber bleibt
  - Nase mit Nasensalbe einreiben
  - bei transnasalen Sonden muss besonders sorgfältige Nasenpflege erfolgen

1.17.16 Mundpflege

- Reinigung des Mundraums und Feuchthalten der Schleimhaut, besonders wichtig bei Pflegeempfängern ohne Nahrungsaufnahme
- Förderung des Wohlbefindens durch Vermeidung schmerzhafter Veränderungen, die Sprechen, Essen und Schlucken beeinträchtigen könnten

- Vorbeugung von Infektionen (Mundsoor- und Parotitisprophylaxe) durch gute Inspektion und Beurteilung des Mundraums
- normale Mundschleimhaut: rosa; feucht, glänzend; ohne Risse (Aphthen); ohne Blutungen oder Druckstellen
- Zunge: leicht matt; frei von Belägen oder Borken (weißer Belag kann auf Soor hindeuten); intakte Zähne, intakte Zahnfleisch (nicht gereizt, blutungsfrei, bedeckt die Zahnwurzel vollständig)
- Lippen: rosig und feucht; ohne Risse; Ursachen von Mundwinkelrhagaden sind trockene Haut oder Kälte; Vitamin B2-Mangel (Riboflavin) oder Eisenmangel; Pilz-oder Bakterienbefall; übertriebene Hygiene und Kosmetik
- Vorbereitung zur Mundpflege
  - Materialien bereitlegen: Taschenlampe und Mundspatel; unsterile Einmalhandschuhe, Einmalschürze; Zahnbürste, Zahnpasta, Wasserbecher, Schaumstoffstäbe; Zahnseide, Interdentalbürsten, Mundducsche; weiche Kompressen; Nierenschale (bei der Versorgung im Pflegebett); Mundspüllösung oder verordnete Therapeutika; Handtuch zum Schutz des Brustkorbs; ggf. Lippenpflegecreme
- Durchführung der Mundpflege
  - Pflegeempfänger in Oberkörperhochlage positionieren, Handtuch auf den Brustkorb legen
  - Händedesinfektion und unsterile Einmalhandschuhe anziehen
  - Mundhöhle mit Taschenlampe und Mundspatel inspizieren
  - Zahnkauflächen mit leichten Rüttelbewegungen reinigen; Zahnaußenflächen mit kreisenden Bewegungen von der Mitte ausgehend putzen; Zahninnenflächen mit kreisenden Bewegungen von Rot nach Weiß »auskehren« → Reihenfolge der Zahnpflege beibehalten, um vollständige Reinigung zu gewährleisten
  - dem Pflegeempfänger während der Reinigung fortlaufend erklären, was passiert
  - Pflegeempfänger Wasser zum Nachspülen anbieten; bei Bettpflege Nierenschale bereithalten
  - Mund sanft mit Handtuch trocknen
  - Mundraum erneut inspizieren und ggf. verordnete Therapeutika auftragen
  - Lippen mit Pflegecreme einreiben
- eingeschränkte Mundpflege: falls nötig, Mundhöhle mit angefeuchtetem Watteträger oder Schaumstoffstäbchen auswischen
- spezielle Mundpflege: Spüllösungen (z. B. Dexpanthenol) bei hartnäckigen Belägen verwenden; keine ätherischen Öle oder alkoholhaltige Lösungen bei Stomatitis, um Reizungen zu vermeiden
- Mund- und Zahnpflege bei Kindern
  - Mundraum nach jeder Mahlzeit reinigen, auch bei Sondenernährung
  - sanftes Öffnen des Mundes anregen, keinesfalls gewaltsam
  - bei ersten Zähnen fluoridfreie Zahnpasta verwenden
  - Kinder, soweit möglich, selbst putzen lassen, anschließend durch Erwachsene nachputzen
- Zusätzliche Materialien für spezielle Mundpflege

- Mundspatel, ggf. Taschenlampe; Péanklemme oder Kunststoffklemme; Pflaumen- oder kleinere Baumwoll-/Vliestupfer; unsterile Einmalhandschuhe; Schutztuch (Handtuch, Zellstoff); Zahnbürste, Zahnbecher, Mundpflege-Lösungen, Abwurfbehälter

• Durchführung der speziellen Mundpflege
  - Pflegebedürftigen in Oberkörperhochlage bringen und informieren
  - Schutztuch anlegen
  - Mundhöhle inspizieren, ggf. mit Taschenlampe
  - mit Tupfer und Péanklemme Mundschleimhaut vom Rachen zu den Lippen auswischen, Tupfer nach jedem Wischen entsorgen
  - Lippen mit Fettsalbe einreiben
  - Mundantiseptika (z. B. Hexetidin) nur nach ärztlicher Anordnung verwenden, da sie die Mundflora schädigen können

• Zahnprothesenpflege
  - Inspektion der Mundschleimhaut; Ausspülen bzw. Auswischen des Mundes und der Wangentaschen
  - ggf. Eincremen der Lippen
  - regelmäßiges Abspülen der Prothese nach Mahlzeiten
  - 2–3-mal pro Woche Einlegen der Prothese in Reinigungslösung (nicht über Nacht)
  - tägliche gründliche Reinigung der Prothese
  - Material: Taschenlampe, Mundspatel, unsterile Einmalhandschuhe; weiche Zahnbürste, Zahnpasta (ohne Schleifpartikel), Spülmittel oder Flüssigseife, spezielle Prothesenbürste (optional); Zahnprothesenbecher, Mundspüllösung, Becher, Einwegnierenschale; Haftcreme und Zahnprothesenreiniger (optional); weiche Kompressen oder Schaumstoffstäbchen (wenn Pflegeempfänger nicht spülen kann)
  - Durchführung: Hygienische Händedesinfektion, unsterile Handschuhe anziehen; Pflegeempfänger bittet, die Prothese selbst zu entfernen (wenn möglich); Schutz im Waschbecken (Wasser, Nierenschale oder Handtuch); Reinigung der Prothese unter fließendem Wasser mit Zahnbürste und Reinigungsmittel; Prothese gut abspülen und in Nierenschale zurücklegen; Zahnfleisch mit weicher Zahnbürste massieren, ggf. Haftcreme entfernen und Mund spülen lassen; Mundhöhle inspizieren (Druckstellen, Speisereste); ggf. Haftcreme sparsam auftragen; Rückfrage bei Pflegeempfänger (sitzt die Prothese korrekt); Materialien aufräumen und entsorgen; Handschuhe ausziehen und verwerfen, Händedesinfektion durchführen; Nachbereitung der Pflegesituation beachten
  - Zahnprothese nachts tragen ist umstritten (abhängig vom Wunsch des Pflegeempfängers und vom Zustand der Mundschleimhaut; bei angegriffener Schleimhaut: Prothese nachts herausnehmen)

1.17.17 Soor- und Parotitisprophylaxe

- Definitionen
  - Parotitis: Entzündung der Ohrspeicheldrüse; hervorgerufen durch bakterielle Infektionen (z. B. *Parotitis acuta*) oder virale Infektionen wie Mumps
  - Soor: Pilzinfektion, meist durch *Candida albicans* verursacht; befällt vor allem die Mundschleimhaut, kann aber auch an anderen Stellen des Körpers auftreten
- vorzubeugende Symptome
  - Parotitis: Schmerzen unterhalb des Ohrläppchens oder am Unterkiefer; Schwellung und verminderte Speichelproduktion; trüber, salziger Speichel
  - Soor: weißlicher Belag auf der Zunge und/oder Mundschleimhaut; häufig brennende und empfindliche Schleimhäute
- Risikofaktoren
  - eingeschränkte Immunabwehr (z. B. bei Autoimmunerkrankungen, HIV, Chemotherapie oder Bestrahlung); endotracheale Beatmung (künstliche Beatmung); Mundtrockenheit (Xerostomie)
  - Gefährdete Gruppen: Ältere Menschen, chronisch Kranke, Kinder unter 6 Jahren, Personen in Hormonumstellungen (z. B. Jugendliche).
  - mangelndes Durstgefühl, Mundatmung oder eingeschränkte Mundpflege; Nahrungskarenz oder Sondenernährung; fehlende Kaubewegungen (z. B. durch passierte Kost oder defekte Zahnprothesen)
  - medikamentöse Therapien (z. B. Antibiotika, Steroide, Antidepressiva, Diuretika)
  - unreife Mundflora bei Säuglingen oder gestillten Kindern
- Maßnahmen
  - tägliche Kontrolle des Mundstatus zur Früherkennung von Veränderungen
  - Vermeidung der Keimübertragung: strikte Händehygiene, da Soor und bakterielle Infektionen häufig über die Hände übertragen werden
  - Mundpflege nach jeder Nahrungsaufnahme oder bei schweren Erkrankungen auch alle zwei Stunden regelmäßige Reinigung und Befeuchtung der Mundschleimhaut
  - Hydratation sicherstellen: ausreichende Flüssigkeitszufuhr (mindestens 1,5 bis 2 Liter täglich) zur Förderung der Speichelproduktion Regelmäßige Flüssigkeitszufuhr
  - Förderung des Speichelflusses durch Kaugummi, Dörrobst oder Zitronenscheiben
  - Verwendung von feuchtigkeitsspendenden Mitteln (z. B. Butter, Margarine, Dexpanthenolsalbe)
  - für die Reinigung bei unselbstständigen Pflegeempfängern kann ein Tupfer mit geeigneten Lösungen verwendet werden (z. B. Kamillentee, Myrrhetinktur).
  - Behandlung von Herpes simplex mit Virostatika (z. B. Aciclovir) sowie Teebaumöl oder Salbeitee-Beuteln.
  - Lippenpflege mit fetthaltigen Cremes oder Honig, um Austrocknung zu verhindern

- Ziele
  - Prävention von Mundschleimhautdefekten, die zu Infektionen führen könnten
  - Verhinderung von Atemwegsinfektionen und Pneumonien, die durch Mundinfektionen begünstigt werden
  - Speichelproduktion fördern: ein gesunder Speichel schützt vor Infektionen und fördert eine gesunde Mundflora
  - frühe Intervention: bei eingeschränkter oraler Nahrungsaufnahme oder bei Abhängigkeit in der Mundpflege sollte die Prophylaxe frühzeitig begonnen werden
- BRUSHED-Assessment (1995 von Hayes und Jones entwickelt)
  - standardisiertes Instrument zur systematischen Beobachtung der Mundgesundheit; dient zur systematischen Beurteilung der Mundgesundheit
  - B – Bleeding (Blutung): Überprüfung auf Blutungen am Zahnfleisch und in der Mundhöhle
  - R – Redness (Rötung): Kontrolle auf Rötungen, die auf Entzündungen hindeuten können
  - U – Ulceration (Geschwüre): Untersuchung auf Geschwüre oder offene Stellen auf der Mundschleimhaut
  - S – Saliva (Speichelfluss): Bewertung der Speichelproduktion, um Mundtrockenheit festzustellen
  - H – Halitosis (Mundgeruch): Beurteilung von Mundgeruch als Hinweis auf Infektionen oder andere Erkrankungen
  - E – External factors (externe Faktoren): Berücksichtigung von Faktoren wie Zahnspangen oder Endotrachealtubus
  - D – Debris (Beläge/Nahrungsreste): Kontrolle auf Speisereste oder Plaque, die das Infektionsrisiko erhöhen können

1.17.18 Haar- und Bartpflege

1.17.18.1 Haarpflege

- in Verbindung mit der Körperpflege
- bei Bettlägerigkeit Haarwaschbecken mit Ablaufschlauch oder Mülltüte
- Materialien
  - 1 große Mülltüte oder eine mobile Haarwaschwanne
  - 2 große Handtücher
  - 2 Einmalunterlagen (Bettschutz und unter Auffangeimer)
  - Schutzschürze
  - Schere (Einschnitte in Mülltüte) und Klebeband
  - Spülkanne (Litermaß); einen großen Eimer (Spülwasserauffang)
  - Waschlappen (Schutz der Augen)
  - Shampoo und ggf. Haarspülung; Bürste/Kamm und Föhn, Handspiegel; ggf. Shampoo-Caps für einfache Haarwäsche (vor allem für bettlägerige Pflegeempfänger)

- Durchführung
  - Grundlagen der Pflegesituation beachten; idealerweise mit 2 Pflegekräften durchführen
  - Pflegeempfänger in bequeme Position bringen
  - Mülltüte um den Hals legen und mit Klebeband verschließen; Tüte so anbringen, dass Haare vollständig hineinfallen; Eimer unter die Tüte stellen (Einmalunterlage darunter)
  - Spülkanne mit Wasser füllen, Wunschtemperatur beachten
  - Waschlappen auf Augen legen, Haare anfeuchten und Shampoo auftragen
  - Haare gründlich ausspülen, keine Ohren befeuchten
  - Mülltüte entfernen, Handtuch um Haare legen und frottieren (nicht rubbeln)
  - Kopfteil des Bettes nach oben fahren
  - Haar trocken föhnen (Föhn mindestens 20 cm entfernt halten, Kopf stützen; Temperatur des Föhns mit der Hand prüfen; Pflegeempfänger nach Befinden fragen)
  - Haare nach Wunsch frisieren; lange Haare von den Spitzen zum Haaransatz kämmen; ggf. Haare flechten
  - Haarwäsche bei Kopf- und Halswirbelverletzungen oder hohem Fieber kontraindiziert

1.17.18.2 Rasur

- Material: Elektrischer Rasierapparat (für Trockenrasur); Nassrasur: Rasierklinge, Rasiercreme, Rasierpinsel
- Durchführung:
  - Trockenrasur: mit elektrischem Rasierapparat gegen den Haarwuchs rasieren
  - Nassrasur: Haut mit warmem Wasser anfeuchten; Schaum auftragen; mit Rasierklinge in Haarwuchsrichtung rasieren
  - nach der Rasur Haut mit Rasierwasser oder Pflegelotion beruhigen

1.17.19 Nagelpflege

- Materialien: Waschschüssel mit warmem Wasser; Waschlotion und Nagelbürste; Nagelfeile, Nagelschere, ggf. Nagelzange; Einmalpapiertücher, kleines Handtuch; Hand- oder Fußcreme
- Durchführung
  - Einverständnis des Pflegeempfängers oder der Bezugspersonen einholen
  - warmes Hand- oder Fußbad vor der Nagelpflege mit Waschlotion durchführen, um die Nägel weicher zu bekommen und das Kürzen zu erleichtern; mit Nagelbürste reinigen
  - Nägel mit Nagelfeile und -schere nach Bedarf kürzen (Fingernägel oval-rund, Fußnägel gerade schneiden; um Einwachsen zu verhindern); Nagelränder mit Nagelfeile glätten
  - Hände/Füße eincremen
  - Nagelhaut vorsichtig zurückschieben

- jeder Pflegeempfänger sollte eigene Pflegegeräte haben
- gründliche Desinfektion der Utensilien beachten
- bei deformierten Nägeln, Diabetes oder Antikoagulanzientherapie professionelle Fußpflege in Anspruch nehmen
- bei Pflegeempfängern mit Diabetes mellitus und anderen Risikofaktoren (z. B. reduzierte Durchblutung oder Sensibilitätsstörungen): erhöhtes Risiko für Wundinfektionen aufgrund fehlender Schmerzempfindung; besonders wichtig: Saubere, trockene und gepflegte Füße (durch Creme geschmeidig halten); Mikroverletzungen unbedingt vermeiden; eine fußpflegerische Fachkraft mit Podologie-Ausbildung aufsuchen; diese medizinische Fußpflege wird als Heilmittel anerkannt und von der Krankenkasse übernommen

1.17.20 Kleiden

- Kleiderwahl
  - Schutz vor Kälte, Feuchtigkeit und UV-Strahlung → Unterstützung bei der Auswahl von Kleidung entsprechend Jahreszeit und Witterung
  - Beachtung des Modebewusstseins; Kleidung drückt Persönlichkeit aus, vermittelt Freude, Trauer, Zugehörigkeit (z. B. bei Uniformen); der Slogan »Kleider machen Leute« wird zu »Kleider machen Stimmung«: neue Kleidungsstücke erzeugen »Sonntagsgefühl«, beeinflussen Verhalten und Gefühl → beratende Funktion bei der Kleiderauswahl, Pflegebedürftige entscheiden, was sie tragen
  - Entnahme und Überprüfung der Kleidung aus Schrank
  - Unterstützung bei Handgriffen (Öffnen/Schließen von Verschlüssen, Krawattenbinden, Knöpfen, An-/Ausziehen von Kleidung und Schuhen)
  - bei inkontinenten Pflegebedürftigen: Bequeme, weite Kleidungsstücke, die leicht zu öffnen sind (Reißverschlüsse; Klettverschlüsse; große Knöpfe; weite T-Shirts/Sweatshirts; Jogginghosen mit Gummizug)
  - weiche, anschmiegsame Textilien wie Leinen und Baumwolle; sommerliche Materialien, die kühlend wirken, mottensicher und atmungsaktiv sind (im Gegensatz zu vielen synthetischen Stoffen)
  - Knöpfhilfe bei halbseitig gelähmten Pflegebedürftigen, anfangs mit Übung
  - Strumpfanzieher, so dass sich Pflegeempfänger möglichst selbstständig bleiben
  - bewegungseingeschränkte Pflegebedürftige können Selbstständigkeit mittels des Ankleide-Trainings zurückgewinnen
- Ankleiden bei Hemiparese
  - Ankleiden beginnt mit stärker betroffenen Extremität; Auskleiden beginnt mit weniger betroffenen Extremität
- Umgang mit Infusionen
  - bei laufender Infusion zuerst den Arm ohne Infusion ausziehen; Infusionsflasche wird beim Umkleiden nach außen durch Ärmelöffnung geführt
  - Infusionsgeschwindigkeit nach dem Umkleiden überprüfen und Rädchen an Tropfkontrolle öffnen

1.18 Ausscheiden

1.18.1 Urin

1.18.1.1 Beobachtung

- Zusammensetzung: Bestandteile: Wasser (95 %); Elektrolyte; Harnstoff; Harnsäure; Kreatinin; wasserlösliche Vitamine; Hormone
- pH-Wert: physiologisch 5–6
- Beobachtungskriterien
  - Urinmenge (normale tägliche Urinmenge sind ca. 1–2 Liter): Polyurie (übermäßig viel Urin, > 3 Liter/Tag – kann auf Diabetes mellitus bzw. Diabetes insipidus (fehlendes antidiuretisches Hormon/ADH) sowie auf erhöhte Flüssigkeitsaufnahme oder auf Nierenprobleme hinweisen); Oligurie (wenig Urin, < 500 ml/Tag – mögliche Ursachen sind Dehydratation, Nierenversagen oder Kreislaufprobleme; Anurie (fast kein Urin, < 100 ml/Tag – ernstes Warnzeichen für akutes Nierenversagen oder schwerwiegende Blockaden); Nykturie (nächtliches Wasserlassen – oft bei Herzinsuffizienz, Prostata-Problemen und bei Diabetes mellitus)
  - Farbe: normalerweise klar bis hellgelblich; farblos bei hoher Flüssigkeitszufuhr; dunkelgelb bei Dehydratation oder konzentrierter Urin bei geringer Flüssigkeitsaufnahme; bestimmte Lebensmittel (Rüben, Karotten, Spargel) sowie einige Vitamine (Vitamin B) können den Urin verfärben; rötliche Urinfarbe kann auf Blut im Urin (Hämaturie), auf Infektionen oder auf den Verzehr von Rote Bete hinweisen; braune Urinfarbe kann auf Gallen- oder Leberprobleme (Billirubin im Urin) hindeuten; trübe/weißliche Urinfarbe kann auf Infektionen oder auf einen hohen Gehalt an Mineralien wie Kalzium hinweisen; grünliche oder bläuliche Urinfarbe kann auf bestimmte Medikamente (Antibiotika der Antidepressiva) hinweisen
  - Geruch: normalerweise hat Urin einen neutralen, leichten Geruch; der Geruch wird durch Abbauprodukte wie Harnstoff und Urochrom verursacht; fäulnis- bis ammoniakartiger Geruch kann auf eine bakterielle Zystitis hindeuten, da die Bakterien (Proteus- oder Klebsiella-Baktieren) Harnstoff im Urin abbauen; süßlich (fruchtiger Geruch) weist auf Diabetes mellitus, Insulinresistenz oder auf eine Diabetische Ketoazidose hin (sie entsteht durch Azeton und Ketonkörpern, die im Körper bei unkontrolliertem Blutzucker produziert werden; kaffee- oder rauchiger Geruch kann auf Lebererkrankungen hindeuten (oft infolge von Medikamenten, die die Leberfunktion beeinflussen)
  - Beimengungen:
    Blut (Hämaturie, Vorhandensein von roten Blutkörperchen im Urin – bei Zystitis, Nierenentzündung, Traumen im Bereich der Nieren, Harnleiter oder der Blase Nieren- und Harnwegssteinen, Blasen- oder Nierenkrebs sowie während der Menstruation)
    Eiweiß (Proteinurie, z. B. Vorhandensein von Albumin oder Globulin), bei

Niereninsuffizienz, Glomerulonephritis infolge von Schäden an den Nierenfiltern/Glomeruli, so dass Eiweiße in den Urin gelangen; auch bei Diabetes mellitus und Hypertonie)
Glukose im Urin (Glukosurie) bei Überschreitung des Nierenschwellenwertes für Zucker (ab 180 mg/dl Glukose im Blut wird Zucker von den Nieren mit dem Urin ausgeschieden);
Leukozyten (weiße Blutkörperchen) und Bakterien weisen auf Harnwegsinfektionen hin;
Billiverdin/Billirubin im Urin bei Hepatitis, Leberzirrhose oder Gallengangsobstruktion (z. B. durch Gallensteine) oder bei einer Hämolytischen Anämie (Zerstörung von Erythrozyten führt zur Freigabe von Billirubin);
Harnsäurekristalle bei Gicht oder Nierensteinen;
Epithelzellen können auf Tumore hindeuten;
Ketonkörper (Ketonurie wie Aceton, Acetoactat und Beta-Hydroxybutyrat) weisen auf Diabetes mellitus, Diabetische Ketoazidose, Alkoholismus oder extremes Fasten hin (bei starkem Kaloriendefizit nutzt der Körper Fett als Energiequelle, was zur Bildung von Ketonkörpern führt)
- Miktionshäufigkeit: Pollakisurie (häufiger Harndrang bei normaler Urintagesmenge); Harnretention (Harnverhalt, Blasenentleerungsstörung, mit Restharnbildung (physiologisch sind maximal weniger als 50 ml Restharn, erhöht ist die Restharnmenge z. B. bei Blasenschwäche infolge von Multipler Sklerose oder nach einem Schlaganfall sowie bei Zystitis und Prostatavergrößerung)
- Normalbeschaffenheit: hell- bis dunkelgelb, klar
- Abweichungen: Veränderungen in Farbe, Geruch oder Menge können auf Erkrankungen hinweisen (z. B. Ammoniakgeruch bei Infektionen)

- Miktionsvorgang und -störungen
  - Ablauf der Miktion: Druckaufbau in der Blase, willentliche Entleerung durch Muskelkontraktion
  - Miktionsstörungen: Schmerzen (z. B. bei Zystitis); Harnverhalt durch Abflussbehinderungen oder neurogene Störungen
- Untersuchung und Gewinnung von Urinproben
  - Spontanurin: Urin nach Intimhygiene; Mittelstrahlurin; Morgenurin
  - Katheterurin: Gewinnung über transurethralen Katheter
  - Sammelurin: über 24 Stunden gesammelt

1.18.1.2 Laborparameter (Urin) – Normwerte und Abweichungen

- Harnsäure (Normwert: 250–750 mg/24 h)
  - ↑ bei Gicht, infolge purinreicher Ernährung sowie bei Leukämie und Niereninsuffizienz
  - ↓ bei Lebererkrankungen, Fanconi-Syndrom (Nierenerkrankung mit gestörter Rückgewinnung von Nährstoffen) mit der Folge, dass Harnsäure nicht richtig ausgeschieden wird und uns Blut übertritt (Gichtrisiko)
- Harnstoff (Normwert: 20–35 g/24 h)

  - ↑ Hoher Proteinabbau, z. B. bei Fieber; Verbrennungen; Dehydratation; Niereninsuffizienz
  - ↓ bei Leberinsuffizienz und bei niedriger Proteinaufnahme
- Kreatinin (Normwert: Männer: 1–2 g/24 h; Frauen: 0,8–1,8 g/24 h)
  - ↑ bei Niereninsuffizienz, hohe Muskelmasse, Muskelabbau (z. B. bei Traumata)
  - ↓ bei Muskelerkrankungen und geringer Muskelmasse
- Leukozyten (Normwert: < 10/µl)
  - ↑ bei Harnwegsinfektion, Nierenbeckenentzündung und Glomerulonephritis
- Erythrozyten (Normwert: < 5/µl)
  - ↑ bei Nierensteinen, Harnwegsinfektion, Tumoren und Trauma
- Protein (Normwert: < 150 mg/24 h oder negativ)
  - ↑ bei Nierenerkrankungen (z. B. Glomerulonephritis, Nephrotisches Syndrom), und Diabetes mellitus
- Glukose (Normwert: negativ)
  - ↑ bei Diabetes mellitus, Nierenschwäche und hormonelle Störungen
- Ketone (Normwert: negativ)
  - ↑ bei Diabetische Ketoazidose, Fasten und Alkoholintoxikation
- pH-Wert (Normwert: 5–6 (normal leicht sauer))
  - ↓ bei Azidose, hoher Proteinzufuhr und Dehydratation'
  - ↑ bei Alkalose, Harnwegsinfektion und vegetarischer Ernährung
- Nitrit (Normwert: negativ)
  - ↑bei bakterieller Harnwegsinfektion (durch Nitrit-produzierende Bakterien)
- Urobilinogen (Normwert: 0,1–1,0 mg/dl)
  - ↑ bei Lebererkrankungen (z. B. Hepatitis) und Hämolyse
  - ↓ bei Cholestase
- Bilirubin (Normwert: negativ)
  - ↑bei Lebererkrankungen und Gallengangsverschluss
- Spezifisches Gewicht (Normwert: 1,010–1,030)
  - ↑ bei Dehydratation und Nierenschäden
  - ↓ bei Überwässerung und Diabetes insipidus
- Mikroalbumin (Normwert: < 30 mg/24 h)
  - ↑ bei Frühsymptom bei diabetischer Nephropathie, Hypertonie

1.18.1.3 Hilfsmittel und Pflege

- Steckbecken aus Kunststoff, oder Chromnickel
- Urinflasche
  - mit Deckel zur Reduktion von Geruch und Keimverschleppungsrisiken; mit Graduierung zur Messung der Urinmenge in Millilitern
  - Unterstützung beim Anlegen der Urinflasche
  - Pflegekraft trägt unsterile Einmalhandschuhe
  - Intimsphäre wird gewährleistet
  - Positionierung der Urinflasche: bei Rückenlage des Pflegeempfängers zwischen den Beinen; bei Seitenlage schräg vor dem Pflegeempfänger

  - nach Ausscheidung: Reinigung mit Zellstoff, Waschlappen und Handtuch; Entleeren und Desinfizieren des Hilfsmittels; Stationäre Pflege: Desinfektionsspülmaschinen; Ambulante Pflege: Urin in Toilette entleeren, ausspülen, desinfizieren mit Sprühdesinfektion; Rückstellen des Hilfsmittels in die Halterung
- Unterstützung bei der Verwendung des Steckbeckens
  - Einsetzen: Option 1 – eigenständiges Anheben des Gesäßes durch Pflegebedürftigen; Option 2 – Drehung auf die Seite, Pflegekraft schiebt Steckbecken darunter
  - Positionierung: Kreuzbein auf Rand des Steckbeckens; Kopfteil leicht erhöht; Beine gespreizt oder gestreckt; gut zugedeckt
  - nach der Ausscheidung: Entfernen des Steckbeckens; Reinigung des Intimbereichs; Reinigung der Hände des Pflegeempfängers; Steckbecken entleeren und desinfizieren
- Unterstützung bei Verwendung des Toilettenstuhls
  - für Pflegebedürftige, die aufstehen, aber nicht gehen können; Sitzplatte kann entfernt und ein Steckbecken oder Eimer eingesetzt werden; Stuhl kann auch über die Toilette geschoben werden; Bremsen aktivieren, um Wegrollen zu verhindern

1.18.1.4 Zystitisprophylaxe

- Ziele: Erhaltung der physiologischen Miktion; Vermeidung von Harnwegsinfektionen
- Risikogruppen
  - Pflegeempfänger mit geschwächter Beckenbodenmuskulatur (z. B. Übergewicht, nach Geburten)
  - Pflegeempfänger mit transurethralem Harnblasenkatheter
  - Pflegeempfänger mit Prostatavergrößerung, Harnsteinen, Blasentumoren, oder Harnwegsstenosen
  - Schlaganfallpatienten, Querschnittsgelähmte, Multiple Sklerose
  - Pflegeempfänger mit Diabetes mellitus
- Pflegemaßnahmen
  - Beobachtung der Ausscheidung (Häufigkeit, Menge, Beschaffenheit) → Harndrang sofort beachten; Sicherstellung ausreichender Flüssigkeitszufuhr (mind. 2 Liter täglich)
  - warme Kleidung und lokale Wärmezufuhr
  - gründliche Intimpflege (von Symphyse zu Anus) und hygienischer Umgang mit Materialien
  - sorgfältige Katheterpflege bei liegendem Katheter; Durchführung eines Urinstatus bei Anzeichen einer Infektion; gezielte Antibiotikagabe bei ärztlicher Anordnung

1.18.1.5 Urininkontinenz

- Unfähigkeit, die Urinentleerung willentlich zu kontrollieren
- Auswirkungen
  - psychische Folgen: Schuld- und Schamgefühle; Isolationsrisiko; vermindertes Selbstwertgefühl
  - physische Folgen: verminderte Flüssigkeitsaufnahme; Risiko für Exsikkose und Obstipation
- Pflege
  - Gewöhnung an Entleerungszeiten: kontinuierliches Toilettentraining
  - Inkontinenzhilfsmittel: Steckbecken; Urinflasche; Inkontinenzhosen, -vorlagen
- Formen der Inkontinenz
  - Belastungsinkontinenz: unwillkürlicher Urinabgang bei Druckerhöhung (z. B. Husten, Niesen); häufig durch Beckenbodenmuskelschwäche, oft bei Frauen
  - Dranginkontinenz: zwanghafter Harndrang bei motorischer oder sensorischer Störung der Blasenfunktion; sehr häufige Miktionen bei normaler Urintagesmenge (Pollakisurie)
  - Überlaufinkontinenz: Urin staut sich in der Blase; häufiger bei Männern (z. B. Prostatavergrößerung); Therapie: Einsatz eines Katheters zur Harnblasenentleerung
  - Reflexinkontinenz: Kontrollverlust durch Nervenunterbrechung (z. B. Querschnittslähmung)
- Behandlung/Prävention
  - Miktionsprotokoll führen; Gewichtsreduktion (bei Belastungsinkontinenz)
  - Beckenbodentraining (bei Belastungs- und Dranginkontinenz): Stärkung der Beckenbodenmuskulatur; Anspannen und Entspannen der Beckenbodenmuskeln (wie beim Zurückhalten von Urin) mehrmals täglich 10–15 Mal die Spannung für 5–10 Sekunden halten, dann lösen; während der Übungen nur die Beckenbodenmuskulatur aktivieren, nicht die Gesäß- oder Oberschenkelmuskeln aktivieren
  - Toilettentraining (bei Dranginkontinenz): Betroffene alle zwei Stunden zur Toilette auffordern, auch ohne Harndrang, ggf. das Intervall verkürzen; regelmäßige Toilettengänge unabhängig vom Harndrang; nach 10 Tagen erfolgreichem Training Intervall um 15 min verlängern
  - Blasentraining (bei Dranginkontinenz): Betroffene bei Auftreten von Harndrang dazu ermuntern, den Toilettengang hinauszuzögern; Beginn mit kleinen Zeitabständen (z. B. 2 Minuten) und schrittweise Steigerung bis zu mehreren Stunden; Blasenklopftraining (bei Reflexinkontinenz); reflexartige Blasenentleerung auslösen; der Betroffene trinkt 0,5 Liter Flüssigkeit innerhalb von 10 min; anschließend nimmt der Betroffene eine sitzende Haltung ein; Klopftraining: Oberschenkelinnenseiten und Blasengegend mit Fingerspitzen oder Hand beklopfen; zusätzlich die Oberschenkelinnenseiten ausstreichen
  - Einsatz eines Katheters zur Harnblasenentleerung (bei Überlaufinkontinenz)

1.18.1.6 Kriterien aus dem Expertenstandard Förderung der Harnkontinenz

- der Expertenstandard beinhaltet folgende Einteilung von In-/Kontinenzprofilen
  - »Kontinenz«: kein unwillkürlicher Harnverlust; keine personelle Hilfe; keine Hilfsmittel
  - »unabhängig erreichte Kontinenz«: kein unwillkürlicher Harnverlust; keine personelle Hilfe; aber Hilfsmitteleinsatz (z. B. Selbstkatheterismus)
  - »abhängig erreichte Kontinenz«: kein unwillkürlicher Harnverlust; aber personelle Unterstützung bei der Versorgung erforderlich
  - »unabhängig kompensierte Inkontinenz«: unwillkürlicher Harnverlust; keine Inanspruchnahme personeller Unterstützung notwendig
  - »abhängig kompensierte Inkontinenz«: unwillkürlicher Harnverlust; personelle Unterstützung wird akzeptiert
  - »nicht kompensierte Inkontinenz«: unwillkürlicher Harnverlust; Inanspruchnahme personeller Unterstützung wird abgelehnt
- das erfordert eine differenzierte Darstellung von Kontinenzproblemen im Miktionsprotokoll
- in Absprache mit der zu pflegenden Person ist eine ärztliche Abklärung der Miktionsstörung einzuleiten
- der Pflegeempfänger sowie die Angehörigen sind über individuell empfohlene Maßnahmen zur Kontinenzförderung und -kompensation zu informieren und zu beraten
- Vereinbarung eines angestrebten Kontinenzprofils sowie Planung und Durchführung der dafür erforderlichen Interventionen (Umgebungsanpassung, Beschaffung von Hilfsmitteln) mit dem Pflegeempfänger und mit den Angehörigen
- auf Bitte um Hilfe bei der Ausscheidung (elementares Grundbedürfnis!) ist unverzüglich zu reagieren (kontinenzförderndes Umfeld)

1.18.1.7 Urininkontinenzprophylaxe

- Risikogruppen: Pflegeempfänger mit geschwächter Beckenbodenmuskulatur; Männer mit Prostatavergrößerung (ab 60 Jahren häufig; Pflegeempfänger nach Katheterentfernung
- Ursachen
  - Neurologisch: Apoplex; Demenz
  - Stoffwechsel: Diabetes mellitus; Obstipation
  - Physiologisch: Übergewicht (Adipositas); Schwangerschaften und Geburten
  - Psychisch: Traumata durch Missbrauch
  - Anatomisch: Prostatahyperplasie
  - Medikamentös: Diuretika; ACE-Hemmer; Antidepressiva
  - Lebensalter
- Tabuthema: Scham hindert Betroffene oft an der Suche nach Hilfe
- Risikosteigerung im Krankenhaus: Blasendauerkatheter fördern Inkontinenz

- Ziele der Maßnahmen: Vermeidung unkontrollierter Ausscheidung; Förderung der Kontinenz und Prävention weiterer Beschwerden
- Pflegemaßnahmen und Prävention (▶ Kap. 1.18.1.5 Behandlung)
  - Förderung von Beckenbodengymnastik zur Prävention und Therapie von Stressinkontinenz; gezieltes Training wie Pilates oder Yoga zur Stärkung der Muskulatur
  - Toilettentraining: regelmäßige Toilettengänge, insbesondere nach Katheterentfernung zur Prävention von Dranginkontinenz
  - Hygiene: regelmäßige Intimpflege, richtige Wischrichtungen; sachgerechte Anwendung und Wechsel von Tampons oder Einlagen.
  - Orientierung und Tagesstruktur: Sicherstellung eines barrierefreien Toilettenzugangs; Orientierungshilfen (z. B. Beschilderungen) für Demenzkranke
  - Klinikspezifische Aspekte: Harnblasenverweilkatheter (Minimierung des Einsatzes zur Reduktion von Klinikinkontinenz); Aufklärung (Sensibilisierung von Pflegeempfängern und Angehörigen, um Ängste und Scham zu reduzieren)

1.18.2 Stuhl

1.18.2.1 Stuhlbeobachtung und -kontrolle

- Stuhl (Fäzes, Kot, Exkremente) ist eine geformte, weiche Masse
- die Farbe ist abhängig von Nahrung und Gallenflüssigkeit (Bilirubin wird in Sterkobilin umgewandelt)
- die Menge beträgt ca. 120–300 g/Tag
- der pH-Wert ist leicht alkalisch (7–8)
- Stuhlzusammensetzung: 75 % Wasser; 10 % Abfallprodukte (z. B. Zellulose); 7 % Epithelien; 8 % Salze, Schleim und Bakterien

1.18.2.2 Kriterien und Beobachtung der Stuhlausscheidung

- normale Stuhlfrequenz und Konsistenz: Entleerung 1–2 Mal täglich bis 2 Mal wöchentlich; normalerweise ohne große Anstrengung oder Schmerzen
- Einfluss der Bakterienflora: Darmbakterien verursachen Fäulnis (Proteinabbau) und Gärung (Kohlenhydrate); Entstehung von Darmgasen, die als Flatulenz (Winde) abgegeben werden
- auffällige Merkmale und Veränderungen
  - Farbe und Aussehen: je Ernährung kann die Farbe grünlich-schwarz bis hell- oder dunkelbraun; acholischer Stuhl ist entfärbter, heller bis weißer Stuhl, der keinen oder nur wenig Gallenfarbstoff enthält (bei Gallenabflussstörungen oder Störungen im Bilirubin-Stoffwechsel)
  - Geruch: je nach Art und Verweildauer der Nahrung variabel; abnormal bei bakteriellen Darminfektionen (z. B. faulig-jauchiger Geruch)
  - Form und Konsistenz: Ernährungsabhängig; pathologisch bei Durchfall, Obstipation oder festen »Kotsteinen«.

- Beimengungen: Blut, Schleim, Parasiten oder unverdaute Nahrung können auf pathologische Veränderungen hinweisen

1.18.2.3 Prozess der Defäkation

- die Kontrolle über die Stuhlentleerung erfolgt durch ein Zusammenspiel des vegetativen Nervensystems und der Beckenbodenmuskulatur
- Reizung der Rezeptoren im Enddarm
  - Stuhlmasse führt über das Nervensystem zur Anspannung und Erschlaffung der Schließmuskeln'
  - der innere Schließmuskel (Musculus sphincter ani internus) wird dabei unwillkürlich von vegetativen Nerven gesteuert
  - der Beckenbodenmuskel (Musculus levator ani) unterstützt die Entleerung; er wird vom Nervus Pudendus innerviert
  - der Nervus pudendus entspannt willkürlich den äußeren Schließmuskel (Musculus sphincter ani externa), so die Entleerung kontrolliert und bei Bedarf verzögert erfolgen

1.18.2.4 Defäkationsstörungen

- Diarrhö
  - häufige, flüssige Entleerung (> 3-mal täglich)
  - Ursachen: Magen- und Darminfektionen; Medikamentennebenwirkungen; psychische Belastungen
  - nichtmedikamentös
    - Nahrungskarenz; angepasste Ernährung (z. B. anfangs leicht verdauliche Kost wie Zwieback, Reis, Bananen oder geriebene Äpfel (BRAT-Diät), häufige, kleine Mahlzeiten; stark gewürzte Speisen sowie Koffein vermeiden
    - Elektrolytausgleich durch Flüssigkeitszufuhr (z. B. ungesüßter Tee, Brühe oder Wasser); regelmäßige Kontrolle der Flüssigkeitsbilanz (Ein- und Ausfuhr)
    - Hautpflege im perianalen Bereich, sanfte Reinigung und Pflege mit hautschonenden Produkten wie Zinksalbe, um Hautreizungen vorzubeugen; Förderung der Händehygiene
    - Vitalzeichenkontrolle, Dokumentation und ggf. Entnahme von Stuhlproben für Erregernachweis
  - medikamentös (je nach Ursache)
    - vor der gezielten Therapie muss ein Erregernachweis (Stuhlprobe) erfolgen
    - Blut im Stuhl, hohes Fieber oder schwere Dehydratation sofort ärztlich abklären lassen
    - orale Rehydrationslösungen z. B. Elotrans oder Oralpädon; intravenöse Infusion von NaCL 0,9 % oder Ringer-Lactat bei schwerer Dehydratation
    - symptombehandelnd bei akuter nichtinfektiöser Diarrhö können Antidiarrhoika wie Loperamid (Handelsname: Imodium; hemmt die Peristaltik,

verlängert die Transitzeit des Stuhls; kontraindiziert bei blutiger Diarrhö bei Fieber und bei bakteriellen Infektionen); ein weiteres Antidiarrhoikum ist Racecadotril (hemmt die Sekretion von Wasser und Elektrolyten im Darm, Handelsname: Vaprino)
  - Adsorbentien: medizinische Kohle (bei infektiöser Diarrhö; insbesondere bei der antibiotika-assoziierter Form) bindet Toxine und Mikroorganismen im Darm; oder Diosmektit (Handelsname Smecta; bildet eine Schutzschicht auf der Darmmukosa und bindet schädliche Substanzen)
  - Probiotika fördern nach einer Antibiotika-Therapie den Wiederaufbau der Darmflora (z. B. Lactobacillus rhamnosus GG und Saccharomyces boulardii)
  - Antibiotika (nur bei bakterieller Diarrhö mit Erregernachweis oder bei Verdacht auf schwere bakterielle Infektionen; z. B. Ciprofloxacin oder Azithromycin bei Reisediarrhö durch Escherichia coli oder Salmonellen;
  - Metronidazol bei Infektionen durch Clostridioides difficile; Vorsicht vor Resistenzbildung, daher keine routinemäßige Anwendung
  - Antiparasitika (Metronidazol oer Tinidazol) bei Parasitenbefall, z. B. Amöbenruhr oder Giardiasis
  - Immunmodulatoren bei chronisch-entzündlichen Darmerkrankungen; z. B. Mesalazin, Corticosteroide oder Biologicals (z. B. Infliximab) im Rahmen von Morbus Crohn oder Colitis ulcerosa
- Obstipation
  - unzureichende Stuhlentleerung seit mindestens drei Monaten
  - Symptome (allgemein: Unbehagen, Völlegefühl, Appetitlosigkeit, Müdigkeit): starkes Pressen; klumpiger/harter Stuhl; subjektiv unvollständige Entleerung oder Obstruktion; manuelle Manöver zur Erleichterung der Defäkation; weniger als drei Entleerungen/Woche
  - Risikofaktoren und Ursachen: (1) Ballaststoffmangel und Bewegungsarmut; (2) Elektrolytverschiebungen, unzureichende Nahrung, mangelnde Flüssigkeit sowie mangelnde Bewegung verlangsamen die Peristaltik; (3) Medikamente, insbes. Opiate und Psychopharmaka fördern Obstipation; (4) körperliche Schwäche führt zur Einschränkung der Bauchpresse; (5) gewohnheitsmäßiges Unterdrücken des Drangs, z. B. durch Scham, Schmerzen; veränderte Darmflora bei Älteren; (6) mehr aerobe Bakterien und weniger Bifidobakterien führen zu verringerter Motilität; (7) Schwangerschaft/Nachsorge infolge Ernährungs-, Bewegungsveränderungen und Schmerzen
  - Komplikationen: Megakolon (aufgetriebener Dickdarm); Hämorrhoiden; Ileus (Darmverschluss); Harndrang/Inkontinenz bei Frauen; Kolitis durch Laxantienabusus
  - Risiko erkennen und einschätzen: Anamnese; erfasst Ernährungs- und Mobilitätsverhalten; erfragt werden Entleerungsfrequenz und –faktoren, selbst durchgeführte Maßnahmen zur Entleerung und Obstipation sowie seltene und harte Stuhlentleerung
  - Nichtmedikamentös: Füll- oder Quellmittel binden Wasser im Darm und erhöhen das Stuhlvolumen, so dass die Peristaltik angeregt wird; z. B. Lein-

samen, Methylcelloulose, Flohsamen (Psyllium); Prophylaktische Interventionen (▶ Kap. 1.18.2.5)

- medikamentös mittels Laxantien (Abführmittel) nach ärztlicher Anordnung: (1) Laktulose (Zweifachzucker) zur Förderung der Darmtätigkeit; gelangt unverdaut in den Dickdarm, da er im Dünndarm nicht aufgespalten wird, sondern im Colon von Bakterien zu kurzkettigen Fettsäuren (Milch- und Essigsäure) abgebaut wird; zieht Wasser in den Darm und regt die Peristaltik an; kann zudem auch kognitiven Einschränkungen (hepatische Enzephalopathie infolge erhöhter Ammoniak-Werte im Blut) verbessern, indem es den pH-Wert im Darm absenkt und Ammoniak in Ammoniumionen umwandelt, die dann nicht mit dem Blutkreislauf aufgenommen, sondern mit dem Stuhl ausgeschieden werden; kontraindiziert bei Darmverschluss (Ileus) und Laktuloseintoleranz sowie Diabetes mellitus, da Laktulose in kleinen Mengen aufgenommen und in Glukose umgewandelt wird
  (2) Gleitmittel; erleichtert den Transport des Stuhls durch Schmierung der Darminnenwand; z. B. Glycerin-Zäpfchen
  (3) osmotische Laxantien ziehen Wasser in den Darm und machen den Stuhl weicher z. B. salzhaltige Substanzen: Magnesiumsulfat, Natriumsulfat
  (4) peripher wirksame Opioide; speziell bei Obstipation durch Opioide, blockieren die opioidausgelöste Hemmung der Darmtätigkeit, ohne die Schmerzen zu beeinflussen; z. B. Methylnaltrexon, Naloexgol
  (5) stimulierende Laxantien (Kontaktlaxantien); reizen die Darmwand und erhöhen so die Peristaltik, hemmen zudem die Wasseraufnahme im Darm; Nebenwirkungen: Dehydratation (viel Trinken!) und Elektrolytstörungen, Blähungen, Abusus, darum nur kurzfristig einsetzen bei akuter Obstipation

• Tenesmus
  - krampfartige und schmerzhafter Stuhldrang
  - Ursachen: (1) Entzündungen: Morbus Crohn; Colitis ulcerosa; Proktitis (Enddarmentzündung); Infektionen durch Bakterien oder Parasiten;
    (2) Rektumkarzinome
    (3) Hämorrhoiden (arteriovenöse Gefäßpolster im Analkanal, die sich vergrößern und entzünden können; entstehen oft infolge chronischer Obstipation durch starkes Pressen beim Stuhlgang sowie genetisch bedingt bei schwacher Bindegewebsstruktur); symptomatisch sind anfangs schmerzlose Blutbeimengungen auf dem Stuhl sowie Juckreiz (behandelbar mit Salben und Suppositorien aus Lidocain oder Hydrocortison), später zunehmendes Druckschmerzen, insbesondere bei Vorfällen (bei aus dem Analkanal heraustretender und eingeklemmter Hämorrhoiden, die im Endstadium nicht mehr reponierbar (zurückschiebbar) sind und operativ entfernt werden müssen;
    (4) Analfissuren (schmerzhafter, meist länglicher Einriss der Analschleimhaut infolge mechanischer oder chronischer Schädigung, z. B. bei harten oder großen Stuhlmengen); zur Behandlung sind Sitzbäder, milde Laxantien (z. B. Lactulose und Flohsamenschalen oder in chronischen Fällen, um Verkrampfungen zu lösen, auch Botox-Injektionen in den Schließmuskel sowie bei Therapieresistenz operative Maßnahmen erforderlich (Fissurektomie; la-

terale Sphinterotomie);
(5) Reizdarmsyndrom (RDS), chronisch, funktionelle Darmerkrankung mit wiederkehrenden Bauchschmerzen, Blähungen und Veränderungen der Stuhlgewohnheiten (Diarrhö und Obstipation im Wechsel); wobei die Beschwerden ohne nachweisbare Schädigung des Darms auftreten (keine organische Ursache); beeinträchtigt die Lebensqualität stark; ist therapierbar mittels ballastoffreicher Kost, Stressreduktion und Bewegung sowie je nach Symptomatik mit Spasmolytika, Probiotika, Antidiarrhoika oder Laxantien)
  - Maßnahmen: Medikamente (Entzündungshemmer, Antibiotika, Spasmolytika); Ernährungsumstellung; Operation bei Tumoren

1.18.2.5 Obstipationsprophylaxe

- Maßnahmen
  - Ernährung: ballaststoffreiche Nahrung; prä- und probiotische Lebensmittel (z. B. Joghurt, Milchprodukte); ausreichende Flüssigkeitszufuhr
  - Bewegung: regelmäßige körperliche Aktivität; Übungen zur Stärkung der Bauchmuskulatur
  - Kolonmassage: mechanische Anregung der Darmperistaltik zur Förderung der Stuhlbewegung; im Uhrzeigersinn auf der Bauchdecke entlang des Dickdarms massieren (beginnend am rechten Unterbauch aufsteigend, quer über den Oberbauch, absteigend zum linken Unterbauch); leichter bis mittlerer Druck in langsamen, kreisenden Bewegungen; optimal morgens und nach den Mahlzeiten durchführen; fördert den Weitertransport des Stuhls und löst Verkrampfungen im Darm
  - Intimsphäre und Rituale: Privatsphäre für die Defäkation; Defäkationsrituale respektieren
  - Medikamente: nur nach ärztlicher Anordnung; Dosierung beachten

1.18.2.6 Stuhlinkontinenz

- Verlust der Fähigkeit zur willentlichen Kontrolle des Stuhlgangs.
- verminderte Schließmuskelkontrolle aufgrund folgender Ursachen
  - Neurogene Ursachen (Nervensystemstörungen): Schlaganfall und diabetische Neuropathie; Morbus Parkinson und Multiple Sklerose (MS)
  - Anatomische Ursachen (strukturelle Störungen): Schließmuskelschäden (Geburtstrauma, chirurgische Eingriffe); rektale Funktionsstörungen (Rektumprolaps, Analfisteln)
  - Muskel- und Nervenschwäche (funktionelle Störungen): Alterungsbedingte Muskelkraftabnahme; Beckenbodenschwäche
  - chronische Erkrankungen: Chronische Verstopfung; Morbus Crohn, Colitis ulcerosa und Reizdarmsyndrom
  - psychologische Ursachen: Stress, Angst, Depressionen, Essstörungen
  - medikamentenbedingte Ursachen: Abführmittelmissbrauch; Antidiarrhoika

- Symptome: unwillkürlicher Stuhlgang; Stuhldrang; unvollständige Entleerung; flüssiger Stuhl; Obstipation
- Stadien der Stuhlinkontinenz
  - Stadium I: leichte Inkontinenz; gelegentlicher Stuhlverlust (z. B. beim Husten); Behandlung: Beckenbodentraining, Ernährungsanpassung
  - Stadium II: mäßige Inkontinenz; häufigere Episoden, unvorhersehbare Entleerung; Behandlung: Physiotherapie, Medikamente, elektrische Stimulation
  - Stadium III: schwere Inkontinenz; häufig unkontrollierter Stuhlgang, starke Beeinträchtigung; Behandlung: Kombination aus medikamentöser und physiotherapeutischer Therapie, chirurgische Eingriffe
  - Stadium IV: sehr schwere Inkontinenz; komplett unkontrollierter Stuhlgang, soziale Isolation; Behandlung: Schließmuskeltransplantation, palliative Maßnahmen
- Diagnostik
  - Anamnese: detaillierte Befragung zu Symptomen und Grunderkrankungen
  - klinische Untersuchung: Abtasten des Enddarms
  - proktologische Untersuchung: Funktion der Schließmuskel und des Rektums
  - anorektale Manometrie: Messung von Druck und Bewegungen im Darm
  - Defäkographie: Bildgebung zur Darmentleerung
  - Endoskopie: Koloskopie zur Erkennung entzündlicher Prozesse oder Tumoren
- konservative Therapien
  - Beckenbodentraining; Ernährungsanpassung (Ballaststoffe, Vermeidung blähender Speisen), Probiotika.
  - Medikamente: Antidiarrhoika, Laxantien, Probiotika
  - Biofeedback: Unterstützung zur Kontrolle des Schließmuskels.
- chirurgische Eingriffe
  - Schließmuskeloperationen; Rektumprolaps-Reparatur; künstlicher Schließmuskel
- Elektrostimulation
  - Nervenstimulation zur Schließmuskelkontrolle
- anale Injektionen
  - Einspritzung von Füllstoffen zur Verstärkung des Schließmuskels

1.18.3 Erbrechen

1.18.3.1 Definitionen

- Übelkeit (Nausea): unangenehmes Gefühl im Rachen und Oberbauch; begleitet von erhöhter Muskelspannung im Magen, Darm und Ösophagus
- Würgen: rhythmische Kontraktionen der Atem- und Bauchmuskulatur; tritt häufig vor dem eigentlichen Erbrechen auf
- Erbrechen (Emesis, Vomitus): Entleerung des Mageninhalts (teilweise auch des Dünndarms) entgegen der Peristaltik; gesteuert durch das Brechzentrum in der Medulla oblongata

1.18.3.2 Steuerung und Auslöser

- Symptome wie Übelkeit, Würgen und Erbrechen werden häufig bei Magen-Darm-Erkrankungen beobachtet (die Steuerung erfolgt über das Brechzentrum im verlängerten Mark)
- Ursachen
  - zentrales Erbrechen (direkte Reizung des Brechzentrums, z. B. durch Hirntumore, Schädel-Hirn-Trauma, bestimmte Medikamente); reflektorisches Erbrechen (indirekte Reizung über das vegetative Nervensystem, verursacht durch Erkrankungen des Magen-Darm-Trakts, Stoffwechselstörungen, Psychische Reize (z. B. Stress))
- Pflege und Beobachtung
  - Erfragen von Beginn, Intensität und Begleitsymptomen der Übelkeit
  - Dokumentation der Häufigkeit und Art des Erbrechens
  - Analyse von Farbe, Geruch und Bestandteilen, z. B. »Kaffeesatz«-Erbrechen als Hinweis auf Magenblutungen
  - Oberkörper erhöht lagern; Pflegeempfänger während des Erbrechens nicht unbeaufsichtigt lassen; Pflegeempfänger aufsetzen, Kopf stützen und leicht nach vorne beugen; Bereithalten von Brechschale und Zellstoff für die Mundreinigung zwischen Erbrechensschüben; Mund- und ggf. Gesichtspflege nach dem Erbrechen
  - frische Kleidung anlegen und Bettwäsche wechseln
  - Überwachung von Blutdruck und Puls zur Einschätzung der Kreislaufbelastung; Beobachtung auf Anzeichen von Dehydratation und Elektrolytstörungen
  - medikamentöse Therapie: bei persistierender Übelkeit möglicherweise Verordnung von Antiemetika
  - Dokumentation des Erbrechens: (1) Zeitpunkt und Häufigkeit des Erbrechens, (2) Menge: Gering, mittel, viel; (3) Geruch: Auffällige Gerüche festhalten; (4) Farbe: hellrote Farbe als kann auf Ösophagusvarizen; kaffeesatzartiges Erbrechen auf Magenblutung oder -geschwür; gelb-grünes galliges Erbrechen auf ein Koma Hepatikum hinweisen; (5) Bestandteile: z. B. Essensreste, Blut, Schleim; (6) Art des Erbrechens: schwallartig, stoßweise, hervorgewürgt; (7) Koterbrechen (Miserere) kann auf Darmverschluss (Ileus) hinweisen → ärztliche Konsultation notwendig; (8) schleimiges Erbrochenes tritt häufig bei Gastritis oder Alkoholmissbrauch auf

1.18.4 Sputum (Auswurf)

- Schleim, der aus den Bronchien, dem Rachen oder der Nase stammt
- Verstärkte Schleimbildung bei älteren Menschen
- Ursache häufig Bronchialerkrankungen (z. B. COPD, Pneumonie)
- Beobachtung und Dokumentation
  - Konsistenz: fadenziehend (dicker, zäher Schleim); zäh (häufig bei Bronchitis oder COPD); schleimig (bei einfachen Erkältungen oder leichten Infektionen)

- Beimengungen: Blut (häufig bei schweren Infektionen oder Lungenerkrankungen); Eiter (grün-gelbe Verfärbung, typisch für bakterielle Infektionen)
- Geruch: physiologisch geruchlos und klar; übelriechend (Hinweis auf Eiter oder Gewebezerfall)
- Menge: normalerweise gering; kann bei Bronchialerkrankungen (z. B. Pneumonie) ansteigen

• Unterstützende Maßnahmen
  - Hustenanleitung: Betroffene zum Auswurf anregen, um Schleim zu lösen; intensives Husten, langsames Ausatmen durch die Nase
  - Lagerung: Quincke-Hängelage (Lagerung im Vierfüßlerstand auf einen Massageball oder quer über das Bett); zur Förderung der Lungenbelüftung und Erleichterung des Abhustens; bei immobilen Pflegeempfängern: Kopfteil des Bettes erhöhen und Betroffenen in Kauerstellung bringen
  - Hygiene: Sputumbecher zur Entsorgung des Auswurfs bereitstellen; Einmaltücher zur Reinigung der Mundpartie nach dem Auswurf; Schutzhandschuhe tragen zum Schutz des Pflegepersonals und der Pflegebedürftigen; Sputumbecher und Umgebung desinfizieren, um Kreuzkontamination zu vermeiden; Desinfektionsmittel im Sputumbecher bei infektiösen Erkrankungen zur sicheren Entsorgung

1.18.5 Kinder bei der Ausscheidung unterstützen

• Sauberkeitsgewöhnung
  - Entwicklungsprozess: abhängig von körperlichen und psychischen Faktoren
  - Zeitpunkt der Kontrolle: gegen Ende des 3. Lebensjahres können die meisten Kinder ihre Ausscheidung kontrollieren
  - Darmentleerung versus Blasenkontrolle: Kinder kontrollieren meist früher die Darmentleerung als die Blase, da sie die Wahrnehmung eines gefüllten Darms besser spüren.

• Kinder sollten niemals unter Druck gesetzt werden, da die Entwicklung individuell erfolgt

• Erzwungene Kontrolle der Ausscheidung kann Entwicklungsstörungen verursachen

• Entwicklungsphasen der Ausscheidung
  - Erste Lebensmonate: Unbewusste Ausscheidung; Miktionen nehmen ab, da das Blasenvolumen wächst und die Nervenbahnen ausreifen
  - 18.–30. Lebensmonat: Entwicklung der bewussten Wahrnehmung der Blasenfüllung

• Windelarten
  - Einwegwindeln: saugfähiger durch Superabsorber; ideal für unterwegs, aber teurer und umweltbelastender
  - Baumwollwindeln: wiederverwendbar, können bei 90 °C gewaschen werden; verursachen hohen Wasserverbrauch und Abfall; Windelservices bieten Abholung und Reinigung an, doch auch hier entstehen ökologische Belastungen

  - Entscheidungskriterien: ökologische Aspekte, Kosten, Sitz und Bewegungsfreiheit des Kindes sollten berücksichtigt werden
- Wickeln des Säuglings: Wechsel nach jedem Stuhlgang; Windelwechsel nach den Mahlzeiten; bei Schlafen während der Mahlzeit: Wickeln »zur Halbzeit«; regelmäßiger Wechsel zur Hautpflege
- Ablauf des Wickelns
  - Vorbereitung: Händedesinfektion, Wärmelampe einschalten; Handschuhe, Windel, warmes Wasser, Zellstoff, Waschlappen/Feuchttücher, ggf. Hautpflegeprodukte bereithalten
  - Wickeln: Windel öffnen und umklappen; Kind auf saubere Außenseite der Windel legen; grobe Stuhlreste mit Zellstoff entfernen; mit Waschlappen sanft säubern (Wischrichtung in Richtung Anus); Haut gut abtrocknen und bei Bedarf Hautschutzcreme auftragen; neue Windel unterlegen und anlegen (nicht zu fest); Windelentsorgung und Handschuhe ausziehen; Händedesinfektion und Wickeltisch desinfizieren.
  - Handlungen langsam und verständlich ausführen, das Kind sanft drehen.
- Windeldermatitis (Rötungen an Körperöffnungen und -falten)
  - Behandlung: mehr offen strampeln lassen; öfter wickeln; Hautschutzcreme verwenden
- Stuhlbeobachtung
  - Muttermilchstuhl ist goldgelb und pastös; nach Einführung von Beikost wird der Stuhl dickbreiiger und brauner; Auffälligkeiten wie grünlicher, schwarzer oder wässriger Stuhl sind dem Arzt zu melden

1.19 Ruhen und Schlafen

1.19.1 Gesunder Schlaf und Schlafrhythmus

- Schlaf ist ein biologischer Zustand der Erholung und Regeneration der Leistungsfähigkeit des Körpers und des Geistes
- durchschnittlich 3000 Stunden Schlaf pro Jahr, wichtig für Konzentration, Gedächtnis und Wachstum
- Schlaf-wach-Rhythmus als 24-Stunden-Zyklus (zirkadianer Rhythmus)
- Schlafbedarf variiert mit Alter und Tageszeit
- Jetlag als Störung des zirkadianen Rhythmus nach Zeitzonenwechsel; Symptome: Müdigkeit und Kraftlosigkeit

1.19.2 Physiologische Vorgänge im Wachzustand

- der Sympathikus (Anspannungsnerv) dominiert: erhöht den Muskeltonus; erhöht die Herz- und Atemfrequenz für Aktivität

1.19.3 Physiologische Vorgänge im Schlafzustand

- der Parasympathikus (Erholungsnerv) dominiert: reduziert Herz- und Atemfrequenz; verminderter Muskeltonus vermindert
- Hormonausschüttung im Schlaf: Leptin (appetithemmend); STH (Wachstumshormon); ADH (urinproduktionshemmend); Kortisol (tagsüber stoffwechselsteuernd)
- Synapsenbildung im Gehirn: Schlaf fördert Bildung neuer Synapsen, wichtig für Gedächtnis und Lernen; hoher Schlafbedarf bei Neugeborenen für Hirnreifung
- Anzeichen von Müdigkeit: verminderter Antrieb; Konzentrationsfähigkeit; Gähnen, eventuell Frieren und Juckreiz
- Schlafzyklus mit fünf Schlafphasen
  - Einschlafphase (ca. 30 min): leicht erweckbar; Dämmerzustand; Entspannungsphase (ca. 3 min); Blutdruck und Atmung sinken
  - Leichtschlafphase (ca. 3 min): kaum Reizwahrnehmung; reduzierter Blutdruck
  - Tiefschlafphase (30–60 min): maximale Schlaftiefe; geringe Weckbarkeit
  - Traumphase (REM) (ca. 15 min): schnelle Augapfelbewegungen (Rapid Eyes Movement/REM); Unruhe; längere REM-Phasen gegen Morgen
- Träume
  - entstehen durch optische und akustische Erinnerungen, oft bruchstückhaft; Schlüssel zum Unterbewusstsein und Verarbeitung belastender Ereignisse
  - können Ängste oder Sorgen wecken, Albträume führen zu Erwachen; verursachen als Nachtschreck besonders bei Kleinkindern als plötzliche Angstreaktionen

1.19.4 Schnarchen

- primäres Schnarchen: infolge von Atemwegvibration; keine Beeinträchtigung der Atmung; obstruktives Schnarchen; infolge von Verengungen der Atemwege; Dyspnoe (Schlafapnoe-Syndrom)
- präventive Maßnahmen: Gewichtsreduktion und Alkoholverzicht vor dem Schlafen (Alkohol fördert Schnarchen); Seitenschläferkissen und Oberkörperhochpositionierung; Training der Rachen- und Gaumenmuskulatur (z. B. durch Blasinstrumente)

1.19.5 Schlafmuster, Schlafbedarf, Schlafbeobachtung

- Schlaftypen
  - monophasischer Schlaftyp (Lerchentyp): Frühaufsteher; leistungsfähig am Morgen (z. B. Kinder, Ältere)
  - biphasischer Schlaftyp (Eulentyp): abendaktiv; morgens schwer erweckbar (häufig Jugendliche)
  - polyphasischer Schlaftyp: mehrere Schlafphasen täglich (v. a. Neugeborene)
- physiologischer Schlafbedarf nach Alter

  - Säugling: ca. 18–20 Stunden
  - Kleinkind: ca. 12–14 Stunden
  - Schulkind: ca. 10–12 Stunden
  - Jugendlicher: ca. 8–9 Stunden
  - Erwachsener: ca. 6–8 Stunden
  - Älterer Mensch: ca. 6–7 Stunden
- Schlafhaltung (Rückenlage, Seitenlage, Bauchlage, Schonhaltung)
- Schlafrituale/Schlafgewohnheiten; z. B. spezielle Kissen, Lieblingsstofftier bei Kindern, schlaffördernde Medikamente
- physiologische Begleiterscheinungen: Zähneknirschen; Schnarchen; Weh- oder Stöhnlaute; Sprechen oder Bewegungen im Traum
- pathologische Phänomene: Bettnässen; nächtliches Wasserlassen (Nykturie); Inkontinenz; Schmerzen; Depressionen; Schlafstörungen
- Schlaflabor
  - Einrichtung zur Untersuchung des Schlafs: Monitoring und Aufzeichnungsgeräte
  - Messungen: Elektroenzephalogramm (EEG): elektrische Hirnströme; Elektrookulogramm (EOG): Augenbewegungen; Elektromyogramm (EMG): Muskelaktivitäten
  - Schlafprofil (Somnogramm): grafische Darstellung der Schlafphasen und -zyklen; Messung von Sauerstoffsättigung und Atembewegungen; Polysomnografie: Aufzeichnung von Sauerstoffsättigung, Luftströmung, Schnarchgeräuschen und EKG
- EEG-Darstellung
  - Wellenarten: Alpha-Wellen (Frequenz 8–12/sec): wacher Zustand; Delta-Wellen (Frequenz 1–3/sec): Tiefschlaf
- Schlafeffizienz
  - Berechnung: tatsächliche Schlafenszeit minus Liegedauer
  - Schlafqualität: ruhig oder unruhig, tief oder oberflächlich
  - Befinden nach dem Aufwachen: erholt oder müde

1.19.6 Veränderungen von Schlaf und Wachheit

- Schlafmangel
  - Folgen: Müdigkeit; Konzentrationsprobleme; Persönlichkeitsveränderungen; Herz-Kreislauf-Überlastung; Mikroschlaf (Sekundenschlaf)
  - Ursachen: Vernachlässigung von Ruhezeiten; Essensmengen (zu viel, zu wenig); Nikotin-, Koffein- und Alkoholkonsum
- altersbedingte Veränderungen: Veränderungen der Schlafzyklen; abnehmender Schlafbedarf; flacherer Schlaf, höhere Erweckbarkeit durch Störgeräusche und Nykturie; reduzierte Traumphasen
- Schlafstörungen
  - Unterteilung in akute (max. 3 Wochen) und chronische Schlafstörungen
  - Hyposomnie (Einschlaf- und Durchschlafstörungen) vs. Hypersomnie (Tagesmüdigkeit)

- Insomnie: unzureichender oder nicht erholsamer Schlaf
- Ursachen von Schlafstörungen:
  (1) körperliche Ursachen (80% der Störungen): Schmerzen, Inkontinenz, Atemnot, Bewegungsstörungen;
  (2) exogene Ursachen: Lärm, Licht, Raumtemperatur, Luftfeuchtigkeit
  (3) psychische Ursachen: Depressionen, Stress, Sorgen;
  (4) medikamentöse Ursachen: Nebenwirkungen von Medikamenten;
  (5) soziokulturelle Ursachen: soziale Isolation, Arbeitsplatzprobleme;
  (6) Schlafapnoe-Syndrom; Auftreten häufig bei übergewichtigen Personen; Symptome: lautes Schnarchen, Atemaussetzer, Tagesmüdigkeit;
  (7) Schlafstörungen bei Kindern und Jugendlichen; Ursachen für nächtliches Schreien können organische Gründe sein (ärztliche Untersuchung erforderlich);
  (8) Parasomnien sind unerwünschte Verhaltensauffälligkeiten (Schlafwandeln, Albträume)

- Sudden Infant Death Syndrome (SIDS)
  - plötzlicher Kindstod: unerwarteter Tod eines Säuglings ohne direkte Ursache
  - Vorbeugemaßnahmen: Rückenlage (Baby immer auf den Rücken zum Schlafen legen); feste Matratze (kein Kissen, Decken, Stofftiere im Bett); Babyschlafsack statt Decken (verhindert Überhitzung und Erstickungsgefahr); geteiltes Zimmer, eigenes Bett (Baby sollte im Elternzimmer, aber in eigenem Bett schlafen); rauchfreie Umgebung (kein Rauchen in der Nähe des Babys); kühle Raumtemperatur (16–18 °C; vermeidet Überhitzung)
- myalgische Enzephalomyelitis/Chronic Fatigue Syndrome (ME/CFS)
  - chronische, langanhaltende, extreme Erschöpfung, kann auch durch Ruhe nicht gelindert werden; verschlimmert sich oft nach körperlicher oder geistiger Anstrengung
  - wird auch als post-exertional malaise (PEM) bezeichnet
  - weitere Symptome sind: eingeschränkte Leistungsfähigkeit; Schmerzen (z. B. Muskel-, Gelenk-, oder Kopfschmerzen); Schlafstörungen und nicht-erholsamer Schlaf; Konzentrations- und Gedächtnisprobleme; grippeähnliche Symptome und empfindliche Lymphknoten
  - Ursachen: weitgehend ungeklärt; onkologische Erkrankungen; Hirnschädigungen; Nebenwirkungen von Medikamenten

1.19.7 Schlaf und gesunden Schlafrhythmus fördern

- Bedeutung von Schlafritualen für einen gesunden Schlaf
- schlaffördernde Maßnahmen
  - Meditation: traditionelle asiatische Methode zur Selbstsuggestion; durch Atemsteuerung und bestimmte Körperhaltungen wird Selbstversunkenheit erreicht; Förderung der Sinneswahrnehmung und Selbstheilungskräfte
  - autogenes Training: konzentrierte Selbstentspannung durch bewusste Wahrnehmung von Körperempfindungen (z. B. Schwere, Wärme); Linderung von

Schmerz, Angst, Schlaf- und psychogenen Störungen; beruhigt Atmung und Kreislauf, steigert geistige Leistungsfähigkeit
- progressive Muskelrelaxation (nach Jacobsen): gezieltes An- und Entspannen einzelner Muskelgruppen zur Entspannung des gesamten Körpers (ca. 30–60 Sekunden); fördert die Lösung von Verspannungen
- beruhigende Waschungen (Basale Stimulation®, ▶ Kap. 2.17.3)
  Indikation: Einschlafstörungen, Unruhe, Hyperaktivität;
  Durchführung: Ätherische Öle (z. B. Kamille, Sandelholz) bei 37–38 °C;
  Wasserzusatz: Pro 5 l Wasser ca. 0,25 l Milch; mit weichem Tuch oder Händen, sanft in Haarwuchsrichtung
- Fußbad:
  Wirkung: schlaffördernd und entspannend (besonders nach körperlicher Anstrengung);
  Durchführung: Kurzes kaltes Fußbad (~15 °C, 1 Minute), danach Wollsocken anziehen; bei Kälteempfindlichkeit oder arteriellen Durchblutungsstörungen nur warme Fußbäder anwenden
- Auflagen und Wickel:
  Kamillenbauchauflage: beruhigend bei Schlafstörungen (Kontraindikation bei Magen-Darm-Blutung und starken Menstruationsbeschwerden);
  Fußwickel: mit kaltem Wasser (30–35 °C), Tücher mehrfach einschlagen (können über Nacht belassen werden, wenn der Pflegeempfänger einschläft)
- Ernährungsmaßnahmen: Lebensmittel mit hohem Tryptophangehalt (z. B. Camembert, Hüttenkäse, Eier) zur Unterstützung der schlaffördernden Serotoninproduktion
- Hypnotika (Schlafmittel)
  Anwendung: palliativ und bei strenger Indikation (z. B. akute Überlastung), nur in Ausnahmefällen, keine routinemäßige Gabe, keine Einnahme nach 22 Uhr;
  Risiken: Abhängigkeit, Tagesmüdigkeit, Konzentrationsstörungen, Hangover-Effekt
- Benzodiazepine (Nebenwirkungen: Tagesmüdigkeit, Sturzgefahr, Rebound-Insomnie)
- Antidepressiva zur Stimmungsaufhellung bei depressiven Schlafstörungen
- Neuroleptika bei nächtlicher Verwirrtheit, häufig jedoch mit Nebenwirkungen wie Dyskinesien und vegetative Symptome (z. B. Tachykardie, Hypotonie, Übelkeit, Obstipation)
- Phytopharmaka (pflanzliche Heilmittel mit schlafanstoßender Wirkung und geringem Abhängigkeitsrisiko)
  (1) Hauptvertreter: Baldrian, Hopfen, Melisse, Johanniskraut, Lavendel, Passionsblume;
  (2) Zubereitung: Verwendung von Blüten, Blättern, Rinde, Wurzeln, Samen, einzeln oder kombiniert;
  (3) Anwendung: äußerlich (Badeöle, Wickel, Massage, Duftöle) und innerlich (Tee, Dragees, Tropfen)
- Sedativum (Beruhigungsmittel): Hopfen und Baldrian als Dragees oder Tee (Tee zeigt effektivere Wirkung)

- Zubereitung und Anwendung von Baldrian
  Tee: 1 TL Wurzel in ¼ l heißem Wasser, 10 min ziehen lassen, 30 min vor Schlafengehen trinken (Indikation: Einschlafstörungen, nervöse Unruhe);
  Bad: 100 g Wurzel in 3 l Wasser, 10 min kochen, ins Badewasser geben (Indikation: Einschlafstörungen, Nervosität)
- Zubereitung und Anwendung von Melisse
  Tee: 2–3 TL Blüten in ¼ l kochendem Wasser, 10 min ziehen lassen, 30 min vor Schlafengehen trinken; Indikation: Schlaflosigkeit durch Übermüdung, Stress;
  Bad: 50 g Blüten in 1 l Wasser, 10 min kochen, ins Badewasser geben, 30 min baden; Indikation: Schlaflosigkeit bei Stress
- Zubereitung und Anwendung von Hopfen
  Tee: 2 TL Blüten in ¼ l kochendem Wasser, 10 min ziehen lassen, vor Mahlzeiten und Schlafengehen trinken
  Indikation: Einschlafstörungen, innere Unruhe, nervöse Magenbeschwerden
- Johanniskraut
  Tee: 2 TL Blätter/Blüten in ¼ l siedendem Wasser, 10 min ziehen lassen, zwei Tassen täglich;
  Indikation: nervöse Unruhe, Schlafstörungen durch Angst/Depressionen
- Lavendel
  Tee: 1 TL Blüten in ¼ l kochendem Wasser, 10 min ziehen lassen, zwei Tassen täglich;
  Indikation: Unruhe, Krämpfe
- Passionsblume
  Tee: 1 TL Blüten in ¼ l kochendem Wasser, 10 min ziehen lassen, vor dem Schlafengehen trinken;
  Indikation: Schlaflosigkeit, blutdrucksenkend, beruhigend
- CPAP-Therapie bei Schlafapnoe (continuous positve airway pressure): Atemunterstützung durch kontinuierlichen positiven Luftdruck; regelmäßige Reinigung und Erneuerung der Druckmaske; Geräteprüfung auf Lecks, Ersatzmaske griffbereit; Notfallkontakte (Arzt, Fachhändler) bereitstellen; bei Ohrenschmerzen, Schnupfen oder Nebenhöhlenschmerzen ärztliche Beratung suchen; technische Probleme an den Fachhändler melden
- Schlafrestriktion: Erhöhung des Schlafbedürfnisses durch gezielten Schlafentzug, insbesondere bei Angst vor Schlaflosigkeit; Reduzierung der Schlafzeit auf 4–5 Stunden, Durchführung meist im Schlaflabor
  Ablauf: Schlaf bis Mitternacht, dann wachbleiben; tagsüber abwechslungsreiche Aktivitäten, keine Nickerchen; Einsatz bei Depression: Stimmungsaufhellung durch erhöhtes Schlafbedürfnis
- Lichttherapie: Behandlung von Depressionen und Schlafstörungen durch Melatoninunterdrückung; Tageslichtlampe sofort nach dem Aufwachen verwenden, Unterstützung bei Weckzeit und Durchführung durch Pflegende; kontraindiziert bei Augenerkrankungen und phototoxischen Medikamenten
- Anpassung des Schlafrhythmus an Tageszeiten, besonders bei älteren Menschen: nächtliche Verarbeitung/Akzeptanz von Wachzeiten; Nutzung nächtlicher Wachphasen zur Reflexion bei Problemen wie Trauer oder Krankheit;

Angebot von Gesprächsmöglichkeiten und Notizmaterial zur Gedankenaufzeichnung
- Aromatherapie: Verwendung ätherischer Öle in Bädern, Wickeln, oder Duftlampen; Vorsicht bei der Dosierung zur Vermeidung von Hautreizungen oder allergischen Reaktionen
- aerobes Training: Erhöhung des Schlafbedürfnisses durch gezielten Schlafentzug, Nutzung von Sauerstoff zur Energiegewinnung, fördert Erholung und Entspannung:
empfohlene Aktivitäten: Laufen, Radfahren, Schwimmen bei mäßiger Intensität;
Zielpulsbereich: 70–80% der maximalen Herzfrequenz (220 – Alter);
Vorteile: Verbesserung des Herz-Kreislauf-Systems, positive Wirkung auf Bewusstsein und Entspannung

1.20 Vitalzeichen

1.20.1 Bewusstsein

1.20.1.1 Bewusstseinszustand

- unter Bewusstsein versteht man die Gesamtheit und den Ausdruck aller gegenwärtigen, subjektiven psychischen Prozesse
- im Wachzustand herrschen Selbstkontrollfähigkeit und völlige Bewusstseinsklarheit vor
- Kennzeichnend für Bewusstseinsklarheit: zeitliche Orientierung; räumliche Orientierung; personenbezogene Orientierung; situative Orientierung
- zur Kontrolle des Bewusstseinszustandes werden der Grad der Orientierung und das Reaktionsvermögen auf Ansprache und Schmerzreiz beobachtet
  - der Betroffene wird angesprochen und am Arm berührt; erfolgt keine Reaktion, wird er laut angesprochen, an den Schultern gefasst und vorsichtig geschüttelt; falls erforderlich wird geprüft, ob eine Reaktion auf einen Schmerzreiz erfolgt; reagiert der Verletzte nicht auf lautes Ansprechen und auch nicht auf den Körperkontakt bzw. Schmerzreiz, ist er bewusstlos

1.20.1.2 Qualitative Bewusstseinsstörungen

- Definition: Veränderungen der Bewusstseinsinhalte, -klarheit oder -struktur, oft mit gestörter Orientierung in verschiedenen Bereichen; der Wachheitsgrad ist nicht zwingend beeinträchtigt
- Orientierungsbereiche

- zeitliche Orientierung: Unfähigkeit, Datum, Wochentag oder Tageszeit korrekt anzugeben; häufig zuerst betroffen
- örtliche Orientierung: Schwierigkeiten, den aktuellen Aufenthaltsort zu benennen oder zu erkennen
- situative Orientierung: fehlendes Verständnis für die aktuelle Situation, z. B. Grund des Aufenthalts in einer Klinik
- persönliche Orientierung: Verwirrung über die eigene Identität (Name, Alter) oder Verwechslung von Bezugspersonen.

- Formen
  - Bewusstseinseintrübung (Delirium): Verwirrtheit mit Desorientierung in allen Orientierungsbereichen; Denkstörungen; Halluzinationen (visuelle, auditive, taktile, gustatorische oder olfaktorische Trugwahrnehmungen real nicht vorhandener Objekte oder Personen); Illusionen (Trugwahrnehmungen durch Verkennung eines realen Objektes oder einer Person); Unruhe oder Angst
  - Bewusstseinseinengung: stark fokussiertes Bewusstsein; andere Reize werden ausgeblendet; häufig situative Desorientierung (z. B. bei epileptischem Anfall, Hypnose)
  - Bewusstseinsverschiebung: Gefühl einer erweiterten Wahrnehmung; subjektiv klare Orientierung; kann zu situativer oder zeitlicher Fehlinterpretation führen (z. B. unter Drogeneinfluss)
- Ursachen
  - Neurologisch: Epilepsie; Schädel-Hirn-Trauma; Demenz
  - Psychiatrisch: Schizophrenie; Manie; Depression mit psychotischen Symptomen
  - Toxisch: Alkohol; Drogen; Medikamente
  - Somatisch: Hypoxie (Sauerstoffmangel im Gewebe); schwere Infektionen; Stoffwechselstörungen
- Diagnostik: Beurteilung aller vier Orientierungsbereiche; Beobachtung von Verhalten und Bewusstseinsinhalten; Ausschluss organischer Ursachen: Bildgebung; Laboruntersuchungen
- Therapie: Behandlung der zugrundeliegenden Ursache; Medikamente bei Unruhe oder psychotischen Symptomen (z. B. Antipsychotika); Schutz und Überwachung des Pflegeempfängers bei Desorientierung
- Prognose: abhängig von Ursache und Dauer der Störung; frühzeitige Behandlung verbessert Chancen auf vollständige Orientierungserholung

1.20.1.3 Quantitative Bewusstseinsstörungen

- Definition: Störungen des Wachheitsgrades mit Beeinträchtigung der Reaktionsfähigkeit und Orientierung
- Einteilung in Schweregrade
  - Benommenheit (leichter Grad der Bewusstseinsstörung): eingeschränkte Aufmerksamkeit; vermehrtes Schlafbedürfnis; verlangsamtes Denken und

Handeln; leichte Artikulationsstörungen; Orientierungsschwierigkeiten; meist mürrisch gereizte Stimmung
- Somnolenz (ausgeprägte, pathologische Schläfrigkeit): Unfähigkeit zu konzentriertem Denken und Handeln; mangelnde Aufmerksamkeit und Ansprechbarkeit; einfache Fragen können nicht beantwortet werden; Koordinationsstörungen
- Sopor (auch Topor) (stärkeren Grades): ähnelt dem Tiefschlaf; Betroffene schwer und nur vorübergehend weckbar; Reaktion nur auf stärkste Reize; motorische Abwehrbewegungen erhalten; Schmerzreizreaktionen meist durch Lallen; kurzfristige Beantwortung einfacher Fragen unter Schmerzreizung möglich; Schutzreflexe (Pupillen-, Husten-, Tränen-, Nies- und Bauchdeckenreflex) abgeschwächt; Kornealreflex erhalten (z.B. Lidschluss nach Berührung der Hornhaut)
- Präkoma (Vorstadium des Komas): keine Weckbarkeit durch äußere Reize; gezielte/ungezielte Abwehrbewegungen auf starke Schmerzreize; Reflexe wie Pupillen-, Korneal-, Würg- und Muskeleigenreflexe bleiben erhalten; Ursache: z.B. Stoffwechselentgleisung, Übergang ins Koma möglich
- Koma (stärkster Grad der Bewusstseinsstörung): tiefe Bewusstlosigkeit ohne Abwehrreaktionen auf Schmerzreize; Gefahr des lebensbedrohlichen Ausfalls der Spontanatmung; häufig sind sämtliche Reflexe erloschen

- Ursachen
  - zerebrale Ursachen: schwere Hirnschädigung; Quetschung des Hirngewebes; Hirnödem; Meningitis; Hirndurchblutungsstörungen; zerebrovaskulärer Insult (Schlaganfall)
  - kardiovaskuläre Ursachen: Lungenembolie; Myokardinfarkt; Herz-Kreislaufkollaps
  - endokrine Ursachen: Koma diabeticum; Koma hypoglycaemicum
  - toxische Ursachen: Sepsis (Allgemeininfektion); Urämie (Koma uraemicum); Eklampsie (Schwangerschaftsvergiftung); Koma hepaticum
  - exogene Vergiftung (von außen zugeführte Gifte)
  - hypoxische Ursachen (durch Sauerstoffmangel bedingt): Lungenödem; akute obstruktive Atemwegserkrankungen; Verlegung der Atemwege; Herz-Kreislauf-Stillstand
- Diagnostik: Beurteilung des Bewusstseinszustands anhand der Schweregrade; Prüfung der Orientierung in zeitlicher, örtlicher, situativer und persönlicher Hinsicht; Glasgow-Koma-Skala (GCS); Bildgebung (CT, MRT); Laboruntersuchungen (Blutbild, Elektrolyte)
- Therapie: Behandlung der zugrundeliegenden Ursache (z.B. Hypoxie, Stoffwechselstörungen): Sicherung lebenswichtiger Funktionen (Atmung, Kreislauf); intensive Überwachung
- Kriterien der Glasgow-Koma-Skala (GCS) für Erwachsene
  - Augen öffnen (4 Punkte: spontan; 3 Punkte: auf Ansprache; 2 Punkte: auf Schmerzreiz; 1 Punkt: keine Reaktion)
  - Motorische Reaktion (6 Punkte: Bewegung nach Aufforderung; 5 Punkte: zielgerichtete Abwehrbewegung gegen Schmerz; 4 Punkte: unspezifische Abwehrbewegung (Massenbewegung); 3 Punkte: Beugesynergien (automati-

sche Beugung bei Schmerz); 2 Punkte: Strecksynergien (automatische Streckung bei Schmerz); 1 Punkt: keine Reaktion)
  - Verbale Reaktion (5 Punkte: orientiert, klare Sprache; 4 Punkte: verwirrt, aber verständlich; 3 Punkte: einzelne Wörter; 2 Punkte: einzelne Laute; 1 Punkt: keine verbale Reaktion)
- Kriterien der Glasgow-Koma-Skala (GCS) für Kinder
  - Augen öffnen
    1 Jahr: spontan (4) auf Ansprache (3), auf Schmerzreiz (2), keine Reaktion (1)
    <1 Jahr: spontan (4), auf Schreien (3), auf Schmerzreiz (2), keine Reaktion (1)
  - verbale Reaktion
    5 Jahre: orientiert (5), verwirrt (4), zusammenhanglose Sprache (3), unverständliche Laute (2), keine Reaktion (1)
    1–5 Jahre: verständliche Worte (5), tröstbar (4), nicht beruhigbar (3), Stöhnen (2), keine Reaktion (1)
    <1 Jahr: Plappern/Brabbeln (5), tröstbar (4), nicht beruhigbar (3), Stöhnen (2), keine Reaktion (1)
  - motorische Reaktion
    1 Jahr: Ausführen von Anweisungen (6), gut orientierte Reaktion (5), Rückzug bei Schmerz (4), Beugesynergien (3), Strecksynergien (2), keine Reaktion (1)
    <1 Jahr: Spontane Bewegung (6), gut orientierte Bewegung (5), Rückzug bei Schmerz (4), Beugesynergien (3), Strecksynergien (2), keine Reaktion (1)
- Stadien gemäß GCS-Gesamtpunktzahl (für Erwachsene und Kinder)
  - leichte Bewusstseinsstörung: 13–15 Punkte (Vollständige oder nahezu vollständige Wachheit und Orientierung; Leichte Reaktionsverzögerungen möglich)
  - mittlere Bewusstseinsstörung: 9–12 Punkte (eingeschränkte Wachheit und Orientierung; auffällige Verwirrung und verlangsamte Reaktionen)
  - schwere Bewusstseinsstörung: 3–8 Punkte (deutliche Einschränkung oder Verlust des Bewusstseins; keine Reaktion auf Aufforderung; möglicherweise nur Schmerzreaktionen; Pflegeempfänger mit ≤8 Punkten gelten als komatös)

1.20.2 Puls

1.20.2.1 Definitionen

- Pulsfrequenz, Pulsrhythmus und Pulsqualität sowie Feststellung von Störungen (z. B. Arrhythmie oder Extrasystolen)
- der Arterienpuls ist der Anstoß der vom Herzen kommenden Blutwelle an die Arterienwände
- die Pulsfrequenz ist die Anzahl der Pulsschläge pro Minute (Normalwert ca. 60 bis 80); zur Kontrolle des Pulsrhythmus (Pulsschlagfolge) werden die Zeitabstände der Pulsschläge beobachtet
- die Pulsqualität

- ergibt sich aus der Größe der Pulswelle, die vom Füllungszustand der Arterie abhängt; es wird überprüft, ob der Puls hart oder weich ist, und ob er unterdrückbar ist
- im Schock ist ein fadenförmiger (weicher) Puls beobachtbar; bei Hypertonie und Hirndruckerhöhung ein harter Puls vorliegt

- das Pulsdefizit
  - liegt vor, wenn nicht jede Blutwelle die Peripherie erreicht; dazu wird der radiale Puls mit der Herzfrequenz verglichen
  - mögliche Ursachen sind mangelhafte Herzkontraktionen (z. B. bei Herzinsuffizienz)
  - gehört bei kranken und verletzten Menschen zur Routinebeobachtung; in Notfallsituationen gibt sie wichtige Hinweise auf den Allgemeinzustand der Person
  - ist besonders bei Herz- und Kreislauferkrankungen, bei Blutungen, großflächigen Wunden, Schädelverletzungen, bei Vergiftungen und bei der Einnahme von Herzmedikamenten relevant

1.20.2.2 Pulspalpation

- die Pulsmessung
  - der Puls kann an oberflächlich unter der Haut verlaufenden Arterien gefühlt werden, besonders an Stellen, an denen Knochen oder Muskeln ein Widerlager bilden, z. B. die Speiche für die Speichenarterie; erfolgt mit den Kuppen des Zeige-, Mittel- oder Ringfingers; nicht mit dem Daumen, um nicht den eigenen Puls zu palpatieren (tasten)
  - die Pulsschläge werden 15 Sekunden lang gezählt, das Ergebnis mit 4 multipliziert; daraus ergibt sich die Pulsfrequenz pro Minute; bei Pulsunregelmäßigkeit oder bekannter Herz-Kreislauferkrankung wird der Puls eine Minute lang gezählt
- geeignete Stellen zur Pulskontrolle
  - Arteria radialis (Speichenschlagader)
  - Arteria carotis (Halsschlagader)
  - Arteria subclavia (Schlüsselbeinschlagader)
  - Arteria femoralis (Leistenschlagader)
  - Arteria axillaris (Achselhöhlenschlagader)
  - Arteria temporalis (Schläfenschlagader)
  - Arteria poplitea (Kniekehlenschlagader)
  - Arteria dorsalis pedis (Fußrückenschlagader)
  - Arteria tibialis posterior (hintere Schienbeinschlagader)

1.20.2.3 Pulswerte

- Normalwerte beim ruhenden Menschen
  - Neugeborene: 140 Schläge pro Minute
  - Kleinkinder bis 2 Jahre: 120 Schläge pro Minute

- Kinder bis 4 Jahre: 100 Schläge pro Minute
- Kinder bis 10 Jahre: 90 Schläge pro Minute
- Jugendliche bis 14 Jahre: 85 Schläge pro Minute
- Männer: 72 Schläge pro Minute
- Frauen: 75 Schläge pro Minute
- Senioren: 82 Schläge pro Minute

• Abweichungen von den Normalwerten
  - Tachykardie: Pulsfrequenz über 100 Schläge pro Minute
  - Bradykardie: Pulsfrequenz unter 55 Schläge pro Minute
  - Arrhythmie: unregelmäßige Pulsschlagfolge
  - Extrasystole: außerhalb des Pulsrhythmus vorzeitig oder verspätet auftretend
  - Extrasystolie: gehäuftes Auftreten von Extrasystolen
  - Zwillingspuls (Bigeminus): zwei dicht aufeinander folgende Pulsschläge

• Einflussfaktoren: Lebensalter; Ernährung (z. B. reichliche Nahrungsaufnahme); körperliche Aktivität; psychische Verfassung (Zorn, Ärger, Angst); Krankheiten; der Genuss von Koffein, Alkohol und Nikotin; die Einnahme von Arzneimitteln

1.20.3 Blutdruck

1.20.3.1 Definitionen

• der arterielle Blutdruck ist der in den Blutgefäßen herrschende Druck; gewährleistet die Blutzirkulation; kann an einer peripheren Arterie gemessen werden
• der italienische Arzt Scipione Riva-Rocci (1863–1937) führte zur Blutdruckmessung die Manschettenmethode ein
• beim Notieren des Blutdrucks wird die Abkürzung RR (für Riva-Rocci) verwendet, z. B. RR 120/60; der Blutdruck wird in Millimeter pro Quecksilbersäule (mm Hg) gemessen (Hg ist das chemische Zeichen für Hydrargrium/Quecksilber)

1.20.3.2 Windkesselfunktion der Aorta

• der physikalische Begriff stammt aus der Hydraulik; beschreibt die Elastizität der Arterien
• ein Windkessel war früher ein Luftbehälter in alten Pumpensystemen in Feuerwehrspritzen, der einen stoßweisen Wasserfluss erzeugt, ähnlich wie das Herz Blut in Schüben pumpt
• der Windkessel enthielt Luft, die sich bei Druckschwankungen zusammenpressen und wieder ausdehnen konnte; so wurden die Stöße abgefedert und eine gleichmäßige Strömung erreicht, um so Druckschwankungen auszugleichen und einen gleichmäßigen Wasserfluss zu erzeugen
• das Resultat ist somit ein sich wellenförmig im Gefäßsystem fortsetzender gleichmäßiger und stabiler Blutstrom wie bei einer alten Feuerwehrspritze, jedoch durch elastische Wände statt eines starren Überdrucks im Windkessel
• Ablauf in der Aorta sowie in allen anderen Arterien

- mit jeder Systole wird Blut in die Aorta ausgeworfen; die elastische Aortenwand dehnt sich und nimmt das Blutvolumen auf; dank hoher Elastizität zieht sich die Aorta wieder zusammen; Blut wird in den nächsten Gefäßabschnitt gepresst; die hohe Elastizität der Arterien ermöglicht die wellenförmige Fortleitung des Blutdrucks

1.20.3.3 Indikationen und Messmethoden

- Indikationen: Blutdruckschwankungen; Medikamenteneinnahme; postoperativ (Blutverlust, Narkose); schwerkranke Pflegeempfänger; Bewusstlose; Pflegeempfänger mit Herz-, Gefäß- oder Nierenerkrankungen
- Messmethoden
  - Indirekte, unblutige Messung: palpatorisch; Manschette aufblasen; systolischen Wert tasten; auskultatorisch; mit Stethoskop systolischen und diastolischen Wert ermitteln
  - elektronisch: automatisches Messen mit optischen/akustischen Warnsystemen
  - Direkte, blutige Messung: mittels Katheter in Arteria radialis, Arteria brachialis oder Arteria femoralis

1.20.3.4 Durchführung der Blutdruckmessung (indirekte Methode)

- Händedesinfektion: hygienische Händedesinfektion vor und nach jedem Pflegeempfängerkontakt
- Vorbereitung: RR-Messgerät und Stethoskop bereitlegen; Stethoskop desinfizieren und Manschette auf Schäden prüfen; Kontrollieren, dass das Manometer korrekt platziert ist und einwandfrei funktioniert
- Vorbereitung des Pflegeempfängers: Anklopfen und freundliche Begrüßung; Kurz vorstellen und den Zweck der Blutdruckmessung erklären; Pflegeempfänger soll 5–10 Minuten ruhen, z. B. nach körperlicher Aktivität
- Positionierung des Pflegeempfängers: Pflegeempfänger sitzt entspannt; der Arm ist leicht angewinkelt und auf Herzhöhe; idealerweise auf einem Tisch oder auf der Bettdecke
- Umgebungsbedingungen: Geräuschquellen (z. B. Radio, TV) ausschalten; Besucher und Kollegen um Ruhe bitten
- Anlegen der Manschette: Manschette ohne Luft ca. 2–3 Finger breit oberhalb der Ellenbeuge direkt auf die Haut legen
- Tastung (Palpation) des Pulses: Radialispuls (Speichenarterie) tasten, um den Ausgangswert für Aufpumpphase zu ermitteln
- Aufpumpen der Manschette: Ventil (Rollklemme) am Blasebalg schließen; Manschette aufpumpen, dadurch wird der Blutstrom in der Oberarmarterie unterbunden; so lange aufpumpen, bis Radialispuls nicht mehr tastbar ist, plus 30 mmHg darüber, um den oberen RR-Wert exakt ermitteln zu können
- Stethoskop-Positionierung: desinfiziertes Stethoskop verwenden; Membran an die Ellenbeuge legen

- Druckablass: Ventil langsam öffnen, um Druckabfall von ca. 2 mmHg/Sekunde zu gewährleisten
- Auskultation (Abhorchen)
  beim Ablassen des Druckes fließt der zuvor unterbundene Blutstrom zunächst er nur teilweise wieder es kommt zu Geräuschen durch Verwirbelungen des Blutstromes, die gut auskultierbar (abhörbar) sind
  das erste hörbare Geräusch kennzeichnet den systolischen (oberen) RR-wert (Anspannungsphase)
  wenn so viel Druck abgelassen wurde, dass der Blutstrom in der Oberarmarterie auch nicht mehr nur teilweise, sondern gar nicht mehr unterbunden wird, sind keine Geräusche mehr auskultierbar; dieses Ende Auskulationsgeräusche durch Blutverwirbelungen kennzeichnet den diastolischen (unteren) RR-Wert (Entspannungsphase)
- Abschluss und Nachbereitung: Ergebnis mitteilen, ggf. weiterführende Informationen geben und verabschieden; Manschette und Stethoskop desinfizieren und verstauen; Abschlussdesinfektion der Hände; Dokumentation der Werte, ggf. Pflegefachkraft bei Auffälligkeiten informieren

1.20.3.5 Mögliche Fehlerquellen bei der Blutdruckmessung

- Fehlerquellen hinsichtlich der Manschette
  - Fehlwerte durch Messung über abschnürender Kleidung oder Verbände; Fehlwerte durch Messung an Arm mit Lymphabflussstörungen oder Pflegeempfänger mit Dialyse-Shunt; nur am infusionsfreien Arm messen; falsch herum angelegte Manschette; zu schwach aufgepumpte Manschette; zu rasche Druckminderung (pro Sekunde nur um max. 2 mmHg senken)
- Fehlerquellen in Bezug auf verwendete Materialien
  - defektes Gerät (regelmäßige Eichung erforderlich); Flachmembran des Stethoskops liegt nicht korrekt auf der Arterie in der Ellenbogenbeuge; verdrehte oder abgeknickte Schläuche; bei Kindern muss eine schmalere Manschette verwendet werden
- Fehlerquellen in Bezug auf physiologische Faktoren
  - Messung nach körperlicher Anstrengung (im Notfall vernachlässigbar); Nebengeräusche (Kommunikation, Radio, TV) ausschalten; Arm des Pflegeempfängers liegt in Herzhöhe oder der Pflegeempfänger bewegt sich

1.20.3.6 Einordnung von Blutdruckwerten

- Faktoren, die den Blutdruck beeinflussen: Herzschlagvolumen; Herzminutenvolumen; Gefäßelastizität; Füllungszustand des Gefäßsystems
- Normwerte
  - Säuglinge: 80/50 mmHg
  - Kinder: 90/60 mmHg
  - Jugendliche: 110/75 mmHg
  - Erwachsene: 140/90 mmHg

- Abweichungen von Normwerten
  - Hypertonie: systolischer Wert über 150 mmHg (▶ Kap. 1.23.4.9)
  - Hypotonie: systolischer Wert unter 100 mmHg (▶ Kap. 1.23.4.9)
  - physiologische Schwankungen durch Schlaf, Anstrengung und psychische Anspannung
- Pathologische Ursachen für Blutdruckveränderungen: Herz- und Gefäßerkrankungen; Nierenerkrankungen; Arzneimittel, die den Blutdruck beeinflussen; Blutverlust, Bewusstlosigkeit, Schock

1.20.4 Atmung

1.20.4.1 Definitionen

- Atemfrequenz: Anzahl der Atemzüge pro Minute (Ein- und Ausatmung)
- Eupnoe: Normale, ruhige Atmung ohne pathologische Geräusche
- Respiration: Austausch von Sauerstoff (O_2) und Kohlendioxid (CO_2)
- Äußere Atmung: Gasaustausch in der Lunge
- Innere Atmung: Gasaustausch im Gewebe
- Zellatmung: Oxidationsvorgänge in den Zellen
- Ventilation: Lufttransport von der Nase zu den Alveolen
- Diffusion: Gasbewegung zwischen Alveolen und Blut

1.20.4.2 Normalwerte der Atemfrequenz (in Ruhe)

- Säuglinge: 40–45 Atemzüge/min
- Kleinkinder: 25–30 Atemzüge/min
- Schulkinder: 20 Atemzüge/min
- Jugendliche: 15–20 Atemzüge/min
- Erwachsene: 15 Atemzüge/min

1.20.4.3 Atemmechanik

- Inspiration (Einatmung): Unterdruck durch Diaphragma- und Interkostalmuskulaturkontraktion (Zusammenziehung von Zwerchfell und Zwischenrippenmuskeln)
- Exspiration (Ausatmung): Überdruck durch Entspannung der Atemmuskulatur und Elastizität der Lungen

1.20.4.4 Atemvolumina und -frequenz

- Respirationsluft: Normales Atemzugvolumen (ca. 500 ml)
- Atemminutenvolumen: Luftvolumen pro Minute (ca. 8–10 Liter)
- Totraumluft: Luft ohne Gasaustausch (50–180 ml)
- Residualluft: Restluft nach maximaler Ausatmung (ca. 1200 ml)

- Spirometrie: Messung und Darstellung der Atemvolumina
- Spirometer: Gerät zur Volumenmessung
- Vitalkapazität: Maximales Atemhubvolumen (ca. 3500–4500 ml)

1.20.4.5 Steuerung der Atmung

- geschieht unwillkürlich durch das Atemzentrum in der Medulla oblongata
- beeinflusst durch pO_2 (Sauerstoffpartialwert), pCO_2 (Kohlendioxidpartialwert) und pH-Wert (Wasserstoffionenkonzentration)

1.20.4.6 Pathologische Atemmuster

- Tachypnoe (beschleunigte Atmung)
  - Ursachen: physiologisch durch Anstrengung, Stress; pathologisch aufgrund von Blutverlust, Schock, Fieber oder Herzerkrankungen
- Bradypnoe (verlangsamte Atmung)
  - Ursachen: physiologisch bei Ruhe und im Schlaf; pathologisch aufgrund von Vergiftungen, Gehirnerkrankungen oder bestimmte Medikamenten
- Dyspnoe (Atemnot, erschwerte Atmung, Kurzatmigkeit)
- Orthopnoe (höchste Atemnot bei aufrechter Haltung)
- Apnoe (Atemstillstand), z. B. durch Atemzentrumsstörungen, Verletzungen, Pneumothorax, Herzstillstand
- Pathologische Atemtypen
  - Kussmaul-Atmung: tiefe, langsame Atmung; bei Azidose (z. B. diabetisches Koma)
  - Cheyne-Stokes-Atmung: an- und abschwellende Atmung mit Pausen; z. B. Sauerstoffmangel, Vergiftungen
  - Schnappatmung: tiefe Atemzüge mit langen Pausen; meist kurz vor dem Tod
  - Biot'sche Atmung: tiefe Atemzüge mit Pausen; bei Atemzentrumsstörungen (z. B. Meningitis, Hirnverletzungen)

1.20.4.7 Atemgeräusche und -gerüche

- Atemgeräusche
  - Inspiratorischer Stridor: pfeifendes Geräusch beim Einatmen
  - Exspiratorischer Stridor: pfeifendes Geräusch beim Ausatmen
- Atemgerüche
  - Foetor ex ore: übler Mundgeruch durch bakterielle Zersetzung
  - Azetongeruch: beim Diabetischen Koma; bei langandauerndem Hunger
  - jauchiger Atem: bei eitrige Entzündungen (Lungengangrän, Bronchiektasen)
  - erdiger/Lebergeruch: bei Lebererkrankungen (Foetor hepaticus)
  - urinöser Atem: bei Urämie aufgrund einer Niereninsuffizienz
  - Ammoniakgeruch: bei Eiweißzerfall aufgrund eines Leberkomas

1.20.4.8 Durchführung der Atemkontrolle

- Vorbereitung
  - Pflegeempfänger in ruhiger Position (vorzugsweise sitzend oder liegend); Umgebungsbedingungen ruhig halten, Störungen vermeiden
  - Pflegeempfänger nicht über die Atemkontrolle informieren, um eine subjektive Beeinflussung der Atmung zu vermeiden
  - Atemkontrolle idealerweise mit der Pulskontrolle kombinieren, die angekündigt wird
- Beobachtung der Atemfrequenz: Zählen der Atemzüge (Ein- und Ausatmung) pro Minute (Optimal: Atemfrequenz für eine ganze Minute zählen)
- Beobachtung der Atemtiefe und -muster: beobachten, ob die Atmung flach oder tief ist; Anzeichen für pathologische Atemmuster erfassen (s. u.)
- Beobachtung der Atemgeräusche: Geräusche wie Stridor oder Rasseln beachten; auf pfeifende oder rasselnde Atemgeräusche achten, die auf eine Atemwegsobstruktion hinweisen könnten
- Beobachtung der Atemhilfsmuskulatur: Einsetzen der Atemhilfsmuskulatur (z. B. Schulterhebung, Nasenflügeln) überprüfen; Hinweis auf erschwerte Atmung oder Dyspnoe
- Beurteilung der Hautfarbe: Haut und Lippenfarbe kontrollieren (z. B. Blässe oder Zyanose als Zeichen für Sauerstoffmangel)
- Dokumentation: Atemfrequenz, Atemmuster, Geräusche und Hautfarbe dokumentieren; Auffälligkeiten notieren und gegebenenfalls Pflegekraft oder Arzt informieren

1.20.5 Körpertemperatur

1.20.5.1 Temperaturmessung

- axillare Messung
  - Messung in der Achselhöhle (Normalwert: 36–37 °C)
  - Messdauer: 8–10 Minuten
  - Vorteile: hygienisch, angenehm
  - Nachteile: Lange Messzeit, ungenaue Werte
  - Fehlerquellen: Unvollständige Platzierung des Thermometers, feuchte Achselhöhle, kurze Messdauer
- rektale Messung
  - Messung im Enddarm (Wert: 0,5 °C höher als axillar)
  - Messdauer: 2–4 Minuten
  - Vorteile: kurze Messdauer, genaue Ergebnisse
  - Nachteile: unangenehm, Gefahr der Keimverschleppung
  - Fehlerquellen: Rückstände von Zäpfchen, verkürzte Messdauer
- orale/sublinguale Messung
  - Messung im Mund oder unter der Zunge (Wert: 0,3 °C höher als axillar)
  - Messdauer: 5–6 Minuten

- Vorteile: Schnell, einfach
- Nachteile: Ungeeignet bei Unruhe, Atemproblemen oder Mundentzündungen
- Fehlerquellen: Offener Mund, Nahrungsaufnahme vor Messung
- Thermometertypen: Quecksilberthermometer (Bruchgefahr, unterschiedliche Spitzen für Messstellen); Digitalthermometer (bruchsicher, ca. 30–60 Sekunden Messzeit); Ohrthermometer (Messung per Infrarot (Trommelfell), Dauer 1–2 Sekunden); Schutz der Thermometer mit Hüllen, Desinfektion nach Gebrauch

1.20.5.2 Normalwerte

- Hypothermie: unter 35 °C
- Normothermie: 36,1 °C bis 37,2 °C
- subfebrile Temperatur: 37,3 °C bis 38,0 °C
- Fieber: 38,1 °C bis 39,9 °C
- hohes Fieber: 40 °C oder höher
- kleinere Schwankungen treten im Tagesverlauf auf und sind bei Aktivitäten, emotionalem Stress oder hormonellen Veränderungen normal
- die normalen Körpertemperaturwerte variieren je nach Alter und Lebensphase
  - Säuglinge (0–1 Jahr) = 36,5 °C bis 37,5 °C
    Säuglinge haben eine etwas höhere Körpertemperatur als Erwachsene, da ihr Stoffwechsel aktiver ist und das Wärmeregulationssystem noch nicht voll entwickelt ist
  - Kleinkinder und Kinder (1–10 Jahre) = 36,4 °C bis 37,4 °C
    Im Vergleich zu Säuglingen sinkt die Durchschnittstemperatur leicht, bleibt jedoch oft etwas höher als bei Erwachsenen
  - Jugendliche (11–18 Jahre) = 36,1 °C bis 37,2 °C
    In diesem Alter ähnelt die Temperaturspanne zunehmend der von Erwachsenen
  - Erwachsene (18–65 Jahre) = 36,1 °C bis 37,2 °C
    Hier bleibt die Temperatur relativ konstant
  - Senioren (65+ Jahre) = 35,8 °C bis 36,9 °C
    Mit zunehmendem Alter sinkt die Körpertemperatur leicht, da der Stoffwechsel und die Wärmeregulation langsamer werden

1.20.5.3 Fieberzeichen

- objektive Zeichen (gut erfassbar und messbar): Temperaturerhöhung, Tachykardie, Tachypnoe; Schüttelfrost, Schwitzen, trockene belegte Zunge; Obstipation, Oligurie (geringe Urintagesmenge); manifeste Bewusstseinstrübung, Fieberdelirium
- subjektive Zeichen (persönlich und wertend): wechselndes Hitze- und Kälteempfinden; Durst, Appetitlosigkeit; Kopfschmerzen, Gliederschmerzen; Müdigkeit, Schwäche

1.20.5.4 Fiebertypen

- Septisches Fieber (Intermittierend): Zeitweise fieberfrei, hohe Temperaturen mit Intervallen (z. B. bei Sepsis)
- Remittierendes Fieber: Fieberschwankungen innerhalb von 1,5 °C (z. B. Nierenentzündung)
- Kontinuierliches Fieber: Fieber bleibt innerhalb eines geringen Temperaturunterschieds (z. B. Pneumonie)
- Undulierendes Fieber: Wellenförmige Fieberspitzen (z. B. Tumoren)
- weitere Typen: rezidivierendes Fieber; biphasisches Fieber; zentrales Fieber; infektiöses Fieber; Resorptionsfieber; allergisches Fieber

1.20.5.5 Pflege bei Fieber (Fieberphasen)

- in der Phase des Fieberanstiegs
  - Wärmezufuhr (warme Getränke, Decke); nach Schüttelfrost Vitalzeichenkontrolle, Arzt informieren
- in der Phase der Fieberhöhe
  - leichte Zudeckung, Frischluft, Flüssigkeitszufuhr; kühlende Maßnahmen (z. B. Wadenwickel), Vitalzeichenkontrolle
- in der Phase des Fieberabfalls/Schweißausbruchs
  - Kontrolle der Vitalzeichen, Ausgleich von Flüssigkeits- und Elektrolytverlusten; leicht verdauliche Kost, Wärmeabgabe unterstützen
- in der Phase des Erschöpfungsschlafs
  - Pflege reduzieren, Mobilisation unterstützen; Ruhe im Zimmer (Licht, Besuchszeiten anpassen)

1.20.6 Pneumonieprophylaxe

1.20.6.1 Definition und Ursachen

- umfasst Maßnahmen zur Vorbeugung einer Lungenentzündung (Pneumonie)
- Infektion durch Mikroorganismen wie Pneumokokken, Streptokokken, Staphylokokken oder Grippeviren
- zweithäufigste nosokomiale Infektion
- trotz Antibiotikaeinsatz eine schwerwiegende Infektion

1.20.6.2 Symptome und Komplikationen

- anfangs körperlich: hohes Fieber (39,1–39,9 °C); Husten und Auswurf; Brustschmerzen; Tachypnoe und Tachykardie
- fortschreitend: Kreislaufversagen; Bewusstseinsstörungen durch O_2-Mangel/CO_2-Überhang; Flüssigkeitsverlust führt zu Thrombosen, Lungenembolie

- Komplikationen: Atelektasen (kollabierte Alveolen); septischer Schock durch toxische Erreger; Myokarditis führt zu Herzinsuffizienz

1.20.6.3 Pflegeassessment

- Atemskala nach Bienstein
  - Bewertung von 15 Risikofaktoren
  - Bewertungskriterien: 0–6 Punkte: keine Gefährdung; ab 7 Punkten: Prophylaxe erforderlich
  - Bewertungsfaktoren: (1) Bewusstsein (klar, eingeschränkt, komatös); (2) Atemfrequenz (normal, erhöht, reduziert); (3) Atemtiefe (flach, tief); (4) Hustenfähigkeit (effektiv, nicht effektiv); (5) Sekretproduktion (normal, erhöht, reduziert); (6) Mobilität (mobil, eingeschränkt, immobil); (7) Schluckfähigkeit (intakt, eingeschränkt); (8) Mundhygiene (gut, mangelhaft); (9) Vorliegen einer Atemwegserkrankung; (10) Thoraxschmerzen; (11) Raucherstatus; (12) Immunstatus (geschwächt oder normal); (13) Allgemeinzustand (gut, reduziert); (14) Fieber; (15) Medikamenteneinnahme (z. B. Sedativa, Opioide)

1.20.6.4 Pflegeprobleme und Schwerpunkte

- ungenügende Lungenbelüftung
  - Ursachen: Immobilität; Schmerzen; Lungenerkrankungen
  - Folgen: Bildung von Atelektasen (kollabierte Lungenbläschen)
  - Maßnahmen: Förderung tiefer und regelmäßiger Atmung; ungenügendes Abhusten
  - Ursachen: Schwäche; Lungenerkrankungen; Schadstoffbelastung
  - Folgen: Sekretansammlung als Nährboden für Infektionen
  - Maßnahmen: Sekretlösung; das Abhusten unterstützen
- Infektionsgefahr
  - Ursachen: schlechte Mundhygiene; Immunschwäche
  - Folgen: aufsteigende Infektionen bis zur Lunge
  - Maßnahmen: regelmäßige Mundinspektion; Mund- und Nasenpflege
- gestörter Schluckreflex
  - Ursachen: Bewusstlosigkeit; Schlaganfall; Lähmungen
  - Folgen: Aspirationspneumonie durch Speisereste/Sputum
  - Maßnahmen: Schluckstörungen unterstützen; Aspirationsprophylaxe

1.20.6.5 Präventive Maßnahmen

- Mobilisierung: Vermeidung von Immobilität zur Verbesserung der Lungenfunktion
- Atemtraining: Atemgymnastik und Atemübungen zur Lungenerweiterung
- Flüssigkeitszufuhr: Ausgleich von Fieber-bedingtem Flüssigkeitsverlust

- Hygiene: regelmäßige Mundpflege und Infektionsprävention
- Lagerung: Positionswechsel zur Förderung der Lungenbelüftung
- Schluckhilfe: Ernährungshilfen und Überwachung bei Schluckstörungen
- Luft- und Schleimhautmobilisierung: Stoßlüften zur Verbesserung der Luftqualität; Luftfeuchtigkeit optimieren (35–70 %); übermäßige Feuchtigkeit vermeiden (Schimmelgefahr); zu trockene Raumluft vermeiden (Schleimhautaustrocknung mit der Folge der Einschränkung ihrer Schutzfunktion)
- Inhalationstherapie: Ziel ist Anfeuchtung der Atemwege und Medikamentenapplikation; Technik: Zerstäubung in feine Tröpfchen
- Flüssigkeitszufuhr: mindestens 1,5 Liter täglich (z. B. Kräutertees); Wirkung: Verflüssigung des Bronchialsekrets
- Mundpflege: Spülungen (z. B. Kamillen- oder Salbeitee); Lippenpflege (Fettcreme); Ziel: Erhalt der physiologischen Mundflora
- Einreibungen
  - Wirkstoffe: Kampfer; Eukalyptus; Pfefferminze
  - Effekte: Hyperämie; Sekretlösung; wärmender Effekt
  - Vorsichtsmaßnahmen: Allergietest; kein Kontakt mit Schleimhäuten
- Maßnahmen
  - Mobilisierung: Vermeidung von Immobilität zur Verbesserung der Lungenfunktion
  - Flüssigkeitszufuhr: Ausgleich von Fieber-bedingtem Flüssigkeitsverlust
  - Hygiene: Regelmäßige Mundpflege, Infektionsprävention
  - Lagerung: Positionswechsel zur Förderung der Lungenbelüftung
  - Schluckhilfe: Ernährungshilfen, Überwachung bei Schluckstörungen
  - Frischluftzufuhr und Luftbefeuchtung: Stoßlüften zur Verbesserung der Luftqualität; Vermeidung von Zugluft und Unterkühlung; Luftfeuchtigkeit optimieren; ideal: 35–70 % (Messung mit Hygrometer); Maßnahmen: Wasserbehälter, feuchte Tücher, Inhalatoren zur Schleimhautbefeuchtung; übermäßige Feuchtigkeit vermeiden (Gefahr von Schimmelbildung)
  - Inhalationstherapie: Anfeuchtung der Atemwege und Medikamentenapplikation; Zerstäubung in feine Tröpfchen, um tief in die Lunge zu gelangen; Flüssigkeitszufuhr; mindestens 1,5 Liter täglich (z. B. Kräutertees mit ätherischen Ölen wie Thymian, Pfefferminze); Wirkung: Verflüssigung des Bronchialsekrets, erleichtertes Abhusten
  - Mundpflege: Spülungen (z. B. Kamillen- oder Salbeitee) zur Entzündungshemmung und Schleimhautstärkung; Lippenpflege (Fettcreme) zur Vorbeugung von Mundwinkelrhagaden; Erhalt der physiologischen Mundflora, Reduktion der Infektionsgefahr
  - Einreibungen mit ätherischem Öl: Wirkstoffe: Kampfer, Eukalyptus, Pfefferminze; Effekte: Hyperämie, Sekretlösung, wärmender Effekt; vorher ggf. Allergietest durchführen; kein Kontakt mit Schleimhäuten oder offenen Hautstellen
  - Atemstimulierende Einreibungen (ASE): (1) Förderung der bewussten, ruhigen und tiefen Ein –und Ausatmung; (2) Sekretmobilisierung, produktives Abhusten; Position des Pflegeempfängers auf der Bettkante sitzend oder Seitenlage im Bett; (3) kreisende Bewegungen rechts und links der Wirbelsäule

(entlang des Bronchialbaumes unter Aussparung der sensiblen Wirbelsäule); (4) möglichst ohne Schutzhandschuh mit warmen Händen; (5) stets im Hautkontakt bleiben, dazu beide Hände nie gleichzeitig abheben und wieder auflegen, sondern nacheinander; (6) Einreibung atemsynchron durchführen (während der Exspiration mit stärkerem Druck und während der Inspiration mit wenig Druck; (7) ggf. atemstimulierende mentholhaltige Gels oder Cremes verwenden (Vorsicht bei Austrocknung und Allergie!)

- Atemtechnik: langsames Ein- und Ausatmen; Atem anhalten, dann hustenstoßartige Ausatmung
- Lagerungshilfen: Quincke-Hängelage: Oberkörper tief positionieren, Kopf über das Bett hinaus; Katzenbuckel-Übung: Abwechselndes Strecken und Senken des Rückens
- Drainagelagerungen (Halbmond-/Dehnlagerung): Sekretableitung aus spezifischen Lungenarealen (Röntgenbild als Basis)
- Abklopfen des Bronchialbaums: Klopfen mit hohler Hand, sternförmig entlang der Bronchien; Nierenschale und Zellstoff bereithalten; Kontraindikationen wie Osteoporose, Tumoren oder Herzrhythmusstörungen beachten
- Wärmeanwendungen (z. B. Zitronenbrustwickel): Sekretverflüssigung und Durchblutungsförderung; warmes Zitronentuch mit Frotteetuch fixieren; Beobachtung und Kontrolle der Vitalzeichen
- Hygienische Maßnahmen: Sputumbeobachtung: Dokumentation von Menge, Farbe, Konsistenz (z. B. zähflüssig bei Asthma, blutig bei Tumoren); Handschuhpflicht, hygienische Abfallentsorgung; regelmäßige Desinfektion der Materialien und Hände
- Atemunterstützende Lagerung und Atemübungen (► Kap. 1.15.4.3): Oberkörperhochlagerung; 90°-Seitenlagerung; VATI-Lagerungen
- Atemerleichternde Stellungen: Reitersitz/Kutschersitz: Pflegeempfänger sitzt auf einem Stuhl, Oberkörper nach vorn geneigt, Arme aufgestützt (z. B. auf Oberschenkeln oder Lehne)«
- Lippenbremse: langsames Ausatmen durch gespitzte Lippen; vermindert Atemwegsdruckabfall; hilfreich bei Asthma bronchiale
- Atemübungen: Wattepusten/Ballonaufblasen; fördern das Atemzugvolumen
- Giebelrohr: Verlängerung des Totraums; der alveoläre CO2-Partialdruck steigt; Aktivierung des Atemzentrums (erhöht den Atemantrieb und die Lungenventilation); ärztliche Anordnung erforderlich, strenge Indikation (keine Anwendung bei Lungenemphysem, Hypoxie oder schwerer Asthmaform); wird heute meistens durch Atemtrainer ersetzt
- Atemtrainer/SMI-Trainer (Sustained Maximal Inspirations-Trainer, z. B. Mediflow®, Triflow®): unterstützt tiefe Inspiration durch Schweben von Bällen; motivierende Anwendung
- Absaugen von Sekret (► Kap. 3.10.23): Absauggerät und Absaugkatheter in verschiedenen Außendurchmessern (Charrière); oft unangenehm mit Würgreflex; notwendig bei Sekretstau; nur nach klarer ärztlicher Anordnung

1.21 Wohnen und Haushaltsführung

1.21.1 Wohnen

1.21.1.1 Bedeutung des Wohnens für Pflegebedürftige

- Wohnen als Grundbedürfnis: Schutz; Geborgenheit; Rückzug; Privatsphäre
- Psychosoziale Bedeutung
  - Identität und Autonomie (der Wohnraum spiegelt die Persönlichkeit des Bewohners wider)
  - Unabhängigkeit und Selbstbestimmung (das Zuhause sollte das Gefühl der Kontrolle und Entscheidungsfreiheit stärken)
  - soziale Kontakte (Wohnsituation beeinflusst Interaktionen mit Familie, Freunden und Pflegekräften)
- Lebensqualität
  - Anpassung des Wohnraums an individuelle Bedürfnisse steigert das Wohlbefinden und die Zufriedenheit; Selbstständigkeit und Sicherheit sind zentrale Ziele in der Wohnumgebung Pflegebedürftiger

1.21.1.2 Arten von Wohnformen für Pflegebedürftige (▶ Kap. 5.2.1)

- Ambulant betreutes Wohnen
  - eigene Wohnung oder Wohngemeinschaft, mit Unterstützung durch ambulante Pflegedienste; geeignet für pflegebedürftige Personen, die ein hohes Maß an Unabhängigkeit bewahren möchten; Flexibilität bei der Inanspruchnahme von Pflegeleistungen
- Stationäre Pflegeeinrichtungen (Pflegeheime)
  - Rund-um-die-Uhr Betreuung, für Menschen mit hohem Pflegebedarf; Schwerpunkt auf umfassender Versorgung, auch bei schwerer Pflegebedürftigkeit; individuelle Gestaltung des Zimmers im Rahmen der institutionellen Regeln
- Tagespflege/Kurzzeitpflege
  - tagesweise Betreuung in speziellen Einrichtungen, z. B. zur Entlastung von Angehörigen; Förderung der sozialen Interaktion und Alltagsbewältigung
- Wohngemeinschaften für Pflegebedürftige
  - gemeinsames Wohnen mehrerer Pflegebedürftiger in einem Haushalt; Betreuung durch einen ambulanten Pflegedienst oder Angehörige; Fokus auf ein soziales, selbstbestimmtes Leben in Gemeinschaft
- Betreutes Wohnen
  - barrierefreie Wohnungen mit Zugang zu Dienstleistungen wie Notrufsystemen, Alltagsunterstützung und Pflegeleistungen; kombiniert Selbstständigkeit mit Sicherheit durch regelmäßige Überwachung und Unterstützung

1.21.1.3 Anpassung des Wohnraums an Pflegebedürftigkeit

- Barrierefreies Wohnen
  - schwellenlose Zugänge, breitere Türen, rollstuhlgerechte Räume
  - Anpassung von Badezimmer und Küche: Haltegriffe; rutschfeste Böden; auf Arbeitshöhe (im Rollstuhl) verstellbare Möbel
- Wohnraumanpassungen bei körperlichen Einschränkungen
  - elektrische Pflegebetten mit verstellbarer Höhe; Hilfsmittel wie Treppenlifte, Handläufe und Duschstühle
  - Automatisierungssysteme: Sprachsteuerung für Beleuchtung; automatische Türen und Fenster
- Sicherheitsmaßnahmen im Wohnraum
  - Notrufsysteme: Notrufkette, -armband; Notrufhandy; Rauchmelder; Herdabschaltung
  - Stolperfallen minimieren; gute Beleuchtung in allen Bereichen, besonders in Fluren und Badezimmern
- Ergonomische Anpassungen
  - Möblierung entsprechend den Bedürfnissen: Vermeidung von überfüllten Räumen; ausreichender Platz für Rollstühle oder Gehhilfen
  - Positionierung von Gegenständen und Geräten in erreichbarer Höhe

1.21.1.4 Unterstützung der Alltagsbewältigung im Wohnumfeld

- Mobilität im Wohnraum
  - Einsatz von Gehhilfen, Rollatoren und Rollstühlen zur Erleichterung der Bewegung; Förderung der körperlichen Aktivität durch Anpassung der Umgebung, z. B. Nutzung von Bewegungsflächen
- Selbstpflege und Hygiene
  - Gestaltung des Badezimmers: angepasste Waschbecken und Spiegel; rutschfeste Matten; ebenerdige Duschen
  - Unterstützung bei der Körperpflege durch Pflegefachkräfte, falls erforderlich
- Küche und Essbereich
  - Anordnung von Küchenutensilien in greifbarer Nähe; Sicherstellung, dass Herd und andere Geräte sicher und einfach bedienbar sind; Unterstützung bei der Nahrungszubereitung oder Bereitstellung von Mahlzeiten, falls gewünscht
- Freizeit und Entspannung
  - Schaffung von Bereichen für Erholung: bequeme Sitzgelegenheiten; ausreichend Tageslicht; persönliche Gegenstände
  - Anregung zur Teilnahme an Freizeitaktivitäten, auch im Wohnumfeld: Gartenarbeit; Lesen; Gesellschaftsspiele

1.21.1.5 Soziale Aspekte und Teilhabe im Wohnumfeld

- Förderung sozialer Kontakte
  - Unterstützen von Besuchen durch Familie und Freunde; Nutzung von gemeinschaftlichen Bereichen; Unterstützung bei der Teilnahme an externen Aktivitäten und Veranstaltungen
- Psychosoziale Betreuung
  - Förderung eines unterstützenden Umfelds; Bereitstellung von Räumen für individuelle Rückzugsmöglichkeiten, aber auch gemeinschaftliche Räume zur Förderung von Gemeinschaftssinn
- Einschränkungen der Mobilität und soziale Isolation
  - Maßnahmen zur Vermeidung von Vereinsamung: Einsatz von Pflegediensten; regelmäßige Besuche von Angehörigen und Freunden; Nutzung von Kommunikationsmitteln

1.21.1.6 Kommunikation und Zusammenarbeit mit Angehörigen

- Einbeziehung der Angehörigen in die Wohnraumgestaltung
  - Rücksprache mit Angehörigen bei Anpassung des Wohnraums und der Pflegebedürftigkeit; Angehörige als Partner bei der Organisation von Unterstützungsleistungen
- Angehörige unterstützen
  - Information über Hilfsmittel, finanzielle Unterstützung und Entlastungsangebote (Wohnraumanpassungen); Unterstützung beim Zugang zu Beratungsstellen, um den Wohnraum optimal an die Bedürfnisse des Pflegebedürftigen anzupassen

1.21.1.7 Finanzielle und rechtliche Aspekte des Wohnens für Pflegebedürftige

- Pflegegrade und Leistungen
  - Zuschüsse der Pflegekasse für Wohnraumanpassungen und barrierefreies Wohnen; Anspruch auf Pflegehilfsmittel und wohnraumverbessernde Maßnahmen
- Finanzierung von Wohnformen
  - Betreuungskosten in ambulanten und stationären Einrichtungen; Finanzierungsmöglichkeiten für betreutes Wohnen oder Pflege-WGs; Unterstützung durch Sozialleistungen oder Pflegegeld
- Wohnrechtliche Bestimmungen
  - mietrechtliche Fragen bei Pflegebedürftigkeit: Kündigungsschutz; Anpassungen in Mietwohnungen; Unterstützung durch Sozialdienst und Pflegeberater bei der Suche nach geeignetem Wohnraum

1.21.1.8 Ethik und Selbstbestimmung im Wohnumfeld

- Wahrung der Autonomie
  - Sicherstellung, dass die Bedürfnisse und Wünsche des Pflegebedürftigen im Mittelpunkt stehen; Recht auf Selbstbestimmung in allen Fragen des Wohnens, auch bei Einschränkungen der kognitiven Fähigkeiten (z.B. Demenz)
- Respekt vor persönlichem Raum
  - Achten auf die Privatsphäre und die persönlichen Vorlieben des Bewohners, Vermeidung von Überwachung oder Bevormundung im Wohnumfeld
- Zwangsmaßnahmen vermeiden
  - Minimierung von Einschränkungen der Bewegungsfreiheit, z.B. durch angemessene Sicherungsmaßnahmen statt Bettgitter oder Fixierungen

1.21.1.9 Pflegefachliche Aufgaben im Bereich »Wohnen«

- pflegefachliche Beratung: Beratung von Pflegebedürftigen und Angehörigen zu Wohnraumanpassungen, Hilfsmitteln und Sicherheitsvorkehrungen
- Koordination von Unterstützungsangeboten: Zusammenarbeit mit Sozialdiensten, Ergotherapeuten und anderen Fachkräften zur Optimierung des Wohnumfelds
- Überwachung der Wohnsicherheit: regelmäßige Kontrolle der Sicherheit im Wohnraum (z.B. Zustand von Hilfsmitteln, Vermeidung von Stolperfallen); Pflegebedürftige über mögliche Gefahrenquellen aufklären und ihnen helfen, diese zu minimieren

1.21.2 Haushaltsführung

1.21.2.1 Grundlagen der Haushaltsführung in der Pflege

- Ziel ist die Aufrechterhaltung eines sauberen, geordneten und sicheren Haushalts
- die Pflegefachkraft hat die Rolle, die häusliche Versorgung und Unterstützung dort sicherzustellen, wo der Pflegebedürftige eingeschränkt ist

1.21.2.2 Hygiene- und Reinigungsmanagement

- Reinigung der Wohnräume (regelmäßig und bedarfsgerecht)
- Staubsaugen, Wischen, Oberflächenreinigung
- Sanitäre Einrichtungen (Desinfektion und gründliche Reinigung von Bad und WC)
- Müllentsorgung (Hygiene bei der Trennung und Entsorgung von Abfällen, besonders medizinischer Abfälle)

1.21.2.3 Wäschepflege

- Sortieren nach Pflegeanweisungen: Trennen nach Farben und Stoffarten; Waschanweisungen befolgen
- Bettwäschewechsel: regelmäßiges Wechseln und Waschen zur Vermeidung von Keimen; Reparatur und Instandhaltung (kleine Näharbeiten und Pflege der Kleidung)

1.21.2.4 Nahrungszubereitung und Ernährung

- Ernährungsplanung, Erstellung eines Speiseplans, angepasst an gesundheitliche Anforderungen wie Diäten; Unverträglichkeiten
- Zubereitung von Mahlzeiten: Hygienisch; nach ernährungsphysiologischen Grundsätzen
- Lebensmittelmanagement: Haltbarkeitsdaten kontrollieren; Vorräte nach dem FIFO-Prinzip nutzen (First In, First Out); Lebensmittelhygiene

1.21.2.5 Einkauf und Vorratshaltung

- Bedarfsplanung: Erstellung von Einkaufslisten nach dem täglichen Bedarf und unter Berücksichtigung des Haushaltsbudgets
- Vorratsorganisation: effiziente Lagerhaltung und Vermeidung von Lebensmittelverschwendung
- Einkäufe: effiziente, kostengünstige und bedarfsgerechte Beschaffung von Lebensmitteln und Haushaltswaren

1.21.2.6 Zeit- und Aufgabenmanagement

- Zeitliche Strukturierung: Erstellung von Haushaltsplänen: Tagesplanung; Wochenplanung; Monatsplanung
- Priorisierung: wichtige Aufgaben (wie Mahlzeitenzubereitung und Hygiene) zuerst; unwichtige Tätigkeiten delegieren oder zeitlich verschieben

1.21.2.7 Sicherheitsaspekte in der Haushaltsführung

- Gefahrenquellen erkennen und beheben: Stolperfallen; defekte Geräte; unsichere Elektroinstallationen
- Notfallmanagement: Einrichten von Notrufsystemen und sicherheitsrelevanten Vorrichtungen (z. B. Herdabschaltung, Rauchmelder)

1.21.2.8 Ressourcenmanagement

- Haushaltsbudgetierung: Überwachung und Verwaltung der Haushaltsausgaben (Pflegeprodukte, Lebensmittel, Reinigungsmittel)
- Energie- und Wasserverbrauch: bewusster Einsatz von Ressourcen; energieeffiziente Nutzung von Geräten

1.21.2.9 Zusammenarbeit mit externen Dienstleistern

- Pflegedienst: Koordination mit ambulanten Diensten für zusätzliche hauswirtschaftliche Unterstützung
- Hauswirtschaftliche Hilfen: Einbeziehen von Reinigungskräften oder Essenslieferdiensten bei Bedarf

1.22 Anatomie und Physiologie der Organsysteme

1.22.1 Zell- und Gewebesystem

1.22.1.1 Aufbau und Funktionen der Zelle

- Zellmembran
  - Lipiddoppelschicht: zwei Schichten von Phospholipiden; die hydrophilen (wasserliebenden) Köpfe nach außen und die hydrophoben (wasserabweisenden) Schwänze nach innen gerichtet
  - eingelagerte Proteine: Transmembranproteine und periphere Proteine, die verschiedene Funktionen wie Transport, Signalübertragung und Zell-Zell-Erkennung übernehmen
  - Cholesterin: verleiht der Membran Stabilität und Flexibilität, indem es die Fluidität reguliert
  - Kohlenhydrate: Glykoproteine und Glykolipide, die an der Zelloberfläche als Erkennungs- und Bindungsstellen für andere Zellen und Moleküle fungieren
  - Schutz und Abgrenzung: trennt das Innere der Zelle von der extrazellulären Umgebung
  - Regulation des Stoffaustauschs: lässt nur bestimmte Moleküle und Ionen durch; ermöglicht damit einen selektiven (ausgewählten) Stoffaustausch
  - Signalübertragung und Kommunikation: Rezeptoren an der Membran erkennen; Signale (wie Hormone und Neurotransmitter) weiterleiten
- Zytoplasma
  - Zytosol: gelartige, wässrige Lösung; enthält Nährstoffe, Ionen, Enzyme und Organellen

- Organellen: strukturierte Bestandteile innerhalb des Zytoplasmas; übernehmen spezifische Funktionen; Ort vieler Stoffwechselprozesse und biochemischer Reaktionen, wie der Abbau von Glukose (Glykolyse)
- Transportmedium
- transportiert Moleküle und Organellen innerhalb der Zelle

- Zellkern (Nukleus)
  - Kernmembran: Doppelmembran, die den Zellkern umgibt, mit Poren, die den Austausch von Molekülen zwischen Kern und Zytoplasma regulieren
  - Nukleolus: Kernkörperchen im Zellkern; verantwortlich für die Synthese von ribosomaler RNA (rRNA)
  - Chromatin (Erbträger): DNA (Desoryribonukleinsäure) und Proteine; regulieren und speichern die genetische Information
- Ribosomen (kleine Partikel aus RNA und Proteinen)
  - bestehend aus zwei Untereinheiten (groß und klein), die zusammenarbeiten, um Proteine zu synthetisieren
  - sie können frei im Zytoplasma oder am endoplasmatischen Retikulum (ER) gebunden sein
  - Synthese von Proteinen: Übersetzen mRNA-Sequenzen in Aminosäuresequenzen (mRNA: Boten-Ribonukleinsäure; Messenger-RNA)
  - Proteinfabrikation (verantwortlich für die Herstellung von Proteinen gemäß der genetischen Information)
- Endoplasmatisches Retikulum (ER)
  - raues ER: mit Ribosomen besetzt, die für die Synthese von Membranproteinen und sekretorischen Proteinen verantwortlich sind; Synthese und Faltung von Proteinen, Membranproduktion
  - Glattes ER: ohne Ribosomen, hat keine Ribosomen an der Oberfläche; Synthese von Lipiden und Steroiden, Entgiftung von Chemikalien wie Drogen
- Golgi-Apparat
  - Stapel flacher Membransäcke (Zisternen)
  - diese Zisternen sind aufeinandergestapelt und arbeiten zusammen
  - ändert die Struktur von Proteinen und Lipiden, bevor sie verpackt werden (Modifikation und Sortierung)
  - Bildung von Lysosomen (Verdauungsorganellen) und Transportvesikeln
  - produziert lysosomale Enzyme und Bläschen für den Transport von Molekülen
- Mitochondrien
  - Doppelmembran; äußere und innere Membran, die Falten (Cristae) bildet
  - Cristae (Falten) vergrößern die Oberfläche für chemische Reaktionen
  - Orte der Energieproduktion, erzeugen ATP durch oxidative Phosphorylierung in der Atmungskette
  - Regulation des Zellstoffwechsels, kontrollieren viele Stoffwechselprozesse und spielen auch eine Rolle bei der Apoptose (programmierten Zelltod)
- Lysosomen
  - Membranvesikel (Bläschen), die hydrolytische Enzyme enthalten
  - Abbau von Makromolekülen; verdauen große Moleküle, Zelltrümmer und Mikroorganismen

- Autophagie (Abbau von zelleigenen Bestandteilen, die nicht mehr benötigt werden)
- Peroxisomen
  - Membranvesikel; enthalten oxidative Enzyme
  - Abbau von Fettsäuren; spalten Fettsäuren in kleinere Einheiten
  - Entgiftung von Wasserstoffperoxid; bauen Wasserstoffperoxid (H_2O_2) und andere schädliche Substanzen ab
- Zytoskelett
  - Mikrotubuli; röhrenartige Strukturen, die die Zelle stützen und stabilisieren
  - Aktinfilamente; dünne Fäden, die an Zellform und Bewegung beteiligt sind
  - Intermediärfilamente; Stützfilamente, die zur Stabilität der Zelle beitragen
  - Erhaltung der Zellform; stützen die Zellen und geben ihr ihre Form
  - Intrazellulärer Transport; bewegen Moleküle und Organellen innerhalb der Zelle
  - Mitose und Zytokinese; sind an der Zellteilung und der Teilung des Zellplasmas beteiligt
- Funktionen der menschlichen Zelle
- Umwandlung von Nährstoffen in Energie; Nährstoffe werden in ATP umgewandelt
  - Synthese und Abbau von Molekülen; Produktion und Zerfall von Biomolekülen zur Aufrechterhaltung der Zellfunktion
  - Reproduktion:
    Mitose: Zellteilung zur Erzeugung von zwei genetisch identischen Tochterzellen
    Meiose: Zellteilung zur Erzeugung von Geschlechtszellen mit halbiertem Chromosomensatz
  - Kommunikation: per Signalübertragung über Rezeptoren und Botenstoffe wie Hormone und Neurotransmitter; über Zell-Zell-Kontakte, z. B. Gap Junctions für direkte Kommunikation (z. B. Herzmuskelzellen); mittels Tight Junctions für Barrierenkontakte (z. B. Hirn-Blutschranke und Darmepithel) und Desmosomen für Haftverbindungen (z. B. Hautzellen)
  - Reaktionen auf Reize: Anpassung an Umweltveränderungen, z. B. Reaktion auf Temperatur, pH und Nährstoffveränderungen; Aufrechterhaltung der Homöostase; Stabilisierung der internen Umgebung der Zelle
  - Proteinsynthese: Herstellung von Enzymen und Strukturproteinen; für die Aufrechterhaltung und Regulation der Zellfunktionen

1.22.1.2 Zellstoffwechsel

- Glykolyse (Zuckerabbau): im Zytoplasma; Glukose wird in Pyruvat umgewandelt; erste Phase der Energiegewinnung
- Citratzyklus (Zitronenzyklus): in den Mitochondrien; Acetyl-Coenzym A wird vollständig zu CO_2 und H_2O oxidiert; erzeugt Reduktionsäquivalente für die oxidative Phosphorylierung und liefert Zwischenprodukte für Biosynthesen

- Oxidative Phosphorylierung: in den Mitochondrien, speziell in der inneren Membran; Elektronen von NADH und $FADH_2$ werden über die Atmungskette transportiert, was zur Bildung von ATP (Adenosintriphosphat) durch ATP-Synthese führt; Hauptquelle der ATP-Produktion; Energiegewinnung für die Zelle
- Biosynthese: Proteinsynthese (Aufbau von Proteinen aus Aminosäuren durch Ribosomen); Lipidsynthese (Produktion von Fettsäuren und Lipiden im glatten ER); Gluconeogenese (Synthese von Glukose aus Nicht-Kohlenhydrat-Vorstufen)
- Abbauprozesse: Beta-Oxidation (Abbau von Fettsäuren zu Acetyl-Coenzym A); Proteolyse (Abbau von Proteinen in Aminosäuren); Harnstoffzyklus (Entgiftung von Ammoniak durch Umwandlung in Harnstoff)
- Regulation des Zellstoffwechsels: Enzymregulation (Kontrolle von Enzymaktivitäten); Hormonelle Regulation (Einfluss von Hormonen wie Insulin und Glukagon)
- Stoffwechselwege: Anabolismus (Aufbau von Molekülen; z. B. Proteinsynthese, Lipidsynthese); Katabolismus (Abbau von Molekülen zur Energiegewinnung; z. B. Glykolyse, Citratzyklus)

1.22.1.3 Zellteilung

- Mitose
  - Prophase (Chromosomen kondensieren (verdicken und verkürzen sich), Kernhülle löst sich auf)
  - Metaphase (Chromosomen ordnen sich in der Äquatorialebene an)
  - Anaphase (Schwesterchromatiden werden getrennt und zu den entgegengesetzten Zellpolen gezogen)
  - Telophase (neue Kernhüllen bilden sich um die Chromosomensätze, Chromosomen dekondensieren)
  - Zytokinese (Teilung des Zellplasmas, es entstehen zwei Tochterzellen)
- Meiose:
  - Meiose I
    Reife-/Reduktionsteilung: Homologe Chromosomenpaare trennen sich, es entstehen zwei Zellen mit je einem Satz Chromosomen
  - Meiose II
    Äquationsteilung: Schwesterchromatiden der Chromosomen trennen sich, es entstehen vier haploide Tochterzellen (Gameten)

1.22.1.4 Epithelgewebe

- Arten
  - Plattenepithel: flache Zellen; bildet die äußere Haut und die inneren Oberflächen von Organen
  - Kubisches Epithel: würfelförmige Zellen; meist in Drüsen und Nierenkanälchen

- Zylindrisches Epithel: säulenförmige Zellen; im Verdauungstrakt und in den Atemwegen
- Zellkontakte
  - Desmosomen: verbinden als Haftkontakte z. B. Hautzellen mechanisch durch starke Kopplungen, die Stabilität geben
  - Tight Junctions (Zonula occludens): versiegeln als Barrierekontakte den Raum zwischen den Zellen; verhindern das Austreten von Flüssigkeiten
  - Gap Junction: ermöglichen als Kommunikationskontakte den direkten Austausch von Ionen und kleinen Molekülen zwischen benachbarten Zellen
- Funktionen
  - schützt innere und äußere Oberflächen vor mechanischen Schäden und Infektionen; bildet Drüsenepithelien, die Sekrete wie Enzyme oder Hormone absondern
  - Resorption (Aufnahme) von Nährstoffen aus dem Verdauungstrakt
  - Transport und Bewegung von Substanzen über Zelloberflächen, oft durch Flimmerhärchen unterstützt

1.22.1.5 Binde- und Stützgewebe

- Bindegewebe
  - lockeres Bindegewebe: enthält viele Zellen und wenige Fasern, bietet Unterstützung und Platz für Blutgefäße; z. B. Unterhautgewebe
  - straffes Bindegewebe: dicht gepackte Kollagenfasern, bietet mechanische Stärke; z. B. Sehnen
  - retikuläres Bindegewebe: netzartiges Fasernetz; unterstützt die Struktur von Lymphorganen; z. B. Lymphknoten
  - Fettgewebe: speichert Energie; isoliert und schützt Organe; z. B. Subkutanes Fett; speichert Energie, Knochen speichern Mineralien wie Calcium
- Stützgewebe
  - Knorpelgewebe: hyaliner (glasiger) Knorpel: glatte, glänzende Oberfläche, findet sich in Gelenken und der Atmung; z. B. Gelenkknorpel; elastischer Knorpel: elastische Fasern, die Flexibilität bieten; z. B. Ohrmuschel; Faserknorpel: starke Kollagenfasern, sehr belastbar; z. B. Bandscheiben
  - Knochengewebe: kompakter Knochen; dichtes Gewebe, bildet die äußere Schicht der Knochen; spongiöser Knochen; inneres, schwammartiges Gewebe, das die Knochenstruktur unterstützt und das Gewicht reduziert
  - bietet strukturelle Unterstützung für den Körper; schützt empfindliche Organe (z. B. Gehirn, Herz)

1.22.1.6 Muskelgewebe

- Skelettmuskulatur: quergestreifte Muskulatur; langgestreckte Zellen mit mehreren Zellkernen; Bewegung des Skeletts; Wärmeproduktion; Kontrolle der Körperhaltung

- Herzmuskulatur: quergestreifte Zellen mit einem Zellkern; stark verzweigt, verbunden durch Glanzstreifen; Herzschlag zur Blutzirkulation, unwillkürliche Kontrolle
- Glatte Muskulatur: spindelförmige Zellen mit einem Zellkern; keine Quergestreifung; Bewegung von Organen und Blutgefäßen; unwillkürliche Kontrolle
- Kontraktionsmechanismus
  - Myofibrillen: Struktur innerhalb der Muskelzellen, bestehen aus Myofilamenten (Aktin und Myosin); Sarkomere: Einheiten in Myofibrillen, verantwortlich für die Kontraktion
  - Kontraktionsarten: isotonisch: Muskel verkürzt sich bei gleichbleibender Spannung; isometrisch: Muskelspannung ändert sich, aber die Länge bleibt konstant

1.22.1.7 Nervengewebe

- Neuron/Neuronen
  - der Zellkörper enthält den Zellkern und die meisten Organellen
  - die Neuriten sind die Fortsätze der Nervenzelle (Axion und Dendriten)
  - die Dendriten sind kurze, verzweigte Fortsätze, die Signale von anderen Neuronen empfangen
  - das Axon ist ein langer Fortsatz, der elektrische Signale an andere Zellen weiterleitet
  - die Myelinscheide ist eine lipidreiche Schicht, die das Axon isoliert und die Signalübertragung beschleunigt
  - Ranviersche Schnürringe sind Unterbrechungen der Myelinscheide, die die Signalweiterleitung optimieren
- Gliazellen
  - Astrozyten unterstützen die Neuronen, regulieren die chemische Umgebung und die Blut-Hirn-Schranke.
  - Oligodendrozyten bilden Myelin im Zentralen Nervensystem (ZNS)
  - Schwann-Zellen bilden Myelin im Peripheren Nervensystem
  - Mikroglia sind Immunzellen des ZNS, die Abfallstoffe entfernen und auf Verletzungen reagieren
  - Ependymzellen bilden die Auskleidung der Hirnventrikel und des Rückenmarks und bilden Liquor (Hirnwasser)
- Nervensystem
  - Zentrales Nervensystem (ZNS): Gehirn und Rückenmark; verantwortlich für die Integration und Verarbeitung von Informationen
  - Peripheres Nervensystem (PNS): Nerven außerhalb des ZNS; verantwortlich für die Übertragung von Informationen zwischen ZNS und Körper; das Somatisches Nervensystem kontrolliert bewusste Bewegungen und Wahrnehmungen; das Autonome (synonym: Vegetative) Nervensystem reguliert unbewusste Funktionen; Sympathikus für Stress; Parasympathikus für Erholung
- Nervenimpuls

- Ruhepotential: elektrische Spannung zwischen dem inneren und dem äußeren der Neuronenzelle in Ruhe
- Aktionspotential: schnelle Veränderung der Membranspannung; leitet das Signal entlang des Axons weiter
- Synaptische Übertragung: Übertragung von Signalen von einem Neuron auf ein anderes oder auf eine Zielzelle durch chemische Neurotransmitter

1.22.2 Bewegungssystem

1.22.2.1 Knochen

- Funktionen
  - bieten dem Körper strukturelle Unterstützung und Stabilität
  - schützen empfindliche innere Organe (z. B. Gehirn, Herz, Lunge)
  - ermöglichen Bewegungen (in Kombination mit Muskeln und Gelenken)
  - speichern Mineralien wie Kalzium und Phosphat, die bei Bedarf freigesetzt werden
  - im Knochenmark (Medulla ossium) werden Blutzellen gebildet
- Aufbau
  - Knochen sind feste, mineralisierte Strukturen des Körpers
  - bilden alle zusammen das Skelett
  - bestehen hauptsächlich aus Knochengewebe, das eine Mischung aus organischen und anorganischen Bestandteilen ist
  - Kompakta (Substantia compacta): dichte, äußere Schicht des Knochens; macht den Knochen stabil und widerstandsfähig
  - Spongiosa (Substantia spongiosa): schwammartige, innere Struktur des Knochens; ähnelt in ihrer Struktur dem Eiffelturm; besteht aus einem Netzwerk von dünnen Knochenbälkchen (Trabekeln), die eine leichte, aber stabile Struktur bieten; die spezielle Anordnung ermöglicht es dem Knochen, Belastungen standzuhalten und gleichzeitig Gewicht zu sparen
  - Knochenhaut (Periost): umgibt den Knochen umgibt; ist reich an Nerven und Blutgefäßen

1.22.2.2 Gelenke

- Gelenke sind Verbindungen zwischen zwei oder mehr Knochen, die die Beweglichkeit und Flexibilität des Körpers ermöglichen
- Diarthrosen (echte Gelenke) sind voll bewegliche Gelenke und bestehen aus
  - Gelenkspalt: ein schmaler Spalt zwischen den Gelenkflächen, gefüllt mit Synovialflüssigkeit (Gelenkschmiere)
  - Gelenkkapsel: eine flexible Hülle, die das Gelenk umgibt und die Gelenkflüssigkeit enthält
  - Gelenkknorpel: ein glatter Knorpel, der die Enden der Gelenke bedeckt und Reibung vermindert

  - Bänder (Ligamente): feste Bindegewebsstrukturen, die das Gelenk stabilisieren
- Synarthrosen (unechte Gelenke) sind wenig oder gar nicht beweglich wie z. B.
  - Suturen als Nähte zwischen den Schädelknochen beim Erwachsenen, die nahezu unbeweglich sind, die nach Verschluss/Verknöcherung der Fontanellen (membranöse Bereiche am Schädel von Säuglingen, wo der Schädelknochen noch nicht vollständig miteinander verwachsen ist)
  - Synchondrosen als knorpelige Verbindungen, wie zwischen den Rippen und dem Brustbein (Sternum)
  - Syndesmosen/Synarthrosen als faserige Verbindungen von Knochen und Bindegewebe; z. B. zwischen Radius (Speiche) und Ulna (Elle) sowie zwischen Tibia (Schienbein) und Fibula (Wadenbein)

1.22.2.3 Skelett

- das komplette Knochengerüst des Körpers und besteht aus 206 Knochen im Erwachsenenkörper
- Hauptknochen des Skeletts
  - Schädel (Cranium) – schützt das Gehirn und enthält die Gesichtsknochen: (1) Stirnbein (Os frontale); (2) Scheitelbein (Os parietale); (3) Hinterhauptbein (Os occipitale); (4) Schläfenbein (Os temporale); (5) Nasenknochen (Os nasale); (6) Jochbein (Os zygomaticum); (7) Oberkiefer (Maxilla); (8) Unterkiefer (Mandibula)
  - Wirbelsäule (Columna vertebralis) – besteht aus 33–34 Wirbeln: (1) Halswirbel (Cervicalwirbel): 7 Wirbel; (2) Brustwirbel (Thorakalwirbel): 12 Wirbel; (3) Lendenwirbel (Lumbalwirbel): 5 Wirbel; (4) Kreuzbein (Os sacrum): 5 miteinander verwachsene Wirbel; (5) Steißbein (Os coccygis): 3–5 miteinander verwachsene Wirbel
  - Brustkorb (Thorax) – besteht aus Rippen und Brustbein: (1) Brustbein (Sternum); (2) Rippen (Costae): 12 Paare
  - Becken (Pelvis) – verbindet die Wirbelsäule mit den Oberschenkeln: (1) Darmbein (Os ilium); (2) Schambein (Os pubis); (3) Sitzbein (Os ischii)
  - Obere Extremitäten (obere Gliedmaßen): (1) Schlüsselbein (Clavicula); (2) Schulterblatt (Scapula); (3) Oberarmknochen (Humerus); (4) Unterarmknochen: Speiche (Radius) und Elle (Ulna); (5) Handknochen (Ossa manus): Handwurzelknochen (Ossa carpi); Mittelhandknochen (Ossa metacarpi); Fingerknochen (Phalanges)
  - Untere Extremitäten (untere Gliedmaßen): (1) Oberschenkelknochen (Femur); (2) Kniescheibe (Patella); (3) Unterschenkelknochen: Schambein (Tibia) und Wadenbein (Fibula); (4) Fußknochen (Ossa pedis): Fußwurzelknochen (Ossa tarsi); Mittelhandknochen (Ossa metatarsi) und Zehenknochen (Phalanges)

1.22.2.4 Muskeln

- Muskelgewebe hat die Fähigkeit, sich zusammenzuziehen und dadurch Bewegung zu erzeugen
- Skelettmuskulatur
  - quergestreift, willkürlich steuerbar; beteiligt an der Bewegung des Skeletts und der Körperhaltung
  - Beispiele: Bizeps (Musculus biceps brachii); beugt den Arm im Ellenbogengelenk; Trizeps (Musculus triceps brachii); Streckt den Arm im Ellenbogengelenk
- Herzmuskulatur: quergestreift, unwillkürlich steuerbar; bildet die Wand des Herzens; ist für das Pumpen des Blutes verantwortlich
- Glatte Muskulatur: nicht quergestreift, unwillkürlich steuerbar; findet sich in den Wänden von inneren Organen; z. B. in der Blutgefäßwand; im Verdauungstrakt (Peristaltik/Darmbewegungen); z. B. unterstützt die Magenmuskulatur und die Verdauung durch Kontraktionen
- Aufbau eines Skelettmuskels
  - Muskelfasern: längliche Zellen; bilden die Basis der Muskelstruktur
  - Myofibrillen: enthalten die kontraktilen Einheiten (Aktin- und Myosinfilamente)
  - Sarkome: kleinste funktionelle Einheit der Myofibrille; sind für die Kontraktion des Muskels zuständig
  - Endomysium: Bindegewebe, das jede Muskelfaser umgibt
  - Perimysium: Bindegewebe, das mehrere Muskelfasern in einem Bündel (Faszikel) zusammenfasst
  - Epimysium: Bindegewebe, das den gesamten Muskel umhüllt und schützt

1.22.3 Blut- und Lymphsystem

1.22.3.1 Blutzellen

- Erythrozyten (Rote Blutkörperchen)
  - Funktion: transportieren Sauerstoff von der Lunge zu den Geweben und Kohlendioxid von den Geweben zur Lunge
  - Eigenschaften: scheibenförmig, ohne Zellkern; enthalten Hämoglobin, das Sauerstoff bindet; die sogenannte Sauerstoffsättigung bezeichnet den Prozentsatz des mit Sauerstoff gesättigten Hämoglobins im Blut (▶ Kap. 1.23.3.1); Lebensdauer etwa 120 Tage
- Leukozyten (Weiße Blutkörperchen)
  - Funktion: Beteiligung an der Immunabwehr des Körpers gegen Krankheitserreger und fremde Substanzen
  - Arten: Granulozyten (enthalten Körnchen im Zytoplasma, spielen eine Rolle in der Phagozytose (Fressen von Fremdstoffen)); Lymphozyten (unterteilen sich in B-Zellen (Antikörperproduktion) und T-Zellen (Zellvermittelte Im-

munität)); Monozyten (entwickeln sich zu Makrophagen, die in Geweben Fremdstoffe und abgestorbene Zellen abbauen)
- Thrombozyten (Blutplättchen)
  - Funktion: haben einen wichtigen Anteil an der Blutgerinnung, indem sie Blutgerinnsel bilden
  - Eigenschaften: kleine, unregelmäßig geformte Zellfragmente ohne Zellkern; Lebensdauer: Etwa 7–10 Tage

1.22.3.2 Blutplasma

- flüssiger Teil des Blutes, der die Blutzellen, Nährstoffe, Abfallprodukte und Hormone enthält
- Zusammensetzung:
  - Wasser: Etwa 90 % des Plasmas
  - Proteine: Ca. 7–8 % des Plasmas, einschließlich
    (1) Albumine: regulieren den osmotischen Druck und transportieren Substanzen; (2) Globuline: einschließlich Antikörper (Immunoglobuline), die bei der Immunantwort helfen; (3) Fibrinogen: wichtiger Faktor bei der Blutgerinnung
  - Elektrolyte: Natrium, Kalium, Kalzium, Magnesium und andere Mineralien
  - Nährstoffe: Glukose, Aminosäuren, Lipide
  - Abfallprodukte: Harnstoff, Harnsäure, Bilirubin

1.22.3.3 Blutgruppen

- AB0-System/Blutgruppen
  - Gruppe A: Präsenz von A-Antigenen auf den Erythrozyten; Antikörper gegen B-Antigene im Plasma
  - Gruppe B: Präsenz von B-Antigenen auf den Erythrozyten; Antikörper gegen A-Antigene im Plasma
  - Gruppe AB: Präsenz von A- und B-Antigenen auf den Erythrozyten; keine Antikörper gegen oder B-Antigene im Plasma (theoretischer Universalempfänger)
  - Gruppe O: Keine A- oder B-Antigene auf den Erythrozyten; Antikörper gegen A- und B-Antigene im Plasma (theoretischer Universalspender wäre AB+, da aber in der Praxis bei Transfusionen nicht zur Anwendung kommt, da es noch andere Blutgruppenmerkmale (z. B. Kell-systeme, MNS-Systeme) gibt, die übereinstimmen müssen
- Rhesus-System (Rh-Faktor)
  - Rh-positiv (Rh+): Vorhandensein des Rh-Antigens auf den Erythrozyten
  - Rh-negativ (Rh-): Fehlen des Rh-Antigens auf den Erythrozyten
  - bei Schwangerschaften kann ein inkompatibles Rh-System zwischen Mutter und Kind zu Komplikationen beim Kind führen (z. B. Rhesusinkompatibilität mit Neugeborenenikterus)

1.22.3.4 Blutgerinnung

- Prozess, durch den das Blut bei Verletzungen gerinnt, um Blutungen zu stoppen
- Phasen
  - Vasokonstriktion: Verengung der Blutgefäße zur Reduzierung des Blutflusses
  - Plättchenaggregation: Thrombozyten haften an der Verletzungsstelle und bilden einen vorläufigen Pfropf
  - Gerinnungsfaktoren und Fibrinbildung: eine Kaskade von Enzymreaktionen führt zur Umwandlung von Fibrinogen in Fibrin; das Fibrin bildet schließlich ein stabileres Gerinnsel; Fibrinfasern bilden ein Netzwerk, das die Blutzellen einfängt und das Gerinnsel verstärkt
  - Wichtige Gerinnungsfaktoren: Faktor I (Fibrinogen); Faktor II (Prothrombin); Faktor VII, IX, X (Essenziell für die Umwandlung von Prothrombin in Thrombin und Fibrinogen in Fibrin); Vitamin K (Notwendig für die Synthese bestimmter Gerinnungsfaktoren)

1.22.3.5 Immunsystem

- schützt den Körper vor Infektionen, Krankheitserregern und abnormen Zellen
- Hauptkomponenten:
  - Weiße Blutkörperchen (Leukozyten): beteiligen sich aktiv an der Erkennung und Bekämpfung von Pathogenen
  - Lymphsystem: besteht aus Lymphknoten, Lymphgefäßen und der Lymphe, die Immunzellen transportieren und Abfallprodukte abführen
  - Spezifische Immunität: durch B- und T-Zellen vermittelt, die spezifische Erreger erkennen und darauf reagieren; B-Zellen produzieren Antikörper, die Pathogene neutralisieren oder markieren; T-Zellen zerstören infizierte Zellen direkt oder unterstützen andere Immunzellen
  - Unspezifische Immunität: umfasst physikalische Barrieren (Haut, Schleimhäute) Phagozyten (z. B. Makrophagen) und entzündliche Reaktionen
  - Immunorgane: Thymus (Ort der Reifung der T-Zellen); Milz (filtert Blut, entfernt alte oder defekte Blutzellen; beteiligt sich an der Immunantwort); Lymphknoten (filtrieren Lymphe, beherbergen Immunzellen, die auf Eindringlinge reagieren)

1.22.4 Herz- und Kreislaufsystem

1.22.4.1 Aufbau und Funktion des Herzens

- muskulöses Organ, das als zentrale Pumpe des Kreislaufsystems fungiert
- befindet sich im Brustraum, zwischen den Lungen
- Herzbeutel (Perikard)
  - doppelschichtige Hülle, die das Herz schützt und seine Bewegungen im Brustkorb ermöglicht
  - Äußere Schicht: faserreiche Schicht; fixiert das Herz

  - Innere Schichtdünnere Schicht; enthält eine geringe Menge Flüssigkeit, um die Reibung während der Herzkontraktionen zu minimieren
- Herzwand
  - Endokard als innerste Schicht, die die Herzklappen und das Innere des Herzmuskels auskleidet
  - Myokard als dicke mittlere Schicht aus Herzmuskelgewebe, die für die Kontraktionen verantwortlich ist
  - Epikard als äußere Schicht, die das Herz umgibt und mit dem Perikard verbunden ist
- Herzvorhöfe (Atrien)
  - rechter Vorhof: empfängt sauerstoffarmes Blut aus dem Körper
  - linker Vorhof: empfängt sauerstoffreiches Blut aus der Lunge
- Hauptkammern (Ventrikel)
  - rechter Ventrikel: pumpt sauerstoffarmes Blut in die Lunge
  - linker Ventrikel: pumpt sauerstoffreiches Blut in den Körper
- Herzklappen
  - Segelklappen: Mitral- oder Bikuspidalklappe; zwischen linkem Vorhof und linker Kammer
  - Trikuspidalklappe; zwischen rechtem Vorhof und rechter Kammer
- Taschenklappen
  - Aortenklappe: Zwischen linker Kammer und Aorta
  - Pulmonalklappe: zwischen rechter Kammer und Pulmonalarterie
- Funktion des Herzens
  - Pumpfunktion: pumpt Blut durch den Körper, wodurch Sauerstoff und Nährstoffe zu den Zellen transportiert und Abfallprodukte abtransportiert werden
  - Herzzyklus: umfasst die Phasen der Kontraktion (Systole) und der Entspannung (Diastole) des Herzmuskels

1.22.4.2 Aufbau und Funktion der Blutgefäße

- Arterien (Gefäße, die Blut vom Herzen zu den Organen und Geweben transportieren)
  - Aufbau: Intima (Innenauskleidung aus Endothelzellen); Media (mittlere Schicht aus glatter Muskulatur und elastischem Gewebe, ermöglicht die Regulierung des Blutdrucks); Adventitia (äußere Schicht aus Bindegewebe, das die Arterien schützt und stützt)
  - Funktion: transportieren sauerstoffreiches Blut (außer der Lungenarterie), widerstehen dem hohen Druck, der durch die Herzkontraktionen entsteht
- Venen (Gefäße, die Blut von den Organen und Geweben zurück zum Herzen bringen)
  - Aufbau: Intima (Innenauskleidung wie bei den Arterien); Media (weniger dicke Schicht glatter Muskulatur im Vergleich zu Arterien); Adventitia (äußere Schicht aus Bindegewebe)

  - Funktion: Transportieren sauerstoffarmes Blut (außer der Lungenvene) zurück zum Herzen; enthalten Klappen, die den Rückfluss des Blutes verhindern
- Kapillaren (kleinste Blutgefäße, die die Verbindung zwischen Arterien und Venen herstellen)
- Einzellagige Endothelzellen (ermöglichen den Austausch von Sauerstoff, Nährstoffen und Abfallstoffen zwischen Blut und Gewebe)

1.22.4.3 Blutkreislauf

- Körperkreislauf (Systemkreislauf)
  - Funktion: transportiert sauerstoffreiches Blut von der linken Herzkammer zu den Körpergeweben; bringt sauerstoffarmes Blut zurück zur rechten Herzkammer
  - Verlauf: linke Kammer → Aorta → Arterien → Kapillaren → Venen → rechter Vorhof
- Lungenkreislauf (Pulmonalkreislauf)
  - Funktion: transportiert sauerstoffarmes Blut von der rechten Herzkammer zur Lunge zur Sauerstoffanreicherung; bringt sauerstoffreiches Blut zurück zur linken Herzkammer
  - Verlauf: rechte Kammer → Pulmonalarterie → Lunge (Kapillaren in der Lunge) → Lungenvenen → linker Vorhof
- Pfortaderkreislauf (Portalvenensystem)
  - Funktion: transportiert Blut aus dem Verdauungstrakt und der Milz zur Leber, wo Nährstoffe verarbeitet und Giftstoffe abgebaut werden
  - Verlauf: Magen-Darm-Trakt → Pfortader → Leber (Kapillaren der Leber) → Lebervenen → untere Hohlvene → rechte Vorhof

1.22.4.4 Puls und Blutdruck

- Puls: Welle der Blutdruckveränderung, die sich durch die Arterien bewegt und durch die Herzkontraktionen verursacht wird; Messorte sind Handgelenk (Radialpuls), Hals (Karotispuls), und Leiste (Femoralispuls)
- Normbereich ist in der Regel 60–100 Schläge pro Minute bei einem Erwachsenen
- Blutdruck: Druck des Blutes auf die Wände der Blutgefäße
  - Systolischer Druck: der höhere Wert, der den Druck in den Arterien bei der Herzkontraktion angibt
  - Diastolischer Druck: der niedrigere Wert, der den Druck in den Arterien bei der Herzentspannung angibt
  - Normbereich: etwa 120/80 mmHg bei Erwachsenen (▶ Kap. 1.20.2, ▶ Kap. 1.20.3)

1.22.4.5 Lymphsystem

- ein sekundäres Kreislaufsystem, das Lymphe durch ein Netzwerk von Lymphgefäßen transportiert und eine wichtige Rolle in der Immunabwehr spielt
- Aufbau
  - Lymphgefäße: Lymphkapillaren (kleinste Gefäße, die die Lymphe aus dem Gewebe aufnehmen); Lymphgefäße (größere Gefäße, die Lymphe durch den Körper transportieren und zu den Lymphknoten führen)
  - Lymphknoten: Filtern die Lymphe und beherbergen Immunzellen, die Krankheitserreger erkennen und bekämpfen; meist entlang der großen Lymphgefäße, z. B. in der Leistengegend, Achselhöhlen, Hals
  - Lymphatische Organe: Thymus (Ort der Reifung von T-Zellen); Milz (filtert Blut, entfernt alte oder defekte Blutzellen und spielt eine Rolle in der Immunantwort); Mandeln (Tonsillen) (Lymphatische Gewebe im Rachenraum, die bei der Abwehr von Infektionen helfen)
  - Lymphe (klare Flüssigkeit, die aus Gewebsflüssigkeit und einer geringen Menge an Blutzellen besteht): transportiert Abfallstoffe, Immunzellen und Nährstoffe, spielt eine Rolle bei der Rückführung der interstitiellen Flüssigkeit in den Blutkreislauf
  - Lymphkreislauf: Lymphkapillaren → Lymphgefäße → Lymphknoten (Filtration) → Hauptlymphgänge (z. B. Ductus thoracicus) → Blutkreislauf (Übergang in den venösen Kreislauf bei der Einmündung in die Vena subclavia)

1.22.5 Atmungssystem

1.22.5.1 Obere Atemwege

- umfassen alle Strukturen, die die Luft von der Umgebung zur Luftröhre transportieren und erwärmen, befeuchten und reinigen
- Nase (Nasus): erwärmt, befeuchtet und filtert die eingeatmete Luft; in der Nasenschleimhaut sind viele kleine Härchen (Zilien) und Schleimdrüsen, die Staub und Mikroben abfangen; Geruchssinn, die Riechschleimhaut im oberen Teil der Nasenhöhle ist für den Geruchssinn verantwortlich
- Mundhöhle (Cavitas oris): ergänzt die Nasenatmung; besonders bei körperlicher Belastung oder Nasenverstopfung
- Rachen (Pharynx): leitet die Luft vom Nasenraum zur Luftröhre; leitet die Nahrung zur Speiseröhre
  - Nasopharynx: oberer Abschnitt, der mit der Nasenhöhle verbunden ist
  - Oropharynx: mittlerer Abschnitt, der mit der Mundhöhle verbunden ist
  - Laryngopharynx: unterer Abschnitt, der in die Luftröhre (Trachea) und die Speiseröhre (Ösophagus) übergeht
- Kehlkopf (Larynx): führt die Luft zur Luftröhre; enthält die Stimmbänder und ermöglicht die Lautbildung

- Strukturen: Schildknorpel (Cartilago thyroidea; bildet den Vorderteil des Kehlkopfes); Ringknorpel (Cartilago cricoidea; bildet den unteren Teil des Kehlkopfes); Stimmritze (Rima glottidis; Spalt zwischen den Stimmbändern)

1.22.5.2 Untere Atemwege

- transportieren die Luft von der Luftröhre zu den Bronchien und den Alveolen in der Lunge
- Strukturen
  - Luftröhre (Trachea): leitet die Luft vom Kehlkopf zu den Bronchien; ist durch Knorpelringe gestützt, die ein Zusammenfallen der Luftröhre verhindern; besteht aus etwa 15–20 C-förmigen Knorpelringen und einer Schleimhaut, die Schleim produziert und die Luft filtert
  - Hauptbronchien (Bronchi principales): teilen sich von der Luftröhre in die rechte und linke Hauptbronchie auf und führen die Luft in die jeweiligen Lungenflügel
  - Lappenbronchien (Bronchi lobares): unterteilen die Hauptbronchien weiter in die Lappenbronchien, die jeweils einen Lappen der Lunge versorgen
  - Segmentbronchien (Bronchi segmentales): verzweigen sich weiter und versorgen die einzelnen Segmente der Lunge

1.22.5.3 Lunge

- das Hauptorgan der Atmung und für den Gasaustausch verantwortlich
- Aufbau
  - Lungenflügel (Pulmones): rechte Lunge besteht aus drei Lappen (Ober-, Mittel-, Unterlappen); linke Lunge besteht aus zwei Lappen (Ober- und Unterlappen); der linke Lungenflügel ist etwas kleiner, um Platz für das Herz zu schaffen
  - Lungenlappen (Lobuli): Segmentierung: jeder Lungenlappen ist in Segmente unterteilt, die jeweils von einem Segmentbronchus versorgt werden
  - Alveolen (Lungenbläschen): die kleinsten Einheiten des Gasaustauschs in der Lunge; dünnwandige Bläschen, umgeben von einem Kapillarnetz; hierin geht Sauerstoff ins Blut über und Kohlendioxid wird aus dem Blut entfernt
  - Lungenfell (Pleura, zwei Pleuraschichten): doppelschichtige Membran, die die Lunge umgibt; kleidet den Brustraum aus; Viszerale Pleura-Schicht liegt direkt auf der Lunge; Parietale Pleura-Schicht liegt an der Brustwand und dem Zwerchfell an
  - Pleuraspalt: schmale Raum zwischen den beiden Pleuraschichten; enthält eine Flüssigkeit, die die Reibung bei der Atmung reduziert

1.22.5.4 Atemmechanik

- beschreibt die physikalischen Prozesse, die für den Luftaustausch in der Lunge verantwortlich sind
- Einatmung (Inspiration)
  - Muskelarbeit: Zwerchfell (Diaphragma) kontrahiert und senkt sich, wodurch der Thoraxraum vergrößert wird; Interkostalmuskeln: die äußeren Zwischenrippenmuskeln kontrahieren und heben die Rippen an, was den Brustkorb weiter ausdehnt
  - Druckveränderung: der intraabdominale Druck sinkt, und der intra-thorakale Druck wird negativ im Vergleich zum atmosphärischen Druck, was die Luft in die Lungen zieht
- Ausatmung (Expiration)
  - Passiv: bei ruhiger Atmung entspannen sich die Atemmuskeln (Zwerchfell und Interkostalmuskeln); der Brustraum verkleinert sich; die Luft wird durch den erhöhten Druck in den Atemwegen nach außen gedrückt
  - Aktiv (bei forcierter Ausatmung): Bauchmuskeln können kontrahieren und zusätzlich Druck auf die Bauchorgane ausüben, um die Luft aus der Lunge zu pressen; innere Interkostalmuskeln helfen bei der Senkung der Rippen und reduzieren das Lungenvolumen weiter

1.22.6 Verdauungssystem

1.22.6.1 Mund und Rachen

- Mund (Cavitas oris): Eintrittsstelle für Nahrung; Beginn der Verdauung
  - Zähne (Dentes): zermahlen und zerkleinern die Nahrung
  - Zunge (Lingua): bewegt die Nahrung; beteiligt an der Geschmackswahrnehmung; Bildung des Speisebolus
  - Speicheldrüsen: Ohrspeicheldrüse (Glandula parotis) produziert seröse Speichelflüssigkeit; Unterkieferdrüse (Glandula submandibularis) produziert eine Mischung aus serösem und mukösem Speichel; Unterzungendrüse (Glandula sublingualis) produziert hauptsächlich mukösen Speichel
  - Speichel (Saliva): enthält Enzyme wie Amylase, die Stärke abbauen; enthält Schleim zur Befeuchtung der Nahrung
- Rachen (Pharynx): verbindet Mund und Nasenhöhle mit der Speiseröhre und dem Kehlkopf
  - Nasopharynx: oberer Teil, der Luft zur Luftröhre leitet
  - Oropharynx: mittlerer Teil, durch den Nahrung und Flüssigkeiten zur Speiseröhre gelangen
  - Laryngopharynx, unterer Teil, der in die Speiseröhre und die Luftröhre übergeht

1.22.6.2 Speiseröhre und Magen

- Speiseröhre (Ösophagus)
  - transportiert Nahrung und Flüssigkeiten vom Rachen zum Magen
  - Muskulatur aus einer äußeren Schicht von Längsmuskeln und einer inneren Schicht von Ringmuskeln, die wellenartige Kontraktionen (Peristaltik) erzeugen, um die Nahrung zu bewegen
  - Schleimhaut; Epithelzellen produzieren Schleim, um die Nahrung zu gleiten
- Magen (Ventriculus)
  - verdaut die Nahrung weiter durch mechanische und chemische Prozesse
  - Magenwände bestehen aus einer Schleimhaut (Mukosa), die Magensaft produziert; einer Muskelwand (Muskularis) für die mechanische Zerkleinerung und einer äußeren Schicht (Serosa)
  - Magenabschnitte: (1) Kardia (Eingang des Magens, wo die Speiseröhre auf den Magen trifft); (2) Fundus (Oberer Bereich des Magens, der sich über die Kardia hinaus erstreckt); (3) Korpus (Hauptteil des Magens, in dem die Verdauung stattfindet); (4) Antrum (Unterer Teil des Magens, der die Nahrung vor der Weiterleitung in den Dünndarm zerkleinert); (5) Pylorus (Ausgang des Magens, der den Durchgang der Nahrung in den Dünndarm reguliert)

1.22.6.3 Dünndarm

- längster Abschnitt des Verdauungstraktes, der für die Verdauung und Absorption von Nährstoffen verantwortlich ist
- Abschnitte
  - Zwölffingerdarm (Duodenum): erhält Galle von der Leber und Verdauungsenzyme von der Bauchspeicheldrüse hier beginnt die Verdauung von Fetten, Proteinen und Kohlenhydraten
  - Jejunum (Leerdarm): Hauptort der Absorption von Nährstoffen und Wasser
  - Ileum (Krummdarm): beendet die Nährstoffabsorption und bereitet den Rest für den Dickdarm vor
- Aufbau
  - Schleimhaut (Mukosa) enthält Zotten (Villi) und Mikrovilli, die die Oberfläche für die Nährstoffabsorption vergrößern
  - Krypten sind tiefe Einfaltungen in der Schleimhaut, die Verdauungsenzyme und Schleim produzieren

1.22.6.4 Dickdarm

- ist für die Absorption von Wasser und Elektrolyten sowie die Bildung und Ausscheidung von Stuhl verantwortlich
- Abschnitte
  - Blinddarm (Caecum): der erste Teil des Dickdarms, der mit dem Wurmfortsatz (Appendix) verbunden ist

  - Kolon (Colon): aszendierendes Kolon (steigt auf der rechten Seite des Bauches auf); Transversum-Kolon (quer über den Bauchraum verlaufend); deszendierendes Kolon (geht auf der linken Seite nach unten); Sigmoid-Kolon (S-förmige Teil des Dickdarms, der zum Rektum führt)
  - Rektum: letzte Abschnitt des Dickdarms, in dem der Stuhl gespeichert wird, bevor er ausgeschieden wird
- Aufbau
  - Schleimhaut: weniger Zotten als im Dünndarm, aber viele Becherzellen, die Schleim produzieren
  - Muskulatur: besteht aus einer inneren Zirkulärmuskelschicht; besitzt auch eine äußere Längsmuskelschicht; beide Muskelschichten steuern die peristaltischen Bewegungen

1.22.6.5 Leber und Gallenblase

- Leber (Hepar): produziert Galle; verarbeitet Nährstoffe; speichert Vitamine und Mineralien; entgiftet Stoffe; synthetisiert Plasmaproteine
  - Aufbau: Leberläppchen (Lobuli hepatis; funktionale Einheiten der Leber, die aus Leberzellen (Hepatozyten) bestehen und von einem Netzwerk von Blutgefäßen und Gallengängen durchzogen sind); Gallengänge (transportieren die von den Hepatozyten (Leberzellen) produzierte Galle zur Gallenblase und weiter zum Dünndarm)
- Gallenblase (Vesica biliaris): speichert und konzentriert die Galle, die von der Leber produziert wird, und setzt sie bei Bedarf in den Dünndarm frei
  - Aufbau: kleiner, birnenförmiger Sack, der an der Unterseite der Leber anliegt

1.22.6.6 Bauchspeicheldrüse

- Bauchspeicheldrüse (Pancreas): produziert Verdauungsenzyme und Hormone wie Insulin und Glukagon
  - Aufbau: Exokrine Drüsen (produzieren Verdauungsenzyme, die in den Dünndarm abgegeben werden); Endokrine Drüsen (Langerhans-Inseln) (produzieren Hormone, die direkt ins Blut abgegeben werden, wie Insulin (reguliert Blutzucker) und Glukagon); Verdauungsenzyme (Amylase baut Kohlenhydrate ab; Proteasen (z. B. Trypsin, Chymotrypsin) bauen Proteine ab; Lipase baut Fette ab)

1.22.7 Harnsystem

1.22.7.1 Nieren

- bohnenförmige Organe, ca. 10–12 cm lang
- retroperitoneale Lage (hinter dem Bauchfell)
- die zwei Nieren liegen links und rechts der Wirbelsäule

- Nierenkapsel: feste, fibrose Hülle; schützt die Niere
- Nierenrinde (Cortex): äußere Schicht; enthält Nierenkörperchen (Glomeruli)
- Nierenmark (Medulla): innere Schicht; besteht aus Nierenpyramiden; Pyramiden enthalten Tubuli und Sammelrohre
- Nephrone: funktionelle Einheit der Niere, besteht aus folgenden drei Elementen
  - Glomerulus (Gefäßknäuel Ort der Blutfiltration)
  - Bowman-Kapsel (umschließt Glomerulus; fängt Primärharn auf)
  - Tubulussystem: im Proximalen Tubulus erfolgt die Resorption von Wasser, Elektrolyten und Nährstoffen; in der Henle-Schleife erfolgt die Konzentration des Urins durch Gegenstromprinzip); im distalen Tubulus findet weitere Resorption und Sekretion statt; im Sammelrohr wird Endharn zum Nierenbecken transportiert
- Blutversorgung: Nierenarterie liefert sauerstoffreiches Blut zur Niere; Nierenvene führt gefiltertes Blut zurück in den Kreislauf
- Funktionen
  - Filtration: entfernt Abfallstoffe aus dem Blut
  - Resorption: Rückgewinnung von Wasser und wichtigen Substanzen
  - Sekretion: Ausscheidung zusätzlicher Abfallstoffe
  - Regulation: Elektrolyt- und Flüssigkeitshaushalt; Blutdruckregulation durch Renin; Hormonproduktion (z. B. Erythropoetin)

1.22.7.2 Ableitende Harnwege

- Nierenbecken (Pelvis renalis): trichterförmiger Hohlraum; sammelt Urin aus Sammelrohren; leitet Urin an Harnleiter weiter
- Harnleiter (Ureter): zwei muskulöse Röhren, ca. 25–30 cm lang; Peristaltische Bewegungen transportieren Urin zur Blase; Durchmesser etwa 3–4 mm
- Harnblase (Vesica urinaria): dehnbares, muskulöses Organ; Speicherung von Urin (Fassungsvermögen: ca. 300–500 ml); Detrusormuskel kontrahiert bei Entleerung
- Harnröhre (Urethra): Leitung von Urin aus der Blase nach außen; unterschiedliche Länge bei Männern (ca. 20 cm) und Frauen (ca. 4 cm); Harnröhre durchzieht beim Mann den Penis; endet bei Frauen oberhalb der Vagina
- Schließmuskeln
  - Innerer Schließmuskel: unwillkürliche Kontrolle; glatte Muskulatur
  - Äußerer Schließmuskel: willkürliche Kontrolle; quergestreifte Muskulatur
- Funktion
  - Transport: Urin von den Nieren zur Blase und nach außen leiten
  - Speicherung: zwischenzeitliche Speicherung des Urins in der Blase
  - Entleerung: koordinierte Entleerung durch Muskelkontraktionen und Schließmuskelentspannung

1.22.8 Genitalsystem

1.22.8.1 Männliche Geschlechtsorgane

- Hoden (Testes): paarige, eiförmige Organe
  - Liegen im Hodensack (Skrotum)
  - Funktion: Produktion von Spermien (Spermatogenese); Produktion von Testosteron (männliches Geschlechtshormon)
- Nebenhoden (Epididymis): langer, gewundener Gang auf dem Hoden
  - Funktion: Reifung und Speicherung von Spermien; Transport der Spermien zum Samenleiter
- Drüsenapparat
  - Samenbläschen (Vesicula seminalis): paarige Drüsen; produzieren ein alkalisches Sekret, das Fructose enthält und die Spermien ernährt
  - Prostata: kastaniengroße Drüse unterhalb der Blase; produziert ein milchiges Sekret, das Teil des Spermas ist
  - Cowper-Drüsen (Glandulae bulbourethrales): kleine Drüsen unterhalb der Prostata; produzieren ein schleimiges Sekret zur Neutralisierung der Harnröhre vor der Ejakulation
- Glied (Penis): äußeres männliches Geschlechtsorgan
  - besteht aus drei Schwellkörpern: zwei Corpora cavernosa; ein Corpus spongiosum (umgibt die Harnröhre)
  - Funktion: ermöglicht Geschlechtsverkehr; transportiert Urin und Sperma

1.22.8.2 Weibliche Geschlechtsorgane

- Eierstock (Ovar): paarige, mandelförmige Organe
  - liegen beidseits der Gebärmutter
  - Funktion: Produktion von Eizellen (Oogenese): Produktion von Hormonen (Östrogen und Progesteron)
- Eileiter (Tuba uterina): paarige Röhren, etwa 10–12 cm lang
  - verbinden Eierstöcke mit der Gebärmutter
  - Funktion: Transport der Eizelle von den Eierstöcken zur Gebärmutter; Ort der Befruchtung
- Gebärmutter (Uterus): birnenförmiges, muskulöses Organ
  - drei Hauptteile: Fundus (oberer Teil); Corpus (Körper); Cervix (Gebärmutterhals)
  - Funktion: Aufnahme der befruchteten Eizelle; Austragung des Fötus während der Schwangerschaft; Kontraktionen während der Geburt
- Scheide (Vagina): Muskelschlauch, ca. 8–10 cm lang
  - Verbindung zwischen Gebärmutter und äußerem Genital
  - Funktion: Geburtskanal; Aufnahme des Penis während des Geschlechtsverkehrs; Ableitung von Menstruationsblut
- Äußeres weibliches Genital (Vulva)

- Schamlippen (Labia majora und Labia minora): äußere und innere Hautfalten; Schutz der inneren Geschlechtsorgane
- Klitoris: empfindliches Organ, reich an Nervenenden; Erregung und Lustempfindung
- Vorhofdrüsen (Glandulae vestibulares majores): produzieren Sekrete zur Befeuchtung der Vagina
- Scheidenvorhof (Vestibulum vaginae): Bereich zwischen den Schamlippen, enthält Harnröhren- und Vaginalöffnung

1.22.9 Sinnessystem

1.22.9.1 Haut

- Epidermis (Oberhaut); äußerste Hautschicht; besteht hauptsächlich aus Keratinozyten und hat folgende Zellschichten:
  - Stratum corneum (Hornschicht): äußerste Schicht; abgestorbene, verhornten Zellen; Schutz vor äußeren Einflüssen
  - Stratum lucidum (Glanzschicht): nur in der Leistenhaut (Handflächen, Fußsohlen); transparente Schicht
  - Stratum granulosum (Körnerschicht): Zellen beginnen zu verhornen; enthält Keratohyalingranula (Körnchen zur Verhornung)
  - Stratum spinosum (Stachelzellschicht): Zellen mit stacheligen Fortsätzen (Desmosomen); Stabilität und Flexibilität
  - Stratum basale (Basalschicht): tiefste Schicht; mitoseaktive, proliferative Zellen (wachstumsfähige Stammzellen); Melanozyten (Pigmentzellen)
- Dermis (Lederhaut); mittlere Hautschicht; besteht aus Bindegewebe, Blutgefäßen, Nerven, Haarfollikeln, und Drüsen; ihre Schichten heißen:
  - Stratum papillare (Papillarschicht): lockere Bindegewebsschicht; enthält Kapillarschlingen und Meissner-Tastkörperchen
  - Stratum reticulare (Geflechtsschicht): dichteres Bindegewebe; enthält Kollagen- und Elastinfasern; feste Struktur und Elastizität
- Subcutis (Unterhaut); tiefste Hautschicht; besteht aus lockerem Bindegewebe und Fettzellen
  - Funktion: Wärmespeicherung; Polsterung und Schutz der darunterliegenden Strukturen; Verbindung zur Muskulatur und Knochen
- Mukosa (Schleimhaut); feuchte Gewebsschicht, die innere Körperhöhlen auskleidet
  - Vorkommen: im Verdauungstrakt; in den Atemwegen; im Urogenitaltrakt
  - Funktion: Sekretion von Schleim zur Befeuchtung und zum Schutz; Absorption von Nährstoffen (im Darm); Abwehr von Krankheitserregern
- Hautanhangsgebilde
  - Haare: Schutz vor UV-Strahlen und Fremdkörpern; Wärmeregulierung
  - Nägel: Schutz der Finger- und Zehenspitzen; unterstützen beim Greifen und Tasten

  - Drüsen: Talgdrüsen produzieren Talg, der die Haut und Haare geschmeidig hält; Schweißdrüsen regulieren die Körpertemperatur durch Schweißproduktion

1.22.9.2 Auge

- Äußere Struktur
  - Augenlid: Schutz des Auges; verteilt Tränenflüssigkeit
  - Bindehaut (Konjunktiva): bedeckt die Vorderseite des Augapfels und die Innenseite der Augenlider
  - Hornhaut (Cornea): durchsichtiger Teil der äußeren Augenhaut; bricht das Licht
- Innere Struktur
  - Linse: fokussiert Licht auf die Netzhaut
  - Iris: regelt die Lichtmenge, die ins Auge gelangt (Pupillenöffnung)
  - Netzhaut (Retina): Enthält Photorezeptoren (Stäbchen und Zapfen) zur Lichtwahrnehmung
  - Aderhaut (Choroidea): versorgt Netzhaut mit Nährstoffen und Sauerstoff
  - Glaskörper (Corpus vitreum): füllt das Augeninnere; erhält die Form des Auges

1.22.9.3 Ohr

- Äußeres Ohr
  - Ohrmuschel (Auricula): fängt Schallwellen ein
  - Gehörgang (Meatus acusticus externus): leitet Schallwellen zum Trommelfell
- Mittelohr
  - Trommelfell (Membrana tympani): trennt äußeres Ohr und Mittelohr, überträgt Schallwellen
  - Gehörknöchelchen (Ossicula auditus): Hammer (Malleus), Amboss (Incus), Steigbügel (Stapes); verstärken und übertragen Schallwellen auf das Innenohr
  - Ohrtrompete (Tuba auditiva): zum Druckausgleich zwischen Mittelohr und Rachenraum
- Innenohr
  - Cochlea (Hörschnecke): enthält das Corti-Organ mit Haarzellen; wandelt Schallwellen in Nervenimpulse um
  - Vestibularapparat: besteht aus Bogengängen und Vorhof; registriert Kopfbewegungen und -lage (Gleichgewicht)
- Hörvorgang
  - Schallwellen treffen auf Trommelfell → Gehörknöchelchen verstärken Schall → Steigbügel überträgt Schall auf Cochlea → Haarzellen wandeln Schall in elektrische Impulse um → Hörnerv leitet Impulse zum Gehirn
- Gleichgewichtsorgan: Bogengänge registrieren Drehbewegungen des Kopfes; Utriculus und Sacculus registrieren lineare Bewegungen und Kopfneigung

1.22.9.4 Riech- und Geschmacksorgan

- Nase
  - Nasenhöhle: befeuchtet, erwärmt und filtert eingeatmete Luft
  - Riechschleimhaut (Regio olfactoria): enthält Riechzellen, die Gerüche wahrnehmen
  - Nasennebenhöhlen: Resonanzräume für die Stimme
- Zunge
  - Papillen: Geschmackspapillen enthalten Geschmacksknospen; mechanische Papillen helfen bei der Nahrungsaufnahme
  - Geschmacksknospen: enthalten Geschmacksrezeptoren für süß, sauer, salzig, bitter, umami
  - Funktion: Geschmackswahrnehmung; unterstützt Kauen und Schlucken; beteiligt an der Sprachbildung

1.22.10 Nervensystem

1.22.10.1 Gehirn

- Großhirn (Cerebrum)
  - Hemisphären: linke und rechte Hemisphäre; getrennt durch das Corpus callosum, welches die Kommunikation zwischen den Hemisphären ermöglicht
  - Lappen:
    (1) Frontallappen zur Steuerung von Bewegungen, Sprache, Problemlösungen und Planungen; enthält den motorischen Kortex, die für die Ausführungen von Bewegungen verantwortlich ist;
    (2) Parietallappen zur Verarbeitung von Sinneswahrnehmungen wie Berührung, Druck und Temperatur; enthält die somatosensorische Rinde, die sensorische Informationen verarbeitet;
    (3) Temporallappen für das Hören, das Gedächtnis und für die emotionale Verarbeitung; enthält den auditorischen Kortex für die Verarbeitung von Geräuschen;
    (4) Occipitallappen zur visuellen Verarbeitung; enthält die visuelle Rinde für die Verarbeitung von Sehinformationen;
    (5) Gyri sind Erhöhungen oder Falten auf der Hirnrinde, die die Oberfläche vergrößern;
    (6) Sulci sind Furchen oder Vertiefungen auf der Hirnrinde, die die Gyri voneinander trennen
  - Rindenfelder (Kortexfelder) sind spezifische Bereiche der Großhirnrinde, die für bestimmte Funktionen zuständig sind; mit folgende Funktionen: (1) motorischer Kortex (Präzentraler Gyrus) zur Steuerung der freiwilligen Bewegungen; jeder Bereich dieses Kortexes ist einem bestimmten Körperteil zugeordnet (motorische Homunculus); (2) somatosensorischer Kortex (Postzentraler Gyrus) zur Verarbeitung von sensorischen Informationen aus dem

Körper; auch hier sind spezifische Bereiche für verschiedene Körperteile zuständig (sensorischer Homunculus)

- Zwischenhirn (Diencephalon)
  - Thalamus: Relaisstation (Steuerschaltung) für sensorische und motorische Signale, die zum Gehirn gesendet werden
  - Hypothalamus: Steuerung des autonomen Nervensystems; Regulierung der Körpertemperatur, Hunger, Durst und Hormonausschüttung
  - Epithalamus: enthält die Zirbeldrüse (Epiphyse), die an der Regulierung des Schlaf-Wach-Rhythmus beteiligt ist
- Mittelhirn (Mesencephalon)
  - Tectum (Dach): beinhaltet die Vierhügelplatte (Colliculi); steuert visuelle und auditive Reflexe
  - Tegmentum (Hirnhaube und dem Tectum): Beteiligung an der Bewegungskoordination; Kleinhirn (Cerebellum)
  - Funktion: Koordination und Feinabstimmung der Bewegungen; Aufrechterhaltung des Gleichgewichts und der Haltung
- Hirnstamm (Truncus encephali)
  - Medulla oblongata (Verlängertes Mark): reguliert lebenswichtiger Funktionen wie Atmung, Herzfrequenz, Blutdruck, Husten, Niesen
- hier befinden sich Atem-, Kreislauf-, Reflex-, Schluck und Brechzentrum
  - Pons (Brücke): Verbindung zwischen Großhirn und Kleinhirn; Steuerung von Atemrhythmen; Mittelhirn (Mesencephalon)
  - Funktion: verarbeitet visuelle und auditive Informationen; Regulierung von Bewegungen

1.22.10.2 Rückenmark

- Struktur
  - Segmentierung: unterteilt in 31 Segmente/Abschnitte: acht zervikal/halswärts, zwölf thorakal, fünf lumbale/lendenwärts gelegen; fünf sakrale/kreuzbeinbezogen, ein kokzygeal/steißbeinbezogener Abschnitt
  - Graue Substanz: enthält die Zellkörper der Neuronen; Anordnung in Form eines Schmetterlings; wichtig für die Reflexverarbeitung
  - Weiße Substanz: myelinisierte Nervenfasern; leiten die Informationen auf- und abwärts; Aufteilung in vordere, seitliche und hintere Stränge
- Funktionen
  - Reflexe: schnelle, automatische Reaktionen auf Reize (z. B. Kniesehnenreflex)
  - Leitungsbahn: Übertragung von sensorischen Informationen vom Körper zum Gehirn und motorischen Befehlen vom Gehirn zu den Muskeln

1.22.10.3 Peripheres Nervensystem

- Somatisches Nervensystem
  - Funktion: Steuerung der willkürlichen Bewegungen; Übertragung von sensorischen Informationen an das ZNS (Zentrales Nervensystem) sowie an die Skelettmuskeln und an die Sinnesorgane
  - Nerven: (1) Kranialnerven (12 Paare, versorgen Kopf- und Halsregion); (2) Spinalnerven: 31 Paare, verteilen sich an den Körperstamm und die Extremitäten; (3) sensorische Nerven (afferente Nerven): übertragen sensorische Informationen von den Sinnesorganen zum zentralen Nervensystem (besteht aus Gehirn und Rückenmark); (4) motorische Nerven (efferente Nerven): übertragen motorische Befehle vom zentralen Nervensystem zu den Muskeln

1.22.10.4 Vegetatives (autonomes) Nervensystem

- reguliert die unbewussten Körperfunktionen
- koordiniert die Balance zwischen den Anforderungen des Körpers an Ruhe und Aktivität
- beeinflusst Herz-Kreislauf-System, Verdauungssystem, Atmungssystem und andere innere Organe
- ist in zwei Hauptsysteme (Sympathikus und Parasympathikus) aufgeteilt
  - Sympathikus: Aktivierung bei Stress und Notfällen; Erhöhung der Herzfrequenz; Erweiterung der Bronchien; Hemmung der Verdauung; primärer Neurotransmitterist das Noradrenalin (Adrenalin)
  - Parasympathikus: Förderung von Erholung und Regeneration; Senkung der Herzfrequenz; Förderung der Verdauung; Verengung der Pupillen; primärer Neurotransmitter ist das Acetylcholin

1.22.11 Hormonsystem

1.22.11.1 Hauptelemente des endokrinen Systems

- Hormonsystem des Hypothalamus
  - liegt unterhalb des Thalamus, ist Teil des Zwischenhirns
  - Funktion: Steuerung des endokrinen Systems durch die Produktion von Releasing- und Inhibiting-Hormonen; reguliert die Hypophyse (Hirnanhangdrüse); hat Einfluss auf Temperaturregulation, Hunger, Durst, Schlaf-Wach-Rhythmus; Hormonsystem der Hypophyse (Hirnanhangdrüse)
  - Vorderlappen (Adenohypophyse) mit:
    (1) Adrenocorticotropes Hormon (ACTH) stimuliert die Nebennieren zur Produktion von Cortisol; (2) Thyreoidea-stimulierendes Hormon (TSH) regt die Schilddrüse zur Produktion von Schilddrüsenhormonen an; (3) Wachstumshormon (GH) fördert Wachstum und Zellreproduktion; (4) Prolaktin (PRL) stimuliert die Milchproduktion in den Brustdrüsen; (5) Luteinisieren-

des Hormon (LH) und Follikelstimulierendes Hormon (FSH) regulieren die Funktion der Gonaden (Eierstöcke und Hoden)
- Hinterlappen (Neurohypophyse)
  - Oxytocin: fördert Wehen und Milchfluss; beeinflusst soziale Bindungen
  - Antidiuretisches Hormon (ADH): reguliert den Wasserhaushalt; reguliert den Blutdruck durch Wirkung auf die Nieren
- Schilddrüse (liegt unterhalb des Kehlkopfes, vor der Luftröhre)
  - Thyroxin (T4) und Trijodthyronin (T3): regulieren den Stoffwechsel, Wachstum und Entwicklung
  - Calcitonin: senkt den Blutcalciumspiegel durch Einlagerung von Calcium in die Knochen; Nebenschilddrüsen → liegen an der Rückseite der Schilddrüse
  - Parathormon (PTH): erhöht den Blutcalciumspiegel durch Freisetzung von Calcium aus den Knochen und Förderung der Calciumaufnahme im Darm
- Nebennieren (liegen auf den oberen Polen der Nieren)
  - Nebennierenrinde (Adrenocortex): Glucocorticoide (z. B. Cortisol) regulieren den Stoffwechsel, Immunantwort und Stressreaktion; Mineralokortikoide (z. B. Aldosteron) regulieren den Wasser- und Elektrolythaushalt; Androgene haben Einfluss auf die Entwicklung sekundärer Geschlechtsmerkmale
- Nebennierenmark (Adrenomedullary)
  - Adrenalin und Noradrenalin unterstützen die »Fight-or-Flight«-Reaktion, erhöhen Herzfrequenz und Blutdruck
- Bauchspeicheldrüse (Pankreas) (liegt hinter dem Magen, quer im Bauchraum)
  - Hormone (Teil des Verdauungssystems): Insulin senkt den Blutzuckerspiegel durch Förderung der Glukoseaufnahme in die Zellen; Glukagon erhöht den Blutzuckerspiegel durch Freisetzung von Glukose aus der Leber; Somatostatin hemmt die Freisetzung von Insulin und Glukagon, sowie die Verdauungsenzyme
- Gonaden (Eierstöcke und Hoden)
  - Eierstöcke: Östrogene (regulieren den Menstruationszyklus und fördern die Entwicklung weiblicher Geschlechtsmerkmale); Progesteron (bereitet die Gebärmutterschleimhaut auf eine mögliche Schwangerschaft vor)
  - Hoden: Testosteron (fördert die Entwicklung männlicher Geschlechtsmerkmale und reguliert die Spermatogenese)
- Zirbeldrüse (Epiphyse) (liegt Im Gehirn, nahe dem Zentrum)
  - Hormone: Melatonin reguliert den Schlaf-Wach-Rhythmus und beeinflusst die saisonale Fortpflanzung
- Thymus (Bries) (liegt oberhalb des Herzens, im Brustkorb)
  - Funktion: Produktion von Thymosin, das für die Entwicklung und Reifung von T-Zellen des Immunsystems wichtig ist

1.22.11.2 Hormonprozess

- Hormonproduktion
  - Hormone werden von spezialisierten Drüsen oder Zellen im endokrinen System produziert

  - Synthese erfolgt in Reaktion auf spezifische Signale oder Bedürfnisse des Körpers
- Hormonfreisetzung
  - Hormone werden in den Blutkreislauf abgegeben und gelangen so zu ihren Zielorganen
  - die Freisetzung kann durch verschiedene Mechanismen reguliert werden, z. B. durch Rückkopplungsmechanismen (negatives Feedback)
- Hormonwirkungen
  - Regulation des Stoffwechsels: Hormone wie Thyroxin und Insulin beeinflussen den Stoffwechsel und die Energieproduktion
  - Wachstum und Entwicklung: Wachstumshormon fördert das körperliche Wachstum und die Zellreproduktion
  - Stressreaktion: Adrenalin und Cortisol unterstützen die körperliche Reaktion auf Stress
  - Fortpflanzung: Sexualhormone wie Östrogene, Progesteron und Testosteron regulieren die Fortpflanzungsprozesse und die Entwicklung sekundärer Geschlechtsmerkmale
  - Wasser- und Elektrolythaushalt: Hormone wie Aldosteron und ADH regulieren den Wasser- und Elektrolythaushalt des Körpers
  - Immunsystem: Hormone wie Thymosin beeinflussen die Entwicklung und Funktion des Immunsystems

1.22.12 Sexualität und Fortpflanzung

1.22.12.1 Sexualität im Lebensverlauf

- umfasst nicht nur Geschlechtsverkehr, sondern auch Intimität, Zärtlichkeit und Identität
- die Entwicklung der Sexualität beginnt bereits im Kindesalter und verändert sich im Laufe des Lebens
- das Alter, kulturelle und soziale Faktoren beeinflussen das sexuelle Erleben
- Verständnis der Vielfalt sexueller Orientierungen und Geschlechtsidentitäten (LSBTTIQ; lesbisch, schwul, bisexuell, Transgender, transsexuell, intersexuell und queer) ist wichtig, um Menschen angemessen und respektvoll zu begleiten
- Sexuelle Identität unterscheidet sich von biologischem Geschlecht (z. B. bei Transgender- oder intersexuellen Menschen), eine entscheidende Rolle spielt Selbstwahrnehmung
- Erkrankungen, Medikamenten oder Behinderungen können das sexuelle Erleben und die Geschlechtsidentität beeinflussen, insbesondere bei LSBTTIQ-Personen

1.22.12.2 Fortpflanzung und Reproduktion

- biologischer Prozess der Fortpflanzung: Verschmelzung von Eizelle und Spermium (Befruchtung)

- Anatomie des männlichen und weiblichen Fortpflanzungssystems
  - Weibliches Fortpflanzungssystem: Eierstöcke, Eileiter, Gebärmutter, Zervix, Vagina
  - Männliches Fortpflanzungssystem: Hoden, Nebenhoden, Samenleiter, Prostata, Penis
- Phasen des Menstruationszyklus: Follikelphase; Ovulation; Lutealphase; Menstruation
- Schwangerschaft: Befruchtung; Einnistung; hormonelle Veränderungen; fetale Entwicklung
- Fertilitätsprobleme und Reproduktionsmedizin: Fruchtbarkeitsprobleme; In-vitro-Fertilisation

1.22.12.3 Sexuelle Gesundheit

- Förderung eines gesunden Sexuallebens, einschließlich Verhütung und Prävention sexuell übertragbarer Infektionen (STIs)
- Bedeutung von Aufklärung über sexuelle Gesundheit und Prävention
- Beratung zu Verhütung, Familienplanung, Schwangerschaft und sexuellen Funktionsstörungen
- besondere Bedürfnisse von LSBTTIQ-Personen: Diskriminierung und Stigmatisierung können zu besonderen gesundheitlichen Herausforderungen führen, wie z. B. höheres Risiko für Depressionen oder eingeschränkten Zugang zu medizinischer Versorgung

1.22.12.4 Pflege und ethische Aspekte

- diskrete und respektvolle Kommunikation über sexuelle Themen mit Pflegeempfänger
- Wahrung der Intimsphäre und der Würde des Pflegeempfängers
- Sensibilität gegenüber kulturellen, religiösen und individuellen Überzeugungen in Bezug auf Sexualität
- ethische Herausforderungen, z. B. bei sexuellen Bedürfnissen in der Langzeitpflege oder bei Menschen mit Behinderungen
- Respekt und Akzeptanz der Geschlechtsidentität: Pflegefachkräfte sollten geschlechtersensible Pflege gewährleisten und die Selbstbezeichnung und Pronomen von LSBTTIQ-Pflegeempfängern achten
- Beratung bei Menstruations- und Sexualproblemen: Pflegefachkräfte sollten über den Menstruationszyklus und hormonelle Veränderungen Bescheid wissen, um Pflegeempfänger bei Menstruationsbeschwerden oder Hormonproblemen zu unterstützen
- Unterstützung bei Fruchtbarkeitsproblemen: Grundlegendes Wissen über den Befruchtungsprozess hilft bei der Aufklärung über Fruchtbarkeit und assistierte Reproduktionsverfahren

- Förderung der sexuellen Gesundheit: Pflegefachkräfte sollten in der Lage sein, Fragen zur sexuellen Funktionsweise, zur Verhütung und zur Prävention sexuell übertragbarer Krankheiten kompetent zu beantworten

1.23 Krankheitsbezogene Anforderungen und Belastungen

1.23.1 Gesundheitsbedingte Herausforderungen bei Infektionskrankheiten

1.23.1.1 Grundbegriffe der Infektionslehre

- Infektion
  - Übertragung, Eindringen und Vermehrung von Mikroorganismen (Viren, Bakterien, Pilze, Protozoen) im menschlichen Körper
  - Voraussetzungen für eine Infektionskrankheit: infektiöse Eigenschaften des Erregers; pathogene Eigenschaften des Erregers; Einfluss der Abwehrkräfte (Immunität) und Resistenz des Makroorganismus
- Infektionswege (unterschiedliche Eintrittswege von Erregern in den menschlichen Körper)
  - transdermal (über die Haut): z.B. durch Hautverletzungen (Mückenstich, Schnitte)
  - direkter Kontakt: Schmierinfektion durch Kontakt mit infektiösem Material, z.B. Berührung von kontaminierten Oberflächen
  - aerogen (über die Luft): Tröpfcheninfektion (Husten, Niesen) oder Aerosole
  - hämatogen (über das Blut): z.B. durch Transfusion, Nadeln, oder Geschlechtsverkehr
  - fäkal-oral: Übertragung durch verunreinigtes Wasser oder Nahrungsmittel (z.B. bei mangelnder Hygiene)
  - vektoriell: Übertragung durch Insekten, wie Mücken oder Zecken (z.B. Malaria, Borreliose)
  - vertikal: Übertragung von der Mutter auf das Kind während der Schwangerschaft, Geburt oder Stillzeit
- Infektionsverlauf
  - Einflussfaktoren: Abwehrlage des Pflegeempfängers; Virulenz des Erregers
  - Inkubationszeit: Zeitspanne zwischen Infektion und Auftreten erster Symptome (Stunden bis Jahre)
  - Prodromalstadium: unspezifische Symptome vor Ausbruch der Krankheit; z.B. Müdigkeit, Fieber

1.23.1.2 Klinische Zeichen und Diagnostik einer Infektionskrankheit

- Kardinalsymptome der lokalen Entzündung (▶ Kap. 3.10.10.2)
  - Rubor (Rötung); Calor (Wärme); Tumor (Schwellung); Dolor (Schmerz); Functio laesa (eingeschränkte Funktion)
- Symptome einer systemischen Infektion
  - Fieber; Schüttelfrost; Müdigkeit und Schwäche; Unwohlsein; Kopfschmerzen; Muskel- und Gelenkschmerzen; Übelkeit und Erbrechen; Appetitlosigkeit; Hautausschläge und Petechien (kleine Blutungen unter der Haut); Dehydratation; Verwirrtheit; Tachykardie
- Labordiagnostik
  - Veränderung von Laborparametern bei Infektion
  - wichtige Marker: Blutsenkungsgeschwindigkeit (BSG) als unspezifischer Indikator; C-reaktives Protein (CRP) als aktueller Entzündungsparameter; Leukozytose bei bakteriellen Infektionen; niedriger Serumeisenspiegel als Hinweis auf eine Infektion

1.23.1.3 Immunsystem und Abwehrmechanismen

- Unspezifische Abwehr
  - Schutzbarrieren des Körpers: Äußere Haut, Schleimhäute, Flimmerepithel, etc.
  - Zelluläre Abwehr: Mikro- und Makrophagen, natürliche Killerzellen
  - Humorale Abwehr: Komplementsystem, Lysozym, Interferon
- Spezifische Abwehr
  - Aufbau nach Kontakt mit Erregern
  - Zelluläre Abwehr: T-Lymphozyten, T-Helferzellen, T-Suppressorzellen, T-Killerzellen und T-Gedächtniszellen
  - Humorale Abwehr: Bildung von Antikörpern durch Plasmazellen; Immungedächtnis zur schnellen Reaktion bei erneuter Infektion

1.23.1.4 Impfungen

- Aktive Impfung (z. B. Hepatitis-B-Impfung, FSME-Impfung): künstliche Erzeugung einer abgeschwächten Erkrankung, lang anhaltender Schutz durch Immungedächtnisbildung
- Passive Impfung (z. B. Hepatitis-A-Impfung, Tetanusimpfung): Verabreichung von Immunglobulinen oder Seren, Sofortiger, jedoch kurzfristiger Schutz ohne Immungedächtnis
- Simultanimpfung (z. B. Tetanusimpfung): Kombination aus aktiver und passiver Impfung, sofortiger und langanhaltender Schutz

1.23.1.5 Bakterielle Infektionskrankheiten

- Angina tonsillaris
  - Erreger: β-hämolysierende Streptokokken, seltener Pneumokokken, Haemophilus influenzae, Corynebacterium haemolyticum oder Viren
  - Übertragung durch Tröpfcheninfektion; Inkubationszeit ca. 2–5 Tage (bei Viren 1–7 Tage)
  - Klinisches Bild: Rötung und Schwellung der Gaumenmandeln; weiß-gelbliche (eitrige) Stippchen auf den Tonsillen; Schwellung der regionalen Halslymphknoten; Schluck- und Kopfschmerzen, reduzierter Allgemeinzustand, Fieber
  - Diagnose: Klinisches Bild; Rachen- und Gaumenmandelabstrich (Streptokokkenschnelltests)
  - Medikamentöse Therapie: Penicillin V (für mindestens 7–10 Tage), Paracetamol zur Fiebersenkung; Penicillinsaft für Kinder; Umstellung auf Augmentan bei Penicillinresistenz
  - Operative Therapie: Tonsillektomie bei rezidivierenden oder chronischen Tonsillitiden; Vermeidung von Anstrengungen und Gurgeln in den ersten 14 Tagen nach der Operation
- Diphtherie
  - Erreger: Corynebacterium diphtheriae; Übertragung durch Tröpfcheninfektion; Inkubationszeit ca. 3–12 Tage
  - Klinisches Bild: benigne Rachendiphtherie: mäßiges Fieber, entzündete Tonsillen mit weißgräulichen Belägen, Schwellung der Halslymphknoten, mögliche Larynxdiphtherie; maligne Diphtherie: Herz-Kreislauf-Versagen, starkes Erbrechen, Haut- und Schleimhautblutungen, Myokarditis; Nasendiphtherie und Augendiphtherie möglich
  - Diagnose: klinischer Aspekt: Erregernachweis aus Nasen- oder Rachenabstrich
  - Therapie und Prävention: Antitoxin und Antibiose (Penicillin oder Erythromycin); Schutzimpfung als einzig wirksame Prävention; Auffrischimpfung bei Exposition, Chemoprophylaxe für Kontaktpersonen
- Scarlatina (Scharlach)
  - Erreger: β-hämolysierende Streptokokken; Übertragung durch Tröpfcheninfektion; Inkubationszeit ca. 2–5 (–7) Tage
  - Klinisches Bild: plötzlicher Beginn mit hohem Fieber, Schüttelfrost, Erbrechen, Schluck-, Hals-, Kopf- und Gliederschmerzen; Himbeerrote Zunge, intensive Wangenröte, feinfleckiges Exanthem; Abblassen des Exanthems und Schuppung der Haut nach 1–2 Wochen
  - Diagnose: klinisches Bild; Streptokokkenschnelltest nach Rachenabstrich
  - Therapie: Penicillin V, Paracetamol zur Fiebersenkung; Bettruhe, Penicillinsaft für Kinder; Penicillin für mindestens 10 Tage; Isolation bis 48 Stunden nach Beginn der Antibiose
- Akute Bronchitis
  - Erreger sind zu 80–90 % Viren (Influenza-, Parainfluenzaviren; REO-, Adeno, Coxsackie-, ECHO-Viren), oft Sekundärinfektion mit Bakterien (Pneumo- und Staphylokokken, Haemophilus influenzae, Pseudomonas aeruginosa)

  - Übertragung durch Tröpfcheninfektion; Inkubationszeit ca. 1 Tag (viral) bis 10 Tage (bakterielle Superinfektion)
  - Klinisches Bild: trockener, schmerzhafter Husten, später Auswurf (weißlich bei viral, gelb-grün bei bakterieller Superinfektion); Fieber >38 °C
  - Diagnose: Auskultation – Giemen, Brummen, grobblasige Rasselgeräusche; Röntgenuntersuchung bei Verdacht auf Pneumonie
  - Therapie: körperliche Schonung, frische Luft, Flüssigkeitszufuhr, Inhalationen, schleimlösende Medikamente; Hustenstiller bei starkem nächtlichem Hustenreiz; Antibiotika bei Fieberanstieg, eitrigem Auswurf, immungeschwächten Pflegeempfängern
- Pertussis (Keuchhusten)
  - Erreger: Bordetella pertussis
  - Übertragung durch Tröpfcheninfektion (hohe Kontagiosität in der 1.–6. Krankheitswoche); Inkubationszeit ca. 7–14 Tage
  - Klinisches Bild

    Stadium I (catarrhale): Schnupfen, uncharakteristischer Husten, erhöhte Temperaturen, Heiserkeit

    Stadium II (convulsivum): nächtliche Hustenanfälle, verlängerte, »juchzende« Inspiration, Zyanose, Erschöpfungszustände

    Stadium III (decrementi): seltenere Hustenanfälle, anhaltende bronchiale Hyperreagibilität
  - Diagnose: Anamnese, klinische Zeichen, Leukozytose im Blutbild; kultureller Erregernachweis mittels Nasen-Rachen-Abstrich
  - Therapie: Antibiose mit Erythromycin über 14 Tage; Mitbehandlung anfälliger Kontaktpersonen; Impfung empfohlen: Grundimmunisierung ab 2 Monaten, Auffrischimpfungen mit 5–6 Jahren und 9–17 Jahren
- Krupp (Krupp-Syndrom)
  - Erreger: Haemophilus influenzae B
  - Übertragung durch Tröpfcheninfektion, endogene Reaktivierung; Inkubationszeit: variiert
  - Klinisches Bild: akut stenosierende supraglottische Laryngitis mit Atemnot, inspiratorischem Stridor, leiser Sprache, Schluckstörung, Speichelfluss; schneller Krankheitsverlauf, schwerer Allgemeinzustand, Fieber > 38 °C
  - Diagnose: Symptomatik, Differenzialdiagnose: Pseudokrupp; keine Racheninspektion bei Verdacht auf Krupp
  - Therapie: kühle und feuchte Luft, Beruhigung, medikamentöse Sedierung (Diazepam), Prednisolon bei starken Beschwerden; inhalatives Adrenalin bei schwerster Atemnot
- Sinusitis (Entzündung der Nasennebenhöhlen)
  - Erreger: verschiedene Viren (Rhino-, Adenoviren), Bakterien (Haemophilus influenzae)
  - Übertragung durch Tröpfcheninfektion; Inkubationszeit: variiert
  - Ätiologie: oft Folge einer viralen oder bakteriellen Rhinitis oder von kranken Zähnen
  - Klinisches Bild: Kopfschmerzen, Klopf- und Druckschmerz über Stirn, Kopfmitte, Wangen; nasale Sekretion, Zahnschmerzen im Oberkieferbereich

  - Diagnose: Symptomatik, apparative Untersuchungen nur in speziellen Fällen
  - Therapie: Symptomatische Therapie: Dampfbäder, Rotlicht, Flüssigkeitszufuhr, Sekretolyse (Sinupret), Nasentropfen (Otriven), Analgetika (Paracetamol); Antibiotika bei eitrigem Nasensekret
- Otitis media (Mittelohrentzündung)
  - Erreger: verschiedene Viren (Influenza-, Adenoviren), Bakterien (Haemophilus influenzae)
  - Übertragung durch Tröpfcheninfektion; Inkubationszeit: variiert
  - Ätiologie und Pathogenese: häufig bei Säuglingen und Kleinkindern, durch unzureichend ausgereifte Eustachi-Röhre, Paukenerguss, genetische und Umweltfaktoren
  - Klinisches Bild: heftige Ohrenschmerzen, Fieber, Unruhe, Schreien; eitrige Sekretion aus dem Ohr, Verschlechterung der Hörfähigkeit
  - Diagnose: Klinik, Otoskopie
  - Therapie: Antibiotika (Amoxicillin, bei schweren Verläufen Clindamycin); Paracetamol, Inhalationen, eventuell Operation zur Belüftung des Mittelohrs
- Epiglottitis (Kehlkopfentzündung)
  - Erreger: Haemophilus influenzae, seltener Staphylokokken, Streptokokken, Pneumokokken
  - Übertragung durch Tröpfcheninfektion; Inkubationszeit ca. 1–4 Tage
  - Klinisches Bild: schmerzhafte Schluckstörungen, hochgradige Atemnot, drohende Atemwegsverlegung; Heiserkeit, inspiratorischer Stridor, drohende Atemstörung
  - Diagnose: Klinisches Bild, Endoskopie
  - Therapie: Notfallbehandlung: Sicherung der Atemwege; Antibiose (cefotaxim, Ceftriaxon, Ampicillin); Prävention durch Impfung
- Pseudokrupp
  - Erreger: Verschiedene Viren (Parainfluenza-Virus, RSV)
  - Übertragung durch Tröpfcheninfektion; Inkubationszeit: 2–7 Tage
  - Klinisches Bild: akuter Husten, inspiratorischer Stridor, Atemnot, die sich nachts verschärft; vorangegangene Symptome wie Schnupfen und Husten
  - Diagnose: Symptomatik, klinische Untersuchung
  - Therapie: Kühlung der Raumluft, feuchte Luft, ggf. Kortikosteroide (Prednisolon), Inhalation von Adrenalin bei schwerem Verlauf
- Pneumonie (Lungenentzündung)
  - Erreger: Pneumokokken, Haemophilus influenzae, Mycoplasma pneumoniae, Chlamydophila pneumoniae
  - Übertragung durch Tröpfcheninfektion, oft Endogen; Inkubationszeit ca. 1–3 Wochen
  - Klinisches Bild: plötzliches Fieber, Husten, Auswurf, Brustschmerzen; schnelle Atemnot, eventuell Cyanose
  - Diagnose: Klinisches Bild, Röntgen-Thorax, Sputumkultur
  - Therapie: Antibiotika (Amoxicillin, Ceftriaxon bei schweren Verläufen); Sauerstofftherapie, Bettruhe, ggf. stationäre Behandlung
- TBC (Tuberkulose)
  - Erreger: Mycobacterium tuberculosis

- Übertragung durch Tröpfcheninfektion; Inkubationszeit ca. 5 Wochen bis 3 Monate
- Klinisches Bild: chronischer Husten, Gewichtsverlust, Nachtschweiß, Fieber
- Diagnose: Tuberkulin-Test, Thorax-Röntgen, Sputumuntersuchung
- Therapie: Langzeittherapie mit Antituberkulotika (Isoniazid, Rifampicin, Pyrazinamid)

• Lyme-Borreliose
  - Erreger: Borrelia burgdorferi
  - Übertragung durch Zeckenbiss; Inkubationszeit ca. 3 Tage bis 3 Wochen
  - Klinisches Bild: Erythema migrans, grippeähnliche Symptome, später Gelenk- und Nervenschmerzen
  - Diagnose: Klinisches Bild, Serologie, PCR
  - Therapie: Antibiotika (Doxycyclin, Amoxicillin)
• Cholera
  - Erreger: Vibrio cholerae
  - Übertragung durch Trinkwasser (schlechte Hygiene); Inkubationszeit ca. 16–74 Stunden
  - Klinisches Bild: Reiswasserartige, wässrige Durchfälle; Übelkeit, Erbrechen; Dehydratation: bis zu 25 l Wasserverlust/24 h; Muskelkrämpfe, Oligurie, Kollaps; Letalitätsrate unbehandelt: 60 %, behandelt < 1 %
  - Diagnose: Erregernachweis im Stuhl
  - Therapie: Flüssigkeits- und Elektrolytsubstitution; Antibiotika; keine WHO-Empfehlung für Impfung; Hygienemaßnahmen und sauberes Trinkwasser sind entscheidend
• Typhus
  - Erreger: Salmonella enterica typhi
  - Inkubationszeit ca. 6–30 Tage
  - Klinisches Bild
    Stadium I: Inkubationsphase; allmählicher Beginn mit Fieber, Kopfschmerzen, Unwohlsein, Husten und Bauchschmerzen
    Stadium II: Akute Phase; Obstipation, Husten, Milzvergrößerung und rosettenförmiges Exanthem am Oberbauch
    Stadium III: Komplikationsphase; erbsenbreiartige Diarrhö, mögliche Bewusstseinseintrübung bis Somnolenz (Tyhpusdelir); weitere Komplikationen sind Meningitis, Arthritis, Darmblutungen und -perforation
    Stadium IV: Genesungsphase; allmählicher Fieberabfall, Genesung bei Fehlen von Komplikationen
  - Diagnose:
    Blutkultur: Nachweis des Erregers in der ersten Woche in 90 % der Fälle; ab der zweiten Woche auch im Stuhl und/oder Urin nachweisbar; Leukozytenzahlen: normal oder erniedrigt
  - Therapie und Prophylaxe:
    ambulant: Ciprofloxacin 500 mg 2-mal täglich; Krankenhaus: Bei schwerem Zustand antibiotische und symptomatische Behandlung; Impfung: Reisende in Risikogebiete sollten sich impfen lassen
• Cholera

- Erreger: Vibrio cholerae
- Übertragung durch kontaminiertes Trinkwasser (schlechte Hygiene in betroffenen Regionen); Inkubationszeit ca. 16–74 Stunden
- Klinisches Bild: Reiswasserartige, wässrige Durchfälle; Übelkeit und Erbrechen; Starke Dehydratation (Wasserverlust bis zu 25 l/24 h); Muskelkrämpfe, Oligurie (verminderte Urinproduktion); Schneller Verlauf: Hypotonie und mögliche letale Folgen ohne Behandlung (Letalitätsrate unbehandelt bis zu 60 %, behandelt < 1 %)
- Diagnose: Erregernachweis im Stuhl
- Therapie und Prophylaxe: hauptsächlich Flüssigkeits- und Elektrolytsubstitution; Einsatz von Antibiotika; keine WHO-Empfehlung für Impfung; besonders wichtig: Hygienische Standards und sauberes Trinkwasser

• Botulismus
  - Erreger: Clostridium botulinum
  - Übertragung durch kontaminierte Lebensmittel, vor allem selbst hergestellte Konserven oder Geräuchertes; Inkubationszeit ca. 12–36 Stunden
  - Klinisches Bild:
    anfangs: Durchfälle, Übelkeit, Erbrechen; kleine Muskeln betroffen (z. B. Augenmuskeln) → verschwommenes Sehen; später: Muskelkrämpfe, Muskellähmungen; bei Fortschreiten: Lippen-, Zungen- und Gaumenmuskellähmungen → Sprach- und Schluckstörungen; Gefahr der Atemmuskellähmung, die tödlich sein kann
  - Diagnose: Nachweis des Botulinumtoxins im Stuhl und Blut; Sofortige Therapie bei Verdacht notwendig
  - Therapie und Prophylaxe: Intensivmedizinische Behandlung erforderlich; Verabreichung von Gegengift (Antitoxin); Elimination des Giftes durch Abführmittel, Einläufe, Magenspülung; Behandlung der Symptome (Flüssigkeits- und Elektrolytgabe, Antiemetika); Kochen zerstört Botulinumtoxin; Vermeidung des Verzehrs von aufgetriebenen oder undicht wirkenden Konserven

• Enterohämorrhagische Enteritis (EHEC)
  - Erreger: Enterotoxinogene Escherichia coli-Stämme (EHEC)
  - Übertragung durch kontaminierte Lebensmittel, verunreinigtes Trinkwasser, Schmierinfektion; Inkubationszeit ca. 1–3 Tage (selten bis zu 7 Tage)
  - Klinisches Bild: 80 % der Fälle: Wässrige Diarrhö, kolikartige Bauchschmerzen; in 20 % der Fälle kommt es zur blutigen Diarrhö; bei Kinder kommt es zudem vermehrt zu Erbrechen und erhöhten Temperaturen; mögliche Komplikationen: Hämolytisch-urämisches Syndrom (HUS) oder thrombozytopenische Purpura (TTP)
  - Diagnose: Stuhluntersuchung auf Erreger; Palpation des Abdomens: Druckschmerzhaftigkeit, verstärkte Darmgeräusche
  - Therapie und Prophylaxe: symptomatische Therapie, ausreichende Flüssigkeitsaufnahme; in schweren Fällen: Krankenhauseinweisung; Fleisch gekühlt oder gefroren aufbewahren; kein rohes oder unzureichend gegartes Fleisch; Händehygiene; nur als Trinkwasser ausgewiesenes Wasser trinken

• Impetigo contagiosa (Eiterflechte)

- Erreger: Streptokokken der Gruppe A (80% der Fälle) und/oder Staphylococcus aureus (20%)
- Übertragung durch mangelnde Hygiene, räumliche Enge, sehr ansteckend, oft in den Sommermonaten
- Klinisches Bild: mit Sekret gefüllte Bläschen, platzen und bilden gelbe Krusten; meist im Gesicht, kann durch Kratzen und Eruption neue Herde bilden
- Diagnose: Klinisches Bild ausreichend; Abstrich bei Bedarf vor systemischer Antibiotikatherapie
- Therapie und Prophylaxe: lokale Therapie mit antimikrobieller Lösung (z.B. Betaisodona); ausgedehnter Befall: Systemische Antibiose (Penicillin oder Erythromycin); regelmäßige Hautreinigung und häufiger Wäschewechsel; Kinder sollten bis zum Abfallen der Krusten von der Schule oder dem Kindergarten befreit werden

- Erysipel (Wundrose)
  - Erreger: Streptokokken der Gruppe A und/oder Staphylokokken
  - Übertragung über Eintrittspforten in der Haut; Inkubationszeit ca. 1–3 Tage
  - Klinisches Bild: scharf begrenzte Rötung, Schwellung, Überwärmung; Druckschmerzhaftigkeit; allgemeines Krankheitsgefühl, Fieber, Schüttelfrost, Lymphknotenschwellung; meist an Extremitäten (besonders Unterschenkel) oder im Gesicht
  - Diagnose: Klinisches Bild ist entscheidend; Erregernachweis oft nicht möglich; erhöhte Entzündungswerte (BKS, Leukozytenzahl)
  - Therapie: lokale entzündungshemmende Umschläge (z.B. Rivanol); Penicillin; Hochlagerung der betroffenen Extremität; Bettruhe bis zur Besserung
- Chlamydieninfektion
  - Erreger: Chlamydia trachomatis
  - Übertragung durch Schmierinfektion, sexuelle Übertragung, perinatal; Inkubationszeit ca. 5–7 Tage
  - Klinisches Bild: genitale Infektionen: Urethritis, Zystitis, Endometritis, Prostatitis; perinatale Infektionen: Konjunktivitis, Ophthalmie, Pneumonie bei Neugeborenen
  - Symptome: Dysurie; Pollakisurie; vaginaler Fluor (Ausfluss)
  - Diagnose: Abstrich von Zervix und Urethra: Antigennachweis möglich
  - Therapie: einmalige Dosis eines Antibiotikums; Partnerbehandlung empfehlen
- Gonorrhö
  - Erreger: Neisseria gonorrhoeae (Gonokokken)
  - Übertragung durch sexuellen Kontakt; Inkubationszeit ca. 2–5 Tage
  - Klinisches Bild: bei Frauen möglicherweise asymptomatisch, bei Befall der Zervix grünlich-gelblicher Ausfluss, Adnexitis möglich; bei Männern eitriger Ausfluss aus der Harnröhre, Brennen beim Wasserlassen, möglicherweise Prostatitis
  - Diagnose: mikroskopischer Erregernachweis aus Ausfluss oder Urinprobe; Kultur oder PCR zur Bestätigung

- Therapie und Prophylaxe: Antibiotikatherapie; Partnerbehandlung zur Verhinderung der Weiterverbreitung; Kondomnutzung; regelmäßige Tests bei Risikopersonen

1.23.1.6 Virale Infektionskrankheiten

- Morbilli (Masern)
  - Erreger: Masernvirus
  - Übertragung durch Tröpfcheninfektion, »fliegende« Infektion; Inkubationszeit ca. 8–10 Tage
  - Klinisches Bild: grobfleckiges Exanthem, beginnt hinter den Ohren, breitet sich über Gesicht, Stamm und Extremitäten aus, kann konfluieren; Koplik-Flecken an der Wangenschleimhaut (weiße Kalkspritzer); zweizeitiger Fieberschub: erster Gipfel in den ersten 4 Tagen, gefolgt von Entfieberung und erneutem Fieberschub bis 41 °C; begleitend: Rhinitis, Konjunktivitis, Bauchschmerzen, Durchfall; Ansteckungsfähigkeit bis 4 Tage nach Exanthembeginn
  - Diagnose: Klinisch durch grobfleckiges, konfluierendes Exanthem, Koplik-Flecken, zweigipfligen Fieberverlauf
  - Therapie und Prophylaxe: Bettruhe in abgedunkeltem Raum; fiebersenkende Maßnahmen (Wadenwickel, Paracetamol); Standardimpfung für Kinder und Erwachsene empfohlen (MMR-Impfstoff), bei einmaliger Impfung haben 95 % der Kinder einen ausreichenden Schutz
- Parotitis epidemica (Mumps)
  - Erreger: Mumpsvirus
  - Übertragung durch Tröpfcheninfektion; Inkubationszeit ca. 2–3 Wochen
  - Klinisches Bild: v. a. Schulkinder betroffen, hohes Ansteckungsrisiko in geschlossenen Räumen; teigig geschwollene, druckschmerzhafte Ohrspeicheldrüse, Ohrläppchen abstehend, Kaubeschwerden, Ohrenschmerzen; mögliche Schwellung der submandibulären Drüsen; Komplikation: Orchitis bei Jungen, Behandlung durch Hochlagerung der Hoden, antiphlogistische Medikation, evtl. Glukokortikoide
  - Diagnose: Klinisch durch charakteristische Schwellung der Drüsen; Serologische Blutuntersuchung bei Ausnahmefällen (erhöhte Serumamylase)
  - Therapie und Prophylaxe: feuchtwarme Umschläge, Mundhygiene, fiebersenkende Maßnahmen bei Bedarf; Standardimpfung empfohlen für Kinder und Erwachsene ohne Impfung oder exponierte Personen (z. B. Lehrer)
- Rubeola (Röteln)
  - Erreger: Rötelnvirus
  - Übertragung durch Tröpfcheninfektion; Inkubationszeit ca. 2–3 Wochen
  - Klinisches Bild: Beginn mit grippeähnlichen Symptomen und Lymphknotenschwellung im Nacken/hinter dem Ohr; dichtes, kleinfleckiges Exanthem, rasch über Gesicht, Hals, Stamm und Extremitäten ausbreitend; guter Allgemeinzustand, manchmal leichte Temperaturen

- Diagnose: klinisch durch klassisches Exanthem; Antikörpernachweis bei Verdacht in Schwangerschaft
- Therapie: keine spezifische Therapie erforderlich; Symptomatische fiebersenkende Maßnahmen; Standardimpfung für Kinder empfohlen; Auffrischimpfung für Mädchen im Alter von 11–14 Jahren zur Prävention der Rötelnembryopathie; alle seronegativen Frauen im gebärfähigen Alter sollten geimpft werden

- Exanthema infectiosum (Ringelröteln)
  - Erreger: Humanes Parvovirus
  - Übertragung durch Tröpfcheninfektion; Inkubationszeit ca. 5–10 Tage
  - Klinisches Bild: Beginn mit leichtem Fieber, dann hellrotes Wangenerythem wie Schmetterling; girlandenförmiges Exanthem an den Streckseiten der Extremitäten; nach Auftreten des Exanthems nicht mehr ansteckend
  - Diagnose: Klinisch anhand des Schmetterlingserythems auf beiden Wangen
  - Therapie und Prophylaxe: keine spezifische Therapie erforderlich; bei Infektion in der Schwangerschaft sonographische Kontrolle wegen Risiko eines Hydrops fetalis
- Varizellen (Windpocken)
  - Erreger: Varizella-Zoster-Virus (VZV)
  - Übertragung durch Tröpfcheninfektion, »fliegende« Infektion; Inkubationszeit ca. 10–14 (–21) Tage
  - Klinisches Bild: Hauterscheinungen in Schüben, verschiedene Bläschenstadien nebeneinander (Sternenhimmel); rötliche Papeln füllen sich mit klarer Flüssigkeit, werden gelblich-trüb, trocknen aus und bilden Krusten; betroffen ist die gesamte Körperoberfläche einschließlich der behaarten Kopfhaut
  - Diagnose: Klinisches Bild mit verschiedenen Bläschenstadien und Befall der Kopfhaut
  - Therapie und Prophylaxe: Juckreiz lindern durch Puder oder Lotion, Antihistaminika; Kühle Zimmertemperatur beachten; Leinenfäustlinge für Kleinkinder; Aktive Impfung für seronegative Personen, Immunsuppression, medizinisches Personal, Frauen mit Kinderwunsch empfohlen
- Herpes labialis
  - Erreger: Herpes-Simplex-Virus (HSV) Typ I
  - Übertragung durch Schmierinfektion, direkter Kontakt, Tröpfcheninfektion; Inkubationszeit ca. 6–8 Tage
  - Klinisches Bild: Erstinfektion meist asymptomatisch; Reaktivierung führt zu schmerzhaften, juckenden Bläschen an den Lippen
  - Diagnose: Klinisches Bild der Bläschen an der Lippen-Schleimhaut-Grenze
  - Therapie: lokale Therapie mit Aciclovir-Salbe bei entstehenden Bläschen; austrocknende Maßnahmen (z. B. Viruderm) für voll ausgeprägte Bläschen
- Herpes genitalis
  - Erreger: Herpes-Simplex-Virus (HSV) Typ II
  - Übertragung durch sexuell, Tröpfcheninfektion, Schmierinfektion; Inkubationszeit ca. 6–8 Tage

  - Klinisches Bild: Bläschen an den Schleimhäuten der Genitalorgane, Brennen beim Wasserlassen bei Harnröhrenbeteiligung; Risiko für intrauterine oder perinatale Infektion des Neugeborenen in der Schwangerschaft
  - Diagnose: Virusnachweis durch Vaginalabstrich in Zellkulturen oder serologischer Antikörpernachweis
  - Therapie: orale Gabe von Aciclovir; lokale Behandlung mit Aciclovirsalbe
- Exanthema subitum (Dreitagefieber)
  - Erreger: Humanes Herpesvirus
  - Übertragung durch Speichel; Inkubationszeit ca. 7–14 Tage
  - Klinisches Bild: Beginn mit hohem Fieber, das etwa 3 Tage anhält; danach feinfleckiges Exanthem am Stamm, das schnell verblasst
  - Diagnose: Klinisches Bild mit Exanthem nach Fieberentfaltung
  - Therapie: keine spezifische Therapie; fiebersenkende Maßnahmen bei Fieber über 38,5 °C
- Infektiöse Mononukleose (Pfeiffersches Drüsenfieber)
  - Erreger: Epstein-Barr-Virus (EBV)
  - Übertragung durch Speichel (»kissing disease«); Inkubationszeit ca. 1–3 Wochen
  - Klinisches Bild: Müdigkeit und Abgeschlagenheit; Appetitlosigkeit und Halsschmerzen; Schwellung zervikaler Lymphknoten; Hepato-/Splenomegalie; Fieber (38–39 °C)
  - Diagnose: Serologisch: Leukozytose mit 70% monozytoiden Zellen, Antikörper gegen EBV
  - Therapie: symptomatisch, Bettruhe bis zur Entfieberung und Rückgang der Splenomegalie (Gefahr der Milzruptur bei früherer Belastung)
- Influenza (»Grippe«)
  - Erreger: Influenzavirus (meist Gruppe A)
  - Übertragung durch Tröpfcheninfektion; Inkubationszeit ca. 1–3 Tage
  - Klinisches Bild: plötzlich hohes Fieber, Schüttelfrost; Kopf-, Glieder- und Halsschmerzen; trockener Husten, der nach 3–4 Tagen produktiv wird
  - Diagnose: Klinisches Bild; plötzlicher hoher Temperaturanstieg (>39 °C) mit Schüttelfrost; Gliederbeschwerden
  - Therapie und Prophylaxe: symptomatische Behandlung mit Paracetamol oder Ibuprofen; bei Verdacht auf bakterielle Superinfektion zusätzlich Antibiotika; Influenzaimpfung für Risikogruppen (Ältere, chronisch Kranke) und medizinisches Personal
- Adenoviren
  - Erreger: Adenoviren
  - Übertragung durch Tröpfcheninfektion, kontaminierte Oberflächen; Inkubationszeit ca. 2–14 Tage
  - Klinisches Bild: Verschiedene Krankheitsbilder: Konjunktivitis, Pharyngitis, Laryngitis, Pneumonie, gastrointestinale Symptome
  - Diagnose: Klinisches Bild; Virusnachweis in Rachenabstrichen oder Stuhlproben
  - Therapie: symptomatisch; bei Sekundärinfektionen antibiotische Behandlung
- Hanta-Virus-Infektion

- Erreger: Hanta-Viren
- Übertragung durch Kontakt mit Nagetierexkrementen oder -sekreten; Inkubationszeit ca. 2–4 Wochen
- Klinisches Bild: Schüttelfrost und Fieber; Rücken-, Kopf- und Bauchschmerzen; evtl. Nierenbeteiligung (Hämorrhagisches Fieber mit renalem Syndrom)
- Diagnose: serologische Nachweise, z. B. ELISA (► Kap. 3.10.1.3), bei Verdacht auf hämorrhagisches Fieber
- Therapie: keine spezifische antivirale Therapie; Unterstützungstherapie je nach Symptomen

• Poliomyelitis
  - Erreger: Polioviren
  - Übertragung durch fäkal-orale Ansteckung; Inkubationszeit ca. 7–14 Tage
  - Klinisches Bild: unspezifische Symptome wie Fieber, Kopfschmerzen; im weiteren Verlauf: Muskelschwäche, Paralyse (meist asymmetrisch); in schweren Fällen: Atemmuskellähmung
  - Diagnose: Klinisches Bild und Nachweis des Virus in Stuhlproben oder Rachenabstrichen
  - Therapie und Prophylaxe: unterstützende Maßnahmen, physiotherapeutische Übungen zur Muskelstärkung; Schutzimpfung bei Kindern ist entscheidend zur Verhinderung der Krankheit

• Akute Hepatitis (Akute Entzündung der Leber)
  - Erreger: Hepatitis A-, B- und C-Viren, Hepatitis D- und E-Viren (selten in Deutschland)
  - Übertragung
    Hepatitis A: Fäkal-oral (durch verunreinigtes Wasser oder Lebensmittel)
    Hepatitis B und C: Sexuell, parenteral (durch Blut oder Blutprodukte), unter Geburt; Risikogruppen sind Drogenabhängige (unsterile Spritzen), Prostituierte und medizinisches Personal
  - Inkubationszeit: Hepatitis A: 2–6 Wochen; Hepatitis B: 1–6 Monate; Hepatitis C: 2–10 Wochen
  - Meldepflicht (Erkrankung muss gemeldet werden)
  - Ätiologie: Viren gelangen über Blutweg in Leberzellen, Vermehrung in Leberparenchymzellen; Immunreaktion führt zu Leberzellschädigung
  - Pathophysiologie: erhöhte Leberenzymwerte im Blut; Störung des Bilirubinstoffwechsels führt zu Gelbsucht (Ikterus); Störung der Gallensäureausscheidung kann Juckreiz verursachen
  - Diagnose:
    bei Hepatitis A in der Akutphase: Nachweis von Anti-HAV-IgM;
    bei Immunität: Nachweis von Anti-HAV-IgG;
    bei Hepatitis B in der Akutphase: Nachweis von HBsAg und HBeAg; Später: Anti-HBc-IgM, Anti-HBc, Anti-Habe;
    bei Hepatitis C: Nachweis von Anti-HCV nach 7 Wochen; Differenzierung der Antikörper; Direktnachweis der Virus-RNA im Blut
  - Klinisches Bild:
    (1) Prodromalstadium: Abgeschlagenheit, Müdigkeit, Appetitlosigkeit, Oberbauchschmerzen, Gelenkschmerzen, leichtes Fieber; (2) Urin: dunkle

Färbung durch erhöhte Bilirubinausscheidung; (3) Stuhl: Lehmfarbe; (4) Ikterische Phase: Gelbfärbung der Skleren, vergrößerte, druckschmerzhafte Leber; (5) Laborwerte: erhöhte Transaminasen, gestörte Blutgerinnungsfaktoren bei schwerem Verlauf; (6) Postikterische Phase: Abklingen der Gelbsucht, Normalisierung der Laborwerte

- Prognose:
  Hepatitis-A geht seltener in chronische Hepatitis über (normalerweise besteht nach einer Infektion lebenslange Immunität)
  Hepatitis B: 70% der Infizierten haben einen inapparenten Verlauf; 30% entwickeln akute Symptome und 10% entwickeln chronische Hepatitis
  Hepatitis C: Akutes Stadium oft klinisch unauffällig; 80% der Fälle verlaufen chronisch
- Therapie: keine spezifische Therapie; Schonung, leichte Kost, Alkoholverbot; Vermeidung von Gemeinschaftseinrichtungen für 4 Wochen
- Prophylaxe: Immunität: ausgeheilte Hepatitis führt in der Regel zu lebenslanger Immunität, jedoch kein Schutz vor anderen Hepatitis-Typen; Aktive Impfungen gegen Hepatitis A und B für Risikopersonen; Passive Impfungen gegen Hepatitis A und HBs-Antigen

• Gelbfieber
  - Erreger: ARBO-Viren
  - Übertragung durch Stechmücken; Inkubationszeit ca. 3–6 Tage
  - Klinisches Bild: plötzlicher Beginn mit hohem Fieber, Schüttelfrost, Kopf-/Gliederschmerzen, Übelkeit, Erbrechen; schwere Verläufe: Organschädigungen, Hämorrhagische Diathese (50% Letalität)
  - Diagnose: Symptomatik und Reiseanamnese
  - Therapie und Prophylaxe: keine kausale Therapie; symptomatische Behandlung: Analgetika, Antipyretika; Reiseimpfung in Gelbfiebergebiete; geimpft werden Kinder ab 1 Jahr
• Zytomegalievirusinfektion
  - Erreger: Zytomegalievirus (CMV)
  - Übertragung durch Schmierinfektion; Inkubationszeit ca. 4–12 Wochen
  - Klinisches Bild: Erstinfektion oft inapparent, gelegentlich Mononukleoseähnlich; Reaktivierte Infektion bei Immunschwäche: Hepatitis, Enteritis, Pneumonie, Enzephalitis
  - Diagnose: Nachweis des Virus durch Antikörpertest im Serum
  - Therapie: Stationäre Chemotherapie mit Ganciclovir oder Foscarnet
• FSME (Frühsommermeningoenzephalitis)
  - Erreger: FSME-Virus
  - Übertragung durch Zecken; Inkubationszeit ca. 3 Tage bis 3 Wochen
  - Klinisches Bild: anfangs grippeähnliche Symptome, Magen-Darm-Beschwerden; später hohes Fieber, Kopfschmerzen, Erbrechen, Schwindel, Bewusstseinsstörungen, Meningismus; lange Rekonvaleszenz
  - Diagnose: Nachweis von Antikörpern im Serum; Leukozytose im Liquor
  - Therapie und Prophylaxe: keine kausale Therapie; Prophylaxe durch Impfung, Schutzkleidung in Endemiegebieten; Impfung für Personen in Endemiegebieten, häufige Naturaufenthalte

- Aids (Acquired Immunodeficiency Syndrome)
  - Erreger: HIV (human immunodeficiency virus)
  - Übertragung durch sexuelle Kontakte oder parenteral, von Mutter auf Kind; Inkubationszeit ca. 1–3 Wochen für akute HIV-Infektion; Monate bis 15 Jahre bis zum Vollbild
  - Klinisches Bild: Akute Infektion: Grippeähnliche Symptome; CD4-T-Zell-Anzahl (Laborwert der die CD4-positiven T-Helferzellen in einem Mikroliter Blut misst)
    Stadium I: klinisch gesund, CD4-Zahl > 500/µl
    Stadium II: Immundefekte wie Herpes zoster, rezidivierende Pneumonien, CD4-Zahl 150–500/µl
    Stadium III: Sekundärinfektionen, CD4-Zahl < 150/µl
  - Diagnose: HIV-Antikörpernachweis 3 Monate nach Infektion, weitere Tests nach 6 Monaten
  - Therapie und Prophylaxe: antiretrovirale Therapie zur Unterdrückung der Virusreplikation und Erholung des Immunsystem; Postexpositionsprophylaxe (Nachkontaktprophylaxe) bei Nadelstichverletzungen oder tieferem Eindringen infektiösem Material
- Rabies (Tollwut)
  - Erreger: Rabiesvirus
  - Übertragung durch virushaltigen Speichel, Hautläsionen; Inkubationszeit ca. 10 Tage bis 3 Monate
  - Klinisches Bild
    Stadium I: Fieber, Kopfschmerzen, Schmerzen/Parästhesien an der Bissstelle, Übelkeit
    Stadium II: motorische Unruhe, Speichelfluss, Schwitzen, Angst, Halluzinationen
    Stadium III: Lähmungen, Atemmuskellähmung, Tod
  - Diagnose: Nachweis von Tollwut-Antigenen in Speichel und Liquor
  - Therapie und Prophylaxe: Postexpositionsprophylaxe durch Impfung nach dem Essener Schema; Impfung für Risikogruppen wie Förster und Veterinäre; Reiseimpfung bei Reisen nach Südostasien und Südamerika

1.23.1.7 Pilzbedingte Infektionskrankheiten

- Candidiasis
  - Erreger: Candida albicans (Sprosspilz)
  - Übertragung durch endogene Auslöser; ggf. Schmierinfektion; Inkubationszeit variabel
  - Soor (Klinisches Bild)
    Haut- und Schleimhautinfektionen: betroffene Bereiche: Feuchte und warme Zonen (z. B. unterhalb der Brust, in den Leisten); nässende, brennende, juckende Exantheme
    Vaginalsoor: weißlicher, cremiger Fluor; Begleiterscheinungen: Brennen und Juckreiz

Mundsoor: juckende, weißliche, abwischbare Beläge; unter den Belägen befinden sich Rötungen; mögliche Blutung bei Abkratzen
Darmcandidose: verursacht durch starke Vermehrung von Candida albicans nach Schädigung der Darmflora (z. B. durch Antibiotika); hauptsächliches Symptom ist Durchfall
Candidanagelmykose: schmerzhafte Schwellung, Rötung, eitrig oder seröses (wässriges) Sekret; mögliche Varianten sind die Paronychie (Befall des Nagelwalls) und die Candidaonychomykose (Befall der Nagelplatte)
- Diagnose:
  Soor: Klinisches Bild oft ausreichend; mikroskopisches Nativpräparat aus Haut- oder Schleimhautabstrich;
  Darmcandidose: Stuhluntersuchung; Zusatzfrage nach Vorliegen einer Candidose (muss extra vermerkt werden);
  Candidanagelmykose: Klinisches Bild in der Regel ausreichend zur Diagnose
- Therapie:
  Soor: Lokalbehandlung mit Nystatin oder Amphotericin B;
  Darmcandidose: orale Gabe von Nystatin oder Amphotericin B;
  Candidanagelmykose: bestreichen des Nagels und/oder Nagelwalls mit Ciclopirox

- Dermatomykosen (Tinea)
  - Erreger ist hauptsächlich das Trichophyton rubrum
  - Übertragung: Tinea pedis z. B. in Schwimmbädern, Tinea capitis z. B. durch Kämme und Rasierapparate; Inkubationszeit variabel
  - Klinisches Bild
    Tinea pedis: Brennen, Juckreiz; betroffene Zonen: Zehenzwischenräume; Rötung, Schuppung, Fissurenbildung;
    Tinea capitis: rundliche, pflaumengroße Areale; abgebrochene Haare, eitrige Pusteln möglich
  - Diagnose: klinisches Bild meist eindeutig; Nativpräparate (Frischproben) oder Pilzkulturen zur Bestätigung
  - Therapie:
    Tinea pedis: Zehenzwischenräume trocken halten (z. B. durch Mull); Behandlung der betroffenen Stellen mit Ciclopiroxlösung;
    Tinea capitis: lokales Breitspektrumantimykotikum; ergänzende orale Therapie mit Itraconazol

1.23.1.8 Parasitäre Infektionskrankheiten

- Malaria
  - Erreger: Plasmodium spp.
  - Übertragung durch die Anopheles-Mückenstiche; Inkubationszeit ca. 7–30 Tage
  - Klinisches Bild: Fieber, Schüttelfrost, Kopfschmerzen, Gliederschmerzen
  - Diagnose: Blutuntersuchung (Mikroskopie, PCR)

  - Therapie: Antimalaria-Mittel (Chloroquin, Artemisinin-basierte Kombinationstherapie)
- Giardiasis
  - Erreger: Giardia lamblia
  - Übertragung durch fäkal-orale Übertragung, verunreinigtes Wasser; Inkubationszeit ca. 1–2 Wochen
  - Klinisches Bild: Durchfall, Bauchschmerzen, Übelkeit
  - Diagnose: Stuhluntersuchung, Endoskopie
  - Therapie: Antibiotika (Metronidazol)
- Infektionen durch Madenwürmer
  - Erreger: Enterobius vermicularis (Oxyuris vermicularis)
  - Übertragung: Mundaufnahme, Schmierinfektion (Eier gelangen über Hände in den Mund); Eier bleiben bis zu 3 Wochen lebensfähig
  - Inkubationszeit: Larvenentwicklung: 6 Stunden; ausgewachsene Würmer: 2–3 Wochen
  - Klinisches Bild: häufig asymptomatisch; Juckreiz im Analbereich; starkes Kratzen kann zu Hautverletzungen führen
  - Diagnose: Nachweis der Eier mittels Klebebandabklatsch; tote Würmer können in Nachtwäsche oder Stuhl gefunden werden
  - Therapie: Antihelminthika (Wurmmittel); Hygienemaßnahmen zur Verhinderung der Reinfektion: täglicher Wechsel von Unterwäsche und Bettwäsche; Hände vor dem Essen und nach dem Toilettengang waschen; Kurzschneiden der Fingernägel
- Infektionen durch Spulwürmer
  - Erreger: Ascaris lumbricoides (Fadenwurm)
  - Übertragung: kotgedüngtes Gemüse; Kontakt mit Katzen und Hunden
  - Inkubationszeit: Ei zur Larve im Darm: etwa 12 Tage; weitere Stadien (einschließlich Lunge): 30–35 Tage
  - Klinisches Bild: häufig symptomlos; gelegentlich Bronchitis-ähnliche Symptome, Husten; selten Lungenentzündung
  - Diagnose: Nachweis der Erreger im Stuhl; serologische Tests, Ergebnisse in Tagen bis Wochen
  - Therapie: Antihelminthika; Infektionen durch Bandwürmer
  - Erreger: Rinderbandwurm, Schweinebandwurm, Fischbandwurm (Cestoda); Namen richten sich nach dem Wirt
  - Übertragung: Verzehr von rohem, finnenhaltigem Rind- und Schweinefleisch oder Fisch; Mensch als Zwischen- oder Endwirt
  - Inkubationszeit: akute Form: Stunden bis Tage; chronische Form: Wochen bis Jahre
  - Klinisches Bild: anfangs häufig asymptomatisch; leichte Symptome: Bauchschmerzen, Durchfall, Gewichtsverlust trotz erhöhter Nahrungsaufnahme; Larvenmigration: Muskelbeschwerden, Krampfanfälle, Herzrhythmusstörungen, Husten
  - Diagnose: Nachweis der Erreger im Stuhl; serologische Tests, Ergebnisse in Tagen bis Wochen

  - Therapie: Flüssigkeits- und Elektrolytausgleich; Antihelminthika; operative Entfernung von Finnen in der Muskulatur
- Toxoplasmose
  - Erreger: Toxoplasma gondii (Hauptwirt: Katzen)
  - Übertragung: Verzehr von rohem, zystenhaltigem Fleisch; kontaminierte Lebensmittel; Kontakt mit Katzen; Inkubationszeit ca. 1–3 Wochen
  - Klinisches Bild: Erstinfektion häufig asymptomatisch; selten fieberhafte Erkrankung mit Lymphknotenschwellung; gelegentlich Hepatosplenomegalie (Vergrößerung von Leber und Milz)
  - bei Personen mit geschwächtem Immunsystem mögliche reaktivierte Infektion mit Enzephalitis (Hirnentzündung), neurologische Ausfälle, delirantes Syndrom
  - in der Schwangerschaft ist die Erstinfektion ein Risiko für einen Abort (Fehlgeburt); bei erhaltenem Fetus kann es zu bleibenden Schäden wie Hydrozephalus, intrazerebrale Verkalkungen, geistige Retardierung kommen
  - Diagnose: Nachweis von Antikörpern im Blut
  - Therapie: bei Symptomen wird eine Kombination von Sulfonamiden mit Pyrimethamin oder Clindamycin eingesetzt
- Malaria (Wechselfieber)
  - Erreger: Plasmodium falciparum (Malaria tropica); Plasmodium vivax und Plasmodium ovale (Malaria tertiana); Plasmodium malariae (Malaria quartana)
  - Übertragung: Mückenstich (Anopheles-Mücke); Inkubationszeit: Malaria tropica: 5–17 Tage; Malaria tertiana: 8–20 Tage (bis zu 1 Jahr); Malaria quartana: 20–35 Tage
  - Klinisches Bild:
    Malaria tropica: plötzlicher Beginn mit hohem, unregelmäßigem Fieber; Schüttelfrost, Magen-Darm-Beschwerden, Erbrechen, Hepatospleno-megalie, Ikterus
    Malaria tertiana: Fieberschübe im 48-Stunden-Rhythmus; mögliche Anämie und Splenomegalie
    Malaria quartana: Fieberschübe im 72-Stunden-Rhythmus; mögliche Hepatosplenomegalie
  - Diagnose: Identifikation der Erreger in Blutausstrichen, idealerweise während einer Fieberphase
  - Therapie und Verlauf
    Malaria tropica: unbehandelt besteht eine hohe Sterblichkeitsrate innerhalb weniger Tage; behandelt: Remission (Rückbildung) nach max. ein Jahr; Medikamente: Chloroquin, alternativ Chinin oder Mefloquin
    Malaria tertiana: gewöhnlich Heilung nach etwa 2 Jahren; Rezidive möglich; Medikament der Wahl: Chloroquin
    Malaria quartana: mögliche Rezidive bis zu zehn Jahre nach Infektion; Medikament der Wahl: Chloroquin
- Amöbenruhr
  - Erreger: Entamoeba histolytica

- Übertragung: kontaminiertes Trinkwasser; verunreinigte Lebensmittel; Inkubationszeit ca. 4 Tage bis 4 Monate
- Klinisches Bild: starke, krampfartige Bauchschmerzen; blutig-schleimige Durchfälle; Fieber
- Diagnose: Anamnese und klinisches Bild; Stuhluntersuchungen bei Bedarf
- Therapie: Imidazolpräparate

1.23.2 Gesundheitsbedingte Herausforderungen des Bewegungssystems

1.23.2.1 Fehlbildungen und angeborene Entwicklungsstörungen

- Fehlbildungen der Extremitäten
  - Amelie: Fehlende Arme oder Beine; Prothesenversorgung zur Unterstützung der Selbstversorgung
  - Klumphand: Fehlbildung der radialen Seite des Unterarms; Operation bei Funktionseinschränkungen; Achsenbegradigungen nur bei Funktionseinschränkungen
  - Polydaktylie: überzählige Finger oder Zehen; funktionelle und kosmetische Operationen je nach Ausprägung
  - Riesenwuchs: übermäßiges Wachstum einzelner Gliedmaßen oder ganzer Skelettabschnitte; funktionelle oder kosmetische Operationen je nach Schwere
- Fehlbildungen der Wirbelsäule
  - Klippel-Feil-Syndrom: Blockbildung von Halswirbeln; symptomatische Therapie; Behandlungen der begleitenden Kyphosen und Skoliosen (► Kap. 1.23.2.4)
  - Segmentationsstörungen: fehlende Trennung der Wirbelanlagen; Therapie richtet sich nach Progredienz; konservative oder operative Behandlung je nach Schwere
  - Spina bifida occulta: fehlende Verknöcherung im lumbosakralen Bereich; in der Regel ohne klinische Bedeutung
  - Basiläre Impression: Verschiebung der Halswirbelsäule; mögliche Therapie durch Erweiterung des Foramen magnum (Öffnung im Hinterhauptsbein); Abtragung des Dens oder Spondylodese
- Angeborene Entwicklungsstörungen
  - Achondroplasie: Störung der enchondralen Ossifikation; disproportionierter Minderwuchs; Behandlung durch operative Verlängerung der Gliedmaßen
  - Fibröse Dysplasie: disorganisierte Entwicklung von Knorpel und fibrösen Elementen; Behandlung durch Ausräumen der fibrösen Herde; ggf. Auffüllung
  - Neurofibromatose: Haut-Neurofibrome (gutartige Tumore aus Nervengewebe); Varusdeformität der Unterschenkel (O-Beine); Skoliose (Wirbelsäulenverkrümmung = Behandlung durch Stabilisierung der Wirbelsäule)

- Chromosomenanomalien: (1) Trisomie 21 (Down-Syndrom): flache Nasenbrücke, rundes Gesicht, mandelförmige Augen und ein kleiner Mund, Überbeweglichkeit von Gelenken (Bandlaxität), Instabilität von Atlas und Axis; Hüftinstabilität; häufig angeborene Herzfehler; Hör- und Sehprobleme, Hypothyreose und Obstipationsrisiko; (2) Ullrich-Turner-Syndrom: fehlendes X-Chromosom, Minderwuchs, Pterygium colli, Skoliose, Behandlung durch Hormontherapie; (3) Klinefelter-Syndrom: Verdopplung des X-Chromosoms, Hypogonadismus, verzögerte Pubertät, Behandlung durch Hormontherapie
- Angeborene Bindegewebserkrankungen: (1) Osteogenesis imperfecta (Glasknochenkrankheit): abnorme Knochenbrüchigkeit, Minderwuchs, Bandlaxität, Behandlung durch Gehapparate und operative Begradigungen; (2) Ehlers-Danlos-Syndrom: Störung der Kollagensynthese, Hyperelastizität der Haut, Bandlaxität, Behandlung durch frühzeitige Stabilisierung der Wirbelsäule; (3) Marfan-Syndrom: Systemische Bindegewebserkrankung, Skoliose, Befall von Auge und Herz, Behandlung durch Versteifungsoperationen der Wirbelsäule

1.23.2.2 Degenerative Gelenkerkrankungen

- Coxarthrose: Arthrose des Hüftgelenks, Abnutzung des Knorpels
  - Symptome: Hüftschmerzen; eingeschränkte Beweglichkeit, eventuell Hinken
  - Diagnose: Röntgen zur Darstellung des Knorpelverlusts und der Gelenkveränderungen
  - Therapie: Physiotherapie; Schmerzmedikation; operative Maßnahmen (Gelenksersatz)
- Gonarthrose: Arthrose des Kniegelenks, Abnutzung des Knorpels
  - Symptome: Knieschmerzen; Schwellungen; eingeschränkte Beweglichkeit
  - Diagnose/Therapie (s. Coxarthrose)
- Periarthropathien: Erkrankungen des Weichteilgewebes um Gelenke, wie Sehnenentzündungen und Schleimbeutelentzündungen
  - Symptome: Schmerzen; Bewegungseinschränkungen; Schwellungen
  - Diagnose: Klinische Untersuchung; ggf. Ultraschall oder MRT zur Beurteilung der Weichteilstrukturen
  - Therapie: Physiotherapie; entzündungshemmende Medikamente; in schweren Fällen operative Eingriffe
- Degenerative Erkrankungen der Wirbelsäule: verschleißbedingte Veränderungen an der Wirbelsäule, z. B. Bandscheibenvorfall (Prolaps)
  - Symptome: Rückenschmerzen; häufig ausstrahlende Schmerzen in die Beine oder Arme; eingeschränkte Beweglichkeit
  - Diagnose: Klinische Untersuchung; Röntgen, MRT zur Beurteilung der Bandscheiben und Wirbel
  - Therapie: Physiotherapie; Schmerzmedikation; ggf. operative Maßnahmen wie Bandscheibenoperation

1.23.2.3 Entzündliche Gelenkerkrankungen

- Chronische Polyarthritis (rheumatoide Arthritis): Autoimmunerkrankung, die mehrere Gelenke betrifft und zu chronischen Entzündungen führt
  - Symptome: Morgensteifigkeit; schmerzhafte und geschwollene Gelenke
  - Diagnose: Blutuntersuchungen (rheumatoide Faktoren, Entzündungsmarker); Röntgen zur Beurteilung der Gelenkschäden
  - Therapie: Antirheumatika; Physiotherapie; Immunstimulanzien (zur Stärkung der Abwehr); ggf. operative Eingriffe Gelenkrekonstruktion
- Spondylarthritis ankylopoetica (Morbus Bechterew): chronische entzündliche Erkrankung der Wirbelsäule und des Iliosakralgelenks, die zu einer Versteifung führen kann
  - Symptome: Rückenschmerzen; eingeschränkte Beweglichkeit der Wirbelsäule; Haltungsschäden
  - Diagnose: Röntgen oder MRT zur Darstellung der Versteifung und Entzündungen
  - Therapie: Physikalische Therapie zur Verbesserung der Beweglichkeit; Medikamente zur Entzündungshemmung; ggf. chirurgische Eingriffe bei schwerwiegenden Versteifungen
- Eitrige Arthritis: bakterielle Infektion eines Gelenks, die zu eitrigen Entzündungen führt
  - Symptome: akute Gelenkschmerzen; Schwellung, Rötung und Fieber
  - Diagnose: Gelenkpunktion zur Gewinnung von Eiter zur bakteriellen Analyse; Blutuntersuchungen; Röntgen zur Beurteilung des Gelenkschadens
  - Therapie: Antibiotikatherapie; chirurgische Drainage des Eiters; Schmerzmanagement

1.23.2.4 Knochenerkrankungen

- Osteoporose: systemische Erkrankung mit verringerter Knochenmasse und vermehrter Knochenbrüchigkeit
  - Symptome: häufige Knochenbrüche (Spontanbrüche z.B. bereits beim Abstützen, Hinstellen oder Hinsetzen); Rückenschmerzen durch Wirbelkörperfrakturen; Tannenbaum-Phänomen (Wirbelkörper erscheinen aufgrund der Frakturen spitz zulaufend)
  - Diagnose: Knochendichtemessung (DXA/Dual-Energy X-Ray Absorptiometry); Röntgen zur Beurteilung von Frakturen
  - Therapie: medikamentöse Therapie zur Knochendichteerhaltung; Schmerzmanagement; Calcium- und Vitamin-D-Supplementierung; Physiotherapie
- Osteomalazie: mangelhafte Mineralisierung des Knochens; durch Vitamin-D-Mangel
  - Symptome: Knochenschmerzen; Muskelschwäche; Deformitäten
  - Diagnose: Blutuntersuchungen (Vitamin-D-Spiegel, Calcium, Phosphat); Röntgen zur Beurteilung der Knochenstruktur
  - Therapie (s. Osteoporose)

- Akute Osteomyelitis: schnelle, bakterielle Infektion des Knochens
  - Symptome: akute Knochenschmerzen; Schwellung, Rötung und Fieber
  - Diagnose: Blutuntersuchungen; Röntgen oder MRT zur Beurteilung der Infektion; Knochenbiopsie
  - Therapie: intensive Antibiotikatherapie, Schmerzmanagement; ggf. chirurgische Entfernung infizierten Knochens und Weichteils
- Chronische Osteomyelitis: langfristige, wiederkehrende Knocheninfektion
  - Symptome: allmählich einsetzende Knochenschmerzen; intermittierende Schwellung; manchmal kommt es zur Bildung einer Fistel (abnormer Verbindungkanal)
  - Diagnose: Blutuntersuchungen; Röntgen, CT oder MRT
  - Therapie: langfristige Antibiotikatherapie, Schmerzmanagement; chirurgische Entfernung infizierten Knochens
- Skoliose: seitliche Verkrümmung der Wirbelsäule
  - Symptome: sichtbare Verkrümmung; Rückenschmerzen; asymmetrische Schulter- und Beckenkämme
  - Diagnose: Röntgen zur Bestimmung des Krümmungswinkels
  - Therapie: Physiotherapie, Schmerzmanagement; Korsettbehandlung; operative Korrektur bei schweren Fällen
- Spondylolyse: Defekt im Bereich der Pars interarticularis eines Wirbels, häufig in der Lendenwirbelsäule
  - Symptome: Rückenschmerzen, oft ausstrahlend in die Beine; gelegentlich neurologische Symptome
  - Diagnose: Röntgen oder CT zur Darstellung des Defekts
  - Therapie: Physiotherapie, Schmerzmanagement; operative Stabilisierung bei schwerwiegenden Fällen
- Spondylolisthesis: Verschiebung eines Wirbelkörpers im Vergleich zum darunter liegenden Wirbel
  - Symptome: Rückenschmerzen, oft Ischias-Symptome; eingeschränkte Beweglichkeit
  - Diagnose/Therapie (s. Spondylolyse)
- Fraktur (Knochenbruch): Unterbrechung der Kontinuität eines Knochens durch Trauma oder pathologische Prozesse
  - Geschlossene Fraktur (bei intakt gebliebener Haut)
  - Offene Fraktur (bei Durchtrennung aller Hautschichten mit Sepsisgefahr)
  - Komplizierter Trümmerbruch (mit Fragmenten/Bruchstücken)
  - Grünholzfraktur (kommt aufgrund der im Vergleich zu Erwachsenen kollagenreicheren und elastischeren Knochenhaut bei Kindern vor; ein Knochen bricht und verbiegt sich auf einer Seite, während die andere Seite intakt bleibt; wie bei einem frischen grünen Zweig)
  - Symptome: akute Schmerzen und Schwellung; Deformität und eingeschränkte Beweglichkeit
  - Diagnose: Röntgen zur Bestimmung des Frakturtyps; ggf. CT oder MRT für detaillierte Beurteilung
  - Therapie: Ruhigstellung (Schiene, Gips); ggf. operative Versorgung (Osteosynthese); Rehabilitation zur Wiederherstellung der Funktion

1.23.3 Gesundheitsbedingte Herausforderungen des Blut- und Lymphsystems

1.23.3.1 Pathologische Veränderungen des roten Blutbildes

- Niedrige Sauerstoffsättigung (Hypoxie)
  - Sauerstoffsättigungswerte 90% gelten als kritisch und erfordern sofortige medizinische Intervention
  - die Sauerstoffsättigung des Blutes bezeichnet den Prozentsatz des mit Sauerstoff gesättigten Hämoglobins im Blut und wird mit einem Pulsoxymeter gemessen
  - Ergebnisse werden in Prozent (%) angegeben; Normalwerte beim gesunden Erwachsenen liegen bei 95–100% Sauerstoffsättigung
  - Einflussfaktoren: Atemwegserkrankungen (z.B. COPD, Asthma); Herz-Kreislauf-Erkrankungen; Anämie (niedriger Hämoglobinspiegel); Höhenlage (geringere Sauerstoffverfügbarkeit)
  - Symptome: Atemnot; Müdigkeit und Schwäche; Verwirrtheit oder Desorientierung; bläuliche Verfärbung von Lippen und Fingern (Zyanose)
  - Therapie: Sauerstofftherapie zur Verbesserung der Sauerstoffsättigung; Behandlung der zugrunde liegenden Erkrankung
- Eisenmangelanämie: Anämie aufgrund eines Mangels an Eisen, das für die Bildung von Hämoglobin erforderlich ist
  - Ursachen: unzureichende Eisenzufuhr; chronischer Blutverlust (z.B. durch Menstruation, Magen-Darm-Blutungen)
  - Symptome: Müdigkeit; Blässe; Kurzatmigkeit; Schwindel
  - Diagnose: Blutuntersuchungen (Serum-Eisen, Ferritin, Transferrinsättigung); eventuell Endoskopie
  - Therapie: Eisenpräparate; Behandlung der Ursache des Eisenmangels
- Perniziöse Anämie: Anämie aufgrund eines Mangels an Vitamin B12; meist durch eine Störung der Vitamin-B12-Absorption im Magen-Darm-Trakt
  - Ursachen: Autoimmunerkrankung (Fehlen des Intrinsic Factor); Mangelernährung und Malabsorption
  - Symptome: Müdigkeit und Schwäche; neurologische Symptome (z.B. Kribbeln in den Extremitäten)
  - Diagnose: Blutuntersuchungen (Vitamin B12-Spiegel, MCV, MCH); schwedische Intrinsic Factor-Antikörper; Endoskopie bei Verdacht auf Atrophie der Magenschleimhaut
  - Therapie: Vitamin-B12-Injektionen oder -Tabletten
- Hämolytische Anämie: Anämie durch Zerstörung der roten Blutkörperchen (Hämolyse)
  - Ursachen: Autoimmunerkrankungen; Infektionen; Medikamentenreaktionen; genetische Störungen
  - Symptome: Gelbsucht; dunkler Urin; Müdigkeit; Splenomegalie (Milzvergrößerung)

  - Diagnose: Blutuntersuchungen (Retikulozytenzahl, Bilirubin und Antiglobulin-Test/Coombs-Test); Knochenmarkbiopsie
  - Therapie: ursächlich, eventuell Immunsuppressiva oder Steroide
- Polyzythämie Vera: chronische Erkrankung, die durch eine Überproduktion von roten Blutkörperchen im Knochenmark gekennzeichnet ist
  - Ursache: Mutation des JAK2-Gens
  - Symptome: Kopfschmerzen und Schwindel; Rötung der Haut, Juckreiz nach dem Duschen
  - Diagnose: Blutuntersuchungen (Hämatokrit, Hämoglobin), JAK2-Mutationstest; Knochenmarkbiopsie
  - Therapie: Aderlass, um die Blutdicke zu reduzieren; Medikamente zur Kontrolle der Blutzellproduktion

1.23.3.2 Pathologische Veränderungen der weißen Blutzellen

- Akute lymphatische Leukämie (ALL): maligne Erkrankung der weißen Blutkörperchen, bei der sich unreife Lymphoblasten im Knochenmark und Blut ansammeln
  - Symptome: Müdigkeit; Fieber und häufige Infektionen; Blutungen
  - Diagnose: Blutuntersuchungen (unreife Zellen/Blasten als Vorläuferzellen geben direktes Indiz für das Vorhandensein und den Verlauf der Erkrankung); Knochenmarkbiopsie
  - Therapie: Intensive Chemotherapie; ggf. Stammzelltransplantation
- Akute myeloische Leukämie (AML): maligne Erkrankung, die durch eine unkontrollierte Proliferation unreifer myeloischer Blasten im Knochenmark gekennzeichnet ist
  - Symptome: Müdigkeit; Infektionen; Blutungen; Knochen- und Gelenkschmerzen
  - Diagnose/Therapie (s. ALL, ▶ Kap. 1.23.3.2)
- Chronisch-lymphatische Leukämie (CLL): langsam wachsende Leukämie, durch die Ansammlung reifer, aber funktionell beeinträchtigter Lymphozyten im Blut und Knochenmark gekennzeichnet
  - Symptome: vergrößerte Lymphknoten; Müdigkeit; Gewichtsverlust
  - Diagnose: Blutuntersuchungen (Lymphozytenzahl); Knochenmarkbiopsie
  - Therapie: Behandlung mit Chemotherapie; Abwartende und beobachtende Therapie (»Watch and Wait«)
- Chronisch-myeloische Leukämie (CML): maligne Erkrankung des Knochenmarks, gekennzeichnet durch die Überproduktion von reifen myeloischen Zellen
  - Ursache: Philadelphia-Chromosom
  - Symptome: Müdigkeit; Splenomegalie; Gewichtsverlust
  - Diagnose: Blutuntersuchungen (Leukozytenzahl); Knochenmarkbiopsie
  - Therapie: Tyrosinkinase-Inhibitoren (Hemmstoffe); ggf. Stammzelltransplantation
- Leukopenie: Verminderung der Anzahl weißer Blutkörperchen

- Ursachen: Infektionen; Medikamente; Autoimmunerkrankungen
- Symptome: Erhöhte Infektionsanfälligkeit, oft asymptomatisch
- Diagnose: Blutuntersuchungen (Leukozytenzahl); Untersuchung der zugrunde liegenden Ursachen
- Therapie: Behandlung der Grundursache, ggf. Wachstumsfaktoren

- Agranulozytose: extrem niedrige Anzahl an Granulozyten, einer Untergruppe der weißen Blutkörperchen
  - Ursachen: Medikamente (z.B. bestimmte Antibiotika); Autoimmunerkrankungen
  - Symptome: Schwere Infektionen und Fieber
  - Diagnose: Blutuntersuchungen (Granulozytenzahl); Untersuchung auf zugrunde liegende Ursachen
  - Therapie: Absetzen der auslösenden Medikamente; ggf. Granulozyten-Kolonie-stimulierende Faktoren
- Hodgkin-Lymphom (Lymphogranulomatose): Malignität des Lymphsystems, charakterisiert durch das Vorhandensein von Reed-Sternberg-Zellen
  - Symptome: vergrößerte Lymphknoten; Gewichtsverlust; Fieber, Nachtschweiß
  - Diagnose: Lymphknotenbiopsie; Bildgebung (CT, PET); Blutuntersuchungen
  - Therapie: Chemotherapie; Strahlentherapie
- Non-Hodgkin-Lymphome: verschiedene Typen von malignen Lymphomen ohne Reed-Sternberg-Zellen
  - Symptome: ähnlich wie beim Hodgkin-Lymphom; abhängig vom Lymphomtyp
  - Diagnose: Lymphknotenbiopsie; Bildgebung; Blutuntersuchungen
  - Therapie: Chemotherapie; Strahlentherapie
- Plasmozytom (Multiples Myelom): maligne Erkrankung der Plasmazellen, gekennzeichnet durch deren unkontrollierte Vermehrung im Knochenmark
  - Symptome: Knochenschmerzen; Anämie; Niereninsuffizienz; Hyperkalzämie
  - Diagnose: Blutuntersuchungen (M-Proteine, um den Verlauf einzuschätzen); Knochenmarkbiopsie; Bildgebende Verfahren
  - Therapie: Chemotherapie; ggf. Stammzelltransplantation

1.23.3.3 Blutgerinnungsstörungen

- Hämophilie A: Erbkrankheit, die durch einen Mangel an Gerinnungsfaktor VIII gekennzeichnet ist
  - Symptome: Neigung zu schweren Blutungen; Blutergüsse; Gelenkblutungen
  - Diagnose: Blutuntersuchungen (aPTT/aktivierte-partielle Thromboplastinzeit; Faktor-VIII-Spiegel)
  - Therapie: Ersatztherapie des fehlenden Gerinnungsfaktors
- Hämophilie B: Erbkrankheit, die durch einen Mangel an Gerinnungsfaktor IX gekennzeichnet ist
  - Symptome/Diagnose/Therapie (s. Hämophilie A, ▶ Kap. 1.23.3.3)

- Von-Willebrand-Krankheit: Erbkrankheit mit Mangel oder Defekt des Von-Willebrand-Faktors, der für die Blutgerinnung wichtig ist
  - Symptome: Neigung zu Blutungen und Blutergüssen; vermehrte Nasenbluten
  - Diagnose: Blutuntersuchungen (Von-Willebrand-Faktor, aPTT)
  - Therapie: Desmopressin; Gerinnungsfaktor-Konzentrate
- Verbrauchskoagulation (Disseminierte intravaskuläre Koagulation, DIC): pathologischer Zustand, bei dem es zu einer massiven Gerinnung im Blutkreislauf kommt, gefolgt von einer erhöhten Blutungsneigung
  - Ursachen: schwere Infektionen; Trauma, Geburtskomplikationen; bestimmte Krebserkrankungen
  - Symptome: Blutgerinnsel in kleinen Gefäßen; starke Blutungen; Organversagen
  - Diagnose: Blutuntersuchung von Thrombozytenzahl und D-Dimer (Abbauprodukt von Fibrin); aPTT und PT (Prothrombin-Zeit)
  - Therapie: ursächlich; ggf. Unterstützung der Gerinnung und Bluttransfusionen

1.23.3.4 Laborparameter (Blut) – Normalwerte und Abweichungen

- Blutbild, Gerinnung und Entzündungsmarker
  - Blutkörperchensenkungsgeschwindigkeit (BSG)
    - Männer: 3–8 mm (1 h), 5–18 mm (2 h)
    - Frauen: 6–11 mm (1 h), 6–20 mm (2 h)
    - ↑ Entzündungen
  - Erythrozytenzahl
    - Männer: 4,8–5,9 x 10^6/µl
    - Frauen: 4,3–5,2 x 10^6/µl
    - ↑ Exsikkose, ↓ Anämie
  - Fibrinogen: 200–400 mg/dl
    - ↓ Blutungsgefahr
  - Hämatokrit (Hkt)
    - Männer: 40–54 Vol.–%, Frauen: 37–47 Vol.–%
  - Hämoglobin (Hb)
    - Männer: 14–18 g/dl, Frauen: 12–16 g/dl
    - ↓ mangelnde Sauerstoffsättigung
  - Leukozytenzahl: 4,0–10,0 x 10^3/µl
    - ↑ Entzündung, ↓ Vergiftungen/Viruserkrankungen
  - C-reaktives Protein (CRP)
    - < 5 mg/l (manchmal < 10 mg/l je nach Labor)
    - ↑ weist auf akute Entzündungen, bakterielle Infektionen oder Gewebeschäden hin
- Blutgase und Säure-Basen-Haushalt
  - Sauerstoffsättigung (sO_2): 90–96 %
    - ↓ Lungenemphysem, Asthma
  - pCO_2: 35–45 mmHg

    - kritisch bei < 19 oder > 67 mmHg
  - pH-Wert: 7,34–7,45
    - ↓ Azidose (lebensbedrohlich), ↑ Alkalose (lebensbedrohlich)
  - pO_2: 65–100 mmHg
    - kritisch bei < 43 oder > 80 mmHg
- Enzyme (Leber, Pankreas, Muskelzellen)
  -Alkalische Phosphatase (AP): 65–120 U/l
- ↑ Wachstum, Lebererkrankungen
  - Alpha-Amylase: 70–100 U/l
    - ↑ Pankreatitis (100–2000 U/l)
  - Gamma-Glutamyl-Transferase (γ-GT): < 55 U/l
    - ↑ Pankreatitis, Hirninfarkt
  - Laktat-Dehydrogenase (LDH): < 240 mmol/l
    - ↑ Chronische Leukämie, Hämolyse
    - Niere und Elektrolythaushalt
  - Chlorid: 98–112 mmol/l
    - ↓ Exsikkose, Erbrechen
  - Harnstoff-N: 4,7–24 mg/dl
    - 100 mg/dl: Akutes Nierenversagen
  - Kalium: 3,5–5,0 mmol/l
    - < 2,8 mmol/l: Herzstillstand, > 6,2 mmol/l: Herzrhythmusstörungen
  - Kreatinin: 0,7–1,3 mg/dl
    - ↓ Kachexie, ↑ Exsikkose/Niereninsuffizienz
- Stoffwechselparameter
  - Blutglukose (nüchtern): 70–100 mg/dl
    - ↓ Hypoglykämie, ↑ Hyperglykämie/Diabetes mellitus
  - Cholesterin gesamt: < 200 mg/dl (< 5,2 mmol/l)
    - HDL-Cholesterin: > 40 mg/dl (> 1 mmol/l)
    - LDL-Cholesterin: < 150 mg/dl (< 3,9 mmol/l), bei Fettstoffwechselstörungen
- Vitamine und Metalle
  - Ferritin: 30–400 µg/l
  - Vitamin A: 65–275 U/dl
  - Vitamin B12: 310–1100 pg/ml

1.23.4 Gesundheitsbedingte Herausforderungen des Herz- und Kreislaufsystems

1.23.4.1 Herzinsuffizienz

- Rechtsherzinsuffizienz: das rechte Herz ist zu schwach, um genügend Blut in den Lungenkreislauf zu pumpen
  - Symptome: (1) Dyspnoe bes. bei körperlicher Anstrengung oder im schweren Verlauf auch in Ruhe und im Liegen (Orthopnoe); (2) gestaute Halsvenen, weil sich aus großen oberen Hohlvenen (Vena cava superior und inferior Blut

aus dem Körperkreislauf staut, das eigentlich ins rechte Herzvorhof zurückfließen soll; (3) Bein- und Knöchelödeme und Gewichtszunahme; (4) Lebervergrößerung; (5) Nykturie (nächtliches Wasserlassen); (6) Ermüdung und körperliche Schwäche
  - Therapie: Diuretika; Vasodilatatoren (Medikamente zu Erweiterung der Blutgefäße); Behandlung der Grunderkrankung (z. B. COPD, KHK, Lungenembolie, Herzklappenfehler, Herzinfarkt, Geburtsfehler)
- Linksherzinsuffizienz: das linke Herz ist zu schwach, um genügend Blut in den Körperkreislauf zu pumpen
  - Symptome: (1) Dyspnoe (bei körperlicher Anstrengung und im weiteren Verlauf bis hin zur Orthopnoe) mit Husten; (2) Ansammlung von Flüssigkeit in der Lunge (Lungenödem); (3) Nykturie (nächtliches Wasserlassen); (4) Ermüdung und körperliche Schwäche
  - Therapie: ACE-Hemmer; Beta-Blocker; Diuretika

1.23.4.2 Cor Pulmonale

- Rechtsherzveränderung mit chronischer Überlastung des rechten Herzens als Folge chronischer Lungenerkrankungen
  - Symptome: Rechtsherzhypertrophie (Vergrößerung der rechten Herzmuskulatur); Dyspnoe (Atemnot); Tachykardie (Herzrasen); Brustschmerzen; Beinödeme
  - Therapie: Sauerstofftherapie; Diuretika; Herzglykoside (Digitoxin als Stärkungsmittel für das Herz)

1.23.4.3 Koronare Herzkrankheit

- Akutes Koronarsyndrom (Herzinfarkt)
  - Erklärung: Plötzliche Unterbrechung der Blutversorgung des Herzmuskels
  - Manifestationen: Intensive Brustschmerzen, Schwitzen, Übelkeit
  - Interventionen: Thrombolytische Therapie, koronare Angioplastie, Bypass-Operation
- Angina pectoris
  - Erklärung: Brustschmerzen aufgrund unzureichender Blutversorgung des Herzens
  - Manifestationen: Engegefühl in der Brust, ausstrahlende Schmerzen
  - Interventionen: Nitroglycerin, Betablocker und Kalziumkanalblocker

1.23.4.4 Herzrhythmusstörungen

- Bradykardie: Verlangsamter Herzschlag
  - Klinische Zeichen: Schwindel, Müdigkeit, Bewusstlosigkeit
  - Therapeutische Maßnahmen: Einsatz eines Herzschrittmachers, Medikation zur Erhöhung der Herzfrequenz

- Tachykardie: Beschleunigter Herzschlag
  - Klinische Zeichen: Herzklopfen, Brustschmerzen, Kurzatmigkeit
  - Therapeutische Maßnahmen: Einsatz von Betablockern und Katheterablation
- Störungen der Erregungsleitung: Unterbrechung der elektrischen Signalübertragung im Herzen
  - Klinische Zeichen: Unregelmäßiger Herzrhythmus, Müdigkeit, Ohnmacht
  - Therapeutische Maßnahmen: Herzschrittmacher-Implantation, medikamentöse Stabilisierung des Rhythmus

1.23.4.5 Endokarditis und Perikarditis

- Rheumatische Endokarditis: Herzinnenhautentzündung durch rheumatisches Fieber
  - Manifestationen: Fieber, Gelenkschmerzen, Herzgeräusche
  - Interventionen: Antibiotikatherapie, entzündungshemmende Medikamente
- Perikarditis: Entzündung des Herzbeutels
  - Manifestationen: Stechender Brustschmerz, verschlimmert beim Atmen
  - Interventionen: Schmerzmittel, Kortikosteroide, Perikardpunktion
- Myokarditis: Entzündung des Herzmuskels
  - Manifestationen: Herzrhythmusstörungen, Müdigkeit, Atemnot
  - Interventionen: Grunderkrankung behandeln, Herzunterstützung

1.23.4.6 Herzklappenerkrankungen

- Mitralklappeninsuffizienz: Unvollständiger Verschluss der Mitralklappe
  - Symptome: Atemnot, Herzrasen, Schwäche
  - Behandlung: Klappenreparatur oder Ersatz
- Aortenklappeninsuffizienz: Rückfluss von Blut in den linken Ventrikel
  - Symptome: Atemnot, Müdigkeit, Herzklopfen
  - Behandlung: Klappenersatz und medizinische Betreuung
- Mitralklappenstenose: Verengung der Mitralklappe
  - Symptome: Atembeschwerden, Herzrhythmusstörungen
  - Behandlung: Ballonvalvuloplastie, Klappenersatz
- Aortenklappenstenose: Verengung der Aortenklappe
  - Symptome: Brustschmerzen, Schwindel
  - Behandlung: Chirurgische Klappenersatzoperation

1.23.4.7 Angeborene Herzfehler

- Offener Ductus Botalli: Fortbestehen der Verbindung zwischen Aorta und Lungenarterie
  - Symptome: Herzgeräusche; Dyspnoe
  - Therapie: Medikamentöse Therapie (Nichtsteroidale Antiphlogisitka); chirurgischer Verschluss

- Fallot-Tetralogie: Kombination aus vier Herzfehlern (Pulmonalstenose, Ventrikelseptumdefekt, Rechtsherzhyperplasie und fehlpositionierte Aorta)
  - Symptome: Zyanose; Dyspnoe; Wachstumsverzögerung
  - Therapie: operative Korrektur
- Vorhofseptumdefekt: Loch in der Vorhofscheidewand
  - Symptome: Dyspnoe; Müdigkeit
  - Therapie: Katheterbasierter Verschluss; operative Reparatur

1.23.4.8 Gefäßerkrankungen

- Endangiitis obliterans (Thrombangitis obliterans/Buerger-Krankheit): Entzündung der Arterien und Venen der Extremitäten
  - Ursachen: Rauchen; Infektionen; Autoimmunerkrankungen und genetische Disposition
  - Symptome: Schmerzen; Geschwüre
  - Therapie: Raucherentwöhnung; Gefäßchirurgie
- Raynaud-Syndrom: Kälteinduzierte Gefäßspasmen
  - Symptome: Blässe und Zyanose der Finger
  - Therapie: Wärmeschutz und Vasodilatatoren
- Thrombophlebitis: Entzündung und Gerinnselbildung in oberflächlichen Venen
  - Symptome: Rötung und Schwellung
  - Therapie; Antikoagulation, Kompressionstherapie
- Aortenaneurysma: Aortenausweitung infolge einer Schwächung der Gefäßwand (z.B. durch Arterioklerose, Hypertonie, Alter, Rauchen, Infektionen, Trauma oder genetische Veranlagung)
  - Symptome: asymptomatisch; evtl. Schmerzen bei Ruptur
  - Therapie: (1) Intensive Überwachung; (2) minimalinvasive EVAR/Endovaskuläre Reparatur, bei der ein Stentgraft (textile/synthetische Hülle als Gefäßprothese) durch die Blutgefäße eingeführt wird, um das Gefäß zu stabilisieren und den Blutfluss zu kontrollieren; (3) offene Operation mit Entfernung und künstlichem Gefäßersatz
- Periphere arterielle Verschlusskrankheit (PAVK/Schaufensterkrankheit): Verengung der Arterien, oft in den Beinen
  - Ursachen: Nikotin und Alkohol, Hypertonie; Diabetes mellitus; hoher Cholesterinspiegel und Arteriosklerose; Adipositas und mangelnde Bewegung; das Alter und genetische Veranlagung
  - Symptome: Schmerzen beim Gehen; »Schaufensterkrankheit« weil die Pflegeempfänger oft vor Schaufenstern oder anderen Orten stehen bleiben, um sich auszuruhen; schlecht heilende (chronische) Wunden an den Füßen
  - Therapie: (1) Angioplastie und Stentimplantation (minimalinvasives Verfahren), bei dem ein Ballon verwendet wird, um verengte Arterien zu erweitern und ein Stent (Gitterwerk aus Metall, dass sich selbst expandieren oder durch einen Ballon entfalten kann) zur Offenhaltung der Arterie eingesetzt wird Arterielle Bypass-Operation (chirurgische Methode), bei der ein neues Ge-

fäßstück verwendet wird, um das blockierte Segment der Arterie zu umgehen und die Blutzufuhr zu verbessern; (3) Vasodilatatoren (blutgefäßerweiternde Medikamente); (4) Statine (cholesterinsenkende Medikamente zur Vorbeugung/Verlangsamung weiterer Arterienverkalkung); (5) Blutverdünnende Medikamente (Antikoagulanzien)

- Tiefe Bein- und Beckenvenenthrombose
  - Bildung von Blutgerinnseln in tiefen Venen
  - Symptome: Schmerzen; Schwellung
  - Therapie: Antikoagulanzien; Kompressionsstrümpfe
- Postthrombotisches Syndrom
  - Langzeitfolge einer tiefen Venenthrombose
  - Symptome: Beinschwellung; Hautveränderungen
  - Therapie: (1) Kompressionstherapie; (2) physikalische Therapie (Bewegungsübungen zur Förderung der Blutzirkulation); (3) ggf. fachgerechte Wundpflege (bei Ulzera); (4) Phlebotropika (gegen Schwellung und Schmerzen); (5) Antikoagulanzien; (6) Vermeidung der Risikofaktoren Übergewicht und Bewegungsmangel

1.23.4.9 Blutdruckerkrankungen

- Hypertonie: erhöhter Blutdruck über 140/90 mmHg
  - Arten:
    (1) sekundäre Hypertonie: Ursachen bekannt (ca. 20 %), z. B. renale Hypertonie bei Niereninsuffizienz;
    (2) Primäre/essentielle Hypertonie: keine erkennbare Ursache (ca. 80 %), mögliche Ursachen: Vererbung, Stress, Übergewicht, hohe Natriumzufuhr;
    (3) Volumenhochdruck: hoher systolischer RR, niedriger diastolischer RR; z. B. Hyperthyreose, Aorteninsuffizienz;
    (4) Elastizitätshochdruck: hoher systolischer RR, normaler diastolischer RR; z. B. Arteriosklerose;
    (5) Widerstandshochdruck: hoher systolischer RR und diastolischer RR; z. B. chronische Nephritis;
    (6) Kardiovaskuläre Hypertonie: ca. 1,5 %; z. B. Aorteninsuffizienz;
    (7) Neurogene Hypertonie: ca. 0,5 %; z. B. Enzephalitis, Tumor;
    (8) Portaler Hochdruck: Hochdruck im Pfortaderkreislauf; z. B. Leberzirrhose;
    (9) Pulmonaler Hochdruck: Hochdruck im Lungenkreislauf; z. B. Lungenemphysem
  - Risikofaktoren: Alter und Stress; Adipositas und mangelnde Bewegung; Ernährung (hoher Salz- und fettreicher Konsum); Diabetes mellitus; Alkoholkonsum und Rauchen; genetische Prädisposition; chronische Nierenerkrankungen
  - Therapie: (1) Lebensstiländerungen (gesündere Ernährung); (2) Reduktion von Alkohol und Nikotin; (3) Gewichtsreduktion; (4) regelmäßige körperliche Bewegung; (5) Stressreduktion (Meditation, Yoga); (6) Diuretika; (7) ACE-Hemmer, die die Umwandlung von Angiotensin I in Angiotensin II (Hor-

mon, das den Blutdruck erhöht) verhindern; (8) Angiotensin-II-Rezeptorenblocker; (9) Betablocker; reduzieren die Herzfrequenz und den Blutdruck; (10) Calciumkanalblocker (erweitern die Blutgefäße)

- Hypertensive Krise und maligne Hypertonie: plötzlicher starker Blutdruckanstieg mit Werten über 180/120 mmHg, die mit Organschäden verursachen können
  - Symptome: zunehmende Angst; starke Kopf- und Brustschmerzen; Sehstörungen, Schwindel und Verwirrtheit
  - Therapie: Notfallmedizinische Behandlung (intravenöse Medikation zur Blutdrucksenkung im Krankenhaus)
- Hypotonie: niedriger arterieller Blutdruck (unter 90/60 mmHg)
  - Ursachen: Dehydratation; Herzprobleme (dekompensierte Herzinsuffizienz); hormonelle Störungen; Medikamente (Diuretika, Antidepressiva); Blutverlust und Blutvergiftung (Sepsis); Volumenmangelschock
  - Symptome: Schwindel, Kopfschmerzen sowie Übelkeit; Müdigkeit und Benommenheit/Ohnmacht (»Schwarz werden vor Augen«); kalte, feuchte Haut
  - Therapie: Salzaufnahme; Flüssigkeitszufuhr

1.23.5 Gesundheitsbedingte Herausforderungen des Atmungssystems

1.23.5.1 Akute Bronchitis

- kurzfristige Entzündung der Luftwege, meistens durch Viren, seltener von Bakterien verursacht
- Symptome: trockener Husten, später produktiv (mit Schleim); Halsschmerzen; Kurzatmigkeit; Engegefühl in der Brust; Müdigkeit; leichtes Fieber, Schüttelfrost
- Therapie: Ruhe, viel Flüssigkeit; Hustenstiller oder Schleimlöser; Schmerzmittel bei Bedarf; Antibiotika nur bei bakterieller Infektion

1.23.5.2 Chronisch-obstruktive Atemwegserkrankungen

- langfristige Erkrankungen, die durch eine chronische Verengung der Atemwege gekennzeichnet sind, die den Luftstrom einschränken und die Atmung erschweren
- COPD (Chronisch Obstruktive Lungenerkrankung)
- Chronische Bronchitis: langfristige Entzündung und Reizung der Bronchien
  - Symptome: Husten mit schleimigem Auswurf, Atemnot, insbesondere morgens und in feuchtem Wetter
  - Diagnose: Lungenfunktionsprüfung, Röntgenaufnahmen, Sputumuntersuchung
  - Behandlung: Raucherentwöhnung, inhalative Medikamente (Bronchodilatatoren, Kortikosteroide), Atemtherapie

- Lungenemphysem: Zerstörung der Alveolen, was zu einem Verlust der Lungenoberfläche für den Gasaustausch führt
  - Symptome: Kurzatmigkeit, vor allem bei körperlicher Anstrengung; Husten; Gewichtsverlust
  - Diagnose: Spirometrie; Röntgenaufnahmen; CT
  - Therapie: Medikamente zur Erweiterung der Atemwege (Inhalation); Sauerstofftherapie; Lungentransplantation in fortgeschrittenen Fällen
- Asthma bronchiale: chronisch entzündliche Erkrankung der Atemwege, die zu einer Überempfindlichkeit und Verengung der Atemwege führt
  - Symptome: keuchender Husten, insbesondere nachts oder nach Kontakt mit Allergenen; Bronchiospasmus (unwillkürliche Verkrampfung der Bronchialmuskulatur, mit starker Dyspnoe, Stridor oder Giemen und Engegefühl in der Brust)
  - Diagnose: Spirometrie; Methacholinprovokationstest; Allergietests
  - Therapie: inhalative Kortikosteroide; Bronchodilatatoren; Vermeidung von Allergenen; Immuntherapie
- Bronchiektasen: abnormale Erweiterungen der Bronchien aufgrund wiederholter Infektionen und Entzündungen
  - Symptome: anhaltender produktiver Husten, häufige Atemwegsinfektionen, Auswurf von eitrigem Schleim
  - Diagnose: CT; Lungenfunktionstests; Sputumkulturen
  - Therapie: Antibiotika; Mukolytika; Atemphysiotherapie; ggf. chirurgische Intervention

1.23.5.3 Bronchialkarzinom

- bösartiger Tumor der Bronchien
- Risikofaktoren: Rauchen; Exposition gegenüber Asbest oder anderen Karzinogenen; genetische Faktoren
- Symptome: Anhaltender Husten; Blut im Auswurf; Brustschmerzen; unerklärter Gewichtsverlust
- Diagnose: Röntgenaufnahmen, CT; Bronchoskopie und Biopsie
- Therapie: Chirurgie; Chemotherapie; Strahlentherapie; Immuntherapie

1.23.5.4 Restriktive Lungenerkrankungen

- Erkrankungen, die das Lungenvolumen reduzieren und die Fähigkeit der Lunge einschränken, sich auszudehnen
- Idiopathische Lungenfibrose: Chronische Erkrankung, die zu einer fortschreitenden Vernarbung des Lungengewebes führt
  - Symptome: anhaltende Atemnot und trockener Husten; Müdigkeit und Gewichtsverlust
  - Diagnose: CT; Lungenfunktionstests; Biopsie
  - Therapie: antifibrotische Medikamente (fibrosereduzierend), z. B. Glukokortikoide; Sauerstofftherapie; Lungentransplantation

- Sarkoidose (Morbus Boeck): systemische Erkrankung mit Bildung von Granulomen in verschiedenen Organen, häufig in der Lunge
  - Symptome: Atemnot und trockener Husten; Gewichtsverlust und Hautausschläge; Gelenkschmerzen
  - Diagnose: Röntgenaufnahmen, CT, Biopsie der betroffenen Organe
  - Therapie: Kortikosteroide; Immunsuppressiva; symptomatische Therapie
- Exogen-Allergische Alveolitis: Entzündung der Alveolen aufgrund einer allergischen Reaktion auf inhalierte Substanzen
  - Symptome: Atemnot und Husten; grippeähnliche Symptome und Fieber
  - Diagnose: Anamnese; Lungenfunktionstests; Röntgen; Serum-Antikörpertests
  - Therapie: Vermeidung der Auslöser und Kortikosteroide

1.23.5.5 Entzündungen des Lungengewebes

- Pneumonie (Lungenentzündung): Entzündung des Lungengewebes durch verschiedene Erreger (Bakterien, Viren, Pilze)
  - Symptome: Fieber; Husten und Atemnot; Brustschmerzen; manchmal Schleimauswurf
  - Diagnose: Röntgenaufnahmen; Sputumkultur; Blutuntersuchungen
  - Therapie: Antibiotika; antivirale Medikamente; Flüssigkeitszufuhr; Schmerzmanagement
- Lungentuberkulose
  - Infektionskrankheit, verursacht durch Mycobacterium tuberculosis
  - Symptome: länger anhaltender Husten; Bluthusten; Gewichtsverlust; Nachtschweiß; Fieber
  - Diagnose: Tuberkulintest; Röntgenaufnahmen; Sputumkultur
  - Therapie: langfristige Antibiotikatherapie

1.23.5.6 Lungenembolie

- Blockierung einer Lungenarterie durch ein Blutgerinnsel, das meist von den Beinen (tiefe Venenthrombose) stammt
- Symptome: plötzliche Atemnot; Brustschmerzen; Husten mit blutigem Auswurf (Hämoptoe); Tachykardie
- Risikofaktoren: Immobilität nach Operationen; genetische Prädisposition; Krebserkrankungen
- Diagnose: CT-Angiographie; D-Dimer-Test (Abbauprodukt von Fibrin); Ultraschall der Beine
- Therapie: Antikoagulanzien; Thrombolytika in schweren Fällen; ggf. chirurgische Entfernung des Gerinnsels

1.23.5.7 Pleuraerkrankungen

- Pleuraerguss: Ansammlung von Flüssigkeit im Pleuraspalt, kann durch Herzinsuffizienz, Tumore oder Infektionen verursacht werden
  - Symptome: Atemnot; Brustschmerzen; Husten
  - Diagnose: Röntgenaufnahmen; Ultraschall; Thorakozentese (Pleurapunktion)
  - Therapie: Entfernung der Flüssigkeit; Behandlung der Grundursache; ggf. Pleurodese (medizinischer Eingriff zur therapeutischen Verklebung von Lungen- und Rippenfell)
- Pleuritis: Entzündung der Pleura, oft sekundär zu Infektionen oder rheumatischen Erkrankungen
  - Symptome: stechende Brustschmerzen, die bei Atmung und Husten zunehmen; Atemnot
  - Diagnose: Röntgenaufnahmen; Ultraschall; klinische Untersuchung
  - Therapie: Schmerzmittel; Behandlung der zugrundeliegenden Ursache; Kortikosteroide bei entzündlichen Ursachen
- Pneumothorax: Ansammlung von Luft im Pleuraspalt, die den Lungenflügel komprimieren kann
  - Symptome: plötzliche Atemnot; Brustschmerzen; verminderte Atemgeräusche auf der betroffenen Seite
  - Diagnose: Röntgenaufnahmen; CT
  - Therapie: Thoraxdrainage; gelegentlich chirurgische Eingriffe zur Prävention von Rezidiven

1.23.5.8 Schlaf-Apnoe-Syndrom

- Störung des Schlafs, bei der es zu wiederholten Atemaussetzern kommt
- Obstruktive Schlafapnoe: Blockierung der oberen Atemwege während des Schlafs
  - Symptome: lautes Schnarchen; Atempausen; Tagesmüdigkeit; Konzentrationsstörungen
  - Diagnose: Polysomnographie (Aufzeichnung von Schlafstörungen im Schlaflabor)
  - Therapie: CPAP-Therapie (Continuous Positive Airway Pressure, kontinuierlicher positiver Atemwegsdruck); Gewichtsreduktion; Vermeidung von Alkohol und Beruhigungsmitteln; Zentrale Schlafapnoe
  - fehlende Atemsignale des Gehirns, weniger häufig als die obstruktive Form
  - Symptome: ähnlich wie bei obstruktiver Schlafapnoe
  - Diagnose: Polysomnographie
- Therapie: CPAP oder BiPAP-Therapie (Bilevel Positive Airway Pressure, nichtinvasive Beatmung); Behandlung der zugrundeliegenden Erkrankung

1.23.6 Gesundheitsbedingte Herausforderungen des Verdauungssystems

1.23.6.1 Speiseröhrenerkrankungen

- Gastroösophageale Refluxkrankheit (GERD): chronischer Rückfluss von saurem Mageninhalt in die Speiseröhre
  - Symptome: Brennen in der Brust; saures Aufstoßen; Husten; Heiserkeit
  - Diagnose: Ösophagusgastroskopie; 24-Stunden-pH-Metrie; Ösophagus-Manometrie zur Messung der Druckverhältnisse und Beweglichkeit (Motalität) der Speiseröhre
  - Therapie: Antazida und Protonenpumpenhemmer (Magensäurehemmer); Lebensstiländerungen (z. B. Gewichtsreduktion, Vermeidung von Reflux-Auslösern, wie fett- oder säurereiche Kost, scharfe Gewürze, Zwiebeln, Kohlensäure und Alkohol, Nikotin Schmerzmittel, übermäßiges und spätes Essen vor der Nachtruhe)
- Ösophagitis: Entzündung der Speiseröhre, verursacht durch Reflux, Infektionen oder Medikamente
  - Symptome: Schluckbeschwerden (Dysphagie); Schmerzen und Übelkeit
  - Diagnose: Endoskopie; Biopsie und Sonografie
  - Therapie: Behandlung der zugrundeliegenden Ursache (z. B. Antazida, antibiotische Therapie bei Infektionen)
- Divertikelkrankheit: Vorwölbungen (Divertikel) in der Wand der Speiseröhre
  - Symptome: Schluckbeschwerden (Dysphagie); Schmerzen und gelegentlich Blutungen
  - Diagnose: Endoskopie, Röntgenuntersuchungen mit Kontrastmittel
  - Therapie: Je nach Schweregrad konservativ oder chirurgisch
- Achalasie: Störung der Speiseröhrenmotilität und des unteren Ösophagussphinkters (Schließmuskels)
  - Symptome: Schluckbeschwerden; Regurgitation (Rückfluss) von Nahrung; Brustschmerzen
  - Diagnose: Ösophagus-Manometrie und Endoskopie
  - Therapie: Pneumatische Dilatation; chirurgische Myotomie (Muskeldurchtrennung); medikamentöse Therapie (Kalziumblocker und Nitrate zur Entspannung der glatten Muskulatur)
- Ösophaguskarzinom: bösartiger Tumor in der Speiseröhre
  - Symptome: Dysphagie; Gewichtsverlust; Brustschmerzen; Husten
  - Diagnose: Endoskopie; Biopsie; Bildgebung (CT, MRT)
  - Therapie: Chirurgie; Chemotherapie; Strahlentherapie

1.23.6.2 Magenerkrankungen

- Gastritis: Entzündung der Magenschleimhaut
  - Symptome: Übelkeit und Erbrechen; Oberbauchschmerzen und Völlegefühl
  - Diagnose: Endoskopie, H. pylori-Test, Magenschleimhautbiopsie

- Therapie: Protonenpumpenhemmer und Antazida; Antibiotika bei Heliobacter pylori; Anpassungen in der Ernährung
- Ulkuskrankheit: Bildung von Geschwüren in der Magenschleimhaut oder im Zwölffingerdarm
  - Symptome: Oberbauchschmerzen; Übelkeit, Erbrechen und Gewichtsverlust
  - Diagnose: Endoskopie; H. pylori-Test; Röntgenuntersuchung
  - Therapie: Säurehemmende Medikamente; Antibiotika; Vermeidung von reizenden Substanzen
- Funktionelle Dyspepsie: Unspezifische Magenbeschwerden ohne erkennbare organische Ursache
  - Symptome: Unwohlsein im Oberbauch; Völlegefühl und Übelkeit
  - Diagnose: Ausschlussdiagnose; Anamnese; ggf. Endoskopie
  - Therapie: Lebensstil- und Ernährungskontrolle; Medikamente zur Symptomkontrolle
- Magenkarzinom: bösartiger Tumor im Magen
  - Symptome: Gewichtsverlust und Appetitlosigkeit; Oberbauchschmerzen und Übelkeit
  - Diagnose: Endoskopie; Biopsie; Bildgebung (CT, MRT)
  - Therapie: Chirurgie; Chemotherapie; Strahlentherapie

1.23.6.3 Dünndarmerkrankungen

- Zöliakie: Autoimmunerkrankung, bei der der Dünndarm auf Gluten reagiert
  - Symptome: Durchfall und Bauchschmerzen; Blähungen; Gewichtsverlust
  - Diagnose: Blutuntersuchungen (Antikörper); Dünndarmbiopsie
  - Therapie: lebenslange glutenfreie Diät
- Morbus Crohn: chronisch entzündliche Erkrankung, die den Verdauungstrakt betreffen kann, oft den Dünndarm
  - Symptome: Bauchschmerzen und Durchfall; Gewichtsverlust und Müdigkeit
  - Diagnose: Endoskopie; Bildgebung (CT, MRT); Stuhluntersuchungen
  - Therapie: Entzündungshemmer; Immunsuppressiva; ggf. Chirurgie
- Reizdarmsyndrom (IBS): funktionelle Störung des Darms, oft mit Schmerzen und Stuhlgangsveränderungen
  - Symptome: Bauchschmerzen und Blähungen; Durchfall oder Verstopfung
  - Diagnose: Ausschlussdiagnose; Anamnese
  - Therapie: Diätanpassungen; Stressmanagement; Medikamente zur Symptomkontrolle
- Dünndarmkarzinom: bösartiger Tumor im Dünndarm
  - Symptome: Bauchschmerzen und Übelkeit; Gewichtsverlust und Blutungen
  - Diagnose: Endoskopie; Biopsie, Bildgebung (CT, MRT)
  - Therapie: Chirurgie; Chemotherapie; Strahlentherapie

1.23.6.4 Dickdarmerkrankungen

- Appendizitis: Entzündung des Wurmfortsatzes (Appendix vermiformis)
  - häufig als »Blinddarmentzündung« bezeichnet, obwohl nur der Wurmfortsatz betroffen ist
  - Ursachen: Verschluss der Appendix durch Kotsteine oder Fremdkörper (z.B. Kirschkerne); typische Erkrankung junger Menschen, v.a. in den ersten drei Lebensjahrzehnten
  - Symptome: rechtsseitiger Unterbauchschmerz (verstärkt bei Druck auf McBurney- und Lanz-Punkt); kontralateraler Loslassschmerz (Blumberg-Zeichen); Schmerzen bei rektaler Untersuchung; Fieber mit Temperaturdifferenz von über 1 °C (axillar/rektal); Übelkeit, Erbrechen, evtl. Durchfall; anatomische Lage des Wurmfortsatzes variiert, z.B. während der Schwangerschaft (Schmerzen auch im rechten Oberbauch möglich)
  - Diagnostik: Bestimmung der Entzündungswerte (CRP, BSG) im Blut; Sonografie zur Bestätigung
  - Komplikation: Perforation des Wurmfortsatzes mit Peritonitis-Gefahr (plötzliche Schmerzminderung, dann schwere Allgemeinsymptome wie Fieber, Schock)
  - Therapie: Antibiotikatherapie bei unklaren Symptomen und Überwachung im Krankenhaus; operative Entfernung der Appendix (laparoskopisch oder konventionell bei Perforation)
  - präoperative Pflege: Temperaturmessung (axillar und rektal); Pflegeempfänger nüchtern halten (Tee, Zwieback)
  - postoperative Pflege: regelmäßige Kontrolle der Vitalzeichen und Temperatur; Infusionstherapie überwachen; Kontrolle der Drainagen (bei konventioneller Operation); Flüssigkeitsaufnahme (Tee, Wasser) nach 4–5 Stunden, leichte Kost ab dem 1. Tag (Weißbrot, Suppe); schwere Lasten (> 5 kg) für 1–2 Wochen vermeiden; Hobbysport nach zwei Wochen, Leistungssport individuell mit dem Arzt abklären
- Colitis ulcerosa: chronische Entzündung des Dickdarms, meist mit Geschwüren
  - Symptome: blutiger Durchfall; Bauchschmerzen; Gewichtsverlust und Müdigkeit
  - Diagnose: Koloskopie; Biopsie; Blutuntersuchungen
  - Therapie: Entzündungshemmer; Immunmodulatoren (zur Regulation und Stärkung der Abwehr); ggf. Chirurgie
- Morbus Crohn (Dickdarmbetroffene Form): chronische Entzündung, die auch den Dickdarm betreffen kann
  - Symptome: Bauchschmerzen und Durchfall; Gewichtsverlust und Fieber
  - Diagnose: Koloskopie; Bildgebung; Stuhluntersuchungen
  - Therapie: Entzündungshemmer; Immunsuppressiva (zur Unterdrückung der Abwehrreaktion); ggf. Chirurgie
- Rektumkarzinom: bösartiger Tumor im Enddarm (Rektum)
  - Symptome: Blut im Stuhl; Bauchschmerzen; Stuhlveränderungen; Gewichtsverlust
  - Diagnose: Rektoskopie; Koloskopie; Bildgebung (CT, MRT)

  - Therapie: Chirurgie; Chemotherapie; Strahlentherapie
- Divertikulitis: Entzündung der Divertikel (Ausstülpungen) im Dickdarm
  - Symptome: Bauchschmerzen und Übelkeit (häufig linksseitig); Fieber; Veränderungen beim Stuhlgang
  - Diagnose: CT-Abdomen; Koloskopie
  - Therapie: Antibiotika; Flüssigkeitszufuhr; ggf. chirurgische Intervention in schweren Fällen
- Gutartige Dickdarmtumoren: Tumoren im Dickdarm, die nicht bösartig sind, z. B. Adenome (Drüsentumor)
  - Symptome: oft asymptomatisch; gelegentlich Blutungen oder Veränderung der Stuhlgewohnheiten
  - Diagnose: Koloskopie; Biopsie
  - Therapie: chirurgische Entfernung und regelmäßige Überwachung
- Dickdarmkrebs (Kolorektales Karzinom): bösartiger Tumor im Dickdarm
  - Symptome: Blut im Stuhl; Bauchschmerzen; Gewichtsverlust; Veränderung der Stuhlgewohnheiten
  - Diagnose: Koloskopie; Biopsie; Bildgebung (CT, MRT)
  - Therapie: Chirurgie; Chemotherapie; Strahlentherapie

1.23.6.5 Lebererkrankungen

- Fettleber (Steatosis Hepatis): Ansammlung von Fett in den Leberzellen
  - Symptome: oft asymptomatisch; gelegentlich Müdigkeit und Oberbauchschmerzen
  - Diagnose: Ultraschall; Blutuntersuchungen
  - Therapie: Gewichtsreduktion; gesunde Ernährung; regelmäßige körperliche Aktivität
- Chronische Hepatitis: langfristige Entzündung der Leber, oft durch Virusinfektionen oder Medikamente verursacht
  - Symptome: Müdigkeit; Gelbsucht; Bauchschmerzen und Appetitlosigkeit
  - Diagnose: Leberfunktionstests (Hepatitis-Viren-Tests); Leberbiopsie
  - Therapie: Antivirale Medikamente; Immunmodulatoren; Lifestyle-Änderungen (z. B. Alkoholverzicht)
- Leberzirrhose: chronische Erkrankung, bei der normales Lebergewebe durch Narbengewebe ersetzt wird
  - Symptome: Müdigkeit und Gewichtsverlust; Gelbsucht und Bauchschmerzen
  - Diagnose: Ultraschall; CT; Leberbiopsie; Blutuntersuchungen
  - Therapie: Behandlung der Ursache (z. B. Alkoholverzicht, antivirale Therapie); symptomatische Therapie; Lebertransplantation bei fortgeschrittener Erkrankung
- Alkoholbedingte Lebererkrankungen: Lebererkrankungen durch übermäßigen Alkoholkonsum
  - Symptome: ähnlich der Fettleber und der Leberzirrhose; oft mit abdominalen Schmerzen und Aszites (Bauchwassersucht)
  - Diagnose: Anamnese; Bildgebung, Leberfunktionstests

- Therapie: Alkoholverzicht; symptomatische Behandlung; ggf. medikamentöse Therapie
- Primär biliäre Zirrhose: Autoimmunerkrankung, bei der die kleinen Gallengänge in der Leber geschädigt werden
  - Symptome: Müdigkeit und Juckreiz; Gelbsucht
  - Diagnose: Blutuntersuchungen (z. B. Antikörpertests); CT; Leberbiopsie
  - Therapie: Ursodeoxycholsäure (erhöht die Löslichkeit von Cholesterin); symptomatische Behandlung; Lebertransplantation in schweren Fällen
- Bösartige Tumoren der Leber: krebsartige Tumoren in der Leber, einschließlich Hepatozelluläres Karzinom (HCC)
  - Symptome: Gewichtverlust und Bauchschmerzen; Gelbsucht und abdominale Schwellung
  - Diagnose: Bildgebung (Ultraschall, CT, MRT); Leberbiopsie
  - Therapie: Chirurgie; Chemotherapie; Strahlentherapie

1.23.6.6 Gallenerkrankungen

- Cholelithiasis (Gallensteine): Bildung von Steinen in der Gallenblase
  - Symptome: oft asymptomatisch; bei Beschwerden starke Bauchschmerzen; Übelkeit und Erbrechen
  - Diagnose: Ultraschall; ggf. Endoskopie
  - Therapie: Medikamentöse Behandlung (zur Erhöhung der Cholesterinlöslichkeit; Schmerzmittel, ggfs. Antibiotika); cholezystektomische Chirurgie bei symptomatischen Fällen
- Cholangitis: Entzündung der Gallenwege, meist durch Gallensteine oder Infektionen verursacht
  - Symptome: Fieber und Gelbsucht; Bauchschmerzen
  - Diagnose: Bildgebung (Ultraschall, CT); Blutuntersuchungen
  - Therapie: Antibiotika; ggf. endoskopische oder chirurgische Intervention zur Beseitigung der Blockade
- Primär sklerosierende Cholangitis: chronische Erkrankung der Gallenwege mit Verhärtung und Verengung
  - Symptome: Müdigkeit und Juckreiz; Gelbsucht und Bauchschmerzen
  - Diagnose: Bildgebung (MRCP); Blutuntersuchungen; Leberbiopsie
  - Therapie: Medikamentöse Therapie (z. B. Ursodeoxycholsäure); symptomatische Behandlung; Lebertransplantation in fortgeschrittenen Fällen
- Cholezystitis: Entzündung der Gallenblase, oft durch Gallensteine verursacht
  - Symptome: starke Bauchschmerzen; Übelkeit, Erbrechen und Fieber
  - Diagnose: Ultraschall; ggf. CT
  - Therapie: Antibiotika; Schmerzmanagement; cholezystektomische Chirurgie (Entfernung der Gallenblase)
- Maligne (krebsartige) Tumoren der Gallenblase und der Gallenwege
  - Symptome: Gewichtsverlust und Bauchschmerzen; Gelbsucht und allgemeine Schwäche
  - Diagnose: Bildgebung (Ultraschall, CT, MRT); Biopsie

  - Therapie: Chirurgie; Chemotherapie; Strahlentherapie

1.23.6.7 Bauchspeicheldrüsenerkrankungen

- Akute Pankreatitis: plötzliche Entzündung der Bauchspeicheldrüse
  - Symptome: starke Bauchschmerzen; Übelkeit, Erbrechen und Fieber
  - Diagnose: Blutuntersuchungen (z.B. Amylase, Lipase); Ultraschall, CT
  - Therapie: Flüssigkeitszufuhr; Schmerzmanagement; ggf. chirurgische Intervention; Behandlung der zugrundeliegenden Ursache
- Chronische Pankreatitis: langfristige Entzündung der Bauchspeicheldrüse mit fortschreitendem Gewebeschaden
  - Symptome: anhaltende Bauchschmerzen; Verdauungsstörungen und Gewichtsverlust
  - Diagnose: Bildgebung (Ultraschall, CT, MRT); Blutuntersuchungen
  - Therapie: Schmerzmanagement; Enzymersatztherapie; Lebensstiländerungen (z.B. Alkoholverzicht, Ernährungsanpassungen)
- Pankreaskarzinom: bösartiger Tumor der Bauchspeicheldrüse
  - Symptome: Gewichtsverlust und Appetitlosigkeit; Bauchschmerzen und Gelbsucht
  - Diagnose: Bildgebung (CT, MRT, PET); Biopsie
  - Therapie: Chirurgie; Chemotherapie; Strahlentherapie

1.23.6.8 Akutes Abdomen

- Symptomkomplex bei verschiedenen, meist lebensbedrohlichen Erkrankungen im Bauchraum
- Symptome
  - akute, heftige und gut lokalisierbare Bauchschmerzen; Abwehrspannung der Bauchdecke
  - Übelkeit, Erbrechen, Blässe, Fieber; gestörte Darmentleerung, Obstipation oder fehlender Stuhlgang
  - Schockanzeichen: Kaltschweißigkeit, Blutdruckabfall und Herzrasen besonders bei inneren Blutungen
  - Schonhaltung (angewinkelte Beine, Seitenlage)
- Ursachen
  - akute Entzündungen: Appendizitis, Cholezystitis, Pankreatitis, Pyelitis
  - Koliken: Gallen-, Nierenkolik (durch Steine oder Abflussstörungen)
  - Organabszesse: Eiteransammlungen in Hohlorganen
  - Perforationen: Magen-, Darmperforationen, Leberruptur
  - Passagebehinderungen: Darmverschluss (Ileus), Stauungsleber
  - Infarkte: Mesenterialinfarkt, Niereninfarkt
  - Tumoren: Bauch- und Darmtumoren
  - Torsionen und Inkarzerationen: Hodentorsion, eingeklemmte Hernien, Ovarialzystendrehungen
  - Blutgefäßprobleme: Aneurysmarupturen, Gefäßverschluss

  - Vergiftungen
  - Sonderfälle: Tubargravidität (Eileiterschwangerschaft)
- Maßnahmen
  - Flüssigkeits- und Nahrungskarenz; weder trinken noch essen (wegen möglicher Operation)
  - keine Wärmezufuhr; Wärme kann Blutungen und Entzündungen verstärken
  - Schmerzmanagement; keine Schmerzmittel verabreichen (außer bei bekannten Herz-/Asthmamitteln)
  - Schonhaltung unterstützen, bei Atemnot Oberkörper hochlagern, bei Bewusstlosigkeit stabile Seitenlage
  - regelmäßige Vitalzeichenkontrolle (Blutdruck, Puls, Bewusstsein)
  - psychische Betreuung: Ruhig und beruhigend auf den Pflegeempfänger einwirken

1.23.7 Gesundheitsbedingte Herausforderungen des Harnsystems

1.23.7.1 Erkrankungen der Ableitenden Harnwege

- Harnwegsinfektionen (HWI)
  - Infektionen, die die verschiedenen Teile des Harntrakts betreffen, darunter die Harnröhre, Blase und Nieren
  - Ursachen: Bakterien (häufig Escherischia coli); seltener Viren oder Pilze
  - Symptome: Brennen beim Wasserlassen (Dysurie); häufiger und erhöhter Harndrang (Pollakisurie); Schmerzen im Unterbauch; trüber oder blutiger Urin
  - Diagnose: Urinuntersuchung (Streifen- und Mikroskopie); Urinkultur
  - Therapie: Antibiotika zur Bekämpfung der Infektion; Schmerzmittel zur Linderung der Symptome; erhöhte Flüssigkeitszufuhr
- Blasenentzündung (Zystitis): Entzündung der Blasenwand, oft durch bakterielle Infektionen verursacht
  - Ursachen: Infektionen durch Bakterien; seltener durch Medikamente oder chemische Reizstoffe
  - Symptome: erhöhter Harndrang; Brennen beim Wasserlassen (Dysurie); häufiges Wasserlassen (Pollakisurie); Schmerzen im Unterbauch; trüber oder übelriechender Urin
  - Diagnose: Urinuntersuchung; Ultraschall; ggfs. Zystoskopie
  - Therapie: Antibiotika; Schmerzmittel; ausreichende Flüssigkeitszufuhr
- Harnröhrenstriktur: Verengung der Harnröhre durch Narbengewebe, die den Urinfluss behindert
  - Ursachen: Traumata; chronische Entzündungen; vorherige medizinische Eingriffe
  - Symptome: schwacher Urinstrahl; Schwierigkeiten beim Wasserlassen; Schmerzen beim Wasserlassen; häufige Harnwegsinfektionen
  - Diagnose: Urethroskopie; Bildgebung (z. B. retrograde Urethrogramm)

  - Therapie: Dilation der Striktur (endoskopische Verfahren zur Wiederherstellung der Harnröhrenweite); chirurgische Rekonstruktion in schweren Fällen
- Harnleitersteine
  - kalkhaltige Ablagerungen in den Harnleitern, die den Urinfluss blockieren können
  - Ursachen: hohe Konzentrationen von Calcium, Oxalat oder Harnsäure im Urin
  - Symptome: starke Flankenschmerzen; Blut im Urin; Übelkeit und Erbrechen; gelegentlich Fieber
  - Diagnose: Ultraschall; CT; Urinuntersuchung (Bestimmung der Steinart)
  - Therapie: Schmerzmanagement; erhöhte Flüssigkeitsaufnahme; medikamentöse Therapie zur Unterstützung des Steinabgangs; Stoßwellenlithotripsie oder endoskopische Entfernung bei Bedarf
- Harnblasenprolaps (Zystozele): Vorwölbung der Blase in die Vaginalwand aufgrund einer Schwäche des Bindegewebes
  - Ursachen: Schwangerschaft; Geburt; altersbedingte Bindegewebsschwäche
  - Symptome: unkontrollierter Urinverlust; Druckgefühl im Becken; Beschwerden beim Geschlechtsverkehr
  - Diagnose: urodynamische Tests zur Beurteilung der Blasenfunktion
  - Therapie: Beckenbodentraining; chirurgische Reparatur des Prolaps; unterstützende Beckenbodenübungen

1.23.7.2 Nierenerkrankungen

- Akutes Nierenversagen (ANV): plötzlicher Verlust der Nierenfunktion, der zu einem raschen Anstieg der Serumkreatininwerte führt
  - Ursachen: Prä-renal (z.B. Hypovolämie, Herzinsuffizienz); renal (z.B. akute Tubulusnekrose, Glomerulonephritis); post-renal (z.B. Harnwegsobstruktion)
  - Symptome: Oligurie oder Anurie; Schwellungen; Müdigkeit; Verwirrtheit
  - Diagnose: Serumkreatinin; Elektrolyte; Urinuntersuchung; Bildgebung
  - Therapie: Behandlung der zugrundeliegenden Ursache; unterstützende Maßnahme; ggf. Dialyse zur temporären Unterstützung der Nierenfunktion
- Chronische Niereninsuffizienz (CNI): langsame und fortschreitende Verschlechterung der Nierenfunktion über Monate oder Jahre
  - Ursachen: Diabetes mellitus; Hypertonie; chronische Glomerulonephritis; polyzystische Nierenerkrankung
  - Symptome: Müdigkeit und Juckreiz; Appetitlosigkeit und Übelkeit; Schwellungen und Ödeme
  - Diagnose: Serumkreatinin; Berechnung der glomerulären Filtrationsrate (GFR); Urinuntersuchung; Bildgebende Verfahren
  - Therapie: Kontrolle der Bluthochdruck- und Blutzuckerwerte; spezielle Diäten; Medikamente zur Reduzierung der Symptome; ggf. Dialyse bei fortgeschrittener Nierenschädigung
- Nierensteine: Feststoffe, die sich in den Nieren bilden und zu Schmerzen und obstruktiven Komplikationen führen können

  - Ursachen: hohe Konzentrationen von Calcium, Oxalat, Phosphat oder Harnsäure im Urin
  - Symptome: Flankenschmerzen; Blut im Urin; Übelkeit und Erbrechen; gelegentlich Fieber
  - Diagnose: Ultraschall; CT; Urinuntersuchung (Bestimmung der Steinart)
  - Therapie: Schmerzmanagement; Flüssigkeitszufuhr; medikamentöse Therapie zur Unterstützung des Steinabgangs; chirurgische Verfahren wie Stoßwellenlithotripsie oder endoskopische Entfernung bei größeren Steinen
- Glomerulonephritis: Entzündung der Glomeruli, die die Filtereinheiten der Nieren darstellen
  - Ursachen: Infektionen; autoimmune Erkrankungen; Medikamente; systemische Erkrankungen
  - Symptome: Ödeme; Bluthochdruck; Hämaturie (Blut im Urin); Proteinurie (Eiweiß im Urin)
  - Diagnose: Urinuntersuchung; Blutuntersuchungen zur Feststellung von Entzündungsmarkern; Nierenbiopsie zur Bestimmung der Schwere der Erkrankung
  - Therapie: Behandlung der zugrundeliegenden Ursache; Steroide oder andere immunsuppressive Medikamente zur Kontrolle der Entzündung
- Polyzystische Nierenerkrankung: Erbkrankheit, bei der sich zahlreiche Zysten in den Nieren bilden, was zu einer eingeschränkten Nierenfunktion führen kann
  - Ursachen: genetische Mutation; familiäre Veranlagung
  - Symptome: Flankenschmerzen; Bluthochdruck; Harnwegsinfektionen; vergrößerte Nieren
  - Diagnose: Ultraschall; CT; genetische Tests
  - Therapie: symptomatisch zur Linderung von Schmerzen; Blutdruckkontrolle; ggf. Nierentransplantation bei fortgeschrittenem Verlauf

1.23.8 Gesundheitsbedingte Herausforderungen der Geschlechtsorgane

1.23.8.1 Erkrankungen der weiblichen Geschlechtsorgane

- Polyzystisches Ovarsyndrom (PCOS): hormonelle Störung, die durch vergrößerte Eierstöcke mit vielen kleinen Zysten gekennzeichnet ist
  - Ursachen: hormonelle Ungleichgewichte; genetische Faktoren
  - Symptome: unregelmäßige Menstruationszyklen; Akne und übermäßiger Haarwuchs (Hirsutismus); Gewichtszunahme
  - Diagnose: Anamnese; Ultraschall; Hormonuntersuchungen
  - Therapie: Hormontherapie zur Regulierung des Menstruationszyklus; Lebensstiländerungen zur Gewichtskontrolle; ggf. Medikamente zur Behandlung von Akne und Hirsutismus
- Endometriose: Wucherungen von Endometriumgewebe außerhalb der Gebärmutter, meist in der Bauchhöhle

  - Ursachen: Unklar; genetische und immunologische Faktoren spielen eine Rolle
  - Symptome: starke Menstruationsschmerzen; Schmerzen beim Geschlechtsverkehr; Chronische Beckenschmerzen; Unfruchtbarkeit
  - Diagnose: Laparoskopie zur direkten Sichtung der Endometrioseherde; Bildgebung; gynäkologische Untersuchung
  - Therapie: Schmerzmanagement; Hormontherapie; chirurgische Entfernung von Endometrioseherden
- Gebärmutterhalskrebs (Zervixkarzinom): bösartiger Tumor des Gebärmutterhalses, häufig durch eine HPV-Infektion verursacht
  - Symptome: unregelmäßige Blutungen; Blutungen nach dem Geschlechtsverkehr; pathologischer vaginaler Ausfluss
  - Diagnose: Pap-Abstrich zur frühzeitigen Erkennung; HPV-Abstrich (Erkennung humane Papillomaviren); Kolposkopie und Biopsie zur Bestätigung der Diagnose
  - Therapie: chirurgische Konisation (Gewebeentfernung) oder Hysterektomie (Uterusentfernung); Strahlentherapie; Chemotherapie
- Vaginalinfektionen: Infektionen der Vagina durch Bakterien, Pilze oder Parasiten
  - Ursachen: bakterielle Vaginose; Hefepilzinfektionen; Trichomoniasis (sexuell übertragbare Protozoeninfektion)
  - Symptome: Juckreiz; unangenehmer Geruch; ungewöhnlicher Ausfluss
  - Diagnose: Spekulumeinstellung zur Inspektion der Vaginalwand; Abstriche und Labortests zur Identifizierung des Erregers
  - Therapie: Antimykotika; Antibiotika
- Ovarialkarzinom (Eierstockkrebs): bösartiger Tumor der Eierstöcke
  - Ursachen: genetische Prädisposition; hormonelle Faktoren
  - Symptome: abdominale Schwellung und Bauchschmerzen; unregelmäßige Blutungen; Gewichtsverlust
  - Diagnose: Ultraschall; CT; Tumormarker (CA-125); Laparoskopie
  - Therapie: Chirurgie (Ovarektomie); Chemotherapie; Hormontherapie

1.23.8.2 Fertilitätsprobleme

- Ursachen: hormonelle Störungen; genetische Faktoren; Erkrankungen (z. B. Endometriose, PCOS); Lebensstilfaktoren
- Behandlungen: Hormontherapie; operative Eingriffe; assistierte Reproduktionstechniken
- Fruchtbarkeitsprobleme der Frau: Zyklusstörungen; verklebte Eileiter; Alter
- Fruchtbarkeitsprobleme beim Mann: verminderte Spermienqualität; Hormonmangel; Erektionsstörung
- Diagnose: Hormonanalyse; Ultraschall; Spermiogramm
- Therapie: In-vitro-Fertilisation (IVF); Ablauf: Eizellenentnahme, Befruchtung im Labor, Embryonentransfer in die Gebärmutter; Erfolgsrate abhängig von Alter und Gesundheitszustand; Risiken sind Mehrlings- und Fehlgeburt

1.23.8.3 Erkrankungen der weiblichen Brust

- Mastitis: Entzündung des Brustgewebes, häufig während der Stillzeit, kann aber auch andere Ursachen haben
  - Symptome: Rötung, Schwellung und Schmerzen im Bereich der Brust; Fieber und Schüttelfrost
  - Diagnose: Ultraschall; ggf. Brustmilch- und/oder Gewebeprobe
  - Therapie: Antibiotika bei bakterieller Infektion; Schmerzmittel; warme Kompressen (symptomlindernd)
- Mammakarzinom: bösartiger Tumor der Brustdrüse, häufigste Krebserkrankung bei Frauen
  - Symptome: Knoten in der Brust; unregelmäßige Veränderungen der Brustform; Ausfluss aus der Brustwarze, Hautveränderungen
  - Selbstabtastung der Brust: mindestens einmal im Monat zur frühzeitigen Erkennung von abnormalen Veränderungen oder Knoten, die auf Brustkrebs hindeuten könnten; die Frau sollte sich vor einem Spiegel ausziehen und die Arme entspannen und mit den Fingerkuppen in kleinen, kreisenden Bewegungen die Brust abtasten; dabei regelmäßig den gesamten Bereich der Brust und die Achselhöhle untersuchen und auf ungewöhnliche Knoten, Verhärtungen, Veränderungen in der Haut oder Ausfluss achten
  - Diagnose: Mammographie, Ultraschall, Biopsie zur Bestimmung des Tumortyps und -stadiums
  - Therapie: chirurgische Lumpektomie (Tumorentfernung) oder Mastektomie (Brustentfernung); Strahlentherapie; Chemotherapie; Hormontherapie je nach Tumortyp und Stadium

1.23.8.4 Erkrankungen der männlichen Geschlechtsorgane

- Benigne Prostatahyperplasie (BPH): gutartige Vergrößerung der Prostata, häufig bei älteren Männern
  - durch das Wachstum und die Vergrößerung bereits vorhandener Zellen in Abgrenzung von der bösartigen/malignen Form durch Zunahme von Drüsenzellen (Prostatahypertrophie)
  - Ursachen: altersbedingte hormonelle Veränderungen
  - Symptome: häufiger Harndrang (Pollakisurie); erschwerter Urinfluss (Dysurie); unvollständige Blasenentleerung (Restharnbildung); nächtliches Wasserlassen (Nykturie)
  - Diagnose: digitale rektale Untersuchung; PSA-Test (Prostata-spezifisches Antigen, Bluttest); Urodynamische Tests zur Bewertung des Prostatavolumens
  - Therapie: 5-Alpha-Reduktase-Hemmer zur Verkleinerung der Prostata; Alpha-Blocker zur Entspannung der Blasenmuskulatur; in schweren Fällen operative Verfahren wie transurethrale Resektion der Prostata
- Prostatitis: Entzündung der Prostata, kann akut oder chronisch sein
  - Ursachen: bakterielle Infektionen; Autoimmunerkrankungen

  - Symptome: Schmerzen im Beckenbereich; Schwierigkeiten beim Wasserlassen; Fieber und allgemeines Unwohlsein
  - Diagnose: digitale rektale Untersuchung; Urinuntersuchung
  - Therapie: Antibiotika bei bakterieller Infektion; Schmerzmittel zur Linderung der Symptome; entzündungshemmende Medikamente
- Prostatakarzinom: bösartiger Tumor der Prostata, häufig bei älteren Männern
  - Ursachen: genetische Prädisposition; hormonelle Faktoren
  - Symptome: frühe Stadien sind oft symptomlos; später Schwierigkeiten beim Wasserlassen (Dysurie) und Hämaturie und Knochenschmerzen (bei Metastasen)
  - Diagnose: PSA-Test; digitale rektale Untersuchung; Prostatabiopsie; Bildgebung zur Ausbreitungsdiagnose
  - Therapie: Chirurgie (Prostatektomie); Strahlentherapie; Hormontherapie; Chemotherapie
- Hodentorsion: plötzliche Verdrehung des Hodens, die die Blutversorgung beeinträchtig
  - Ursachen: angeborene Anomalien; plötzliche Bewegungen oder Traumata
  - Symptome: plötzliche, starke Hodenschmerzen; Schwellung; Übelkeit und Erbrechen
  - Diagnose: Ultraschall zur Beurteilung der Blutversorgung
  - Therapie: sofortige chirurgische Intervention zur Entdrehung des Hodens und Fixierung zur Verhinderung eines erneuten Vorfalls
- Orchitis und Epididymitis: Entzündungen des Hodens (Orchitis) oder des Nebenhodens (Epididymitis)
  - Ursachen: bakterielle Infektionen; Virusinfektionen (z. B. Mumps); Traumata
  - Symptome: Hodenschmerzen; Schwellungen, Rötung und Fieber
  - Diagnose: Ultraschall; Urin- und Blutuntersuchungen
  - Therapie: Antibiotika bei bakterieller Infektion; Schmerzmittel; entzündungshemmende Medikamente
- Hodentumoren: bösartige Tumoren, die im Hoden entstehen
  - Ursachen: genetische Prädisposition; frühe Hodenverlagerung
  - Symptome: Schwellung oder Knoten im Hoden; Schmerzen; Veränderungen in der Größe oder Form des Hodens
  - Selbstabtastung der Hoden: mindestens einmal im Monat zur frühzeitigen Erkennung von Knoten oder Verhärtungen, die auf Hodenkrebs hinweisen könnten; der Mann sollte in einem warmen Bad oder unter der Dusche mit den Daumen und Zeigefingern beide Hoden vorsichtig abtasten, nach Knoten oder Veränderungen suchen, die sich anfühlen wie kleine, harte Erbsen sowie auf Veränderungen in der Größe, Konsistenz oder Form der Hoden achten
  - Diagnose: Ultraschall; Tumormarker (z. B. AFP, hCG); Biopsie
  - Therapie: chirurgische Entfernung des betroffenen Hodens; Strahlentherapie; Chemotherapie

1.23.9 Gesundheitsbedingte Herausforderungen des Sinnessystems

1.23.9.1 Hauterkrankungen

- Ekzem (Atopische Dermatitis): chronische, entzündliche Hauterkrankung, die oft mit Juckreiz und Trockenheit einhergeht
  - Ursachen: Kombination aus genetischer Veranlagung; Allergien und Umweltfaktoren
  - Symptome: trockene und schuppige Haut; Juckreiz und Rötungen
  - Diagnose: klinische Untersuchung; Allergietests
  - Therapie: Feuchtigkeitscremes; topische (lokale) Kortikosteroide; Antihistaminika
- Seborrhoisches Ekzem (Seborrhoische Dermatitis): entzündliche Hauterkrankung, die vor allem Bereiche mit vielen Talgdrüsen betriff
  - Ursachen: Überproduktion von Talg; Hefepilze (Malassezia); genetische Prädisposition
  - Symptome: rote, schuppige Hautstellen; fettige Krusten
  - Diagnose: klinische Untersuchung
  - Therapie: antimykotische Shampoos; topische Kortikosteroide
- Psoriasis (Schuppenflechte): Autoimmunerkrankung, die zu einer schnellen Vermehrung der Hautzellen führt
  - Ursachen: Autoimmunreaktion und genetische Faktoren
  - Symptome: rote, schuppige Plaques, Juckreiz
  - Diagnose: klinische Untersuchung, Hautbiopsie
  - Therapie: lokale Therapien (z. B. Vitamin-D-Derivate); Lichttherapie; systemische Therapien
- Akne vulgaris: chronische entzündliche Hauterkrankung, die die Talgdrüsen und Haarfollikel betrifft
  - Ursachen: Überproduktion von Talg; hormonelle Veränderungen; bakterielle Infektionen
  - Symptome: Komedonen (Mitesser); Papeln (Knötchen) und Pusteln (Eiterbläschen); Zysten (Abszesse)
  - Diagnose: klinische Untersuchung, Anamnese
  - Therapie: lokale Retinoide (Vitamin-A-Derivate); Antibiotika; ggf. orale Kontrazeptiva (Verhütungsmittel)
- Haarausfall (Alopezie): Verlust von Haaren
  - Ursachen: genetische Faktoren; Autoimmunerkrankungen; hormonelle Veränderungen
  - Symptome: vermehrter Haarausfall, kahle Stellen
  - Diagnose: klinische Untersuchung; Trichoskopie (Haaranalyse); Blutuntersuchungen
  - Therapie: Medikamente zur Haarwachstumsförderung (Minoxidil) und Hormonproduktionshemmung (Finasterid, Dutasterid); Haarersatz und Haartransplantation

- Haarwurzelentzündung (Follikulitis): Entzündung des Haarfollikels, meist durch bakterielle Infektion (z. B. Staphylococcus aureus)
  - Furunkel: tiefergehende, eitrige Entzündung des Haarfollikels und umliegenden Gewebes
  - Karbunkel: Zusammenfluss mehrerer Furunkel mit ausgedehnter Entzündung und tiefgreifender Gewebeschädigung
  - Ursachen: bakterielle Infektionen; häufig durch Staphylococcus aureus
  - Risikofaktoren: schwaches Immunsystem; Reibung (z. B. durch enge Kleidung); übermäßiges Schwitzen; Hautverletzungen; Diabetes mellitus
  - andere Auslöser: Pilzinfektionen; virale Erreger (z. B. Herpes-simplex-Virus)
  - Therapie bei Follikulitis: antiseptische Lösungen (z. B. Chlorhexidin); topische Antibiotika (z. B. Fusidinsäure); bei Pilzinfektionen: Antimykotika
  - Therapie bei Furunkel: feucht-warme Umschläge zur Förderung der Eiterentleerung; gezielte Antibiotika-Therapie bei schweren Fällen; chirurgische Inzision bei Abszessbildung
  - Therapie bei Karbunkel: immer chirurgische Behandlung (z. B. Drainage); systemische Antibiotika; Behandlung zugrunde liegender Erkrankungen (z. B. Diabetes)
  - Prävention: gute Hauthygiene; Vermeidung von Hautreizungen; Behandlung chronischer Erkrankungen; Stärkung des Immunsystems (z. B. durch gesunde Ernährung)

1.23.9.2 Allergische Hauterkrankungen

- Allergisches Kontaktdermatitis: entzündliche Hautreaktion durch Kontakt mit Allergenen
  - Ursachen: Kontakt mit Allergenen wie Nickel, Kosmetika, Reinigungsmittel
  - Symptome: Rötung; Schwellung; Juckreiz; Blasenbildung
  - Diagnose: Patch-Tests zur Identifizierung der Allergene
  - Therapie: Vermeidung des Allergens; topische (lokale) Kortikosteroide; Antihistaminika
- Arzneimittelexanthem: Hautreaktion (Allergie) auf Medikamente
  - Symptome: Hautausschlag, Juckreiz und Rötung; in schweren Fällen Blasenbildung
  - Diagnose: Anamnese; Auslassungstest des Medikaments
  - Therapie: Absetzen des Medikaments; Antihistaminika; in schweren Fällen Kortikosteroide

1.23.9.3 Hauttumore

- Basalzellkarzinom: häufigster Hautkrebs, der in den Basalzellen der Epidermis entsteht
  - Ursachen: langfristige UV-Exposition; genetische Prädisposition
  - Symptome: langsam wachsende Hautveränderungen, die wie kleine Beulen oder schorfige Wunden aussehen

- Diagnose: Hautbiopsie
- Therapie: chirurgische Entfernung; Kryotherapie (Kältetherapie); topische (lokale) Chemotherapie

• Plattenepithelkarzinom
  - Hautkrebs, der aus den Plattenepithelzellen der Haut entsteht
  - Ursachen: s. Basalzellkarzinom (▶ Kap. 1.23.9.3)
  - Symptome: raue, schuppige Stellen, Geschwüre, die nicht heilen
  - Diagnose: Hautbiopsie
  - Therapie: chirurgische Entfernung; Strahlentherapie; topische Chemotherapie

• Melanom: aggressiver Hautkrebs, der aus Melanozyten (Pigmentzellen) entsteht
  - Ursachen: starke UV-Exposition; genetische Prädisposition
  - Symptome: Veränderungen bestehender Muttermale oder neue Pigmentflecken, unregelmäßige Ränder, unterschiedliche Farben
  - Diagnose: Hautbiopsie; ggf. bildgebende Verfahren zur Metastasensuche
  - Therapie: chirurgische Entfernung; Immuntherapie; Chemotherapie; Strahlentherapie

1.23.9.4 Bindegewebserkrankungen

• Systemischer Lupus erythematodes (SLE): Chronische Autoimmunerkrankung, die verschiedene Organe betreffen kann, einschließlich der Haut
  - Ursachen: Autoimmunreaktion; genetische Prädisposition
  - Symptome: Schmetterlingsförmiger Hautausschlag; Gelenkschmerzen und Müdigkeit
  - Diagnose: Blutlabor (z. B. antinukleäre Antikörper); Hautbiopsie
  - Therapie: Immunsuppressiva; Kortikosteroide; symptomatische Therapie

• Sklerodermie (Systemische Sklerose): Autoimmunerkrankung, die eine Verdickung des Bindegewebes und Hautverhärtung verursacht
  - Ursachen: s. SLE (▶ Kap. 1.23.9.4)
  - Symptome: Hautverhärtung; Raynaud-Syndrom (▶ Kap. 1.23.4.8); Organschäden
  - Diagnose: klinische Untersuchung, Blutuntersuchungen, Hautbiopsie
  - Therapie: s. SLE (▶ Kap. 1.23.9.4)

• Polymyositis und Dermatomyositis: Autoimmunerkrankungen, die Muskelentzündungen und Hautsymptome verursachen
  - Ursachen: Autoimmunreaktion
  - Symptome: Muskelschwäche und Müdigkeit; Hautausschläge, Müdigkeit
  - Diagnose: Muskel- und Hautbiopsie; Blutuntersuchungen
  - Therapie: s. SLE (▶ Kap. 1.23.9.4)

• Panarteriitis nodosa: seltene Autoimmunerkrankung, die die mittelgroßen Arterien betrifft
  - Ursachen: Autoimmunreaktion
  - Symptome: Fieber; Gewichtsverlust; Schmerzen in Gelenken und Muskeln
  - Diagnose: Biopsie der betroffenen Arterien; Blutuntersuchungen

  - Therapie: s. SLE (► Kap. 1.23.9.4)
- Ehlers-Danlos-Syndrom (EDS): Gruppe von genetischen Erkrankungen, die Bindegewebe betreffen
  - Ursachen: genetische Mutationen
  - Symptome: überdehnbare Haut; Gelenkhypermobilität (Überbeweglichkeit); Hämatome (Blutergüsse)
  - Diagnose: klinische Untersuchung; genetische Tests
  - Therapie: symptomatische Therapie; Prävention von Verletzungen

1.23.9.5 Augenerkrankungen

- Konjunktivitis: Entzündung der Bindehaut des Auges
  - Ursachen: Infektionen (bakteriell, viral); Allergien; Reizstoffe
  - Symptome: Rötung; Juckreiz; Ausfluss; Tränenfluss
  - Diagnose: klinische Untersuchung; Augentests
  - Therapie: Antibiotika (bei bakterieller Konjunktivitis); antiallergische Mittel
- Katarakt (Grauer Star): Trübung der Augenlinse, die das Sehen beeinträchtigt
  - Ursachen: altersbedingte Veränderungen; genetische Prädisposition; Diabetes
  - Symptome: verschwommenes Sehen; Lichtempfindlichkeit; verminderte Sehschärfe
  - Diagnose: Augenuntersuchung; Sehtests
  - Therapie: chirurgische Entfernung der trüben Linse; Implantation einer künstlichen Linse
- Glaukom (Grüner Star): Erkrankung des Sehnervs durch erhöhten Augeninnendruck
  - Ursachen: erhöhter Augeninnendruck; genetische Prädisposition
  - Symptome: Sehverschlechterung; Tunnelblick; Schmerzen im Auge
  - Diagnose: Augeninnendruckmessung; Sehnervuntersuchung
  - Therapie: Medikamente zur Senkung des Augeninnendrucks; operative Eingriffe
- Altersbedingte Makuladegeneration (AMD): degenerative Erkrankung der Makula, die das zentrale Sehen beeinträchtigt
  - Ursachen: altersbedingte Veränderungen; genetische Faktoren
  - Symptome: verzerrtes Sehen; dunkle Flecken im zentralen Sehen
  - Diagnose: Augenuntersuchung; OCT (Optische Kohärenztomographie zur Untersuchung mit gleichphasigen Lichtwellen zur Kontrolle der Netzhaut)
  - Therapie: Anti-VEGF-Injektionen; Lasertherapie; Vitamine
- Kurzsichtigkeit (Myopie): Sehbeeinträchtigung, bei der entfernte Objekte unscharf wahrgenommen werden
  - Ursachen: evtl. verlängerter Augapfel oder übermäßige Brechkraft der Linse
  - Symptome: unscharfes Sehen in die Ferne; Zusammenkneifen der Augen
  - Diagnose: Sehtest; Dioptrienmessung (Minuswerte)
  - Therapie: Korrektur mit Brille mit konkaven Gläsern (Zerstreuungsgläser); Korrektur mit Kontaktlinsen; refraktiver Chirurgie, z. B. Laser In Situ Keratomileusis (LASIK)

- Weitsichtigkeit (Hyperopie): Sehbeeinträchtigung, bei der nahe Objekte unscharf wahrgenommen werden
  - Ursachen: evtl. ein zu kurzer Augapfel oder unzureichende Brechkraft
  - Altersweitsichtigkeit (Presbyopie) als spezielle Form ab etwa 40 Jahren infolge des Elastizitätsverlustes der Augenlinse
  - Symptome: unscharfes Nahsehen; Augenbelastung; Kopfschmerzen
  - Diagnose: Refraktionsmessung und Dioptrienbestimmung (Pluswerte)
  - Therapie: Korrektur mit Lesebrille mit konvexen Gläsern (Sammelgläser); Bifokalbrille (zwei Sehstärken, eine für die Ferne und eine für die Nähe); Gleitsichtbrille (stufenlose Sehstärkenkorrektur für Nah-, Mittel- und Fernsicht); Kontaktlinsen
- Umgang mit Sehhilfen
  - Pflege und Hygiene: Brille regelmäßig mit geeignetem Reinigungsmittel säubern (z. B. mit klarem lauwarmen Wasser, einem Tropfen milder Flüssigkeitsseife und einem Mikrofasertuch), um Schmutz und fettige Beläge von den Gläsern zu entfernen; Kontaktlinsen desinfizieren und Wechselintervalle beachten
  - Anpassung und Wartung: individuelle Anpassung der Sehhilfen sicherstellen; regelmäßige Überprüfung durch Optiker oder Augenarzt
  - Hinweise für die Anwendung: korrekte Nutzung unterstützen, insbesondere bei motorischen Einschränkungen; Ersatzsehhilfen verfügbar halten
  - Assistenz beim Auf- und Absetzen von Kontaktlinsen: Hände gründlich waschen und trocknen; Kontaktlinsenbehälter bereitlegen; Sicherstellen, dass die Linse sauber und frei von Verunreinigungen ist; Linse mit Daumen und Zeigefinger aufnehmen, vorsichtig prüfen; Oberlid anheben und das untere Lid mit dem Mittelfinger herunterziehen; Linse auf das Auge setzen und leicht blinzeln, um sie zu fixieren; Ober- und Unterlid sanft anheben; Linse mit Daumen und Zeigefinger vorsichtig greifen und abnehmen; nach der Entfernung Linse reinigen und in den Behälter legen
  - Assistenz beim Wechsel von Kontaktlinsen: Sicherstellen, dass die Kontaktlinsen verfügbar und sauber sind; alte Linse hygienisch entfernen und entsorgen oder für die Reinigung aufbewahren; Linse entnehmen, auf Sauberkeit und Unversehrtheit prüfen; Linse mit den Fingern korrekt auf das Auge setzen; nach dem Wechsel überprüfen, ob die Linse richtig sitzt und bequem ist; Kontaktlinsenbehälter mit desinfizierendem Mittel reinigen und trocknen; auf Beschwerden achten und gegebenenfalls den Wechselzeitpunkt anpassen
- Umgang mit Menschen mit Sehbeeinträchtigungen
  - Kommunikation: klare, freundliche Ansprache; eigene Anwesenheit verbal ankündigen; Orientierungshilfen wie Uhrzeiten (»3 Uhr« für Richtung) verwenden
  - Begleitung: Arm zum Festhalten anbieten; Hindernisse rechtzeitig beschreiben; Sich an das Gehtempo der Person anpassen; Stolperfallen entfernen, Bereiche gut ausleuchten; Kontrastreiche Gestaltung von Möbeln, Treppen und Hinweisen
  - Empathie und Förderung: geduldig auf individuelle Bedürfnisse eingehen; barrierefreie Materialien bereitstellen, z. B. Braille, Großdruck oder Audio

- Unterstützung von Menschen mit Augenprothesen: Augenprothese täglich mit speziellem Reiniger säubern; vorsichtiger Umgang mit der Augenprothese (zerbrechlich); hygienische Aufbewahrung sicherstellen; Unterstützung beim Einsetzen und Entfernen der Prothese anbieten; regelmäßige Kontrolle und Anpassung durch Augenprothetiker; auf Druckstellen oder Reizungen achten; Veränderungen im Tränenfluss oder in der Augenhöhle melden; sensibel auf Fragen oder Unsicherheiten eingehen; Diskretion und respektvollen Umgang sicherstellen

1.23.9.6 Ohrerkrankungen

- Hörsturz: plötzlicher, meist einseitiger Hörverlust ohne erkennbare Ursache
  - Ursachen: Virusinfektionen; Durchblutungsstörungen; Stress
  - Symptome: plötzlicher Hörverlust; Ohrensausen
  - Diagnose: Audiometrie (Hörtest); Magnetresonanztomographie (MRT)
  - Therapie: Kortikosteroide; Sauerstofftherapie in speziellen Druckkammern
- Morbus Menière: Erkrankung des Innenohrs, infolge erhöhten Innenohrdruckes bei Flüssigkeitsansammlung
  - Symptome: Schwindelattacken; Hörverlust; Tinnitus; Druckgefühl im Ohr
  - Diagnose: Audiometrie; vestibuläre Tests (Gleichgewichtstests); MRT
  - Therapie: Diuretika; salzarme Ernährung; Medikamente gegen Schwindel
- Altersschwerhörigkeit (Presbyakusis): altersbedingter Verlust des Hörvermögens
  - Ursachen: Degeneration der Haarzellen im Innenohr
  - Symptome: Schwerhörigkeit, besonders in hohen Frequenzen
  - Diagnose: Audiometrie
  - Therapie: Hörgeräte; evtl. Logopädie
- Otosklerose: Erkrankung der Gehörknöchelchen im Mittelohr, die zu Hörverlust führt
  - Ursachen: Wachstumsstörungen des Knochens im Mittelohr
  - Symptome: fortschreitender Hörverlust; oft begleitet von Tinnitus
  - Diagnose: Audiometrie; Tympanometrie
  - Therapie: Stapedotomie (chirurgische Operation, Ersatz des Steigbeines im Mittelohr durch ein Implantat); Hörgeräte
- Lärmschwerhörigkeit: Hörverlust durch chronische oder akute Lärmbelastung
  - Ursachen: langfristige Exposition gegenüber lauten Geräuschen; explosionsartige Geräusche
  - Symptome: Schwerhörigkeit und Tinnitus.
  - Diagnose: Audiometrie; Anamnese der Lärmbelastung
  - Therapie: Vermeidung von Lärmbelastung; Hörgeräte
- Umgang mit Hörgeräten: elektronische Hilfsmittel zur Verstärkung und Verarbeitung von Schallsignalen, um Hörverlust auszugleichen
  - Gehäuse aus Kunststoff oder Metall
  - Komponenten: Mikrofon; Verstärker; Lautsprecher; Batterie; Otoplastik, individuell angepasst aus Silikon oder Acryl

- Im-Ohr-Geräte (IdO): komplett im Gehörgang; Vorteile: unauffällig, für leichten bis mittleren Hörverlust
- Hinter-dem-Ohr-Geräte (HdO): Gerät hinter dem Ohr; Schallleitung durch Schlauch ins Ohr; Vorteile: für alle Hörverluste geeignet, robust
- Batteriewechsel: Typen: Knopfzellen (z. B. Zink-Luft); Batterieklappe vorsichtig öffnen; Alte Batterie entsorgen, neue einsetzen (richtige Polarität beachten); Zink-Luft-Batterien vor Aktivierung kurz an die Luft legen
- Funktionsüberprüfung: Hörtest regelmäßig durchführen; kontrollieren, ob Gerät eingeschaltet ist; Batteriestand prüfen; Reinheit der Mikrofone und Lautsprecher sicherstellen
- Pflegehinweise: Reinigung; tägliches Abwischen mit trockenem Tuch; regelmäßige Reinigung der Otoplastik und Schläuche mit geeigneten Werkzeugen; zur regelmäßigen Entfeuchtung spezielle Trockenboxen verwenden; Schutz vor Wasser: Hörgerät vor Duschen, Baden und Schwimmen abnehmen; Schutz vor Staub und Hitze; regelmäßige Wartung durch Hersteller oder Fachgeschäfte: Reinigung, Kontrolle und ggf. Reparatur; Austausch von Verschleißteilen (z. B. Schläuche)

• Umgang mit Menschen mit Hörbeeinträchtigungen
  - Aufmerksamkeit gewinnen; Blickkontakt herstellen, bevor man spricht; deutlich sichtbar sprechen
  - Kommunikation anpassen: langsam und klar sprechen, ohne zu übertreiben; unterstützend Gesten oder Mimik einsetzen; nach Möglichkeit schriftliche Hilfsmittel verwenden
  - technische Hilfsmittel berücksichtigen: Hörgeräte oder Induktionsschleifen einbeziehen (direkte Tonübertragung ohne Störgeräusche); Apps oder Übersetzungsdienste für Gebärdensprache anbieten
  - Umgebung optimieren: Hintergrundgeräusche reduzieren; gute Beleuchtung für Sicht auf Mund und Gesicht
  - Empathie zeigen: Nachfragen, wenn etwas unklar ist, statt zu vermuten; geduldig bleiben und Wiederholungen nicht scheuen
  - Barrieren abbauen: Gebärdensprache erlernen oder Dolmetscher bereitstellen; Informationen visuell aufbereiten (z. B. Schilder, Videos mit Untertiteln)

1.23.10 Gesundheitsbedingte Herausforderungen des Nervensystems

1.23.10.1 Einführung in die Krankheiten des Nervensystems

• Motorische Störungsbilder
  - Tremor: unkontrollierbares Zittern der Gliedmaßen, oft bei Parkinson-Krankheit
  - Dystonie: unwillkürliche Muskelkontraktionen, die zu abnormalen Körperhaltungen führen
  - Ataxie: Koordinationsstörungen, die zu unsicherem Gang und ungenauen Bewegungen führen

- Reflexe und Reflexstörungen
  - Hyperreflexie: übermäßige Reaktionen auf Reflexauslösungen, häufig bei neurologischen Erkrankungen
  - Hyporeflexie: verminderte Reflexantworten, oft durch Schädigung der Nerven oder des Rückenmarks
  - Areflexie: Fehlen von Reflexantworten, was auf schwerwiegende Nervenschäden hinweisen kann
- Sensibilitätsstörungen
  - Parästhesien: Kribbeln oder Taubheitsgefühle, oft in den Extremitäten
  - Hypästhesie: reduzierte Sensibilität gegenüber Berührung oder Schmerz
  - Hyperästhesie: Überempfindlichkeit gegenüber normalen Reizen
- Koordinationsstörungen
  - Gangstörungen: unregelmäßiger Gang, der durch Probleme im Nervensystem verursacht wird
  - Bewegungsstörungen: Schwierigkeiten bei der präzisen Ausführung von Bewegungen
  - Standunsicherheit: Probleme beim Halten des Gleichgewichts, oft durch cerebelläre Störungen
- Neuropsychologische Funktionsstörungen
  - Kognitive Beeinträchtigungen: Probleme mit Gedächtnis, Aufmerksamkeit und Problemlösungsfähigkeiten
  - Störungen der Exekutivfunktionen: Schwierigkeiten bei der Planung, Organisation und Ausführung komplexer Aufgaben
  - Störungen der emotionalen Kontrolle: Probleme mit der Regulierung von Emotionen und sozialem Verhalten

1.23.10.2 Gehirnerkrankungen

- Schädel-Hirn-Trauma
  - Commotio cerebri (Gehirnerschütterung)
    Symptome: vorübergehender Bewusstseinsverlust, Kopfschmerzen, Schwindel;
    Therapie: Ruhe, Beobachtung, Vermeidung zusätzlicher Kopfverletzungen
  - Contusio cerebri (Hirnquetschung)
    Symptome: Bewusstseinsstörungen, neurologische Defizite, Hemiparese;
    Therapie: intensivmedizinische Betreuung, möglicherweise chirurgische Intervention
  - Epidurales Hämatom
    Symptome: plötzliche Kopfschmerzen, Bewusstseinsverlust, neurologische Symptome;
    Therapie: Sofortige chirurgische Entfernung des Hämatoms
  - Subdurales Hämatom
    Symptome: langsame Verschlechterung des Bewusstseins, Kopfschmerzen, Verwirrung;
    Therapie: chirurgische Entlastung des Drucks

- Schlaganfall
  - ischämischer Schlaganfall (ca. 80–85 %); Ursache ist ein Gefäßverschluss durch Thrombose oder Embolie, infolge einer Blutleere (Ischämie): thrombotischer Infarkt (lokaler Gefäßverschluss, oft durch Arteriosklerose); embolischer Infarkt (Blutgerinnsel aus Herz oder großen Arterien); lakunärer Infarkt (kleine Gefäße im Gehirn betroffen)
  - hämorrhagischer Schlaganfall (ca. 15–20 %); Ursache ist eine Blutung im Gehirn durch Gefäßruptur (Riss): intrazerebrale Blutung (Blutung ins Hirngewebe, meist durch Hypertonie); Subarachnoidalblutung (Blutung zwischen Gehirn und Hirnhäuten, oft durch Aneurysma (Gefäßaussackung)
  - plötzliche neurologische Ausfälle/Symptome: Hemiparese/Hemiplegie (Lähmung oder Schwäche einer Körperhälfte); Sensibilitätsstörungen (Taubheitsgefühl oder Kribbeln); Sprachstörungen (Aphasie, Dysarthrie); Sehstörungen (Gesichtsfeldausfälle, Doppelbilder); Schwindel, Gangunsicherheit
  - begleitende Symptome: starke Kopfschmerzen (v. a. bei hämorrhagischem Schlaganfall); Bewusstseinsstörungen (Verwirrtheit bis Koma); Übelkeit, Erbrechen (häufig bei Hirndruckanstieg)
  - Risikofaktoren: (1) Hypertonie (häufigster Risikofaktor); (2) Diabetes mellitus; (3) Rauchen; (4) Übergewicht und Bewegungsmangel; (5) erhöhte Cholesterinwerte; (6) Familiengeschichte von Schlaganfällen; (7) erhöhtes Lebensalter
  - Notfallsituation
    FAST-Ankronym (Kürzel) zur Schlaganfallerkennung
    F: Face (Gesicht); Person bitten zu lächeln; bei asymmetrischen Lächeln besteht Schlaganfallverdacht
    A: Arms (Arme); Person soll beide Arme heben; sinkt ein Arm ab oder lässt sich nicht heben, besteht Schlaganfallverdacht
    S: Speech (Sprache): Person bitten, einen einfachen Satz zu wiederholen; Schlaganfallverdacht bei unverständlicher und nicht flüssiger Sprache
    T: Time (Zeit); bei Schlaganfallverdacht sofort den Notarzt rufen (112), da schnelle Therapie erforderlich ist
    Stroke Unit (Schlaganfall-Spezialstation)
  - Therapie: Akuttherapie mit Thrombolyse (medikamentöse Auflösung von Blutgerinnseln; Thromboektomie (chirurgische Entfernung von Gerinnseln); Intensive Überwachung der Vitalfunktionen; Frührehabilitation (Bobath-Konzept, ▶ Kap. 1.14.12)
- Infektiös-entzündliche Erkrankungen des Gehirns
  - Akute eitrige Meningitiden: Symptome: hohes Fieber, Nackensteifigkeit, Kopfschmerzen; Therapie: Antibiotika
  - Nichteitrige Meningitiden: Symptome: Fieber, Kopfschmerzen, allgemeines Krankheitsgefühl; Therapie: Antivirale Medikamente
  - Enzephalitiden: Symptome: Fieber, Verwirrung, Krampfanfälle; Therapie: antivirale Medikamente, Steroide
  - Neurolues: Symptome: kognitive Beeinträchtigungen, Koordinationsstörungen; Therapie: Antibiotika, langfristige Nachsorge

- Epilepsien
  - Generalisierte Grand-mal-Anfälle (großer epileptischer Anfall): Symptome: Krampfanfälle, Bewusstseinsverlust, Muskelzuckungen; Therapie: Antiepileptika, Notfallmanagement
  - Petit-mal-Anfälle (kleiner Anfall): Symptome: kurze Bewusstseinsstörungen, »Absencen«; Therapie: Antiepileptika, regelmäßige Überwachung
  - Fokale Epilepsien (ein einzelner oder partieller Anfall): Symptome: Anfälle, die in einem spezifischen Gehirnbereich beginnen, manchmal mit Aura; Therapie: Antiepileptika, gegebenenfalls chirurgische Intervention
- Krampfanfälle (Konvulsionen)
  - plötzliche elektrische Aktivitäten im Gehirn, die motorische, sensorische oder bewusste Funktionen stören
  - Ursachen: Epilepsie, Stoffwechselstörungen, Infektionen, Traumata, Drogen- oder Alkoholentzugserscheinungen
  - Symptome: Muskelzuckungen, Bewusstseinsverlust, Verwirrtheit (über wenige Sekunden bis wenige Minuten)
  - Arten: Absencen (kurze Bewusstseinsverluste); atonisch (Verlust der Muskelspannung); tonisch (dauerhafte Muskelkontraktion); klonisch (rhythmische Zuckungen); tonisch-klonisch (Steifigkeit und Zuckungen; Bewusstlosigkeit)
  - Sofortmaßnahmen: sicherer Platz um Verletzungsrisiken zu minimieren; Notruf bei langen Anfällen; Überwachung und Ruhe bieten
  - Therapie: Antiepileptika; Lebensstiländerungen; ggf. chirurgische Eingriffe
- Hirntumoren
  - Gutartige Tumore (Bsp.: Meningeome, Schwannome)
    Therapie: chirurgische Entfernung, eventuell Strahlentherapie
  - Bösartige Tumoren (Bsp.: Glioblastome, Astrozytome)
    Therapie: Kombination aus Operation, Strahlentherapie und Chemotherapie
- Degenerative Hirnerkrankungen
  - Morbus Parkinson
    Symptome: (1) Zittern (Tremor): Häufig in Ruhe, vor allem an Händen und Armen;
    (2) Muskelsteifheit (Rigor): Einschränkung der Beweglichkeit, Schmerzen durch verhärtete Muskeln;
    (3) Bewegungsarmut (Bradykinesie): Verlangsamung der Bewegungen, Probleme bei alltäglichen Aktivitäten;
    (4) Haltungsinstabilität: Schwierigkeiten beim Aufstehen, erhöhtes Sturzrisiko;
    (5) Salbengesicht: Ausdruckslosigkeit des Gesichts durch verminderte Mimik;
    (6) Pillendrehphänomen: Unkontrollierte Drehbewegungen der Hände oder Finger, als ob man eine Pille dreht;
    (7) Geldzählphänomen: Ungewohnte Fingerbewegungen beim Zählen von Geld oder kleinen Objekten;
    (8) Zahnradphänomen: Widerstand beim passiven Bewegen eines Gelenks aufgrund von Muskelsteifheit;
    (9) On-Off-Phasen: Abrupte Wechsel zwischen guter Mobilität (On-Phase) und Bewegungsstarre oder -blockade (Off-Phase);

(10) Freezing: Plötzliche Blockierung der Bewegungen, oft beim Gehen, wodurch der Pflegeempfänger »festfriert«
- Medikamentöse Therapie bei Morbus Parkinson: Levodopa (Ausgleich des Dopaminmangels im Gehirn); Dopaminagonisten (Nachahmung der Dopaminwirkung); MAO-B-Hemmer (Verlangsamen den Dopaminabbau); Anticholinergika (Lindern Tremor und Steifheit)
- Bewegungstherapie bei Morbus Parkinson: Physiotherapie (Verbesserung von Mobilität und Gleichgewicht); Ergotherapie (Unterstützung bei Alltagsaktivitäten); Sprach-/Schlucktherapie (Verbesserung der Kommunikations- und Schluckfähigkeit)
- Pflege bei Morbus Parkinson: Unterstützung bei Mobilisation und Bewegungsübungen; Prävention von Stürzen und Umgebungssicherung; Hilfe bei Nahrungsaufnahme und Flüssigkeitsversorgung bei Schluckstörungen; Überwachung der Medikation und Kontrolle von Nebenwirkungen, insbesondere in Bezug auf On-Off-Phasen und Freezing

- Demenzen
  - Beispiele: Alzheimer-Krankheit, vaskuläre Demenz (▶ Kap. 1.23.11.2)
  - Therapie: Medikamente zur Symptomkontrolle, kognitive Therapie
- Morbus Huntington
  - unkontrollierte Bewegungen (Chorea): Zuckende, unwillkürliche Bewegungen
  - geistige Verschlechterung: kognitive Beeinträchtigung, Gedächtnisprobleme, Konzentrationsstörungen
  - Persönlichkeitsveränderungen: Reizbarkeit, Depression, Apathie
  - motorische Schwierigkeiten: Probleme beim Sprechen, Schlucken, Koordinieren
  - Symptomatische Therapie: Antipsychotika zur Linderung von Chorea, Medikamente gegen Depressionen und Angst
  - unterstützende Pflege: Physiotherapie, Ergotherapie, Logopädie, psychosoziale Unterstützung; Unterstützung bei Mobilisation, Sturzprophylaxe, Hilfe bei Schluckstörungen, Nahrungsaufnahme, Überwachung der Medikation und psychische Unterstützung
- Kopfschmerzen
  - Migräne
    Symptome: einseitige Kopfschmerzen, Übelkeit, Lichtempfindlichkeit; Therapie: Schmerzmittel, Migräneprophylaxe, Vermeidung von Triggern
  - Andere Kopfschmerzen: Spannungskopfschmerzen, Clusterkopfschmerzen; Therapie: Schmerzmanagement, Identifikation und Behandlung von Auslösern

1.23.10.3 Neurologische Erkrankungen

- Multiple Sklerose (Encephalomyelitis disseminata)
  - Symptome: verschwommenes Sehen, Doppelbilder, Sehverlust (Optikusneuritis); Beeinträchtigung der Muskelkraft, Schwierigkeiten beim Gehen und

Halten von Gegenständen; Koordinationsstörungen: Gangstörungen, Gleichgewichtsstörungen, Tremor (Zittern)
- Therapie: Immunmodulatoren (Interferone, Glatirameracetat zur Reduktion von Schüben); Kortikosteroide (Akutbehandlung bei Schüben zur Entzündungshemmung); Rehabilitationsmaßnahmen (Physiotherapie, Ergotherapie, Logopädie zur Förderung der Mobilität und Alltagsfähigkeit)
- Pflegemaßnahmen: Unterstützung bei Mobilisation und Gangtraining; Überwachung auf Komplikationen (z. B. Dekubitus, Harnwegsinfektionen); Schulung zur Symptomkontrolle, Umgang mit Fatigue (▶ Kap. 1.19.6, Veränderungen von Schlaf und Wachheit)

- Infektiös-entzündliche Erkrankungen
  - Zoster (Gürtelrose): Symptome: schmerzhafter Hautausschlag, Nervenschmerzen; Therapie: Antivirale Medikamente, Schmerztherapie
  - Tetanus: Symptome: Muskelkrämpfe, Schluckbeschwerden; Therapie: Antitoxin, antibiotische Therapie, supportive Pflege
  - Poliomyelitis: Symptome: Muskelparalysen, Atembeschwerden; Therapie: symptomatische Behandlung, Prävention durch Impfungen
- Querschnittlähmung
  - Symptome: Verlust der motorischen und sensorischen Funktionen unterhalb der Verletzung
  - Therapie: Rehabilitationsmaßnahmen, Unterstützung bei der Anpassung an die Behinderung
- Morbus Duchenne
  - Symptome: verzögerte motorische Entwicklung; häufiges Stolpern, Schwierigkeiten beim Aufstehen (Gowers-Zeichen); fortschreitender Muskelschwund (beginnend in den Beinen); Rollstuhlabhängigkeit (meist ab Teenageralter); Atem- und Herzprobleme in späteren Stadien
  - Therapie: Physiotherapie zur Erhaltung der Beweglichkeit; Glukokortikoide (z. B. Prednison) zur Verzögerung des Muskelschwunds; Atemunterstützung bei fortgeschrittener Erkrankung; Regelmäßige Herzüberwachung; Forschung zu Gentherapie und neuen Ansätze
- Amyotrophische Lateralsklerose (ALS): Erkrankung der motorischen Nervenzellen im ZNS
  - Symptome: progressive Muskelschwäche; Sprach- und Schluckstörungen
  - Therapie: symptomatische Therapie, Unterstützung bei der Pflege
- Progressive spinale Muskelatrophie (PSMA): Erkrankung der unteren motorischen Nervenzellen im Rückenmark
  - Symptome: Muskelabbau, Schwäche
  - Therapie: unterstützende Pflege, physiotherapeutische Maßnahmen
- Progressive spastische Spinalparalyse (PSSP): Erkrankung der oberen motorischen Nervenzellen im Rückenmark
  - Symptome: Spastik, Muskelschwäche
  - Therapie: Muskelrelaxantien, physiotherapeutische Maßnahmen
- Syringomyelie: Flüssigkeitsansammlung im Rückenmark mit Nervenschädigung
  - Symptome: Schmerzen, Sensibilitätsstörungen, Muskelschwäche

- Therapie: chirurgische Entlastung, symptomatische Therapie

1.23.10.4 Erkrankungen der peripheren Nerven

- Polyneuropathien
  - Guillain-Barré-Syndrom (Autoimmunerkrankung mit Entzündung der peripheren Nerven)
    Symptome: plötzliche Muskelschwäche, aufsteigende Lähmungen, oft beginnend in den Extremitäten; Therapie: Immuntherapie, intensive Pflege, Rehabilitation
  - Plexusschäden: Verletzung eines Nervengeflechts
    Symptome: Verlust der Funktion in einem oder mehreren Gliedmaßen mit Lähmungen und Gefühlsstörungen im betroffenen Bereich; Therapie: Physikalische Therapie, manchmal chirurgische Intervention
- Erkrankungen der Hirnnerven
  - Trigeminusneuralgie: Schmerzerkrankung des V. Hirnnervs):
    Symptome: plötzliche einseitige Geschichtsschmerzen; Therapie: Schmerzmittel, eventuell chirurgische oder radiologische Therapie
  - Fazialisparese: Lähmung des VII. Hirnnervs mit einseitiger Gesichtslähmung
    Symptome: Gesichtslähmung, Schwierigkeiten beim Schließen der Augen; Therapie: Kortikosteroide, Physiotherapie zur Gesichtsmuskulatur
- Schädigungen peripherer Nerven
  - N. radialis:
    Symptome: Handschlaffheit, Schwierigkeiten beim Strecken des Handgelenks; Therapie: Physiotherapie, gegebenenfalls chirurgische Rekonstruktion
  - N. medianus:
    Symptome: Karpaltunnelsyndrom (Kompression des Medianusnerves im Handgelenk), Schmerzen und Taubheit in der Hand; Therapie: Handgelenksschienen, chirurgische Entlastung
  - N. ulnaris:
    Symptome: Taubheit in den Ring- und kleinen Fingern, Schwäche des Handgelenks; Therapie: Operation zur Dekompression, Physiotherapie
  - N. femoralis:
    Symptome: Schwierigkeiten beim Beugen des Knies, Schwäche des Oberschenkels; Therapie: Physiotherapie, unterstützende Pflege
  - N. ischiadicus:
    Symptome: Rückenschmerzen, Ausstrahlung in das Bein, Muskelschwäche; Therapie: Schmerztherapie, physiotherapeutische Übungen
- Myopathien
  - Muskeldystrophien: Erbkrankheit mit strukturellem Defekt der Muskelfasern:
    Symptome: fortschreitender Muskelabbau, Schwäche; Therapie: Physiotherapie, unterstützende Geräte, symptomatische Behandlung
  - Myasthenia gravis pseudoparalytica: Autoimmunerkrankung der neuromuskulären Übertragung:

Symptome: Muskelschwäche, Ermüdung bei Belastung; Therapie: Anticholinesterase-Medikamente, immunmodulatorische Therapien

1.23.11 Gesundheitsbedingte Herausforderungen psychischer Erkrankungen

1.23.11.1 Grundlagen

- Multifaktorielle Ätiopathogenese
  - psychische Störungen entstehen durch ein Zusammenspiel mehrerer Faktoren
  - nach dem biopsychosoziales Modell werden psychische Erkrankungen von biologischen, psychologischen und sozialen Faktoren beeinflusst
  - nach dem Vulnerabilitäts-Stress-Modell besteht eine angeborene oder erworbene Anfälligkeit für psychische Störungen, die durch Stress ausgelöst wird
- Klassifikationssysteme
  - die traditionelle Einteilung (organisch, psychogen, endogen) gilt als problematisch
  - der ICD-10 konzentriert sich auf Symptomatologie statt auf Ursachen; die Unterscheidung zwischen Neurosen (wörtlich für Nervenerkrankung) und Psychosen (wörtlich für Geisteserkrankung) wurde in ICD-10 aufgehoben, stattdessen wird der Begriff »Störungen« verwendet, um psychische Erkrankungen differenzierter zu betrachten
- Antipsychiatriebewegung
  - kritische Bewegung in den 1960er und 1970er Jahren, gegen die traditionelle Psychiatrie
  - Hinterfragung der Diagnose und Behandlung psychischer Störungen und Kritik an Pathologisierung und Stigmatisierung; alternative Ansätze zur Förderung weniger invasiver Methoden und Betonung gesellschaftlicher und sozialer Ursachen
  - Reform der Psychiatrie mittels Abschaffung von Zwangsmaßnahmen, Entstigmatisierung, Verbesserung der Bedingungen und Förderung der Selbstbestimmung
- Diagnosetools und Methoden
  - klinische, strukturierte und unstrukturierte Interviews zur Erfassung der Symptomatik
  - psychometrische Tests zur Messung kognitiver und emotionaler Funktionen (z. B. Testung der Persönlichkeitsmerkmale mittels MMPI/Minnesota Multiphasic Personality Inventory und Test zur Messung der depressiven Symptome mittels BPI/Beck-Depressions-Inventar-Test)
  - bildgebende Verfahren (CT, MRT) zur Visualisierung struktureller oder funktioneller Veränderungen im Gehirn
- Behandlungsmethoden
  - Medikamentöse Therapie: Psychopharmaka zur Symptomkontrolle (Antidepressiva, Antipsychotika)

- Psychotherapie: verschiedene Therapieansätze (kognitive Verhaltenstherapie, psychodynamische Therapie)
- Soziale Unterstützung: Integration von sozialen und rehabilitativen Maßnahmen zur Unterstützung der Pflegeempfänger im Alltag

1.23.11.2 Störungen des Gedächtnisses

- Demenz vom Alzheimer Typ (DAT)/Alzheimer-Krankheit
  - Symptome: progressiver Gedächtnisverlust; beeinträchtigte Denk- und Orientierungsfähigkeiten
  - Diagnostik: klinische Untersuchung; Anamnese: neuropsychologische Tests (z. B. MMSE, Uhrentest); Bildgebung: MRT/CT (Hirnatrophie sichtbar); Biomarker: Beta-Amyloid und Tau-Proteine im Liquor
  - neurophysiologische Tests:
    (1) TFFD (Test zur Früherkennung von Demenzen mit Depressionsabgrenzung): Differenziert zwischen Demenz und Depression; Enthält Gedächtnis- und Wortflüssigkeitsaufgaben; besonders für die Früherkennung geeignet;
    (2) Uhrentest: Pflegeempfänger zeichnet eine Uhr mit vorgegebenen Zeitangaben; bewertet räumlich-konstruktive Fähigkeiten und Planungsvermögen; schnell durchführbar, gut zur Erfassung kognitiver Defizite;
    (3) MoCA-Test (Montreal Cognitive Assessment): sensitiver als MMST für leichte kognitive Störungen; bewertet verschiedene kognitive Domänen (Gedächtnis, Sprache, Exekutivfunktionen); Score von max. 30 Punkten, < 26 kann auf kognitive Defizite hinweisen;
    (4) DemTect (Demenz-Detektionstest): misst kognitive Leistungsfähigkeit (Wortlisten, Zahlenumwandlung, Rückwärtszählen); Früherkennung von leichten kognitiven Beeinträchtigungen; Score ≤ 8 weist auf Demenz hin;
    (5) MMST (Mini-Mental-Status-Test): Standardtest zur Orientierung, Gedächtnis, Aufmerksamkeit, Sprache; maximal 30 Punkte, <24 oft Hinweis auf kognitive Störung; weniger sensitiv für frühe Demenzstadien
  - Ursachen: abnorme Ablagerungen von Beta-Amyloid und Tau-Proteinen; Degeneration von Nervenzellen, insbesondere im Hippocampus; Genetische Prädisposition
  - Therapie: medikamentös: Acetylcholinesterase-Hemmer (z. B. Donepezil), NMDA-Antagonisten (z. B. Memantin); nicht-medikamentös: Gedächtnistraining, Ergotherapie, strukturierter Tagesablauf; unterstützend: Angehörigenberatung, psychosoziale Interventionen, Umgestaltung der Wohnumgebung zur Förderung von Sicherheit und Orientierung (▶ Kap. 1.21.1.3)
  - Prognose: fortschreitender Verlauf, keine Heilung möglich; Lebensqualität und Krankheitsverlauf durch frühzeitige Diagnose und Therapie positiv beeinflussbar; durchschnittliche Überlebenszeit nach Diagnose: 8–10 Jahre
- Demenz vom vaskulären Typ (DVT)/Vaskuläre Demenz
  - Formen (und Symptome):
    (1) Multiinfarktdemenz – infolge mehrerer kleiner Schlaganfälle (Gedächtnisprobleme, Sprachstörungen, Gangunsicherheit);

(2) Subkortikale vaskuläre Demenz – infolge von Schäden an kleinen Gefäßen in tieferen Hirnstrukturen (verlangsamtes Denken, Gangstörungen und Apathie);
(3) Strategische Infarktdemenz – infolge einzelner Schlaganfälle in wichtiger Hirnregion (kognitive und/oder motorische Defizite);
(4) Mischdemenz – aufgrund einer Kombination von vaskulärer Demenz und Alzheimer (Denk- und Bewegungsprobleme),
(5) Post-Schlaganfall-Demenz – infolge kognitiver Verschlechterung nach einem Schlaganfall

- Diagnose: Anamnese: Vorhandensein von Risikofaktoren (z. B. Bluthochdruck, Diabetes, Schlaganfall); Bildgebung: MRT/CT (Gefäßschäden, Infarkte sichtbar); Neuropsychologische Tests: Gedächtnis- und Aufmerksamkeitsdefizite erkennen; Differenzialdiagnose: Ausschluss anderer Demenzformen
- Ursachen: Schädigung der Gehirngefäße durch Schlaganfälle; chronische Durchblutungsstörungen; Risikofaktoren: Bluthochdruck, Diabetes mellitus, Hyperlipidämie, Rauchen
- Therapie: Prävention weiterer Gefäßschäden (Blutdruckkontrolle, Cholesterinsenkung, Antikoagulation/Thrombozytenaggregationshemmung; Behandlung von Begleiterkrankungen (z. B. Diabetes); nicht-medikamentös: Ergotherapie, kognitive Rehabilitation, Bewegungsprogramme
- Prognose: variabel, abhängig von Ausmaß und Lokalisation der Gefäßschäden; Fortschreiten kann durch Risikofaktor-Management verlangsamt werden; häufig kürzere Lebenserwartung als bei Alzheimer-Demenz

- Lewy-Body-Demenz: Lewy-Körperchen-Demenz
  - Symptome: schwankende Kognition; visuelle Halluzinationen; Parkinsonismus (Bewegungsstörungen)
  - Ätiologie: Ablagerung von Lewy-Körperchen (Alpha-Synuclein) in Nervenzellen
  - Diagnose: Klinische Untersuchung, MRT/CT; Neuropsychologische Tests, Nachweis von Lewy-Körperchen postmortal
  - Therapie: Acetylcholinesterase-Hemmer (z. B. Rivastigmin); Parkinson-Medikamente bei Bewegungsstörungen
  - Prognose: fortschreitend, mittlere Überlebenszeit: 5–8 Jahre
- Frontotemporale Demenz (Morbus Pick)
  - Symptome: Persönlichkeitsveränderungen, Enthemmung; Sprachstörungen, gestörtes Sozialverhalten
  - Ursachen: Degeneration des Frontal- und Temporallappens; häufig genetische Faktoren
  - Diagnose: Anamnese, MRT (Frontotemporale Atrophie); Neuropsychologische Tests
  - Therapie: keine kausale Therapie; symptomatische Behandlung: Verhaltenstherapie, ggf. Antidepressiva
  - Prognose: fortschreitend, mittlere Überlebenszeit: 6–10 Jahre
- Sekundäre Demenzen (Demenz infolge von Zweiterkrankungen)
  - Symptome: abhängig von Ursache (z. B. Gedächtnisprobleme, Verwirrtheit)

  - Ursache: nicht-primäre Ursachen wie Vitaminmangel (B12), Infektionen, Toxine, Depressionen
  - Diagnose: Ursachensuche: Bluttests, Bildgebung, Anamnese
  - Therapie: Behandlung der zugrundeliegenden Ursache (z. B. Vitaminersatz, Infektionsbekämpfung)
  - Prognose: abhängig von der Behandelbarkeit der Ursache, potenziell reversibel
- Amnesie
  - Verlust von Erinnerungen, verursacht durch neurologische Störungen oder Traumata
  - Verlust des Arbeitsgedächtnisses, Schwierigkeiten beim vorübergehenden Speichern und Verarbeiten von Informationen (z. B. beim Lernen oder Problemlösen)
- Überblick über die Alzheimer-Stufen (Stadien) gemäß Reisberg Skala
  - Stufe 1: keine Beeinträchtigung (keine erkennbaren Gedächtnisprobleme; medizinische Untersuchungen zeigen keine Hinweise auf Demenz)
  - Stufe 2: sehr leicht gemindertes Wahrnehmungsvermögen (mögliche Gedächtnislücken (z. B. Vergessen bekannter Wörter, Verlegen von Gegenständen); keine Demenzsymptome bei ärztlichen Untersuchungen oder für andere Personen wahrnehmbar)
  - Stufe 3: leicht gemindertes Wahrnehmungsvermögen (erste Auffälligkeiten werden von Familie, Freunden oder Kollegen bemerkt; ärztliche Untersuchungen können Konzentrations- und Gedächtnisprobleme aufzeigen; typische Herausforderungen: Schwierigkeiten bei Wortfindung und Namenserinnerung; Verlust von Gegenständen oder Vergessen kürzlich Gelesenem; Probleme bei Planung und Organisation)
  - Stufe 4: mäßig gemindertes Wahrnehmungsvermögen (deutlichere Symptome wie: Schwierigkeiten bei komplexen Aufgaben (z. B. Finanzverwaltung); Vergessen kürzlich zurückliegender Ereignisse; (Rückzug in sozialen oder herausfordernden Situationen
  - Stufe 5: mittelschwer gemindertes Wahrnehmungsvermögen (Gedächtnislücken und Orientierungslosigkeit treten verstärkt auf; Schwierigkeiten, Adresse, Telefonnummer oder Schulabschlüsse zu erinnern; Verwirrung über Zeit und Ort; Hilfsbedarf bei der Wahl der Kleidung; Selbstständigkeit bei grundlegenden Tätigkeiten (z. B. Essen, Toilette) bleibt erhalten)
  - Stufe 6: Schwerwiegend gemindertes Wahrnehmungsvermögen (verstärktes Gedächtnisversagen und Persönlichkeitsveränderungen; Schwierigkeiten, vertraute Gesichter zuzuordnen; Hilfe bei grundlegenden Tätigkeiten (z. B. Ankleiden, Toilettengang); verändertes Schlafverhalten und Tendenz zum Umherirren; mögliche Wahnvorstellungen und zwanghafte Verhaltensweisen)
  - Stufe 7: sehr schwerwiegend gemindertes Wahrnehmungsvermögen (Verlust der Fähigkeit zur Kommunikation und Kontrolle von Bewegungen; Hilfe bei allen täglichen Aktivitäten notwendig; Verlust der Fähigkeit zu sitzen, den Kopf zu halten oder zu schlucken; Muskelsteifheit und abnormale Reflexe)

  - diese siebenstufige Skala wurde speziell für Alzheimer-Demenz entwickelt, kann jedoch in angepasster Form auch bei anderen Demenzarten Anwendung finden
  - Alzheimer-Demenz zeigt typischerweise einen schleichenden Verlauf mit überwiegenden Gedächtnisstörungen zu Beginn, weshalb die Skala gut passt
  - andere Demenzformen, weisen Unterschiede auf, wie z. B.
    (1) vaskuläre Demenz; verläuft oft in plötzlichen, stufenweisen Verschlechterungen, was die genaue Anwendung der Skala erschweren kann;
    (2) Lewy-Körperchen-Demenz; beinhaltet zusätzliche Symptome wie visuelle Halluzinationen und starke Schwankungen der Aufmerksamkeit;
    (3) Frontotemporale Demenz; beginnt oft mit Persönlichkeits- und Verhaltensveränderungen statt Gedächtnisverlust, weshalb die Skala nicht vollständig übertragbar ist
- Einteilung der Demenz in vier Stadien (nach WHO und Alzheimer's Association)
  - Stadium 1 – frühe (leichte) Phase: leichte Gedächtnisprobleme (z. B. Vergessen von Namen, Terminüberschneidungen); erste Schwierigkeiten bei alltäglichen Aufgaben; die meisten Betroffenen sind noch weitgehend selbstständig und können ihren Alltag weitgehend bewältigen
  - Stadium 2 – moderate Phase: deutlicheres Gedächtnis- und Orientierungsvermögen geht verloren; z. B. Vergessen von aktuellen Ereignissen, Schwierigkeiten bei der Rechnungsstellung oder bei der Orientierung im Raum; zunehmender Hilfebedarf im Alltag, insbesondere bei komplexen Aufgaben; Angehörige oder Betreuer müssen häufiger unterstützen
  - Stadium 3 – fortgeschrittene Phase: schwere Gedächtnisstörungen, häufig Verwirrtheit und Desorientierung; z. B. Schwierigkeiten, die eigene Identität zu erkennen; stark eingeschränkte Fähigkeit zur Selbstversorgung, Hilfe wird bei fast allen alltäglichen Aktivitäten benötigt; es können auch Verhaltensänderungen und emotionale Schwankungen auftreten
  - Stadium 4 – Endphase: Verlust der Fähigkeit zur Kommunikation und Mobilität; tiefes Gedächtnisversagen, stark eingeschränkte Lebensqualität; vollständige Abhängigkeit von Pflegekräften, Unterstützung bei allen lebenswichtigen Funktionen notwendig (Essen, Toilettengang, Atmung)

1.23.11.3 Störungen der Wahrnehmung

- Halluzinationen
  - Wahrnehmung von Reizen ohne äußere Stimuli
  - auditiv: Stimmen hören, die nicht vorhanden sind
  - visuell: Sehen von Objekten oder Personen, die nicht real sind
  - Illusionär: Fehlinterpretation realer Sinnesreize (z. B. das Sehen eines Schattens als Person)
- Denkstörungen
  - desorganisierte Gedanken; unzusammenhängendes Denken, Schwierigkeiten, klare Gedanken zu formulieren

- paranoide Gedanken: unbegründete Überzeugungen, dass andere Menschen schädliche Absichten haben oder gegen einen arbeiten
- Störungen des Fühlens (Affekt)
  - Emotionale Instabilität: starke, unvorhersehbare Stimmungsschwankungen
  - Affektive Labilität: schnelle und extreme Veränderungen in der emotionalen Stimmung
- Antriebsstörungen und Störungen des Wollens
  - Apathie: Mangel an Teilnahme, Motivation und Initiative, um alltägliche Aufgaben zu bewältigen
  - Initiativlosigkeit: Schwierigkeiten, Handlungen zu beginnen oder fortzusetzen

1.23.11.4 Affektive Störungen

- Depressive Störungen
  - Schwere Depression (Major Depression): über mindestens zwei Wochen anhaltende Episode mit Traurigkeit oder Leere, Verlust des Interesses an alltäglichen Aktivitäten, Schlafstörungen, Veränderungen im Appetit und Gewicht, Konzentrationsschwierigkeiten, Suizidgedanken;
    Therapie: Psychotherapie; kognitive Verhaltenstherapie, interpersonelle Therapie; Medikamentöse Therapie mit Antidepressiva (SSRI/Selektive Serotonin-Wiederaufnahmehemmer; SNRI/Serotonin-Noradenalin-Wiederhaufnahmehemmer; TCA/Trizyklische Antidepressiva)
  - Dysthymie (Dysthymische Störung/chronische Depression): chronisch depressive Stimmung, die über mindestens zwei Jahre anhält, weniger schwer als Major Depression;
    Therapie: langfristige Psychotherapie, eventuell medikamentöse Unterstützung
  - Bipolare Störung: Manische Episode: übermäßige Euphorie, gesteigerte Energie, Rededrang, vermindertes Schlafbedürfnis, impulsives Verhalten (z. B. riskante Investitionen, sexuelle Aktivitäten); zur Therapie wird Lithium (stimmungsstabilisierend und antimanisch) sowie Psychotherapie eingesetzt; Depressive Episode: ähnliche Symptome wie bei der Major Depression, jedoch in Abwechslung mit manischen Phasen; als Therapie wird eine Kombination von Stimmungsstabilisatoren und Antidepressiva eingesetzt

1.23.11.5 Schizophrenie

- Schwere psychische Störung mit Halluzinationen, Wahnvorstellungen und stark gestörtem Denken und Verhalten
- Ursachen sind häufig unklar; eine Rolle spielen vor allem genetische Komponenten; Störungen Neurotransmittersystemen des Gehirns (z. B. im Dopamin- und Glutamatsystem); Veränderungen der Hirnventrikel; Infektionserkrankungen traumatische und stressbeladende Erfahrungen (z. B. soziale Isolation, Diskriminierung und Migration)

- Positive Symptome
  - Wahnvorstellungen: falsche Überzeugungen wie Verfolgungswahn oder Größenwahn, die nicht durch Realität gestützt werden
  - Halluzinationen: Wahrnehmungen ohne äußere Reize, am häufigsten akustisch
  - Desorganisierte Sprache: unzusammenhängende, wirre Sprache, die es schwierig macht, den Gedankengang zu folgen
- Negative Symptome
  - Apathie (Teilnahmslosigkeit) und Anhedonie (Freudlosigkeit) mit Verlust der Motivation, Spaß und Interesse an Alltagsaktivitäten
  - Sozialer Rückzug: mangelnde soziale Interaktion, Isolation von Freunden und Familie
- Therapie
  - Antipsychotika: Medikamente zur Linderung der positiven Symptome (z.B. Risperidon, Olanzapin)
  - Psychotherapie: Unterstützung bei der Bewältigung der Erkrankung, Verbesserung sozialer Fähigkeiten
  - Rehabilitation: Unterstützung bei der sozialen und beruflichen Integration

1.23.11.6 Zwangsstörungen

- Zwangsgedanken
  - Beispiele: wiederkehrende, belastende Gedanken (z.B. Angst vor Schmutz, unkontrollierbare Ängste)
  - Therapie: kognitive Verhaltenstherapie, insbesondere Expositionstherapie; Medikamente (selektive Serotonin-Wiederaufnahmehemmer)
- Zwangshandlungen
  - Beispiele: wiederholte Rituale wie ständiges Händewaschen, übermäßiges Kontrollieren
  - Therapie: Verhaltenstherapie zur Reduktion der Rituale; Unterstützung zur Bewältigung der Zwänge

1.23.11.7 Essstörungen

- Anorexia nervosa: Psychisch bedingte Essstörung
  - Symptome: strenge Kalorienreduktion; übermäßige Beschäftigung mit dem Körpergewicht; stark verzerrtes Körperbild
  - Therapie: multidisziplinäre Behandlung, die Ernährungsberatung, Psychotherapie und medizinische Betreuung umfasst
- Binge-Eating-Störung (Rausch-Essen)
  - Symptome: wiederholte Episoden von unkontrolliertem Essen ohne kompensatorische Maßnahmen (z.B. Erbrechen, exzessiver Sport)
  - Therapie: Psychotherapie zur Bearbeitung emotionaler Auslöser des Essverhaltens; Medikamente zur Unterstützung der emotionalen Stabilität und des Essverhaltens

- Bulimia nervosa: Psychisch bedingte Essstörung mit wiederkehrenden Essanfällen
  - Symptome: Episoden von übermäßigem Essen (Binge-Eating, s. u.) gefolgt von Maßnahmen wie Erbrechen oder Abführmittelgebrauch
  - Therapie: Psychotherapie zur Veränderung des Essverhaltens und der Körperwahrnehmung; Medikamente zur Unterstützung der Therapie (SSRI/Selektive Serotonin-Wiederaufnahmehemmer; SNRI/Serotonin-Noradenalin-Wiederaufnahmehemmer)

1.23.11.8 Verhaltensauffälligkeiten in der Kindheit und Jugend

- ADHS (Aufmerksamkeitsdefizit-/Hyperaktivitätsstörung)
  - Symptome: Unaufmerksamkeit (leicht ablenkbar, vergesslich); Hyperaktivität (innere Unruhe, Bewegungsdrang); Impulsivität (voreiliges Handeln); Konzentrationsmangel, Desorganisation (Zeitprobleme), emotionale Unausgeglichenheit (Stimmungsschwankungen, Reizbarkeit)
  - Ursachen: genetische Faktoren; neurologische Entwicklungsstörungen; Umwelteinflüsse
  - Therapie: Verhaltenstherapie; medikamentöse Behandlung (z. B. Stimulanzien)
- Oppositionelles Trotzverhalten
  - Symptome: Trotz und Streitlust; Widerspruchsgeist gegenüber Autoritätspersonen
  - Ursachen: Interaktion zwischen Kind und Umwelt, psychodynamische Faktoren
  - Therapie: Familientherapie; Verhaltenstherapie; Förderung sozialer Kompetenzen

1.23.11.9 Suchterkrankungen

- Substanzabhängigkeit
  - Alkoholabhängigkeit
    Symptome: Kontrollverlust über den Alkoholkonsum, körperliche Entzugserscheinungen, soziale und berufliche Probleme
    Therapie: Entzugsbehandlung, Selbsthilfegruppen (z. B. Anonyme Alkoholiker), psychosoziale Unterstützung
  - Drogenabhängigkeit
    Symptome: ständiger Drang nach der Droge, soziale Isolation, körperliche und psychische Gesundheitsprobleme; Therapie: Entzugsbehandlung, Substitutionstherapie (z. B. Methadon für Opioidabhängige), langfristige Rehabilitation
- Verhaltenssüchte
  - Glücksspielsucht
    Symptome: Kontrollverlust beim Glücksspiel, erhebliche finanzielle und soziale Probleme

Therapie: Verhaltenstherapie, Selbsthilfegruppen, Unterstützung bei der finanziellen Stabilisierung
- Internetsucht
  Symptome: übermäßige Nutzung des Internets, Beeinträchtigung des Alltagslebens und der sozialen Beziehungen
  Therapie: Verbesserung des Zeitmanagements, Unterstützung bei der sozialen Interaktion

1.23.12 Gesundheitsbedingte Herausforderungen des Hormonsystems

1.23.12.1 Einführung in das Hormonsystem

- reguliert essentielle Körperfunktionen wie Stoffwechsel, Wachstum und Fortpflanzung
- Struktur und Komponenten
  - Hauptdrüsen: Hypophyse (Hirnanhangdrüse); Schilddrüse und Nebenschilddrüsen; Nebennieren (Drüsen auf den Nieren); Pankreas (Bauchspeicheldrüse); Gonaden (Keimdrüsen: Eierstöcke und Hoden)
  - Regulationsmechanismen: Negative Rückkopplung (Erhöhter Hormonspiegel hemmt die weitere Produktion); Hypothalamus-Hypophysen-Achse steuert die Hormonfreisetzung

1.23.12.2 Schilddrüsenerkrankungen

- Hypothyreose (Schilddrüsenunterfunktion)
  - Symptome: Müdigkeit; Gewichtszunahme; Kälteempfindlichkeit; trockene Haut; langsamer Herzschlag (Bradykardie)
  - Ursachen: Autoimmunerkrankungen (z. B. Hashimoto-Thyreoiditis); Jodmangel; Medikamentennebenwirkungen
  - Therapie: Hormonersatztherapie mit Levothyroxin
- Hyperthyreose (Schilddrüsenüberfunktion)
  - Symptome: Gewichtsverlust; Herzklopfen; Nervosität; Schlaflosigkeit; vermehrtes Schwitzen
  - Ursachen: Autoimmunerkrankungen (z. B. Morbus Basedow), Schilddrüsenautonomie
  - Therapie: Antithyreotika (Medikamente zur Hemmung der Hormonproduktion); Radiojodtherapie; operative Entfernung
- Schilddrüsenknoten und Tumoren
  - benigne/gutartige Knoten, Adenome (gutartige Tumore)
  - Karzinome (maligne/bösartige Tumoren)
  - Diagnostik: Ultraschall; Feinnadelbiopsie; Szintigraphie (gutartige Tumoren werden als »warm« bezeichnete, da sie Hormone aufnehmen; »kalte« Knoten weisen dagegen auf einen inaktiven Knoten mit erhöhtem Krebsrisiko hin)

- Therapie: Überwachung der Schilddrüsenwerte; operative Entfernung; Radiojodtherapie

1.23.12.3 Erkrankungen der Nebennieren

- Morbus Addison (Nebennierenrindeninsuffizienz)
  - Symptome: Schwäche; Appetitverlust; Gewichtsabnahme; Hautverfärbungen; Hypotonie
  - Ursachen: Autoimmunerkrankungen; Infektionen; Nebennierenverletzungen
  - Therapie: Hormonersatztherapie (z. B. Hydrocortison, Fludrocortison)
- Cushing-Syndrom (Morbus Cushing): Hormonelle Erkrankung durch Cortisolüberschuss
  - Symptome: Gewichtszunahme; Vollmondgesicht; Hypertonie; Diabetes mellitus
  - Ursachen: Überproduktion von Cortisol; Tumoren in der Hypophyse oder Nebenniere.
  - Therapie: Tumorentfernung und Medikamente zur Cortisolsenkung
- Phäochromozytom: Tumorerkrankung des Nebennierenmarks mit übermäßiger Adrenalinproduktion
  - Symptome: Hypertonie; Kopfschmerzen; Schwitzen; Tachykardie
  - Ursachen: Tumor der Nebennieren, der übermäßig Adrenalin produziert
  - Therapie: operative Entfernung des Tumors

1.23.12.4 Diabetes mellitus

- Stoffwechselerkrankung mit erhöhtem Blutzuckerspiegel
- Typ-1-Diabetes
  - Pathophysiologie: Autoimmunerkrankung, bei der das Immunsystem die insulinproduzierenden Beta-Zellen in den Langerhans-Inseln des Pankreas zerstört; führt zu absolutem Insulinmangel, da keine oder nur noch wenige Beta-Zellen Insulin produzieren; ohne Insulin können Zellen Glukose nicht aufnehmen, was zu erhöhten Blutzuckerwerten führt
  - Symptome bei Blutzuckerentgleisung mit der Folge einer Hypoglykämie (Unterzuckerung; niedriger Blutzucker; < 40 mg/dl Blut): Zittern, Herzklopfen; Heißhunger, Schwitzen; Verwirrtheit oder Benommenheit, Sprachstörungen; Blässe, Bewusstseinseintrübung; Reizbarkeit, Kopfschmerzen; Krampfanfälle (in schweren Fällen)
  - Wichtige Erstmaßnahmen bei Hypoglykämie: sofortige Gabe von schnell verfügbaren Kohlenhydraten (z. B. Traubenzucker, Fruchtsaft); nach etwa 10–15 Minuten den Blutzucker erneut messe; falls nötig, weitere Kohlenhydrate zuführen; Vitalzeichen- und Blutzuckerkontrolle; bei Bewusstlosigkeit: Notruf absetzen, stabile Seitenlage, Gabe von Glukagon subkutan nach ärztlicher Anordnung
  - Symptome bei Blutzuckerentgleisung mit der Folge einer Hyperglykämie (Überzuckerung, hoher Blutzucker; > 110 mg/dl): Polyurie (vermehrtes Was-

serlassen); Polydipsie (verstärktes Durstgefühl); Gewichtsverlust trotz normalem oder erhöhtem Appetit; Müdigkeit und Schwäche; Sehstörungen, Benommenheit, Schock, Koma; Fruchtiger, acetonähnlicher Atemgeruch (Azetongeruch)
  - Wichtige Erstmaßnahmen bei Hyperglykämie: Flüssigkeitszufuhr erhöhen (Wasser trinken); Insulin entsprechend den Vorgaben des Arztes verabreichen; Vitalzeichen- und Blutzuckerkontrolle; bei starken Symptomen, Bewusstlosigkeit oder Schock: Notruf absetzen bzw. Arzt informieren
  - Komplikationen: akut: Diabetische Ketoazidose (DKA), eine lebensbedrohliche Stoffwechselentgleisung (die erhebliche Ansammlung von Ketonkörpern verursacht eine metabolische Azidose); langfristig: Herz-Kreislauf-Erkrankungen, Nierenschäden (Nephropathie), Nervenschäden (Neuropathie), Augenschäden (Retinopathie)
  - Therapie: Insulintherapie (lebenslang notwendig, um den Insulinmangel auszugleichen (Arten s. Typ-2-Diabetes)); Selbstkontrolle des Blutzuckerspiegels; Insulinpumpe und kontinuierlicher Glukosemessung (CGM) per subkutanem Sensor und Kleber meistens am Oberarm sowie mit drahtloser Übertragung an ein Lesegerät (z. B. Smartphone-App, um die kontinuierliche Überwachung zu optimieren; angepasste Ernährung und körperliche Aktivität
- Typ-2-Diabetes
  - Pathophysiologie: charakterisiert durch Insulinresistenz (verminderte Empfindlichkeit der Körperzellen gegenüber Insulin) und später auch Insulinmange; Insulinresistenz führt dazu, dass mehr Insulin benötigt wird, um die gleiche Menge an Glukose aus dem Blut in die Zellen zu befördern; die Betazellen im Pankreas versuchen zunächst, diesen Bedarf durch vermehrte Insulinproduktion auszugleichen; im Laufe der Zeit erschöpfen sich die Betazellen, und die Insulinproduktion nimmt ab
  - Symptome: anfänglich unspezifisch: Müdigkeit, Sehstörungen, schlechte Wundheilung; häufig asymptomatisch über lange Zeit
  - Komplikationen: akut: Hyperglykämisches hyperosmolares Syndrom (HHS) mit extremer Deyhdration, Bewusstseinsveränderungen und Verwirrung oder Bewusstlosigkeit; langfristig: Herz-Kreislauf-Erkrankungen, Schlaganfall, Nierenschäden, Augenschäden, Nervenschäden
  - Therapie: Lebensstiländerungen: Gewichtsreduktion, gesunde Ernährung, regelmäßige Bewegung; Orale Antidiabetika: Metformin, Sulfonylharnstoffe, DPP-4-Hemmer, GLP-1-Rezeptoragonisten; Insulintherapie bei fortgeschrittenem Verlauf (schnellwirkendes Insulin, wie das Insulin Aspart, Insulin Lispro und Insulin Gluslisin; kurzwirkendes Insulin wie reguläres Insulin; mittel- bis lang wirkendes Insulin, wie NPH-Insulin/Neutral Protamine Hagedorn) oder lang wirkendes Insulin, wie Insulin Glargin, Insulin Detemir und Insulin Degludec; ggf. Insulinpumpe und CGM

1.23.12.5 Diabetes insipidus

- Wasserstoffwechselstörung durch Mangel an ADH
- seltene Erkrankung, bei der die Nieren nicht in der Lage sind, Wasser zurückzuhalten, was zu einer starken Urinausscheidung führt
- Pathophysiologie
  - Diabetes insipidus centralis: Mangel an antidiuretischem Hormon (ADH), auch Vasopressin genannt; infolge von Schädigungen des Hypothalamus oder der Hypophyse
  - Diabetes insipidus renalis: Unfähigkeit der Nieren, auf ADH zu reagieren, trotz normaler Hormonproduktion
  - Symptome: starker Durst (Polydipsie); hohe Urinausscheidung (Polyurie); Schlafstörungen und Müdigkeit; Dehydratation und Elektrolytstörungen
  - Ursachen: zentral: Hirntumore, Kopfverletzungen, Infektionen; renal: genetische Defekte, bestimmte Medikamente, chronische Nierenerkrankungen
  - Diagnostik: Wasserentzugstest: Beobachtung der Urinkonzentration bei verminderter Flüssigkeitsaufnahme; ADH-Test: Messung des Urinkonzentrationsvermögens nach Gabe von ADH
  - Therapie: zentral: ADH-Ersatztherapie (Desmopressin); renal: Behandlung der zugrundeliegenden Nierenerkrankung, Anpassung der Flüssigkeitsaufnahme, Diätänderungen

1.23.12.6 Gicht

- Stoffwechselkrankheit mit schmerzhaften Gelenkentzündungen
- Symptome: Gelenkschmerzen; Rötung und Schwellung; häufig im großen Zeh
- Ursachen: erhöhte Harnsäurewerte (Hyperurikämie); genetische Prädisposition
- Therapie: Medikamente zur Senkung der Harnsäure (Allopurinol); Ernährungstherapie

1.23.13 Pflege bei onkologischen Erkrankungen

1.23.13.1 Grundlagen der Tumorentstehung

- Tumoren entstehen durch genetische Mutationen, die zu unkontrollierter Zellteilung führen
- die Entstehung kann durch äußere (z. B. Rauchen, Strahlung) und innere Faktoren (z. B. familiäre Vorbelastung, hormonelle Einflüsse) begünstigt werden
- Tumorzellen
  - haben eine veränderte Zellstruktur und -funktion; können in benachbarte Gewebe eindringen; können sich über das Lymph- oder Blutgefäßsystem auf andere Organe ausbreiten (Metastasierung)
- Tumorarten
  - benigne Tumoren: gutartig; langsames Wachstum; begrenztes Wachstum ohne Metastasierung; Symptome entstehen oft durch das Volumenwachstum,

  jedoch keine Gefahr für andere Organe; häufigere Behandlung durch operative Entfernung
  - maligne Tumoren: bösartig; schnelles Wachstum, potenziell invasiv (eindringend/zerstörend); Fähigkeit zur Metastasierung, was die Prognose negativ beeinflussen kann; Therapie erfordert häufig systemische Maßnahmen wie Chemotherapie, Strahlentherapie oder Immuntherapie
- diagnostische Verfahren
  - Bildgebung: CT (Computertomographie); MRT (Magnetresonanztomographie); PET-CT (Positronen-Emissions-Tomographie) zur Beurteilung der Tumorausbreitung
  - Biopsie: Entnahme von Gewebeproben zur histologischen Untersuchung
  - Bluttests: Tumormarker wie PSA (Prostata), CA 15–3 (Mammakarzinom), CA 19–9 (Pankreas)
  - endoskopische Verfahren: Untersuchung innerer Organe wie Magen, Darm, Lunge
- Therapien
  - Strahlentherapie: lokale Behandlung, gezielte Zerstörung von Tumorzellen durch ionisierende Strahlung; Einsatz in Kombination mit Chirurgie oder Chemotherapie; Indikationen: Tumore in schwer zugänglichen Bereichen, Schmerzbehandlung bei Metastasen
  - Chemotherapie: systemische Therapie mit Zytostatika, die das Tumorwachstum hemmen; kann als neoadjuvante (vor der Operation) oder adjuvante (nach der Operation) Therapie eingesetzt werden; häufige Nebenwirkungen: Haarausfall, Übelkeit, Immunsuppression
  - Krebsmedikamente (KM):
    Hormontherapie: reduziert Tumorwachstum durch Blockierung oder Hemmung von Hormonen (z. B. Östrogen bei Mammakarzinom);
    zielgerichtete Therapien: behandeln spezifische genetische Veränderungen der Tumorzellen (z. B. HER2-positive Brustkrebs)
    Immuntherapie: aktiviert das Immunsystem zur Bekämpfung von Tumorzellen (z. B. Checkpoint-Inhibitoren wie Pembrolizumab)
  - Stammzelltransplantation: besonders bei Leukämien oder Lymphomen; erneuert das Blutsystem, besonders bei Blutbildungsstörungen durch Chemotherapie oder Strahlentherapie; es gibt autologe (eigene Zellen) und allogene (Spenderzellen) Transplantationen
- Nebenwirkungen
  - Chemotherapie: Haarausfall, Übelkeit, Erbrechen, Appetitlosigkeit; Anfälligkeit für Infektionen durch Immunsuppression; Müdigkeit, Blutbildveränderungen
  - Strahlentherapie: Hautirritationen, Brennen oder Rötung an der bestrahlten Stelle; Müdigkeit (Fatigue, ▶ Kap. 1.19.6), langfristige Gewebeveränderungen
  - Hormontherapie: Gewichtszunahme, Hitzewallungen, Knochenabbau; Psychische Auswirkungen wie Stimmungsschwankungen
  - Immuntherapie: Entzündungsreaktionen, Hautausschläge; Müdigkeit, Fieber, Infektionsgefahr
- Pflegeunterstützung

- Fatigue (Erschöpfung, ▶ Kap. 1.19.6): regelmäßige Ruhepausen und leichte Bewegung; Ernährungsberatung zur Unterstützung von Energielevels; Psychoedukation und stressbewältigende Techniken
- Psychische Betreuung: Unterstützung bei Angst, Depression, Traumatisierung; Einbeziehung von Psychologen oder Psychotherapeuten; Vermittlung von sozialen und psychischen Unterstützungsnetzwerken
- Schmerzmanagement: Medikation: Opioide, nicht-opioide Analgetika, Antidepressiva bei neuropathischen Schmerzen; Komplementärmedizin: Akupunktur, Aromatherapie, Entspannungsverfahren; Wund- und Stomaversorgung bei notwendigen chirurgischen Eingriffen

1.23.13.2 TNM-System – Stadieneinteilung von Tumoren

- T – Tumor (Tumorgröße und Ausbreitung)
  - T0: Kein nachweisbarer Primärtumor
  - Tis: Carcinoma in situ (sehr frühes Stadium, noch nicht invasiv)
  - T1 bis T4: Beschreiben die Größe und/oder Ausbreitung des Tumors: T1: kleiner, lokal begrenzter Tumor; T2: etwas größer, aber immer noch lokal begrenzt; T3: Tumor hat benachbarte Strukturen infiltriert; T4: Tumor ist groß und/oder hat sich stark ausgebreitet
- N – Lymphknoten (Beteiligung von Lymphknoten)
  - N0: keine Lymphknotenmetastasen
  - N1 bis N3: beschreiben das Ausmaß und die Zahl der betroffenen Lymphknoten: N1: wenige Lymphknoten sind betroffen; N2: mehrere Lymphknoten sind betroffen; N3: zahlreiche oder größere Lymphknotenmetastasen
- M – Metastasen (Fernmetastasen)
  - M0: keine Fernmetastasen
  - M1: Fernmetastasen sind vorhanden (Tumor hat sich auf andere Organe oder Körperteile ausgebreitet)
- Beispiel: T2 N1 M0
  - T2: Tumor ist größer oder hat sich mehr ausgebreitet, aber noch lokal begrenzt
  - N1: Metastasen in wenigen regionalen Lymphknoten
  - M0: Keine Fernmetastasen

1.23.13.3 Pflege bei Leukämie

- Akute Leukämie (ALL – Akute lymphatische Leukämie)
  - Knochenmarksinsuffizienz: unterstützende Pflege bei verminderter Blutzellproduktion (Anämie, Neutropenie, Thrombozytopenie); häufige Transfusionen (Blut, Thrombozyten); Monitoring von Laborwerten (Blutbild, Nierenfunktion)
  - Infektionsprävention: strikte Hygienemaßnahmen aufgrund der Immunsuppression; Isolation des Pflegeempfängers, um nosokomiale Infektionen zu vermeiden; prophylaktische Antibiotikagabe bei hohem Infektionsrisiko

- engmaschige Überwachung: Überwachung der Vitalzeichen und Laborwerte; frühe Erkennung von Komplikationen wie Sepsis oder Organversagen
- Lymphknotenschwellung: Beobachtung und Dokumentation von Lymphknotenschwellungen als Hinweis auf eine akute Leukämie oder Lymphadenopathie durch extramedulläre Infiltration (außerhalb des Knochenmarks); Schmerzmanagement bei betroffenen Lymphknoten
- symptomatische Behandlung: Unterstützung bei Müdigkeit (Fatigue) und Appetitlosigkeit; Behandlung von Knochenschmerzen durch Analgesie

- Chronische Leukämie (CLL – Chronische lymphatische Leukämie)
  - Langzeitpflege: Beobachtung des Krankheitsverlaufs, regelmäßige Kontrolluntersuchungen; Behandlung von infektiösen Komplikationen und Immunstörungen; Beratung zur Lebensstilmodifikation und Symptommanagement
  - symptomatische Behandlung: Medikamente zur Kontrolle der Symptome, z.B. Chemotherapie, Immuntherapie oder zielgerichtete Therapien; Lymphadenopathie oder Splenomegalie (Vergrößerung der Milz) als häufige Symptome der CLL
  - Behandlung von Komplikationen: Anämie (häufige Überwachung des Hämoglobinspiegels, Erythrozytentransfusionen bei schwerer Anämie); Infektionen (frühzeitige Diagnose und Behandlung von bakteriellen, viralen oder Pilzinfektionen, häufig aufgrund der Immunsuppression)
  - Lymphknotenschwellung: bei CLL häufig als Zeichen einer fortgeschrittenen Krankheit; Beobachtung und Dokumentation von Größe und Konsistenz der Lymphknoten; symptomatische Behandlung der Schwellungen (Schmerzlinderung, Kühlung, ggf. Behandlung der Grunderkrankung)
- allgemeine Pflege bei beiden Leukämieformen
  - psychosoziale Unterstützung: Beratung und Unterstützung bei der Verarbeitung der Diagnose; Umgang mit Ängsten, Depressionen und emotionaler Belastung; Einbindung von Psychotherapeuten oder Selbsthilfegruppen
  - Ernährungsberatung: angepasste Diät zur Unterstützung des Immunsystems; Empfehlungen zur Appetitsteigerung und Ernährung während der Chemotherapie
  - Mobilisation: Förderung der körperlichen Aktivität und Mobilität, angepasst an die aktuelle Belastbarkeit
  - Wund- und Infektionsmanagement: Wundpflege bei zentralen Venenkathetern oder anderen Zugängen; Überwachung von Hautveränderungen und Infektionszeichen, insbesondere bei immunsupprimierten Pflegeempfänger

1.23.13.4 Spezifische Pflege bei weiteren Krebsarten

- Leukämie
  - Unterstützung bei Nebenwirkungen der Chemotherapie (z.B. Übelkeit, Erbrechen, Haarausfall, Schleimhautentzündungen)
  - Infektionsprophylaxe aufgrund der Immunsuppression (z.B. Hygienemaßnahmen, Schutzisolierung)
  - Blutbildkontrollen und Begleitung bei Bluttransfusionen

- Aufklärung und Unterstützung bei Fatigue und allgemeiner Schwäche
- Psychosoziale Betreuung (Angstbewältigung, Unterstützung im Umgang mit chronischer Erkrankung)

- Kehlkopfkrebs
  - nach Kehlkopfentfernung: Atem- und Sprechtraining, Unterstützung bei der Stoma-Versorgung
  - psychosoziale Betreuung bei Veränderungen der Lebensqualität
- Mammakarzinom
  - Pflege nach Brustamputation: Schmerzlinderung, Unterstützung beim Umgang mit Körperbildveränderungen, Lymphdrainage bei Lymphödem
  - Unterstützung bei Rehabilitationsmaßnahmen
- Zervixkarzinom
  - postoperative Pflege nach Hysterektomie, Wundversorgung, Prävention von Lymphödemen
  - psychosoziale Betreuung und Beratung zur sexuellen Gesundheit
- Prostatakarzinom
  - Unterstützung bei Blaseninkontinenz, Unterstützung bei sexuellen Funktionsstörungen
  - Pflege bei hormontherapiebedingten Nebenwirkungen
- Harnblasenkrebs
  - Pflege bei Stomapflege, Unterstützung bei Inkontinenzproblemen
  - psychosoziale Betreuung und Lebensstilberatung
- Kolorektales Karzinom
  - postoperative Pflege nach Darmoperationen, Ernährungsberatung
  - Unterstützung bei der Stomaversorgung, Schmerz- und Wundmanagement
- Pankreaskarzinom
  - Schmerzmanagement bei fortschreitender Erkrankung
  - Unterstützung bei Appetitlosigkeit und Verdauungsproblemen
- Lungenkarzinom
  - Atemtherapie zur Verbesserung der Lungenfunktion
  - Unterstützung bei der Raucherentwöhnung, Schmerzbehandlung
- Schilddrüsenkrebs
  - nach Schilddrüsenentfernung: Hormontherapie (L-Thyroxin) zur Regulierung des Hormonhaushalts
  - lebenslange Kontrolle auf Rezidive
- Knochentumoren
  - Mobilisation und Bewegungstherapie zur Unterstützung der Gelenkfunktion
  - Schmerzmanagement, Prävention von Frakturen und Mobilitätsverlust

1.24 Menschen mit Behinderungen pflegen

1.24.1 Definitionen

- geistige Behinderung ist eine Entwicklungsstörung, die durch Einschränkungen in kognitiven, sozialen und praktischen Fähigkeiten gekennzeichnet ist (WHO)
- körperliche Behinderung bezeichnet eine dauerhafte oder langfristige Beeinträchtigung der körperlichen Funktion, Bewegung oder Mobilität, die alltägliche Aktivitäten erschwert oder verhindert (WHO)

1.24.2 Ursachen geistiger Behinderungen

- pränatal (während der Schwangerschaft)
  - genetische Faktoren: Chromosomenanomalien (z. B. Down-Syndrom, Fragiles X-Syndrom); Mutationen einzelner Gene (z. B. Phenylketonurie)
  - Infektionen der Mutter: Röteln; Toxoplasmose; Cytomegalievirus; Syphilis; HIV-Übertragung
  - Mangelversorgung des Fötus: Plazentainsuffizienz; Unterversorgung mit Sauerstoff oder Nährstoffen
  - Toxische Einflüsse: Alkoholkonsum (fetales Alkoholsyndrom); Drogen, Medikamente oder Umweltgifte
  - Erkrankungen der Mutter: Diabetes mellitus, unbehandelter Bluthochdruck; Hormonelle oder Autoimmunerkrankungen
- perinatal (während der Geburt)
  - Geburtskomplikationen: Sauerstoffmangel (Hypoxie, Bradypnoe, Erstickungszustand); Frühgeburtlichkeit und/oder niedrige Geburtsgewichte; mechanische Geburtstraumata (z. B. Schädelverletzungen)
  - Infektionen während der Geburt: Streptokokken; Herpesviren
  - Blutverlust oder Kreislaufprobleme: Plazentaablösung; Nabelschnurkomplikationen
- postnatale (nach der Geburt)
  - Infektionen: Hirnhautentzündung (Meningitis); Enzephalitis (Gehirnentzündung)
  - Unfälle oder Traumata: Schädel-Hirn-Verletzungen durch Stürze oder Unfälle
  - Sauerstoffmangel: Atemstillstand
  - Erkrankungen: epileptische Anfälle; Stoffwechselerkrankungen (z. B. unbehandelte Hypoglykämie)
  - Unterernährung: Mangelernährung; Vitaminmangel (z. B. Jodmangel)
  - Vernachlässigung: fehlende soziale, emotionale und sensorische Stimulation in der frühen Kindheit

1.24.3 Ursachen körperlicher Behinderung

- angeborene Ursachen
  - genetische Störungen (Bsp.: Muskeldystrophie, Spina bifida)
  - Entwicklungsstörungen im Mutterleib (Bsp.: Zerebralparese)
  - Geburtskomplikationen (Bsp.: Sauerstoffmangel, Frühgeburtsschäden)
- erworbene Ursachen
  - Krankheiten/Erkrankungen (Bsp.: Schlaganfall, Multiple Sklerose, Arthrose)
  - Unfälle und Verletzungen (Bsp.: Querschnittslähmung infolge schwerer Verletzungen, Knochenbrüche mit Komplikationen, schwere Verbrennungen)
  - Infektionen (Bsp.: Poliomyelitis (Kinderlähmung), bakterielle Infektionen, virale Erkrankungen mit neurologischen Folgen)
  - chronische Erkrankungen und Folgekomplikationen (Bsp.: Diabetes (z. B. Folgeamputationen), rheumatische Erkrankungen, degenerative Erkrankungen wie Osteoporose)
  - Umwelteinflüsse (Bsp.: Exposition gegenüber schädlichen Chemikalien, Strahlung, toxischen Substanzen)

1.24.4 Internationale Klassifikation der Funktionsfähigkeit, Behinderung und Gesundheit (ICF)

- Herkunft: WHO, eingeführt 2001
- Ziel: einheitliche Terminologie für Gesundheit, Rehabilitation und Inklusion
- Ansatz: Wechselwirkung zwischen Gesundheitszustand und Kontextfaktoren
- Komponente »Funktionale Gesundheit«
  - Körperfunktionen und -strukturen: physiologische und anatomische Beeinträchtigungen (Bsp.: Lähmung nach Schlaganfall, Hörverlust, Gelenkdeformation)
  - Aktivitäten und Partizipation: Einschränkungen in Aufgaben und gesellschaftlicher Teilhabe (Bsp.: Gehprobleme nach Amputation, Tremor beim Schreiben, Sprachstörung)
- Komponente »Kontextfaktoren«
  - Umweltfaktoren: äußere Einflüsse, Barrieren oder Unterstützung (Bsp.: Fehlende Barrierefreiheit, Hörgeräte, unpassendes Arbeitsumfeld)
  - personbezogene Faktoren: nicht klassifiziert, individuelle Merkmale (Bsp.: Bewältigungsstrategien, Bildungsniveau, soziale Netzwerke)

1.24.5 Psychische und soziale Aspekte

- Psychische Störungen: häufig Depressionen; Angststörungen; Autismus
- emotionales Wohlbefinden fördern: Schaffung eines sicheren und unterstützenden Umfelds
- Verhaltensauffälligkeiten: Deeskalationsstrategien; individuelle Pläne zur Verhaltensförderung

- Soziale Teilhabe: Förderung sozialer Interaktion und Beschäftigung

1.24.6 Pflegeansätze und Inklusion

- Pflegeplanung: ganzheitliche Ansätze; Fokus auf Selbstbestimmung und Lebensqualität
- Rehabilitation und Förderung: Therapien (Physio-, Ergo-, Logopädie); spezielle Bildungsangebote
- Inklusion (UN-Behindertenrechtskonvention)
  - Rechte: Zugang zu Bildung, Arbeit und gesellschaftlicher Teilhabe
  - Umsetzung: Barrierefreiheit, Akzeptanz und Gleichstellung in allen Lebensbereichen
  - Bewusstsein fördern: Schulung von Pflegepersonal und Sensibilisierung der Gesellschaft
- Zusammenarbeit: Interdisziplinäre Teams, Angehörige und Institutionen einbinden
- Rechtliche Aspekte
  - Artikel 3 Abs. 3 Grundgesetz (GG): »[...] Niemand darf wegen seiner Behinderung benachteiligt werden.«
  - Bundesteilhabegesetz (BTHG): Reform des SGB IX zur Verbesserung der Teilhabe und Selbstbestimmung; Trennung von Fachleistungen und existenzsichernden Leistungen; Personzentrierte Hilfen: Individuelle Unterstützung basierend auf persönlichen Bedürfnissen
  - Behindertengleichstellungsgesetz (BGG): Förderung von Barrierefreiheit in öffentlichen Bereichen und Dienstleistungen; Verankerung des Rechts auf Gleichbehandlung und Teilhabe
  - Schwerbehinderung (SGB IX): Menschen mit einem Grad der Behinderung (GdB) von mindestens 50; Rechte: Zusatzurlaub, Kündigungsschutz, steuerliche Vorteile, Unterstützung durch Integrationsämter; Ziel: Erhalt oder Wiederherstellung der Erwerbsfähigkeit und gesellschaftliche Integration

1.25 Schwangerschaft, Geburt und Wochenbett

1.25.1 Schwangerschaft

1.25.1.1 Unsichere und sichere Zeichen

- unsichere Zeichen: Übelkeit, Erbrechen; Ausbleiben der Menstruation; Brustspannen; Häufiges Wasserlassen; Erhöhte Basaltemperatur; Müdigkeit, Schlafstörungen

- sichere Zeichen: Positiver Schwangerschaftstest (HCG-Nachweis, humanes Choriongonadotropin im Blut oder im Urin); Wahrnehmung von Kindsbewegungen; Sichtbare Veränderungen der Gebärmutter; Herztöne des Fötus im Ultraschall

1.25.1.2 Physiologie

- hormonelle Veränderungen: Anstieg von HCG; Erhöhung von Progesteron und Östrogen; Veränderung der Schilddrüsenhormone
- kardiovaskuläre Veränderungen: erhöhtes Blutvolumen (ca. 30–50 %); erhöhte Herzfrequenz und geringerer Blutdruck
- metabolische Veränderungen: erhöhte Insulinresistenz, Anpassung des Stoffwechsels; Flüssigkeitsretention, vermehrtes Blutvolumen
- uterine Veränderungen: Uteruswachstum, Verlagerung des Uterus; Veränderung der Gebärmuttermuskulatur zur Vorbereitung auf die Geburt
- Haut- und Bindegewebsveränderungen: Pigmentierung der Haut (z. B. Linea nigra); Dehnungsstreifen (Striae gravidarum)

1.25.1.3 Pathologie

- Komplikationen in der Schwangerschaft: Präeklampsie (Bluthochdruck, Proteinurie); Gestationsdiabetes (erhöhter Blutzucker); Frühgeburt; Eileiterschwangerschaft; Fehlgeburt (Abort); Plazentainsuffizienz (unzureichende Plazentaversorgung)
- Symptome bei Pathologien: starke Bauchschmerzen; Blutungen; heftige Kopfschmerzen, Sehstörungen; Schwellungen an Händen, Füßen, Gesicht; starke Übelkeit und Erbrechen

1.25.1.4 Beratung

- Ernährung
  - ausgewogene, nährstoffreiche Ernährung (Folsäure, Eisen, Kalzium)
  - Vermeidung von rohem Fleisch und bestimmten Fischarten (z. B. Listeriose-Risiko mit Gefahr der Plazentainfektion und der Neugeboreneninfektion sowie des Spontanabort oder einer Frühgeburt)
- Lebensstil
  - Empfehlung zur körperlichen Aktivität (je nach Schwangerschaftsverlauf)
  - Verzicht auf Rauchen, Alkohol und Drogen
- Vorsorgeuntersuchungen
  - regelmäßige Arztbesuche (Ultraschall, Blutuntersuchungen); Test auf Infektionskrankheiten (z. B. Toxoplasmose)
- Psychosoziale Beratung
  - Unterstützung bei der Bewältigung von Schwangerschaftsbeschwerden; Beratung zu Geburtsvorbereitung und Elternschaft

1.25.2 Geburt

1.25.2.1 Physiologie

- Wehenphasen
  - Eröffnungsphase: regelmäßige Wehen; Zervixdilatation
  - Austreibungsphase: vollständige Öffnung des Muttermundes; Geburt des Kindes
  - Nachgeburtsphase: Geburt der Plazenta
- Hormone
  - Oxytocin: fördert die Wehentätigkeit und Uteruskontraktionen
  - Prostaglandine: fördern Wehen und Zervixreifung
- kardiovaskuläre Veränderungen: erhöhter Blutdruck und Puls während der Wehen; erhöhtes Blutvolumen und Kreislaufanpassung
- Uterusaktivität: regelmäßige Kontraktionen während der Geburt, die den Geburtskanal öffnen und das Kind bewegen

1.25.2.2 Pathologie

- Komplikationen während der Geburt
  - fehlende Wehentätigkeit (Wehenstille)
  - Sturzgeburt: sehr schnelle Geburt; Risiko für Geburtsverletzungen
  - fetale Notlage: Sauerstoffmangel; fetales Atemversagen
  - Schwangerschaftsvergiftung (Präeklampsie) während der Geburt
  - Nabelschnurprolaps: Gefahr für den Fötus, da die Nabelschnur vor dem Kind austritt
  - Uterusruptur: Reißen des Uterus, meist bei Mehrgebärenden oder in Folge von operativen Eingriffen
  - übermäßige Blutungen (z. B. Plazentaablösung, Plazentaretention)

1.25.2.3 Maßnahmen vor, während und nach der Geburt

- vor der Geburt
  - Information und Beratung der werdenden Mutter (Geburtsmethoden, Schmerzlinderung); Vorbereitung auf verschiedene Geburtskomplikationen
  - Bereitstellung von Notfallmaterialien und -protokollen
  - Überwachung: Überwachung des Kinds (CTG, Ultraschall); Kontrolle der Wehentätigkeit und Zervixdilatation
- während der Geburt
  - Schmerzlinderung: Atemtechniken, Entspannungsübungen; Epiduralanästhesie oder Spinalanästhesie; Medikamentöse Schmerztherapie (z. B. Opioide)
  - Überwachung und Unterstützung: Überwachung der Herztöne des Fötus; Unterstützung der Mutter bei der Geburt (z. B. Positionierung); Notfallmanagement bei Komplikationen (z. B. Kaiserschnitt bei fetaler Notlage)

- nach der Geburt: Kontrolle auf vollständige Plazentaausscheidung; Überwachung der Blutung (Vermeidung von postpartaler Hämorrhagie); Uterusmassage zur Kontraktion und Blutstillung
- Neugeborenenversorgung
  - Apgar-Score Bestimmung (Zustand des Neugeborenen)
    A – Aussehen (Hautfarbe): 0 Punkte: Blau oder blass; 1 Punkt: Rosig am Körper, bläulich an Extremitäten; 2 Punkte: Rosige Haut überall
    P – Puls (Herzfrequenz): 0 Punkte: Keine Herzfrequenz; 1 Punkt: < 100 Schläge/Minute; 2 Punkte: > 100 Schläge/Minute
    G – Grimassieren (Reflexantwort): 0 Punkte: Keine Reaktion; 1 Punkt: Schwache Reaktion; 2 Punkte: Starke Reaktion (Husten, Niesen)
    A – Aktivität (Muskeltonus): 0 Punkte: Keine Bewegung; 1 Punkt: Geringe Bewegung, geringe Beugung; 2 Punkte: Kräftige Bewegungen, gute Flexion
    R – Respiration (Atmung): 0 Punkte: Keine Atmung; 1 Punkt: Unregelmäßige/schwache Atmung; 2 Punkte: Regelmäßige, kräftige Atmung
    Bewertung: 7–10 Punkte: normal; 4–6 Punkte: mäßig belastet; 0–3 Punkte: kritisch, sofortige Hilfe nötig
  - frühzeitiger Haut-zu-Haut-Kontakt und erste Brustmahlzeit
  - Nabelpflege: Säuberung des Nabels und Desinfektion des Nabelstumpfs; Überwachung auf Anzeichen einer Infektion (z. B. Rötung, Eiterbildung); Beratung der Mutter zur weiteren Pflege des Nabels und zum Erkennen von Komplikationen
- psychosoziale Betreuung
  - Unterstützung bei der Bindung zwischen Mutter und Kind
  - Beratung zur postpartalen Pflege und Stillberatung (▶ Kap. 1.25.3.1)
  - professionelle Hilfe: Bei anhaltenden Problemen Stillberaterin oder Kinderarzt
  - Selbsthilfegruppen/Kurse: Austausch mit anderen Müttern, Stillberatungsgruppen

1.25.3 Wochenbett

1.25.3.1 Pflege- und Behandlungsschwerpunkte

- Uterusrückbildung
  - Beobachtung der Rückbildung der Gebärmutter; die Gebärmutter sollte innerhalb von 6–8 Wochen auf ihre normale Größe zurückkehren
  - Kontrolle auf Schmerzen oder ungewöhnliche Symptome (z. B. übermäßige Blutung, starke Krämpfe)
- Wochenfluss (Lochien)
  - Beobachtung von Farbe, Menge und Geruch des Wochenflusses
  - normaler Wochenfluss: rote Lochien in den ersten Tagen; nach etwa einer Woche blassere Farbe; nach 2–3 Wochen verflüssigt
  - Lochialstau: Symptome sind Schmerzen, Druckgefühl und unregelmäßiger Wochenfluss; mögliche Ursache: Restgewebe in der Gebärmutter

- Genitalspülungen
  - Beobachtung von Rötungen, Schwellungen oder Hämatomen im Genitalbereich nach Entbindung oder Dammschnitt; Förderung der Heilung und Hygiene zur Vorbeugung von Infektionen
- Darm- und Blasentonusverminderung
  - Beobachtung von Stuhlgang und Blasenentleerung nach der Geburt; Unterstützung bei der Ausscheidung, falls nötig, z. B. durch mildes Abführmittel oder Inkontinenzhilfen; auf eine ausreichende Flüssigkeitsaufnahme achten
- Körperpflege
  - Unterstützung bei der täglichen Körperpflege, insbesondere bei Bewegungs- oder Kreislaufproblemen nach der Geburt; Förderung der Mobilisation zur Vermeidung von Thrombosen und zur Stärkung des Kreislaufs
- Mobilisation
  - frühzeitige Mobilisation nach der Entbindung zur Förderung der Kreislauffunktion und Muskulatur; Überwachung der Vitalzeichen während der Mobilisation
- Stillberatung
  - Stillpositionen: (1) Wiegehaltung: Baby auf Unterarm der Mutter, Kopf in der Beuge des Ellenbogens; (2) Rückengriff (Cross-cradle): Baby mit der gegenüberliegenden Hand halten, Kopf stützen; (3) Fußballhaltung: Baby unter dem Arm der Mutter, besonders bei Kaiserschnitt oder Zwillingen; (4) Liegend stillen: Mutter liegt auf der Seite, Baby an ihrer Brust, ideal für nächtliches Stillen
  - Stilltechnik: (1) Lippenspitzenansatz: Baby sollte Warzenhof, nicht nur Brustwarze, umschließen; (2) tiefes Anlegen: Mund weit auf, Brustwarze und Warzenhof erfassen; (3) Schluckreflex: erkennbar an der Kieferbewegung des Babys
  - Förderung der Milchbildung: häufiges Stillen, alle 2–3 Stunden, je häufiger, desto mehr Milch wird produziert; beidseitiges Stillen; fördert gleichmäßige Milchbildung; korrektes Anlegen fördert die Entleerung der Brust und regt Milchproduktion an; Ausstreichen/Abpumpen; bei Problemen zur Anregung der Milchproduktion
  - Umgang mit Stillhindernissen: Schmerzen/wunde Brustwarzen; Ursache: durch falsches Anlegen; Lösung: Lanolin-Cremes, Stillhütchen, korrekte Technik
  - zu wenig Milch: Ursachen: unzureichendes Anlegen, unregelmäßiges Stillen; Lösung: häufigeres Stillen, Abpumpen; Verkürztes Zungenbändchen: Eingriff zum Schneiden des Zungenbändchens bei Problemen
  - verstopfte Milchkanäle: Ursachen: unregelmäßiges Stillen, falsches Anlegen; Lösung: Massage, warme Kompressen
  - Mastitis: Entzündung der Brust: Behandlung: Antibiotika, häufiges Stillen der betroffenen Brust
  - Unterstützung beim Stillen, Beratung zu Stillpositionen, Anlegetechniken, Milchproduktion
  - Lösung von Problemen wie wunden Brustwarzen oder unregelmäßigem Stillen

- Psychische Unterstützung
  - Beobachtung auf Symptome einer postpartalen Depression (z. B. Traurigkeit, Ängste, Schlafstörungen); Förderung der mentalen Gesundheit durch Gespräche, Unterstützung und bei Bedarf die Weiterleitung zu einem Facharzt
- Mastitisprophylaxe und Behandlung
  - Vorbeugung durch regelmäßiges Stillen, Entleerung der Brust, gute Hygiene
  - Behandlung bei Symptomen wie Rötung, Schwellung und Schmerzen in der Brust (meist mit Antibiotika und Wärmebehandlung)
- Pflege nach Kaiserschnitt (Sectio caesarea)
  - Wundpflege und Beobachtung auf Anzeichen von Infektionen
  - Unterstützung bei der Mobilisation, vorsichtige Bewegung der Narbe; Schmerzmanagement, z. B. mit Schmerzmitteln oder kühlenden Kompressen
- Pflege nach Dammschnitt
  - Kontrolle der Narbe auf Infektionszeichen, regelmäßige Hygiene; Förderung der Heilung durch Sitzbäder oder heilende Salben; Schmerzmanagement und Unterstützung bei der Mobilisation
- Pflege nach vaginaloperativer Entbindung
  - Kontrolle von Wunden, Hämatomen, und der allgemeinen Heilung
  - Beobachtung der Blasen- und Darmfunktionen
- Behandlung bei Endometritis
  - Symptome: Uterusschmerzen; Fieber; unangenehmer Geruch
  - Therapie: Antibiotika; ggf. Entfernung von Restgewebe aus der Gebärmutter

1.25.3.2 Pflege des Neugeborenen

- Vitalzeichen
  - Kontrolle von Atmung, Puls, Temperatur, Blutdruck und Sauerstoffsättigung
  - regelmäßige Überwachung des allgemeinen Zustands (AZ) des Neugeborenen
- Trinkverhalten
  - Kontrolle der Häufigkeit und Effizienz des Stillens; Beobachtung auf ausreichende Gewichtszunahme (Mikroben- und Saugreflex)
- Gewicht
  - Überwachung der Gewichtsentwicklung (Neugeborene verlieren in den ersten Tagen bis zu 10% ihres Geburtsgewichts); Sicherstellung, dass das Baby nach der ersten Woche an Gewicht zunimmt
- Urin- und Stuhlausscheidung:
  - regelmäßige Kontrolle der Urin- und Stuhlgangsmenge; auf Anzeichen von Verstopfung oder Diarrhö achten
- Mekonium-Ileusgefahr
  - auf den ersten Stuhlgang (Mekonium) achten, um sicherzustellen, dass keine Verstopfung oder Darmverschluss vorliegt

- Hautveränderungen
  - Beobachtung von Hautveränderungen wie Hautausschlägen, Pigmentierungen oder Wundstellen; Pflege von Hautirritationen, z. B. durch die Verwendung von Hautschutzcremes oder Feuchttüchern
- Säuglingsakne
  - Beobachtung und gegebenenfalls Behandlung von Hautveränderungen wie Babyakne oder Hautausschlägen

1.25.3.4 Frühgeburt

- Geburt vor der vollendeten 37. Schwangerschaftswoche (SSW)
- in Deutschland ca. 7–9 % aller Geburten
- steigende Raten durch verbesserte Diagnostik und Fertilitätsbehandlungen
- Hauptursache für perinatale Morbidität und Mortalität
- Risiko für Entwicklungsstörungen und chronische Erkrankungen
- Perinatalzentren (Level I-III)
  - Level I: Maximalversorgung, Versorgung von Extremfrühgeborenen (< 29 SSW)
  - Level II: Versorgung von Frühgeborenen ab 29 SSW, jedoch ohne spezialisierte Intensivtherapie
  - Level III: Basisversorgung für spätere Frühgeborene (> 32 SSW), ohne neonatologische Intensivstation
- Multidisziplinäre Betreuung: Neonatologen, Pflegefachkräfte, Physiotherapeuten und Psychologen
- Diagnostische Scores und Konzepte
  - APIB-Score (Assessment of Preterm Infants' Behavior): standardisierte Beurteilung der frühkindlichen Verhaltensorganisation; zur Erkennung von Regulationsstörungen zur Anpassung der Pflege und Förderung der neurologischen Entwicklung; mit Analyse von folgenden Verhaltenssystemen: (1) autonome Regulation (Atmung, Herzfrequenz, Hautfarbe, Sauerstoffsättigung); (2) Motorik (Muskeltonus, Bewegungsmuster, motorische Kontrolle); (3) Bewusstseinszustand (Schlaf-Wach-Zyklen, Reaktionsfähigkeit); (4) Aufmerksamkeit und Interaktion (Fähigkeit, Blickkontakt zu halten, Reaktion auf Reize); (5) Selbstregulation (z. B. Greifen und Koordination von Hand und Mund, Beruhigung durch Eigenaktivität); (6) Autonomie (individuelle Regulationsfähigkeiten ohne äußere Unterstützung)
  - NIDCAP (Newborn Individualized Developmental Care and Assessment Program), (► Kap. 2.6.5.5)
- Therapie und Pflege
  - Gestaltung der Umgebung: Thermoregulation: Inkubator oder beheiztes Bettchen, Raumtemperatur 22–26 °C, Luftfeuchtigkeit 40–60 %; Licht und Lärm: Gedimmtes Licht, Schutz vor direkter Beleuchtung, reduzierter Lärmpegel (< 45 dB)
  - Positionierung: Nestlagerung, Vermeidung von Hyperextension und asymmetrischer Haltung

- Übernahme und Erstversorgung: Erstversorgung im Kreißsaal: Warme, sterile Tücher, ggf. Plastiktüte zur Vermeidung von Wärmeverlust, Atemunterstützung (CPAP, Intubation); Verlegung in den Inkubator und rascher Transport auf die Neonatologie; Erstuntersuchung: APGAR-Score (1., 5. und 10. Minute), Blutgasanalysen, Glukosekontrolle, Körpergewicht, Länge, Kopfumfang
- Monitoring (Zielwerte): (1) Herzfrequenz: 120–160 Schläge/min; (2) Atemfrequenz: 40–60 Atemzüge/min; (3) Sauerstoffsättigung (SpO2) in der 1. Lebensminute: 60–65 %; nach 10 Minuten: 85–95 %; (4) Blutdruck ca. Gestationsalter in mmHg (z. B. 30 SSW → MAP ~30 mmHg); (5) Temperatur: 36,5–37,5 °C; (6) Blutzucker: 45–90 mg/dl
- Atmungsunterstützung: CPAP-Therapie oder invasive Beatmung (▶ Kap. 1.19.7); Surfactant-Gabe bei schwerem Atemnotsyndrom/Respiratory Distress Syndrome (RDS), um ein Kollabieren der unreifen Lunge zu verhindern
- Ernährung: Muttermilch bevorzugt (oral oder per Magensonde); parenterale Ernährung, wenn enterale Fütterung nicht möglich
- Infektionsprophylaxe: strikte Hygiene, Isolation bei Infektionsverdacht; Antibiotikatherapie bei Nachweis einer Infektion
- Entwicklungsförderung: Kangaroo Care: Haut-zu-Haut-Kontakt mit Eltern; Physiotherapie und frühe Stimulation
- Stärkung der Familie: Information, Einbeziehung und psychosozialer Dienst

- akute Komplikationen
  - Atemnotsyndrom (RDS): Surfactant-Mangel: CPAP/Beatmung und Surfactant-Gabe
  - persistierender Ductus arteriosus Botalli (PDA): offene Gefäßverbindung von Aorta und Lungenarterie: medikamentöse oder chirurgische Therapie
  - Nekrotisierende Enterokolitis (NEC): Darmentzündung mit Gewebsuntergang: Nahrungskarenz, Antibiotika, ggf. OP
  - Intraventrikuläre Hirnblutungen (IVH): Blutungen in die Hirnventrikel: Überwachung, ggf. Shunt-Implantation
  - Infektionen und Sepsis: Immunsystemschwäche: strenge Hygiene, Antibiotikatherapie
  - Apnoe-Bradykardie-Syndrom: Atemaussetzer mit Pulsabfall: Atemmonitoring, Koffeintherapie
- Langzeitfolgen
  - Chronische Lungenkrankheit/Bronchopulmonale Dysplasie (BPD): Langzeitbeatmung notwendig; Sauerstoffgabe; Lungenschutzstrategien
  - Entwicklungsverzögerungen: motorische und kognitive Defizite: Frühförderung; Ergotherapie
  - Retinopathie der Frühgeborenen (ROP): Netzhautschäden durch unreife Gefäße: Lasertherapie oder Injektionen
  - Hörminderung: durch Infektionen, Hypoxie oder Lärm: Hörscreening, Hörgeräte
  - Periventrikuläre Leukomalazie (PVL): Hirnschädigung durch Durchblutungsstörung erfordert Physiotherapie und Entwicklungsförderung

  - Anämie der Frühgeburt: Erythropoetin-Mangel: Eisentherapie, Bluttransfusionen
  - Niereninsuffizienz: unreife Nierenfunktion erfordert Flüssigkeits- und Elektrolytmanagement

1.25.3.5 Pflege und Behandlung bei Fehlgeburt (Abort)

- Kontrolle auf Komplikationen
  - starke Blutungen: Überwachung der Menge und Farbe des Blutverlusts; Gefahr der postpartalen Hämorrhagie
  - Infektionen: Anzeichen wie Fieber, ungewöhnlicher Ausfluss, Schmerzen oder unangenehmer Geruch aus der Vagina erfordern sofortige ärztliche Abklärung
  - Reste von Gewebe: Kontrolluntersuchung, um sicherzustellen, dass keine Plazentareste in der Gebärmutter verbleiben, da dies zu Infektionen oder weiteren Komplikationen führen kann (z. B. Endometritis)
- Trauerbewältigung
  - Unterstützung beim Verarbeiten der emotionalen Belastung durch die Fehlgeburt; Gespräche zur Trauerbewältigung sind wichtig
  - psychosoziale Unterstützung, bei Bedarf Weiterleitung an eine psychologische Fachkraft oder Selbsthilfegruppen für betroffene Mütter
- Schmerzlinderung: Schmerzbehandlung, ggf. mit milden Schmerzmitteln
- Überwachung der Gebärmutterrückbildung: Beobachtung der Uterusrückbildung, um sicherzustellen, dass diese nach der Fehlgeburt normal verläuft
- medikamentöse Nachbehandlung: falls nötig, Verordnung von Medikamenten zur Unterstützung der Gebärmutterkontraktionen oder zur Infektionsprophylaxe
- Nachsorgeuntersuchung: Vereinbarung von Kontrollterminen, um den Heilungsprozess und den Rückgang der Blutung zu überwachen
- Information zur körperlichen und emotionalen Erholung nach der Fehlgeburt

2 Themen- und Kompetenzbereich: Kommunikation und Beratung

2.1 Grundlagen der Kommunikation

2.1.1 Verbale Kommunikation

- Definition und Bedeutung
  - Ausdruck von Gedanken, Gefühlen, Wünschen und Informationen durch Sprache (gesprochen oder geschrieben)
  - zentral für Aufklärung, Beratung und therapeutische Kommunikation
  - schriftliche Dokumentation ist essenziell für die interdisziplinäre Zusammenarbeit
- wesentliche Aspekte
  - Klarheit und Präzision: Vermeidung von Mehrdeutigkeiten; Fachsprache zielgruppengerecht erklären (z. B. Pflegeempfänger versus Pflegefachkraft)
  - Tonfall und Intonation: beruhigender Ton für ängstliche Pflegeempfänger; bestärkender Ton bei motivierenden Gesprächen
  - Struktur: gezielte Fragen stellen; offen (zur Förderung des Dialogs) versus geschlossen (für klare Antworten)
  - Feedback/Rückmeldung einholen: »Haben Sie alles verstanden?«

2.1.2 Nonverbale Kommunikation

- Definition und Bedeutung
  - ergänzt oder ersetzt verbale Botschaften; häufig intuitiv und ehrlich, da schwer zu kontrollieren
- wichtige Signale
  - Gestik und Mimik: offene Gesten signalisieren Zugänglichkeit; verschränkte Arme können Ablehnung zeigen; freundliches Lächeln fördert Vertrauen
  - Körperhaltung; aufrechte Haltung vermittelt Kompetenz und Zuverlässigkeit; zu starke Nähe vermeiden, da es als übergriffig empfunden werden kann
  - Augenkontakt: direkter Blickkontakt zeigt Aufmerksamkeit und Interesse; Vorsicht bei kulturellen Unterschieden, denn dort ist es nicht immer angemessen
  - Berührung: Vorsicht bei Berührungen; sie können beruhigen (z. B. Schulterberührung) oder aber auch als unangenehm empfunden werden

- Einflussfaktoren: kulturelle Prägungen, da die Bedeutung von Gesten variiert; persönliche und situative Faktoren, da z. B. Müdigkeit oder Stress die Wahrnehmung beeinflussen

2.1.3 Kombination verbaler und nonverbaler Kommunikation

- Kongruenz: Botschaft und Körpersprache sollten übereinstimmen (z. B. keine negative Haltung bei positiven Worten)
- Verstärkung: Betonung von Worten durch unterstützende Gestik (z. B. Zeigen auf Gegenstände)
- Widersprüche vermeiden: Beispiel: Lächeln während eines ernsten Gesprächs kann irritierend wirken (Interaktionsformen, ► Kap. 2.13)

2.1.4 Kommunikationstechniken

- können in verschiedenen Kontexten eingesetzt werden und werden auch als Gesprächstechniken bezeichnet
  - aktives Zuhören: volle Aufmerksamkeit auf den Gesprächspartner richten; nonverbale Signale wie Nicken, Lächeln oder Augenkontakt zeigen Interesse; verbale Bestätigung durch Worte wie »Ja«, »Verstehe« oder »Ich sehe«; Paraphrasieren mittels Wiederholung der Aussagen des Gesprächspartners in eigenen Worten; Zusammenfassen; wesentliche Punkte des Gesprächs prägnant darstellen; Perspektive wechseln; auf die Körpersprache des Gesprächspartners achten und seine Gefühle bewusst wahrnehmen; auf allen Ebenen/»mit allen Ohren« hören und die eigene Meinung zurückstellen (► Kap. 2.1.6.2)
  - offene Fragen stellen: bieten Raum für ausführliche Antworten; z. B. »Wie erleben Sie diese Situation?« oder »Was genau beschäftigt Sie?«; fördern Reflexion und erweitern die Perspektive des Gesprächspartners
  - geschlossene Fragen stellen: eignen sich zur Klärung spezifischer Informationen; z. B. »Haben Sie das schon einmal erlebt?« oder »Möchten Sie das versuchen?«
  - spiegeln: Wiederholung von Schlüsselwörtern oder Gefühlen des Gesprächspartners; zeigt, dass das Gesagte gehört und verstanden wurde
  - paraphrasieren: Aussagen des Gesprächspartners in eigenen Worten wiedergeben; Sicherstellung, dass die Botschaft korrekt verstanden wurde
  - Zusammenfassen: Wiederholung der wichtigsten Inhalte des Gesprächs; Strukturierung und Klärung des Gesprächsverlaufs
  - positive Verstärkung: Lob, Anerkennung und Ermutigung, um das Selbstwertgefühl zu stärken; Schaffung einer positiven Gesprächsatmosphäre
  - Körpersprache: Offene Haltung Augenkontakt und Gesten signalisieren Aufmerksamkeit; unterstützt die verbale Kommunikation
  - Vermeiden von Unterbrechungen: ermöglicht dem Gesprächspartner, seine Gedanken frei zu äußern; zeigt Respekt und Geduld

  - Klarheit und Präzision: deutliche und verständliche Sprache vermeiden Missverständnisse; Fokus auf einfache, klare Formulierungen
- Ziele
  - Verbesserung der Kommunikation und des gegenseitigen Verständnisses, um Missverständnisse zu vermeiden
  - Stärkung von Vertrauen und Offenheit in der Beziehung
  - Unterstützung bei der Lösung von Konflikten und Herausforderungen

2.1.5 Kommunikationsstile

2.1.5.1 Direkte Kommunikation

- klare Anweisungen, z. B. in Notfällen, präzise Ausdrucksweise
- ist auf Lösung und Zusammenarbeit ausgerichtet (konstruktive Kommunikation)
- fördert Teamarbeit und einen positiven Austausch
- schafft ein Umfeld des gegenseitigen Respekts und der Offenheit; z. B. offene Besprechung von Problemen im Team, konstruktive Kritik und gemeinsame Lösungsfindung
- Fokus auf Fakten und Informationen
- eindeutige Aussagen und Anweisungen
- Vermeidung von Missverständnissen durch Unklarheit
- fördert Transparenz und Effizienz; z. B. »Bitte bringen Sie den Patienten zur Untersuchung« oder »Es ist wichtig, dass Sie dieses Medikament pünktlich verabreichen.«

2.1.5.2 Indirekte Kommunikation

- Verwendung von Andeutungen oder weniger klaren Formulierungen
- kann sich in Form von negativem Reden über Kollegen oder Pflegeempfängern äußern
- es kann sich um Andeutungen oder unausgesprochene Konflikte handeln, die zu Missverständnissen führen können (destruktive Kommunikation)
- kann Teamgeist und Vertrauen im Arbeitsumfeld untergraben; z. B. »Ich weiß nicht, was sie sich dabei gedacht hat…« (das Sprechen hinter dem Rücken von Kollegen)
- ermöglicht Missverständnisse oder große Interpretationsspielräume
- kann aber auch auf Höflichkeit und Rücksichtnahme bedacht sein und dann in subtiler Ausprägung in hierarchischen oder kulturellen Kontexten sinnvoll sein
- fördert Empathie und Sensibilität in bestimmten Situationen; z. B. »Es wäre vielleicht gut, wenn wir uns um den Patienten kümmern könnten« oder »Vielleicht sollten wir überlegen, ob eine Anpassung des Zeitplans sinnvoll wäre.«

2.1.6 Kommunikationsmodelle

2.1.6.1 Sender-Empfänger-Modell (Schulz von Thun)

- Grundprinzipien: Kommunikation besteht aus einem Wechselspiel zwischen Sender und Empfänger; Sender verschlüsselt (codiert) eine Botschaft; Empfänger entschlüsselt (decodiert) die Botschaft je nach persönlichem »Filter.«
- Einflussfaktoren
  - individuelle Faktoren: emotionale Stimmung; Erfahrungen; Werte und Erwartungen
  - äußere Faktoren: Kontext; Umgebung; kultureller Hintergrund
  - Kommunikationsstörungen: unterschiedliche Codierung und Decodierung führen zu Missverständnissen
- Beispiele für die Dynamik:
  - Sender: »Das Wasser im Glas ist leer.«; Codierung: Sachinformation
  - Empfänger (auf der Beziehungsebene): »Er kritisiert, dass ich unaufmerksam bin.«

2.1.6.2 Vier-Ohren-Modell (nach Schulz von Thun)

- Definition: Kommunikationsmodell, das beschreibt, dass jede Nachricht auf vier Ebenen gesendet und empfangen wird; geht davon aus, dass Sender und Empfänger dieselbe Botschaft unterschiedlich interpretieren können
- Ziele: Verständnis für die Vielschichtigkeit von Kommunikation; Reduktion von Missverständnissen durch reflektierten Umgang mit Botschaften
- Sender-Empfänger-Dynamik
  - Sender: formuliert eine Botschaft mit einer bestimmten Intention
  - Empfänger: nimmt die Botschaft mit einem der vier »Ohren« (Ebenen) wahr
- Sachebene (I. Sachohr)
  - Inhalt: Vermittlung reiner Informationen und Fakten; Beispiel: »Das Wasser im Glas ist leer.«
  - Merkmale: Klarheit, Genauigkeit und Vollständigkeit der Information sind zentral; Fokus auf Daten, Fakten und Logik
  - potenzielle Missverständnisse: Empfänger konzentriert sich auf andere Ebenen, z. B. Beziehung
- Selbstoffenbarung (II. Selbstoffenbarungsohr)
  - Inhalt: Sender gibt (bewusst oder unbewusst) Informationen über sich preis; Beispiel: »Ich bin durstig.« (zeigt Bedürfnis)
  - Merkmale: kann bewusst (explizit) oder unbewusst (implizit) erfolgen; Emotionen, Werte und Haltungen des Senders werden sichtbar
  - potenzielle Missverständnisse: Empfänger interpretiert Informationen über den Sender falsch oder einseitig
- Beziehungsebene (III. Beziehungsohr
  - Inhalt: drückt aus, wie Sender und Empfänger zueinander stehen; Beispiel: »Du hättest das Glas schon längst auffüllen können.«

  - Merkmale: nonverbale Kommunikation oft entscheidend (Tonfall, Mimik); Signale: Respekt, Wertschätzung, Kritik oder Ablehnung
  - potenzielle Missverständnisse: Sender glaubt, eine neutrale Aussage zu machen, während der Empfänger eine negative Beziehung wahrnimmt
- Appellebene (IV. Appellohr)
  - Inhalt: Sender versucht, den Empfänger zu einem bestimmten Verhalten zu bewegen; Beispiel: »Füll bitte das Glas auf.«
  - Merkmale: direkte (explizite) oder indirekte (implizite) Aufforderungen; starke Einflussnahme, oft situationsabhängig
  - potenzielle Missverständnisse: Empfänger erkennt den Appell nicht oder interpretiert ihn anders
- Praxisbezug des Vier-Ohren-Modells aus dem Pflegealltag; Aussage: »Der Verband ist noch nicht gewechselt.«
  - Sachebene: medizinischer Hinweis
  - Selbstoffenbarung: »Ich bin überlastet.«
  - Beziehungsebene: »Ich finde, du arbeitest nicht sorgfältig genug.«
  - Appellebene: »Wechsle den Verband bitte schnell.«
- Tipps für die Pflegepraxis
  - Bewusstsein für Mehrdimensionalität: Botschaften reflektieren: Welche Ebene will ich vermitteln?; Interpretation hinterfragen: Welches »Ohr« nutzt der Empfänger?
  - Missverständnisse klären: aktiv nachfragen: »Wie hast du meine Aussage verstanden?«
  - Empathie fördern: Beziehungsebene stärken, um Missverständnisse auf anderen Ebenen zu reduzieren

Themen-/Kompetenzbereich 2

2.1.6.3 Watzlawicks Theorie

- »Man kann nicht nicht kommunizieren«: Schweigen kann Zustimmung, Ablehnung oder Desinteresse ausdrücken; Z. B. ein abgewandter Pflegeempfänger signalisiert Rückzug
- Inhalts- und Beziehungsebene: Worte (Inhalt) können je nach Beziehung unterschiedlich wirken; z. B. kann Kritik je nach Wunsch und Intention des Empfängers unter Kollegen sachlich (neutral) oder herabsetzend (emotional) aufgefasst werden
- Kommunikationsmuster
  - Symmetrisch: Pflegekräfte tauschen sich auf Augenhöhe aus
  - Komplementär: Arzt-Patient-Verhältnis; hierarchisch geprägt, dennoch respektvoll
- Kommunikationsstörungen
  - Ursachen: Missverständnisse; unklare Botschaften; fehlendes aktives Zuhören
  - Lösungen: Feedback einholen; Situationen klären; Empathie zeigen
- Tipps für die Pflegepraxis
  - Aktives Zuhören: Paraphrasieren: »Habe ich richtig verstanden, dass …?«; Vermeidung von Unterbrechungen; Kritik aufmerksam anhören und versu-

chen zu verstehen, was genau die andere Person sagt; Empathie und offene Bereitschaft zeigen, die andere Perspektive zu verstehen
- Empathie und Wertschätzung: Aussagen wie »Ich verstehe, dass dies für Sie schwierig ist.«; kulturelle Unterschiede respektieren und berücksichtigen
- Reflexion der eigenen Kommunikation: nach Gesprächen überlegen: »War meine Botschaft klar? Gab es Missverständnisse?«
- schwierige Gespräche meistern und konstruktiver Umgang mit Kritik:
  (1) Struktur mit Anfang, Kernbotschaft, Abschluss (z. B. Lob/Kritik/Lob);
  (2) emotionale Kontrolle mittels Ruhe bewahren, auch bei Konflikten;
  (3) nicht in Verteidigungsmechanismen verfallen oder sofort Gegenkritik üben;
  (4) Perspektivenwechsel (Versuchen, sich in die Lage der anderen Person zu versetzen, um ihre Standpunkte besser nachvollziehen zu können);
  (5) konstruktive Kritik annehmen (sich mit dem Kern der Kritik identifizieren und die Kritik als Möglichkeit zur Selbstreflexion und persönlichen Weiterentwicklung nutzen);
  (6) nicht persönlich nehmen (Kritik nicht persönlich nehmen, sich auf das Feedback und die Möglichkeit zur Verbesserung konzentrieren);
  (7) Positives hervorheben (Aspekte aus der Kritik suchen, die konstruktiv sind und als Chance zur Verbesserung genutzt werden können);
  (8) Umgang mit Emotionen (akzeptieren, dass Kritik unangenehme Emotionen hervorrufen kann);
  (9) Dankbarkeit zeigen (sich bei der Person für das ehrliche Feedback bedanken; auch wenn es zunächst schwerfällt);
  (10) Implementierung der Verbesserung (bei berechtigter Kritik, überlegen, wie die vorgeschlagenen Veränderungen oder Verbesserungen besser umgesetzt werden können)
- Kommunikation im Team: klare Absprachen und Übergaben: »Hat der Patient die benötigte Medikation erhalten?«; Feedbackkultur konstruktiv und lösungsorientiert fördern

2.1.6.4 Klienten-/person(en)zentrierte Gesprächsführung (nach Carl Rogers)

- therapeutischer Ansatz, entwickelt von Carl Rogers (US-amerikanischer Psychologe und Psychotherapeut, 1902–1987)
- basierend auf dem humanistischen Menschenbild, das die Würde und Einzigartigkeit jedes Menschen betont
- stellt die Beziehung zwischen Therapeut und Klient in den Mittelpunkt
- Ziel ist die Förderung von Selbstverständnis, Akzeptanz und Wachstum beim Klienten
- Merkmale
  - Empathie: Einfühlungsvermögen und Verständnis seitens des Therapeuten; Versuch, die Perspektive des Klienten nachzuvollziehen; Ausdruck von Mitgefühl durch verbale und nonverbale Kommunikation

- Kongruenz (Echtheit): Authentisches und ehrliches Verhalten des Therapeuten, ohne Masken; offene Kommunikation eigener Gedanken und Gefühle; fördert Vertrauen und Offenheit in der Beziehung
- Akzeptanz (bedingungsfreie Wertschätzung): Respekt und Anerkennung des Klienten ohne Bewertungen oder Vorurteile; Ziel ist es, dass sich der Klient angenommen und geschätzt fühlt
- Fokus auf das Hier und Jetzt: Konzentration auf das aktuelle Erleben und die gegenwärtige Situation des Klienten; weniger Fokus auf Vergangenheit oder Zukunft
- Non-direktive Herangehensweise: Verzicht auf Ratschläge oder vorgefertigte Lösungen; Unterstützung des Klienten, eigene Ressourcen zu entdecken und zu nutzen

- Ziele
  - Förderung von Selbstakzeptanz und emotionalem Wachstum; Unterstützung bei der Klärung eigener Gedanken, Gefühle und Bedürfnisse
  - Schaffung eines sicheren Umfelds, das Offenheit und Veränderung ermöglicht; Verzicht auf eine »Expertenhaltung
  - Hilfe zu Selbsthilfe
- Anwendungsbereiche
  - Psychotherapie (Behandlung von psychischen Problemen und Störungen); Beratung und Coaching (Begleitung bei persönlichen und beruflichen Herausforderungen); Sozialarbeit (Unterstützung bei sozialen und individuellen Entwicklungsprozessen); Pädagogik und Pflege (Förderung der individuellen Stärken und des Selbstwertgefühls von Lernenden und Pflegeempfängern)

2.2 Kommunikationsbarrieren

2.2.1 Definition, Ursachen und Formen

- Hindernisse für klare und effektive Verständigung
- verbal, nonverbal, emotional oder organisatorisch bedingt
- patientenbezogene Barrieren
  - kognitive Einschränkungen: Demenz; Delir; neurologische Störungen
  - sprachliche Barrieren: unterschiedliche Muttersprachen; eingeschränkte Sprachkompetenz; unverständlicher Fachjargon
  - emotionale Zustände: Angst; Schmerz; Trauer; Stress
  - sensorische Einschränkungen: Hörbehinderungen; Sehbehinderungen; erschwerte Wahrnehmung nonverbaler Signale; pflegefachkraftbezogene Barrieren
  - Zeitdruck: oberflächliche Kommunikation; verkürzte Gespräche
  - unzureichende Empathie (fehlendes Einfühlungsvermögen)
  - Überforderung: Stress; hohe Arbeitsbelastung

  - Fachjargon (unverständliche medizinische Begriffe)
- umgebungsbedingte Barrieren
  - Hintergrundgeräusche auf Station; Geräusche im Patientenzimmer
  - Gespräche in Mehrbettzimmern und auf Fluren; Unterbrechungen durch Telefone
  - unkooperative Kollegen; Notfälle
- kulturelle und soziale Barrieren
  - unterschiedliche Werte und Normen (Missverständnisse aufgrund kultureller Unterschiede); Vorurteile (Stereotypen gegenüber bestimmten Patientengruppen); Kommunikationsstile (direkte versus indirekte Kommunikation; ▶ Kap. 2.1.5)

2.2.2 Auswirkungen von Kommunikationsbarrieren

- für Pflegeempfänger
  - Schwierigkeit bei der Aufnahme von Anweisungen und Informationen
  - Vertrauen in Pflegepersonal kann sinken
  - Risiko von Behandlungsfehlern oder falscher Medikamenteneinnahme
  - Stress und Therapieadhärenz
- für Pflegefachkräfte
  - schwierige Kommunikation über Behandlungsabläufe
  - erhöhte Arbeitsbelastung durch wiederholte Erklärungen
  - Frustration und Konflikte; Spannungen mit Pflegeempfänger oder Angehörigen
  - beeinträchtigte Teamkommunikation und Missverständnisse im Team
- für die Einrichtung
  - negative Auswirkungen auf Zufriedenheit und Vertrauen der Pflegeempfänger
  - erhöhte Fehlerquote und rechtliche Konsequenzen
  - Einschränkungen der interprofessionellen Zusammenarbeit

2.2.3 Strategien zur Überwindung von Kommunikationsbarrieren

- patientenbezogene Maßnahmen
  - einfache Sprache: Verzicht auf Fachjargon; Nutzung verständlicher Begriffe
  - visuelle Hilfsmittel: Piktogramme; Bilder; schriftliche Anweisungen
  - Zeit und Geduld: ausreichend Zeit für Pflegeempfänger bieten; geduldig zuhören
  - Anpassung an Einschränkungen: Anpassung an Hör- oder Sehbehinderungen; Verstärkung nonverbaler Kommunikation
- pflegefachkraftbezogene Maßnahmen
  - Schulung und Sensibilisierung: Fortbildung zu interkultureller Kompetenz; Kommunikationstraining

- Empathie und Achtsamkeit: aktives Zuhören; Blickkontakt und respektvolle Haltung
- Selbstreflexion: eigene Kommunikationsmuster und Vorurteile hinterfragen

- organisatorische Maßnahmen
  - Optimierung der Umgebung: Minimierung von Lärmquellen; bessere Raumanordnung für Privatsphäre
  - Förderung der Teamkommunikation: regelmäßige Teambesprechungen; Verbesserung der interdisziplinären Zusammenarbeit

2.3 Person(en)zentrierung

2.3.1 Person(en)zentrierte Pflege und Betreuung bei Demenz (nach Tom Kitwood)

2.3.1.1 Grundlagen

- Tom Kitwood (1937–1998, Großbritannien): britischer Sozialpsychologe; prägt maßgeblich die Pflege von Menschen mit Demenz durch seinen person(en) zentrierten Ansatz
- Grundprinzipien: Wertschätzung der Person; Menschen mit Demenz als Individuen behandeln; Erhaltung der Würde und Identität steht im Mittelpunkt
- Beziehungsgestaltung: Vertrauen und zwischenmenschliche Interaktion als Basis der Betreuung; persönliche Beziehungen fördern Wohlbefinden
- ganzheitlicher Ansatz: Berücksichtigung körperlicher, emotionaler, sozialer und spiritueller Bedürfnisse; Lebensgeschichte und Vorlieben in die Pflege einbeziehen
- Wohlbefinden fördern: Unterstützung einer sicheren und angenehmen Umgebung; Ziel ist es, das positive Selbstgefühl der Person zu stärken

2.3.1.2 Positive Interaktionen in der Pflege

- Validation (▶ Kap.2.10.2) (Gefühle und Perspektiven der Person ernst nehmen und bestätigen)
- Erleichtern (Interaktionen fördern mittels Initiierung von Handlungen)
- Respekt, Anerkennen (Umgang ohne Entmündigungen oder Herabwürdigungen)
- Zusammenarbeiten, Zugehörigkeit fördern (Einbezug in soziale und gemeinschaftliche Aktivitäten)
- Spielen (z. B. Brettspiele)
- Feiern (z. B. jahreszeitliche Feste, bspw. Karneval, Ostern, Weihnachten)
- Timalation (z. B. durch Körperstimulation (Basale Stimulation®, ▶ Kap. 2.17.3))

- Entspannen (z. B. durch Musik)
- Halten (z. B. jemanden einen sicheren Raum vermitteln)
- Verhandeln (z. B. Bedürfnisse erfragen und erkennen)
- Schöpferisch sein (z. B. Tanzen, Malen, Musizieren)
- Geben (Dankschön an die demenziell erkrankte Person)

2.3.2 Zentrale Bedürfnisse bei Demenz

- Bindung: Beziehungen schaffen; Sicherheit und Geborgenheit
- Einbeziehung: Soziale Teilhabe; Integration fördern
- Identität: Unterstützung beim Erhalt eines positiven Selbstbilds
- Komfort: Körperliche und emotionale Geborgenheit sicherstellen
- Bedeutung: sinnvolle Tätigkeiten und Lebensinhalte anbieten

2.3.3 Praktische Ansätze in der Pflege und Betreuung

- individuelle Pflege und Betreuung an persönliche Bedürfnisse und Biografie anpassen
- Kommunikation fördern: einfühlsame Sprache verwenden; nonverbale Signale beachten
- Unterstützung bei Alltagsaktivitäten: Menschen mit Demenz aktiv einbeziehen; Selbstständigkeit fördern
- Stressreduktion: Reizüberflutung und Überforderung vermeiden

2.3.4 Verbindung zwischen Rogers und Kitwood

- Carl Rogers ist der Begründer der Person(en)zentrierung (vertritt das humanistisches Menschenbild)
- jeder Mensch hat die Fähigkeit zur Veränderung und Problemlösung
  - Fokus auf Beziehungsgestaltung: Empathie; Akzeptanz und Kongruenz
  - Ziel ist die Förderung von Selbstbestimmung und Ressourcenaktivierung durch vertrauensvolle Begleitung
- Tom Kitwood hat die Person(en)zentrierung in der Demenzpflege weiterentwickelt
  - Übertragung des person(en)zentrierten Ansatzes auf die Pflege von Menschen mit Demenz.
  - Betonung der Person trotz kognitiver Einschränkungen – »Demenz verändert die Person nicht, sondern die Beziehung zur Umwelt«
  - Einführung des Konzepts der »Personhood« (Personsein): Wahrung der Würde und Identität von Menschen mit Demenz; Anerkennung ihrer individuellen Geschichte, Gefühle und Bedürfnisse
- gemeinsame Grundlagen von Rogers und Kitwood
  - der Mensch steht im Mittelpunkt, nicht die Krankheit oder das Problem

- Bedeutung von respektvollen, unterstützenden und authentischen Beziehungen
- Fokus auf die Ressourcen und das Potenzial des Individuums

- zusätzliche Aspekte bei Kitwood
  - Pflegepraktiken: Vermeidung von »maligner Sozialpsychologie« (z. B. Vernachlässigung, Stigmatisierung)
  - Positive Interaktionen: Förderung von Vertrauen, Geborgenheit und sozialem Eingebundensein
  - Ganzheitlichkeit: Einbeziehung von körperlichen, emotionalen, sozialen und spirituellen Bedürfnissen
- Relevanz für Pflegefachkräfte
  - Verknüpfung von Rogers' Grundhaltungen mit Kitwoods Konzept des Personseins
  - Förderung einer empathischen Haltung, besonders bei vulnerablen Patientengruppen
  - Gestaltung von Pflegebeziehungen, die Vertrauen, Sicherheit und Würde stärken
- Anwendung in der Praxis
  - Rogers: Ressourcenaktivierung und Unterstützung zur Selbsthilfe in schwierigen Lebenssituationen
  - Kitwood: Individuelle Pflege und Förderung der Lebensqualität, insbesondere bei Menschen mit Demenz

2.4 Persönlichkeitsmerkmale

2.4.1 Persönlichkeit

- Gesamtheit aller psychischen Eigenschaften und Verhaltensweisen, die eine Person auszeichnen
- umfasst sowohl angeborene als auch erlernte Eigenschaften
- Merkmale: stabile, überdauernde Eigenschaften, die das Verhalten in verschiedenen Situationen prägen
  - Beispiele: Empathie (Einfühlungsvermögen); Toleranz (Geduld); Resilienz (psychische Widerstandskraft)
- Einflussfaktoren
  - Anlage: Genetische Veranlagung beeinflusst grundlegende Eigenschaften
  - Umwelt: Sozialisation, Erziehung, berufliche und persönliche Erfahrungen
  - Selbststeuerung: Fähigkeit zur bewussten Reflexion und Anpassung des eigenen Verhaltens

2.4.2 Bedeutung von Persönlichkeitsmerkmalen in der Pflege

- Berufliche Relevanz
  Persönlichkeitsmerkmale beeinflussen die Kommunikation im Team; fördern ein positives Arbeitsklima und den Umgang mit Stress; wichtig für die Lösung von Konflikten im Pflegealltag
- Person(en)zentrierte Pflege
  fördert die Beziehungsgestaltung zu Pflegeempfängern und Angehörigen; ermöglicht den empathischen und respektvollen Umgang mit verschiedenen Bedürfnissen; unterstützt das Verständnis und die Begleitung von Pflegeempfängern in schwierigen Situationen

2.4.3 Wichtige Persönlichkeitsmerkmale für Pflegefachkräfte

- soziale Kompetenzen
  - Empathie (Fähigkeit, sich in die Gefühlswelt anderer hineinzuversetzen)
  - Kommunikationsfähigkeit (klare und wertschätzende Verständigung mit Pflegeempfänger und Kollegen)
  - Geduld (Ruhe und Ausdauer im Umgang mit belastenden oder zeitintensiven Situationen)
  - Teamfähigkeit (kooperatives und unterstützendes Arbeiten im Team)
- emotionale Stabilität
  - Stressresistenz: Fähigkeit, in belastenden Situationen Ruhe zu bewahren
  - Selbstreflexion: kritisches Überdenken des eigenen Verhaltens und der Entscheidungen
  - Resilienz: psychische Widerstandsfähigkeit; um Rückschläge zu bewältigen
- kognitive Kompetenzen
  - Flexibilität: Anpassung an neue Herausforderungen oder unerwartete Situationen
  - Entscheidungsfähigkeit: Treffen fundierter Entscheidungen in komplexen Situationen
  - Problemlösungsfähigkeit: Analysieren von Problemen; Finden effektiver Lösungen
- moralische Eigenschaften
  - Verantwortungsbewusstsein: zuverlässige und sorgfältige Durchführung der Aufgaben
  - Integrität: Beachtung ethischer Prinzipien; Einhaltung beruflicher Standards
  - Respekt: Achtung der Würde, Werte und Wünsche von Pflegeempfängern und Mitarbeitern
- persönliche Eigenschaften
  - Selbstdisziplin: strukturierter Umgang mit Zeit und Ressourcen
  - Kreativität: Entwicklung individueller Lösungsansätze in schwierigen Situationen

- Neugier: Bereitschaft, Neues zu lernen und sich weiterzuentwickeln

2.4.4 Förderung von Persönlichkeitsmerkmalen in der Pflege

- Selbstreflexion und Feedback
  - regelmäßiges Nachdenken über eigenes Verhalten und Wirkung auf andere; Einholen von konstruktivem Feedback von Mitarbeitern oder Vorgesetzten
- Weiterbildung und Schulung
  - Entwicklung sozialer Kompetenzen: Kommunikationstraining; Einfühlungsvermögen-Training
  - Förderung emotionaler Stabilität: Stressmanagement; Resilienztraining
- praxisorientierte Erfahrungen
  - Einbindung in anspruchsvolle Situationen; Weiterentwicklung von Problemlösungsstrategien; Förderung des Selbstvertrauens durch Erfolgserlebnisse im Pflegealltag
- unterstützendes Arbeitsumfeld
  - Förderung eines positiven Teamklimas durch gegenseitige Unterstützung; Schaffung von Räumen für Austausch und Reflexion im Berufsalltag

2.5 Beziehungsaufbau

2.5.1 Bedeutung

- Schaffung eines vertrauensvollen, respektvollen und kooperativen Miteinanders zwischen Pflegekraft und Pflegeempfänger
- zentrale Grundlage für eine hochwertige, person(en)zentrierte Versorgung
- Kernkompetenz in der Pflege, die Vertrauen, Sicherheit und Wohlbefinden der Pflegeempfänger stärkt
- durch Zuwendung, Verlässlichkeit und individuelle Ansätze können Pflegekräfte die Lebensqualität der Pflegeempfänger nachhaltig verbessern
- Ziele
  - verbessert die Zusammenarbeit zwischen Pflegekraft und Pflegeempfänger
  - unterstützt individuelle Bedürfnisse und Ressourcen der Pflegeempfänger
  - fördert Sicherheit und Wohlbefinden; fördert die emotionale Stabilität; vermittelt das Gefühl von Geborgenheit

2.5.2 Faktoren, die den Beziehungsaufbau unterstützen

- Zuwendung
  - sich Zeit nehmen, um die Person als Individuum wahrzunehmen; Fokus auf die Bedürfnisse und Wünsche der Pflegeempfänger legen
- Verlässlichkeit
  - Einhalten von Versprechen und Absprachen; regelmäßige und konstante Betreuung, um Vertrauen zu stärken
- Lebensweltorientierung
  - Interesse an der Biografie zeigen
  - die Lebensrealität der Pflegeempfänger wahrnehmen und beachten
  - Bezug zu Gewohnheiten und Ritualen herstellen; Vorlieben des Pflegeempfängers berücksichtigen

2.5.3 Förderung der Selbstbestimmung

- Pflegeempfänger aktiv in Entscheidungen einbeziehen
  - Pflegeempfänger über alle relevanten Maßnahmen informieren
  - Entscheidungsalternativen aufzeigen; Vor- und Nachteile erläutern
  - Wünsche, Präferenzen und Bedenken aktiv einholen und berücksichtigen
- Förderung der Eigenständigkeit
  - Unterstützung bei alltäglichen Tätigkeiten, ohne unnötig einzugreifen
  - Ermutigung, Entscheidungen selbst zu treffen, z. B. bei Essenswahl oder Tagesstruktur
  - Bereitstellung von Hilfsmitteln zur Selbstpflege, z. B. Gehhilfen oder spezielle Utensilien
- Respekt vor Autonomie
  - Akzeptieren, wenn Pflegeempfänger Entscheidungen treffen, die von Empfehlungen abweichen
  - Verzicht auf Bevormundung oder unnötige Kontrolle
- Selbstbestimmung durch Wissen
  - Aufklärung über: Gesundheitszustand, Behandlungsoptionen, Pflegeziele
  - Schulungen oder Informationsmaterialien bereitstellen
- individuelle Lebensgestaltung ermöglichen
  - Raum für persönliche Interessen, Hobbys und Routinen schaffen
  - Berücksichtigung kultureller und religiöser Besonderheiten.
- vertrauensvolle Beziehung aufbauen
  - regelmäßiger Austausch, um Ängste oder Unsicherheiten abzubauen
  - Empathie und Respekt zeigen, um die Entscheidungsfähigkeit zu stärken
- Evaluation und Anpassung
  - regelmäßige Überprüfung, ob sich der Pflegeempfänger ausreichend eingebunden fühlt
  - Anpassung der Vorgehensweise bei geänderten Bedürfnissen oder neuen Herausforderungen

2.5.4 Praktische Ansätze für den Beziehungsaufbau

- Rituale schaffen (bieten Orientierung)
  - wiederkehrende Begrüßungen oder Gesprächsabläufe etablieren, um Sicherheit zu vermitteln
- kleine Gesten der Aufmerksamkeit
  - freundliche Ansprache und Lächeln; persönliche Vorlieben der Pflegeempfänger berücksichtigen: z. B. Lieblingsgetränk/bevorzugte Musik
- positive Erlebnisse ermöglichen
  - angenehme Aktivitäten wie Spaziergänge, Spiele oder Gespräche einbinden; auf Wünsche eingehen, die den Alltag bereichern
- Körperkontakt im richtigen Maß
  - behutsame, angemessene Berührung, z. B. auf Schulter oder Hand, wenn es passt → signalisiert Nähe und Unterstützung, unter Beachtung der individuellen Grenzen (► Kap. 2.17)

2.5.5 Herausforderungen und Strategien

- schwierige Beziehungen
  - Geduld aufbringen, auch bei ablehnendem Verhalten
  - Persönliche Voreingenommenheit reflektieren und überwinden
- Zeitmangel
  - trotz begrenzter Zeit bewusste Momente der Zuwendung schaffen
  - effiziente Abläufe so gestalten, dass die Beziehungspflege nicht zu kurz kommt
- individuelle Unterschiede
  - kulturelle, religiöse oder persönliche Besonderheiten respektieren
  - Flexibilität und Offenheit im Umgang mit verschiedenen Persönlichkeiten zeigen
- Emotional belastende Situationen
  - Umgang mit Trauer, Angst oder Aggression durch professionelle Haltung und Empathie
  - eigene emotionale Gesundheit durch Selbstpflege stärken

2.6 Neugeborene

2.6.1 Grundsätze in der Kommunikation mit Neugeborenen

- Verständnis der nonverbalen Kommunikation
  - Wahrnehmung von Mimik und Gestik sowie Lautäußerungen des Neugeborenen

  - Sensibilität für Berührung und Nähe
- Bedeutung der Stimme
  - beruhigende Tonlage und Sprechmelodie verwenden
  - Wiederholungen und klare Laute zur Förderung von Bindung

2.6.2 Personenbezogene Gestaltung

- individuelle Bedürfnisse des Neugeborenen erkennen
  - Aufmerksamkeit auf Signale: Weinen; Gähnen; Lächeln
  - Tagesrhythmus und Schlaf-Wach-Phasen berücksichtigen
- Eltern-Kind-Bindung unterstützen
  - Förderung von Hautkontakt, z. B. durch Bonding (▶ Kap. 2.6.3)
- Respekt vor familiären Werten und Traditionen
  - kulturelle Unterschiede in der Interaktion berücksichtigen

2.6.3 Bonding-Konzept

- Ursprung und Definition
  - Ursprung des Begriffs und Konzepts des US-amerikanischen Psychologen Harry Harlow (1905–1981) in den 1950er Jahren → Forschungen mit Affen zeigten, dass emotionale Bindung (engl. Bonding) und körperliche Nähe entscheidend für die Entwicklung von Vertrauen und Bindung sind
  - der US-amerikanische Psychiater und Psychoanalytiker John Bowlby (1907–1990) entwickelte in den 1960er Jahren die Bindungstheorie → hebt die Bedeutung von frühen Bindungserfahrungen für die psychische und emotionale Entwicklung hervor
- Verbreitung: das Konzept des Bonding wurde in den 1970er- und 1980er-Jahren durch klinische Forschung und Praktiken weiter gestärkt
- emotionale Bindung zwischen Neugeborenem und primären Bezugspersonen
  - beginnt unmittelbar nach der Geburt; fördert Vertrauen und Nähe
- Merkmale
  - Haut-zu-Haut-Kontakt: Wärme und Sicherheit durch direkten Körperkontakt
  - Blickkontakt: Baby erkennt Gesichter und sucht visuelle Nähe
  - Stimme: Beruhigung durch vertraute Stimmen der Eltern
- Bedeutung
  - Urvertrauen: bedürfnisorientierte Fürsorge; stärkt Sicherheit und Vertrauen
  - Eltern-Kind-Beziehung: Intensives Gefühl von Nähe und Verantwortung
  - Entwicklung: Förderung emotionaler Stabilität; Förderung sozialer Fähigkeiten
- Maßnahmen zur Förderung
  - Direkter Hautkontakt: Baby wird nach der Geburt auf die Brust der Mutter gelegt
  - Stillen: unterstützt körperliche und emotionale Nähe
  - Zeit miteinander intensiviert die Bindung: Kuscheln; Tragen; Ansprechen
- Herausforderungen

- medizinische Komplikationen
- Einschränkungen durch Behandlungen bei Mutter oder Kind
- Frühgeburt: Kangaroo-Care (Hautkontakt trotz Inkubator) als Unterstützung (► Kap. 2.6.5.5)
- psychische Belastung: Stress oder Unsicherheiten bei den Eltern

2.6.4 Situationsbezogene Beratung

- Kommunikation in stressigen Situationen
  - ruhiges und behutsames Handeln bei Unruhe oder Krankheit; Eltern in schwierigen Momenten emotional unterstützen
- Beratung bei Pflegehandlungen
  - klare und einfache Anleitungen, z. B. zur Nahrungsaufnahme oder Körperpflege
  - Ermutigung zur sicheren Handhabung, z. B. beim Wickeln oder Tragen
- ressourcenorientierte Gespräche
  - Eltern auf Stärken und Fortschritte des Kindes aufmerksam machen

2.6.5 Förderung der Entwicklung durch gezielte Kommunikation

2.6.5.1 Stimulation der Sinneswahrnehmung

- visuelle Reize
  - Gesichtsausdruck in etwa 20–30 cm Abstand präsentieren
  - Schwarz-weiße oder kontrastreiche Muster zeigen
- auditive Reize
  - ruhige und rhythmische Stimmen oder Lieder verwenden
  - Geräusche lokalisieren, indem man die Quelle verändert
- taktile Reize
  - streicheln, sanftes Massieren oder Haut-zu-Haut-Kontakt
  - verschiedene Materialien vorsichtig an die Haut bringen

2.6.5.2 Unterstützung der sprachlichen Entwicklung

- Interaktion durch Nachahmung
  - Gurren und andere Lautäußerungen des Neugeborenen imitieren
  - Antwortverhalten zeigen, um ein Gefühl von Dialog zu fördern
- Förderung von Aufmerksamkeit
  - langsam und deutlich sprechen, um Reaktionen zu erleichtern
  - Wiederholungen und einfache Melodien verwenden

2.6.5.3 Entwicklungsphasen basierend aus der Entwicklungspsychologie

- Theorie der kognitiven Entwicklung (nach Jean Piaget, Schweizer Biologe, 1896–1980)
  - Entwicklung von Reflexen und frühen kognitiven Fähigkeiten in den ersten Lebensmonaten → Phasen wie Reflexe und frühe Lautäußerungen entsprechen seiner sensorisch-motorischen Phase
  - Säuglinge entdecken ihre Welt durch Reflexe und einfache Interaktionen
- Theorie der psychosozialen Phasen (nach Erik Erikson, deutsch-amerikanischer Psychoanalytiker, 1902–1994)
  - Fokussierung auf die Entwicklung von Vertrauen in den ersten Lebensjahren (Phase »Vertrauen vs. Misstrauen«)
  - Betonung der Bedeutung von Vertrauen und Bindung in der frühkindlichen Entwicklung (► Kap. 1.12.5 Psychosoziale Entwicklung nach Erikson
- Theorie der Entwicklungsaufgaben (nach Robert J. Havighurst, US-amerikanischer Erziehungswissenschaftler und Soziologe, 1900–1991)
  - Menschen müssen im Laufe ihres Lebens bestimmte Entwicklungsaufgaben bewältigen, die sich aus biologischen, gesellschaftlichen und individuellen Anforderungen ergeben
  - das erfolgreiche Meistern der Entwicklungsaufgaben führt zu Zufriedenheit und Erfolg, während Misserfolg zu Schwierigkeiten in späteren Entwicklungsphasen führen kann
  - Entwicklungsaufgaben in der mittleren Kindheit (6–12 Jahre): Erwerb grundlegender schulischer Fähigkeiten (Lesen, Schreiben, Rechnen); Entwicklung sozialer Kompetenzen und Freundschaften
  - Entwicklungsaufgaben in der Adoleszenz (12–18 Jahre): Aufbau einer eigenen Identität und Akzeptanz körperlicher Veränderungen; Vorbereitung auf berufliche und gesellschaftliche Rollen
  - Entwicklungsaufgaben im frühen Erwachsenenalter (18–30 Jahre): Eingehen enger, stabiler Beziehungen und Partnerschaften; berufliche Etablierung und Übernahme gesellschaftlicher Verantwortung

2.6.5.4 Anpassung an Entwicklungsphasen

- Geburt bis 4 Wochen
  - Reflexe (z. B. Such- und Saugreflex) als Kommunikationsansätze nutzen; beruhigende Nähe und Wärme bieten, um Urvertrauen zu stärken
- 1–3 Monate
  - erste bewusste Laute wie Gurren oder Lächeln fördern; Zeit für Blickkontakt und »Gespräche« mit Pausen einräumen
- 3–6 Monate
  - Interesse an der Umgebung und an Gegenständen nutzen; Stimulation durch Spielzeuge, die Geräusche machen oder beweglich sind

- 6–9 Monate
  - gezielte Nachahmung von Lauten und Bewegungen verstärken; Eltern anregen, einfache Wörter zu wiederholen, um Sprachverständnis zu fördern
- 9–12 Monate
  - Kommunikation erweitern durch Zeigen und Benennen von Gegenständen; Eltern ermutigen, Gesten wie Winken oder Klatschen zu unterstützen

2.6.5.5 NIDCAP-Konzept (Newborn Individualized Developmental Care and Assessment Programm)

- zur Förderung der Entwicklung von frühgeborenen und kranken Neugeborenen durch entwicklungsfördernde Pflege
- entwickelt in den 1980er Jahren am Childrens's Hospital in Boston von der deutschen Psychologin Fr. Prof. Heidelise Als (1940–022)
- Grundprinzipien
  - individuelle Betreuung: Anpassung der Pflege an die Bedürfnisse des Neugeborenen
  - Förderung der Selbstregulation: Unterstützung von Schlaf-Wach-Rhythmus und Stressreduktion
  - Elterneinbindung: Förderung der Eltern-Kind-Bindung und Anleitung zur Pflege
  - Interdisziplinäre Zusammenarbeit: enge Abstimmung zwischen Pflege, Ärzten und Therapeuten
- Bestandteile
  - Umgebungsanpassung: Kontrolle von Licht, Geräuschen und Temperatur im Inkubator; Schaffung einer reizarmen Umgebung
  - Positionierung: Förderung physiologischer Positionen zur Unterstützung von Atmung und motorischer Entwicklung; Einsatz von Lagerungshilfen (z. B. Nestern, Kissen)
  - Handling: Reduzierung von schmerzhaften oder stressvollen Manipulationen; Verwendung von schonenden Pflegetechniken
  - Kangaroo-Care (Känguru-Pflege): Haut-zu-Haut-Kontakt zwischen Eltern und Neugeborenem; Förderung der Thermoregulation und Bindung
- Pflegeziele
  - Förderung der neurologischen und motorischen Entwicklung; Unterstützung des physiologischen Wachstums und der Gewichtszunahme
  - Vermeidung von Stress und Überstimulation
  - Verbesserung der Elternkompetenz und der Beziehung zum Kind
- Rolle der Pflegefachkräfte
  - Beobachtung und Dokumentation: Erkennen von Stress- und Stabilitätszeichen des Neugeborenen
  - Elternanleitung: Schulung der Eltern in entwicklungsfördernder Pflege: Aufbau von Vertrauen und Sicherheit
  - kontinuierliche Weiterentwicklung: Teilnahme an Fortbildungen zum NIDCAP (▶ Kap. 2.6.5.5)

- Mitgestaltung und Umsetzung von Konzepten im Pflegeteam.

2.7 Kinder und Jugendliche

2.7.1 Grundsätze in der Kommunikation mit Kindern und Jugendlichen

- Vertrauen und Sicherheit schaffen
  - Orientierung an der ersten Entwicklungsstufe (Urvertrauen versus Urmisstrauen); einfühlsame Kommunikation fördert emotionale Sicherheit
- Individuelle Entwicklung berücksichtigen:
  - Anpassung der Ansprache an Alter, Entwicklungsstand und mögliche Verzögerungen
- Flexibilität und Geduld
  - sensibler Umgang mit Kindern, die in ihrer kognitiven oder emotionalen Entwicklung verzögert sind
- Förderung von Selbstwertgefühl und Vertrauen
  - Wertschätzung und positive Rückmeldungen stärken das Kind unabhängig vom Entwicklungsstand
- fachliche Fundierung
  - die Entwicklungspsychologie nach Erik Erikson bietet eine fundierte Grundlage
  - Entwicklungsverzögerungen erfordern von Pflegefachkräften zusätzlich ein hohes Maß an Empathie, Flexibilität und Geduld, um die individuellen Bedürfnisse jedes Kindes zu berücksichtigen und eine vertrauensvolle Beziehung aufzubauen
- wichtige Kommunikationsprinzipien
  - einfache und klare Sprache: Informationen so gestalten, dass sie auch bei Entwicklungsverzögerungen verstanden werden können
  - auf Augenhöhe kommunizieren: respektvolle und gleichwertige Ansprache fördern Vertrauen
  - Empathie und Verständnis: Emotionen und Erfahrungen ernst nehmen; keinen Druck ausüben
  - Geduld und Zeit lassen: Kinder in ihrem eigenen Tempo reagieren und formulieren lassen
  - kreative Methoden einsetzen: Spiele, Bilder oder andere nonverbale Ausdrucksformen nutzen um Kommunikation zu erleichtern

2.7.2 Entwicklungsstufen (nach Erikson) und deren Bedeutung für die Kommunikation

- Kinder (3–6 Jahre): Entwicklungsstufe »Initiative versus Schuldgefühl«
  - Förderung von Selbstwirksamkeit durch spielerische Ansätze
  - bei Entwicklungsverzögerungen: Aufgaben an das individuelle Können anpassen, um Überforderung und Schuldgefühle zu vermeiden
- Schulkinder (6–12 Jahre)
  - Entwicklungsstufe »Werksinn versus Minderwertigkeitsgefühl«
  - Selbstvertrauen durch Lob und Anerkennung für ihre Leistungen stärken
  - bei Entwicklungsverzögerungen: Fortschritte betonen; Vergleiche mit Gleichaltrigen vermeiden
- Jugendliche (12–18 Jahre):
  - Entwicklungsstufe »Identität versus Rollenkonfusion«
  - Förderung der Identitätsfindung: durch respektvollen Dialog über Interessen, Werte und Ziele
  - Entwicklungsverzögerungen: Unterstützung bei sozialen Interaktionen; Akzeptanz der individuellen Identität

2.7.3 Berücksichtigung von Entwicklungsverzögerungen

- verzögerte sprachliche Entwicklung
  - Verwendung von Bildern, Symbolen oder vereinfachten Worten; geduldiges Wiederholen und Erklären von Inhalten
- emotionale Entwicklungsverzögerungen
  - emotionale Stabilität durch einfühlsames Verhalten fördern; Unterstützung bei der Bewältigung von Unsicherheiten und Ängsten
- kognitive Verzögerungen
  - komplexe Informationen in kleine, verständliche Schritte aufteilen; positive Verstärkung auch bei kleinen Fortschritten
- soziale Entwicklungsverzögerungen
  - Förderung von Interaktionen in einem geschützten Rahmen; Unterstützung beim Aufbau von Freundschaften und sozialen Kompetenzen

2.7.4 Situationsorientierte Beratung

- Individuelle Lebenswelten einbeziehen: Familiäre, schulische und soziale Hintergründe erfassen und berücksichtigen
- Anpassung an Entwicklungsstand und Verzögerungen
  - Kinder: Spielerische und visuelle Methoden
  - Jugendliche: Unterstützung bei der Bewältigung von Autonomiebedürfnissen und sozialen Konflikten

- Krisenintervention
  - Sensibler Umgang mit Ängsten, Unsicherheiten und Schuldgefühlen; spezielle Unterstützung bei emotionalen Belastungen durch Entwicklungsverzögerungen
- Gesundheitsförderung
  - Förderung von Verantwortungsbewusstsein und Eigenständigkeit, angepasst an den individuellen Entwicklungsstand

2.7.5 Praktische Umsetzung

- Beziehungsgestaltung
  - Vertrauen und Sicherheit schaffen; besonders bei Entwicklungsverzögerungen
- Partizipation fördern
  - Kinder und Jugendliche aktiv in Entscheidungen einbeziehen; unabhängig vom Entwicklungsstand
- Ressourcenorientierung
  - Stärken und Potenziale betonen, um Selbstvertrauen aufzubauen
- Flexibilität im Umgang
  - Methoden und Ansprache an individuelle Bedürfnisse anpassen
- nachhaltige Reflexion
  - Beratung regelmäßig an Entwicklungsstand und Fortschritte anpassen

2.8 Alte Menschen

2.8.1 Grundsätze in der Kommunikation mit alten Menschen

- Respekt und Wertschätzung
  - Berücksichtigung der Entwicklungsphase Integrität versus Verzweiflung
  - Unterstützung bei der Lebensrückschau und Sinnfindung
- biografieorientierte Ansprache
  - Lebensgeschichte; Erfahrungen und Gewohnheiten
- Geduld und Zeit nehmen
  - Anpassung an altersbedingte Einschränkungen
  - individuelle Gesprächsbedürfnisse beachten
- Empathie zeigen
  - sensibler Umgang mit emotionalen Herausforderungen wie Verlust, Einsamkeit oder Ängsten

- fachliche Fundierung
  - in der Entwicklungsstufe Integrität versus Verzweiflung nach Erik Erikson liegt der Fokus auf dem Rückblick auf das Leben
  - Pflegefachkräfte können durch biografieorientierte und empathische Kommunikation dazu beitragen, ein Gefühl von Erfüllung und Sinn zu fördern
  - gezielte Strategien helfen, altersbedingte Herausforderungen wie kognitive Einschränkungen oder soziale Isolation zu bewältigen und den Beratungsprozess individuell anzupassen

2.8.2 Kommunikationsprinzipien im Alter

- individuelle Ansprache
  - einfache und klare Sprache; angepasst an kognitive Fähigkeiten
  - nonverbale Kommunikation wie Mimik, Gestik und Berührungen gezielt einsetzen
- aktives Zuhören
  - Interesse zeigen durch Nachfragen und Bestätigung
  - Emotionale Botschaften wahrnehmen und wertschätzen
- emotionale Sicherheit schaffen
  - Vertrauen aufbauen durch respektvollen Umgang
  - Offenheit zeigen, auch bei schwierigen Themen wie Trauer oder Krankheit
- Biografiearbeit integrieren
  - an frühere Erlebnisse und persönliche Erfolge anknüpfen
  - Förderung der Integrität durch positive Reflexion über das Leben

2.8.3 Altersbedingte Herausforderungen und Bezug zu Erikson

- sensorische Einschränkungen
  - Hörprobleme: langsames, deutliches Sprechen; Augenkontakt halten
  - Sehprobleme: Inhalte visuell und verbal vermitteln; kontrastreiche Materialien verwenden
- kognitive Veränderungen
  - bei Orientierungsschwierigkeiten: strukturierte Gespräche mit klaren Informationen

2.8.4 Bezug zur Entwicklungsphase Integrität versus Verzweiflung

- Unterstützung bei der Akzeptanz vergangener Erlebnisse
  - emotionale Belastungen: Verlust von Angehörigen oder Unabhängigkeit einfühlsam thematisieren; Umgang mit Ängsten oder Verzweiflung durch positives Feedback und emotionale Unterstützung

- soziale Isolation: Förderung von Gemeinschaft und sozialem Austausch; Hilfe bei der Verarbeitung von Einsamkeit und Verlustgefühlen

2.8.5 Situationsorientierte Beratung

- Bedürfnisse und Wünsche erfassen
  - offene Gespräche führen; die individuellen Lebensumstände und Werte berücksichtigen
  - Aktiv in Entscheidungsprozesse einbinden; Autonomie fördern
- Lebensrückblick und Reflexion
  - Unterstützung bei der Verarbeitung von Lebensphasen, insbesondere in Bezug auf die Phase Integrität versus. Verzweiflung
  - positive Aspekte des Lebens hervorheben, um Resignation zu vermeiden
- Gesundheitsförderung und Prävention
  - altersgerechte Beratung zu Themen wie Ernährung, Bewegung und geistige Aktivität; Motivation durch Verknüpfung mit persönlichen Zielen und Werten
- Krisensituationen begleiten
  - Einfühlsame Unterstützung bei Krankheit, Verlust oder anderen kritischen Lebensereignissen; Alternativen und Lösungswege verständlich aufzeigen

2.8.6 Praktische Umsetzung

- Beziehung aufbauen
  - Vertrauen durch empathischen und authentischen Umgang fördern; Raum für offene und ehrliche Gespräche schaffen
- Kommunikationsbarrieren abbauen
  - ruhige Umgebung schaffen, Störungen minimieren; technische Hilfsmittel (z. B. Hörgeräte, Brillen) unterstützen
- Flexibilität zeigen
  - auf spontane emotionale oder körperliche Bedürfnisse eingehen; Beratungsansätze regelmäßig überprüfen und anpassen
- Nachhaltigkeit sichern
  - wichtiges schriftlich festhalten, um Wiederholung und Nachvollziehbarkeit zu gewährleisten
- Angehörige in den Kommunikationsprozess einbeziehen, falls gewünscht

2.9 Aktivierung und Betreuung

2.9.1 Komplementäre Intentionen und Ziele

- Betreuung (Fokus liegt auf Grundversorgung und emotionaler Unterstützung)
  - Ziele: Verbesserung der Lebensqualität; Förderung von Sicherheit und Wohlbefinden
- Aktivierung (Fokus liegt auf Ermutigung zur Handlung durch kognitive, körperliche und soziale Anreize)
  - Ziele: Motivation und Engagement; Selbstständigkeit und Eigenverantwortung; gesellschaftlichen Teilhabe
- eine Trennung von Betreuung und Aktivierung (aktivierender Pflege) ist schwierig, da sie sich oft ergänzen und in vielen Bereichen ineinander übergehen
- Aktivierungs- und Betreuungskonzepte sind komplementär; sie arbeiten am besten zusammen, um die ganzheitliche Betreuung und Aktivierung der betroffenen Person zu gewährleisten

2.9.2 Einteilung von Betreuungs- und Aktivierungsmethoden

- in der Pflege
  - Unterstützung bei Mobilisation, Ernährung und Körperpflege (▶ Kap. 1.15, ▶ Kap. 1.16, ▶ Kap. 1.17)
  - Palliative Pflege zur Unterstützung in der letzten Lebensphase (▶ Kap. 1.10)
  - Basale Stimulation® zur Förderung von Wahrnehmung und Kommunikation bei schwerstbehinderten Menschen (▶ Kap. 2.17.3)
- zur sozialen Unterstützung
  - Förderung sozialer Interaktionen; z. B. durch Gesprächsrunden, Gruppenaktivitäten s. Person(en)zentrierung (▶ Kap. 2.3)
  - Therapeutischer Tischbesuch (▶ Kap. 2.9.3): zur Förderung der sozialen Teilhabe
- zur emotionalen Unterstützung
  - Validation (▶ Kap. 2.10): Anerkennung der Realität der pflegebedürftigen Person; besonders bei Demenz, zur Förderung des Selbstwertgefühls
- zur kognitive Aktivierung (▶ Kap. 2.9.4–▶ Kap. 2.9.10):
  - Realitätsorientiertes Training; Milieutherapie; Gedächtnistraining; MAKS-Modell; Reminiszenz-Therapie; Erlebnisorientierte Pflege/mäeutisches Konzept; Biografiearbeit; Humor (Klinikclown)
- zur körperlichen Aktivierung (▶ Kap. 2.9.11 und ▶ Kap. 2.9.12): Zehnminutenaktivierung; Ergotherapie
- zur sinnlichen Aktivierung (▶ Kap. 2.9.13–▶ Kap. 2.9.16): Aromatherapie; Musik in der Pflege; Snoezelen; Tiere in der Pflegeeinrichtung

2.9.3 Therapeutischer Tischbesuch

- Definition und Ziele: Pflegekräfte oder Therapeuten mit dem Pflegeempfänger gemeinsam und in einem strukturierten Rahmen verschiedene Aktivitäten durchführen
- Ziele
  - Förderung der sozialen Interaktion und Kommunikation
  - Aktivierung von kognitiven und motorischen Fähigkeiten
  - Verbesserung des emotionalen Wohlbefindens durch gemeinsame, positive Erlebnisse
- Einsatzmöglichkeiten
  - Gespräch, Interaktion und Erinnerungsarbeit: Gespräche über Vergangenheit und Erlebnisse des Pflegeempfängers; um das Gedächtnis zu aktivieren; um den Austausch zu fördern
  - aktuelle Themen: Diskussionen über Tagesgeschehen oder Hobbys, die das Interesse und die Kommunikation anregen
  - kreative Aktivitäten: Ausdruckskraft und Feinmotorik fördern; z. B. durch einfache Bastelarbeiten oder gemeinsames Malen
  - Puzzles und Spiele: unterhaltsame Aktivitäten wie Puzzles, Brettspiele oder Kartenspiele
  - kognitive Übungen; Gedächtnistraining: Übungen zur Förderung des Gedächtnisses; z. B. das Nacherzählen von Geschichten oder das Lösen von Rätseln; Lösen von Wortfindungsaufgaben oder Rechenübungen
  - multisensorische Ansätze: Integration von Geruchs- oder Geschmackserlebnissen; um Erinnerungen zu wecken und Gespräche anzuregen; z. B. durch das Schmecken von Früchten oder das Riechen von Kräutern
  - musikalische Elemente: Hören von Lieblingsliedern; Singen von bekannten Melodien; um positive Emotionen zu wecken

2.9.4 Realitätsorientiertes Training (ROT)

- Definition
  - therapeutische Methode zur Förderung des Orientierungsvermögens von Menschen mit kognitiven Einschränkungen, insbesondere bei Demenz
  - nutzt Alltagsinformationen und Bezug zur aktuellen Realität, um den Pflegeempfänger zu helfen, sich selbst und ihre Umwelt besser wahrzunehmen und zu verstehen
- Ziele
  - Förderung der Orientierung im Alltag und der Wahrnehmung der Realität
  - Steigerung des Selbstbewusstseins und der Selbstständigkeit
  - Verbesserung der Kommunikation und der sozialen Interaktion
- Einsatzmöglichkeiten
  - Tagesstruktur und Zeitorientierung: tägliche Besprechungen der Uhrzeit, des Datums und des Wochentages, um die zeitliche Orientierung zu unterstützen (Tagesstrukturierung)

- Kalenderarbeit: Verwendung von Wandkalendern oder Tischkalendern, um den Pflegeempfänger zu helfen, die Zeit und wichtige Ereignisse zu erfassen
- Raum- und Ortsorientierung: regelmäßiges Besprechen der Umgebung und der räumlichen Orientierung, z. B. »Wo sind wir?«, »Was ist in diesem Raum?«
- Wegbeschreibung: Erarbeitung von einfachen Wegbeschreibungen innerhalb der Pflegeeinrichtung
- psychosoziale Orientierung: Besprechung des aktuellen Tagesgeschehens oder persönlicher Lebensereignisse
- visuelle Orientierung: Einsatz von Bildern, Namen oder Symbolen oder Piktogrammen innerhalb der Einrichtung
- Erinnerungsfotos: Verwendung von Familienfotos oder anderen persönlichen Bildern zur Aktivierung von Erinnerungen und zur Verbesserung der Orientierung

2.9.5 Milieutherapie

- Definition: therapeutisches Konzept zur Schaffung eines heilenden, strukturierten und unterstützenden Umfelds
  - soll das Wohlbefinden und die psychische Gesundheit der Pflegeempfänger fördern; orientiert sich an den Bedürfnissen der Menschen; nutzt das Umfeld sowohl physisch als auch sozial
- Ziele
  - Förderung des Wohlbefindens und der sozialen Integration bes. bei Isolierung (▶ Kap. 3.9.8)
  - Unterstützung der Pflegeempfänger bei der Bewältigung von Alltagsanforderungen
  - Schaffung eines sicheren und stabilen Umfelds, das zur Persönlichkeitsentwicklung beiträgt
- Einsatzmöglichkeiten
  - Schaffen einer Tagesstruktur: Planung des Tagesablaufs, um Orientierung und Sicherheit zu geben
  - klare Regeln und Routinen: Etablierung klarer und konstanter Regeln
  - Gruppenaktivitäten: Durchführung gemeinschaftlicher Aktivitäten, wie Spiele, kreative Werkstätten oder Ausflüge; regelmäßige Gesprächsrunden (Austausch)
  - Einbeziehung in Alltagsaufgaben: Unterstützung der Pflegeempfänger bei alltäglichen Aufgaben wie Kochen, Einkaufen oder Hausarbeit
  - Anpassung des physischen Raums: Gestaltung der Räume so, dass sie den Bedürfnissen der Pflegeempfänger gerecht werden, z. B. durch barrierefreie Gestaltung oder ruhige Zonen
  - Nutzung von Sinnesreizen: Einsatz von Farben, Licht, Musik und Naturmaterialien, um eine angenehme Atmosphäre zu schaffen

2.9.6 Gedächtnistraining

- Definition: Gedächtnistraining umfasst gezielte Übungen und Aktivitäten, die darauf abzielen, das Gedächtnis zu aktivieren und zu fördern → wird vor allem bei älteren Menschen und Bewohnern mit kognitiven Einschränkungen oder Demenz eingesetzt
- Ziele
  - Aktivierung und Förderung des Gedächtnisses
  - Verbesserung der Konzentration und geistigen Flexibilität
  - Steigerung des Selbstwertgefühls durch die Erfahrung von Erfolg und Fortschritt
- Einsatzmöglichkeiten
  - Verwendung von Memory-Spielen, Kreuzworträtseln, Bilderpuzzles oder Wortfindungsübungen (zur Förderung der Merkfähigkeit)
  - Gespräche über vergangene Ereignisse (um Erinnerungen zu aktivieren und das Langzeitgedächtnis zu stärken)
  - Übungen wie das Zählen rückwärts oder das Finden von Wörtern aus vorgegebenen Buchstaben, die das Arbeitsgedächtnis anregen
  - Geschichten erzählen (Pflegeempfänger werden aufgefordert, sich an bestimmte Erlebnisse zu erinnern und darüber zu erzählen, um das episodische Gedächtnis zu fördern)
  - Übungen, bei denen Wörter, Bilder oder Geräusche miteinander verknüpft werden: um die kognitive Flexibilität und das assoziative Gedächtnis zu trainieren (Assoziationsübungen)
  - multisensorische Ansätze: Einsatz von Erinnerungsgegenständen wie Fotos, alten Zeitungen oder persönlichen Gegenständen (Erinnerungsboxen)
  - Zuhören von Musik aus der Vergangenheit oder Naturgeräuschen (zur Aktivierung der Erinnerung)

2.9.7 MAKS-Modell (Motivierende Alltags-Kompetenz-Schulung)

- Definition: therapeutisches Konzept zur Förderung der Alltagskompetenzen und der Lebensqualität von Pflegeempfängern
- Ziele
  - Förderung der Selbstständigkeit im Alltag
  - Steigerung des Selbstwertgefühls durch aktive Teilnahme an Alltagstätigkeiten
  - Verbesserung der sozialen und kommunikativen Fähigkeiten
- Einsatzmöglichkeiten
  - Kochen und Essen: Unterstützung und Anleitung bei der Zubereitung von Mahlzeiten oder beim eigenständigen Essen
  - Einbeziehung in einfache Tätigkeiten wie Tischdecken, Aufräumen oder Wäsche falten

- Persönliche Pflege: Förderung der Selbstständigkeit bei der Körperpflege, z. B. beim Ankleiden oder Waschen
- Ermutigung zu täglichen Gesprächen über interessante Themen
- Gemeinsame Freizeitgestaltung: Spiele; Spaziergänge
- Aktivitäten zur Förderung der Merkfähigkeit und kognitiven Flexibilität
- Aufgaben, die das eigenständige Denken und Handeln anregen

2.9.8 Reminiszenz-Therapie

- Definition: therapeutische Methode, bei der Erinnerungen und Lebenserfahrungen der Pflegeempfänger aktiviert und reflektiert werden
- Ziele
  - Aktivierung des Gedächtnisses und Förderung der Erinnerung
  - Stärkung des Selbstwertgefühls und der Identität
  - Förderung der emotionalen Stabilität und des sozialen Austauschs
- Einsatzmöglichkeiten
  - Anregen zu Gesprächen über vergangene Erlebnisse und wichtige Lebensabschnitte
  - Nutzung von Fotos, Musikalben, alten Briefen oder persönlichen Gegenständen (um Erinnerungen zu wecken)
  - Verwendung historischer Zeitungen, Filme oder Musik (um spezifische Erinnerungen zu aktivieren)
  - gemeinsames Gespräch über vergangene Ereignisse (z. B. über Kindheit, Hochzeit oder berufliche Erlebnisse)
  - Spiele oder Aufgaben, die dazu anregen, vergangene Ereignisse oder Familiengeschichten zu reflektieren
  - persönliche Erinnerungsgespräche über die individuelle Lebensgeschichte
  - Integration von reminiszenten (rückerinnerten) Aktivitäten in den Alltag (z. B. durch Fragen zu Erlebnissen oder Ermutigung zu Gedächtnistraining)

2.9.9 Erlebnisorientierte Pflege/mäeutisches Konzept

- Definition: therapeutische Ansätze, die das individuelle Erleben und die aktive Auseinandersetzung mit der eigenen Lebensgeschichte in den Vordergrund stellen; dialogischer Ansatz (Mäeutik) zur Unterstützung des Hervorholens von Wissen, Erinnerungen und Erfahrungen durch gezielte Fragen und Reflexion
- Ziele
  - Förderung des emotionalen, sozialen und kognitiven Wohlbefindens
  - Förderung der Selbstwahrnehmung und Identität
  - Förderung von Aktivität und Partizipation im Pflegealltag
- Einsatzmöglichkeiten
  - Integration von Natur, Musik, Kunst oder handwerklichen Tätigkeiten (um positive Erlebnisse zu schaffen (Sinneserfahrungen))
  - Aktivierungen, das Gefühl von Erfolg und Freude vermitteln (z. B. durch kreative Arbeiten oder Erinnerungsarbeit)

- Gespräche und Erinnerungsarbeit, bei denen Pflegeempfänger ihre Lebensgeschichte erzählen oder über prägende Ereignisse nachdenken (narratives Konzept)
- durch gezielte Fragen werden Pflegeempfänger angeregt, ihre eigenen Gedanken, Erinnerungen und Erfahrungen zu reflektieren (mäeutisches Konzept)
- in einer offenen, respektvollen Haltung werden Bewusstseinsprozesse angestoßen, die zu einer intensiveren Auseinandersetzung mit sich selbst führen
- Erlebnismalerei, Basteln oder Handarbeit
- gemeinsames Besprechen und Erleben von Erinnerungen und wichtigen Lebensereignissen (Erinnerungsreisen)

2.9.10 Humor (Klinikclown)

- Definition: umfasst gezielten Einsatz von Witz, Lachen und leichten humorvollen Interaktionen zur Förderung des Wohlbefindens der Pflegeempfänger (der Krankenhausclown ist ein besonderer Ansatz, der Humor und Empathie kombiniert)
- Ziele
  - Stressabbau und Förderung der Entspannung
  - Verbesserung der sozialen Interaktion und Kommunikation
  - Förderung positiver Stimmung und Lebensfreude
  - Unterstützung von Schmerzbewältigung und emotionaler Heilung durch Humor und Spiel
- Einsatzmöglichkeiten: Krankenhausclown (Clown-Doktoren)
  - Clowns führen zur Auflockerung interaktive, oft improvisierte Spiele, Zaubertricks oder lustige Performances durch
  - Clowns besuchen Pflegeempfänger und Gruppen, insbesondere in schwierigen emotionalen oder physischen Zuständen und schaffen eine positive Atmosphäre
  - humorvolle Elementen helfen Kommunikationsbarrieren zu überwinden, besonders bei Menschen mit kognitiven Einschränkungen oder Demenz
  - Witze und Anekdoten fördern eine leichte, unbeschwerte Unterhaltung
  - Auflockerung der Atmosphäre: gemeinsames Lachen/»Lachtherapie«, z. B. durch lustige Videos; Geschichten oder Spiele; lustige Spiele: Gesellschaftsspiele (z. B. Pantomime oder Scherzfragen); Karikaturen, humorvolles Malen oder Theater

2.9.11 Zehnminutenaktivierung

- Definition: kurze, gezielte Übungen oder Aktivitäten, die in den Alltag integriert werden, um Pflegeempfänger zu aktivieren und zu fördern
- Ziele
  - Förderung der körperlichen, geistigen und sozialen Fähigkeiten
  - Verbesserung der Mobilität und geistigen Wachsamkeit

- Steigerung des Wohlbefindens und der Lebensqualität
- Einsatzmöglichkeiten
  - Bewegungsübungen: kurze Übungen zur Mobilisation (z. B. Arm-, Bein- und Rumpfbewegungen)
  - Koordinations- und Gleichgewichtstraining: Übungen zur Verbesserung der Körperwahrnehmung und Stabilität
  - kognitive Spiele: Gedächtnisübungen, Rätsel oder Quiz; zur Förderung von Konzentration und Denken
  - Erinnerungsarbeit: Besprechung von Alltagsereignissen, Orten oder Familienmitgliedern; zur Anregung der Erinnerung
  - gemeinsame Gespräche: Austausch zu aktuellen Themen oder persönlichen Interessen
  - kreative Angebote: Malen, Basteln oder Musizieren; um soziale Interaktionen zu fördern

2.9.12 Ergotherapie

- Definition: medizinisch-therapeutische Maßnahme, die durch gezielte Aktivitäten die Selbstständigkeit und Lebensqualität von Menschen fördert
- Ziele
  - Verbesserung oder Erhaltung von motorischen, kognitiven und psychosozialen Fähigkeiten
  - Unterstützung bei der Bewältigung des Alltags und der Teilhabe am sozialen Leben
  - Förderung von Mobilität und Unabhängigkeit
- Einsatzmöglichkeiten
  - motorisch-funktionelle Therapie: Übungen zur Verbesserung von Kraft, Beweglichkeit und Koordination
  - kognitiv-therapeutische Übungen: Förderung von Gedächtnis, Konzentration und Problemlösungsfähigkeit
  - psychosoziale Therapie: Unterstützung bei emotionalen und sozialen Herausforderungen (z. B. durch kreative Aktivitäten)
  - alltagsorientierte Maßnahmen: Training von Alltagskompetenzen wie Essen, Ankleiden oder Einkaufen; Förderung der Selbstständigkeit durch Hilfsmittelanpassung (z. B. Gehhilfen, Esshilfen)
  - Gruppen- und Einzeltherapie: Gruppenangebote wie Basteln, Kochen oder Bewegungsspiele; Individuelle Therapie zur gezielten Förderung von Fähigkeiten

2.9.13 Aromatherapie

- Definition: konzentrierte ätherische Öle, die aus Pflanzen gewonnen werden und zur Förderung von Wohlbefinden und Entspannung eingesetzt werden
- Ziele

  - Linderung von Stress, Unruhe und Schmerzen; Förderung von Entspannung und Schlaf
  - Unterstützung der Atemwege oder Hautpflege
- Einsatzmöglichkeiten
  - Raumbeduftung: Einsatz von Diffusoren oder Duftlampen (um den Raum angenehm zu gestalten)
  - Einreibungen und Massage: verdünnte Öle zur Hautpflege oder Schmerzlinderung anwenden
  - Bäder: Aromaölzusätze für Entspannungs- oder Gesundheitsbäder
  - Inhalation: zur Unterstützung der Atemwege bei Erkältungen oder Unruhezuständen
- Geeignete Öle für die Pflege
  - Lavendel: beruhigend und schlaffördernd
  - Zitrusöle (z. B. Orange, Zitrone): belebend und stimmungsaufhellend
  - Eukalyptus: unterstützend bei Atemwegsproblemen
  - Rose: entspannend und stimmungsaufhellend (besonders in der Palliativpflege)

2.9.14 Musik in der Pflege

- Definition: musikalische Maßnahme zur Förderung des Wohlbefindens, der sozialen Interaktion und der kognitiven Fähigkeiten eingesetzt
- Ziele
  - emotionale Anregung und Entspannung
  - Unterstützung der Kommunikation, auch nonverbal
  - Förderung von Erinnerungen und Identität
- Einsatzmöglichkeiten
  - aktive Musikangebote: gemeinsames Singen (z. B. Volkslieder oder bekannte Melodien); Einsatz von Instrumenten (z. B. Trommeln oder Rasseln); zur Förderung motorischer Fähigkeiten
  - passive Musikangebote: Hören von Musikstücken, individuell oder in Gruppen; Nutzung von Musik zur Entspannung (z. B. beruhigende Klänge, klassische Musik)
  - therapeutische Ansätze (Musiktherapie): professionelle Unterstützung durch speziell ausgebildete Therapeuten
  - Rhythmik und Bewegung: Tanz oder Bewegungsübungen; zur Förderung der Mobilität und Koordination

2.9.15 Snoezelen

- Definition: bezeichnet ein Konzept zur sensorischen Förderung in speziell gestalteten Räumen; entwickelt in den Niederlanden in den 1970er Jahren von Ad Verheul und Jan Hulsegge, in einem Zentrum für Menschen mit geistiger Behinderung
- Ziele

- Entspannung und Wohlbefinden fördern; Angstabbau und Stressreduktion
- Förderung von Kommunikation und Interaktion; Verbesserung der Konzentration und Aufmerksamkeit
- Förderung von Körperwahrnehmung und Bewegungsfähigkeit; Stimulation der Sinne (visuell, auditiv, taktil, olfaktorisch, gustatorisch)

- Zielgruppen
  - Menschen mit Demenz; geistiger Behinderung; neurologischen Erkrankungen
  - Kinder und Erwachsene mit sensorischen Beeinträchtigungen
- Gestaltung eines Snoezelen-Raums (einer Snoezelen-Ecke oder eines Snoezelen-Wagens)
  - Ausstattung: Projektoren, Faseroptik, farbige Lampen; Entspannungsmusik, Naturgeräusche; Fühlmaterialien, Kuschelpolster; ätherische Duftöle, Aromavernebler
  - Snoezelen-Raumgestaltung: sanfte und beruhigende Farbtöne; ergonomische Möbel (bequeme Liegen, Sitzsäcke)

2.9.16 Tiere in der Pflegeeinrichtung

- Definition: Einsatz von Tieren in der Pflege zur Förderung des Wohlbefindens und der Gesundheit von Pflegebedürftigen
- Ziele: Verbesserung der Lebensqualität
- Therapieansätze
  - Tiergestützte Therapie (TGT): gezielte Maßnahmen mit ausgebildeten Tieren und Fachkräften (z. B. Physiotherapie, Psychotherapie)
  - Tiergestützte Aktivitäten (TGA): freie Interaktionen, z. B. Streicheln, Füttern oder Spielen
- Tierarten
  - Hunde: häufigste Therapie- und Begleittiere, vielseitig einsetzbar
  - Katzen: beruhigende Wirkung, besonders in Wohnbereichen
  - Kleintiere (z. B. Kaninchen, Meerschweinchen): niedrigschwellige Interaktion, ideal für ängstliche Personen
  - Fische und Vögel: visuelle und akustische Stimulation, beruhigend

2.10 Empathie und Wertschätzung

2.10.1 Definitionen

- Empathie: Fähigkeit, sich in die Gedanken, Gefühle und Perspektiven einer anderen Person hineinzuversetzen; Grundvoraussetzung für das Verständnis individueller Bedürfnisse und Herausforderungen

- Wertschätzung: Ausdruck von Respekt und Akzeptanz und Anerkennung gegenüber einer Person unabhängig von deren Verhalten oder Situation; schafft ein Klima der Sicherheit und des Vertrauens

2.10.2 Validation

2.10.2.1 Ursprünge und Entwicklung

- Naomi Feil (deutsch-amerikanische Gerontologin und Schauspielerin, 1932–2022): entwickelte die Validation in den 1960er-Jahren basierend auf ihrer Arbeit mit Menschen mit Demenz
  - Kernidee: Menschen mit Demenz befinden sich in einer subjektiven Realität, die es zu respektieren gilt
  - Ziel: Emotionale Bedürfnisse und unerledigte Lebensaufgaben anerkennen (für gültig erklären), um Unruhe und Stress abzubauen
  - Definition der vier Phasen der Desorientierung, die als Grundlage der Validation dienen
- Nicole Richard (deutsche Psychogerontologin, 1973–2014): entwickelte die Methode zur Integrativen Validation (IVA) weiter
  - Fokus: Anwendung im Pflegealltag durch Betonung der Ressourcen und Antriebe der Pflegeempfänger
  - Kombination von Validationstechniken mit praktischen Handlungsempfehlungen für Pflegekräfte

2.10.2.2 Vier Phasen der Desorientierung nach Naomi Feil

- mangelhafte Orientierung (Stage of Malorientation)
  - beginnende Verwirrtheit und Unsicherheiten
  - Betroffene versuchen, ihr Leben durch Erinnerungen zu ordnen
  - emotionale Themen wie Schuld, Trauer oder unerfüllte Wünsche treten auf
  - Validationstechniken: aktives Zuhören; klärende Fragen wie: »Was ist Ihnen wichtig?«
- Zeitverwirrtheit (Stage of Time Confusion)
  - vermehrtes Abtauchen in die eigene innere Welt; Verlust des Zeitgefühls; Realität und Erinnerungen vermischen sich
  - typische Verhaltensweisen: Rückzug, vermehrtes Sprechen über die Vergangenheit
  - Validationstechniken: spiegeln der Gefühle: »Es scheint Ihnen schwerzufallen, den Überblick zu behalten.«; keine Korrekturen, sondern empathisches Eingehen
- Wiederholung von Bewegungen (Stage of Repetitive Motion)
  - Ausdruck unerledigter Themen durch repetitive Bewegungen oder Worte
  - Beispiele: Wippen, wiederholtes Klopfen oder monotoner Sprachgebrauch

  - Validationstechniken: Bewegungen beobachten und verbal anerkennen: »Das gibt Ihnen Ruhe, nicht wahr?«; wertschätzender Umgang ohne Unterbrechung der Bewegungen
- Vegetieren (Stage of Vegetation)
  - Rückzug in die innerste Welt; kaum oder keine Kommunikation mehr
  - Betroffene reagieren oft nur noch auf starke Reize wie Berührung oder Musik
  - Validationstechniken: beruhigende Berührungen und Schaffung einer sicheren Umgebung; Einsatz von bekannten Liedern oder Gerüchen, um Erinnerungen zu aktivieren

2.10.2.3 Weiterentwicklung durch Nicole Richard: Integrative Validation (IVA)

- Ressourcen- und ressourcenorientierter Ansatz
  - Fokus auf die positiven Antriebe und Werte der Pflegeempfänger: Pflichtbewusstsein (»Sie waren immer zuverlässig.«); Fleiß und Genauigkeit (»Sie haben Ihre Arbeit mit Sorgfalt erledigt.«)
  - Ziel: emotionale Sicherheit und Selbstwertgefühl fördern
- Einbindung in den Pflegealltag: praktische Umsetzung der Validation für Pflegefachkräfte; kürzere, leicht erlernbare Techniken, die auch unter Zeitdruck anwendbar sind
- Zentrale Methoden der IVA
  - Gefühle spiegeln: Emotionen wahrnehmen und benennen
  - Antriebe betonen: Werte und Lebensmotive aufgreifen
  - Gespräche auf eine allgemeine Ebene lenken: nach Validierung des Gefühls in neutrale Themen übergehen, um Konflikte zu vermeiden

2.10.2.4 Ziele

- Förderung des Wohlbefindens: Anerkennung der Lebenswelt der Betroffenen reduziert Stress und Unruhe; Verbesserung des emotionalen Zustands und der Lebensqualität
- Aufbau einer positiven Beziehung: Vertrauen und Nähe zwischen Pflegefachkraft und Pflegeempfänger; Förderung eines respektvollen und empathischen Umgangs
- Unterstützung der Pflegepraxis: erleichtert den Umgang mit herausfordernden Verhaltensweisen; Vermeidung von Eskalationen und Konflikten durch einfühlsame Kommunikation

2.10.2.5 Validationstechniken

- Zentrieren (sich konzentrieren, sich leer machen, sich auf den anderen einstellen)

- W-Fragen stellen: Wo? Wie? Wann? Wodurch?; mit Ausnahme von »Warum?«, da es einen kognitiven Zusammenhang erfordert und demenziell erkrankte Menschen zu sehr mit ihren Defiziten konfrontiert
- Wiederholen (z. B. »Das ist furchtbar.«; »Ja, Frau X, ich weiß das ist furchtbar für Sie.«)
- extreme einsetzen: »Was war das Schlimmste, was das Schönste?«; »Herr X, ich weiß, wie furchtbar der Krieg war. Gab es denn etwas, was besser war als heute, z. B. der Zusammenhalt in der Familie?«
- sich das Gegenteil vorstellen: »Es wird alles immer schlimmer.«; »Frau X, was wäre, denn jetzt im Moment das Schönste für Sie?«
- Erinnern: »Erzähl doch mal von früher!«
- ehrlicher und enger Augenkontakt: ist eine der am meisten unterschätzten Empfehlungen; viele Gespräche verlaufen nicht gut, weil der Augenkontakt fehlt
- Mehrdeutigkeit: z. B. unbestimmte Fürwörter (er, sie, es oder das) oder »Frau X, was macht das denn immer?«; erleichtern den Fassadenaufbau und das »Mitspielen«
- klare, sanft, liebevolle Stimme: Liebe und ein starkes positives Gefühl sind der Schlüssel zum Menschen mit Demenz
- Spiegeln: z. B. der Demenzerkrankte klopft immer wieder auf den Tisch (Stereotypien) nachmachen, um in Kontakt zu kommen. »Frau X, ich klopfe jetzt auch mal, wir klopfen gemeinsam«
- bevorzugtes Sinnesorgan ansprechen: z. B. »Ich kann das nicht begreifen.« »Frau X, wir greifen jetzt einfach mal hier rein und halten die Wolle fest, dann haben wir schon mal etwas«
- Berühren (▶ Basale Stimulation®, Kap. 2.17.3): ist eine unterschätzte Technik; ein liebevoller Körperkontakt hilft fast immer
- Musik ist ein Königsweg, um Menschen mit Demenz zu erreichen

2.10.2.6 Praxisbeispiel für Pflegefachkräfte

- Situation: Herr B. sagt: »Ich muss nach Hause, meine Kinder kommen gleich!«
- Analyse: Herr B. zeigt Unsicherheit und Verantwortungsbewusstsein
- Validierung
  - Gefühle spiegeln: »Sie sind ein fürsorglicher Vater.«
  - Antrieb anerkennen: »Sie machen sich Sorgen, dass alles in Ordnung ist, nicht wahr?«
  - allgemeiner Übergang: »Erzählen Sie mir doch von Ihren Kindern.«
- Ziel: Herr B. fühlt sich verstanden, beruhigt sich und lässt sich auf ein Gespräch ein

2.10.2.7 Merksätze für Pflegefachkräfte

- keine Korrekturen, keine Konfrontation: die subjektive Realität der Betroffenen steht im Mittelpunkt

- Empathie statt Rationalität: Gefühle und Bedürfnisse verstehen und wertschätzen
- individuelle Ansätze: jeder Mensch mit Demenz ist einzigartig, und die Kommunikation sollte entsprechend angepasst werden

2.10.3 Wertschätzung in der Beratung

- respektvolle Ansprache
  - Namen und Präferenzen der Person beachten (z. B. »Wie möchten Sie angesprochen werden?«)
  - höfliche, achtsame Wortwahl und ein freundlicher Ton fördern den Dialog
- Anerkennung von Lebensleistung und Erfahrungen
  - auf positive Aspekte hinweisen (z. B. »Es ist beeindruckend, wie Sie mit dieser Situation umgehen.«)
  - signalisiert, dass die Person und ihre Geschichte wichtig sind
- Berücksichtigung individueller Bedürfnisse
  - Gespräche auf persönliche Anliegen und Lebensrealitäten abstimmen
  - Sicherstellen, dass die Beratung für die Person verständlich und umsetzbar ist

2.10.4 Praktische Bedeutung im Pflegealltag

- Stärkung des Selbstwertgefühls: Empathie und Wertschätzung helfen, das Gefühl von Würde und Autonomie zu fördern, besonders in vulnerablen (verletzliche)Situationen
- Vertrauensaufbau: Pflegeempfänger öffnen sich eher und teilen wichtige Informationen, die für eine optimale Pflegeplanung erforderlich sind
- Konfliktprävention: Verständnis und Respekt tragen dazu bei, Missverständnisse zu vermeiden und Spannungen zu reduzieren
- Förderung der Zusammenarbeit mit Angehörigen: Angehörige fühlen sich gehört und in die Pflege einbezogen, was die Pflegequalität verbessert

2.10.5 Herausforderungen und Reflexion

- emotionale Belastung
  - Empathie erfordert hohe emotionale Präsenz, was bei Pflegekräften zu Überforderung führen kann
  - regelmäßige Reflexion und Supervision sind wichtig, um emotionale Distanz und professionelle Haltung zu wahren
- persönliche Grenzen erkennen
  - Wertschätzung bedeutet nicht, jedes Verhalten gutzuheißen, sondern den Menschen als Ganzes zu respektieren

2.11 Achtsamkeit und Kongruenz

2.11.1 Achtsamkeit

- Definition: bewusstes, nicht wertendes Wahrnehmen des Augenblicks; Förderung von Präsenz und Aufmerksamkeit im Umgang mit Pflegeempfänger
- Relevanz in der Pflege
  - verbessert die Wahrnehmung von Bedürfnissen und Gefühlen des Pflegeempfängers
  - reduziert eigene Stressbelastung und fördert die emotionale Stabilität
  - schafft eine vertrauensvolle Atmosphäre
- praktische Umsetzung
  - fokussiertes Zuhören ohne Unterbrechung
  - Beobachtung nonverbaler Signale (z. B. Mimik, Gestik)
  - Reflexion eigener Gedanken und Emotionen, um authentisch zu reagieren
  - klare und verständliche Sprache verwenden
  - Techniken zur Förderung der Achtsamkeit: Achtsamkeitsübungen, z. B. Atemmeditation; Zeit für kurze Pausen zwischen stressigen Aufgaben; Tagebuchführung zur Selbstreflexion

2.11.2 Kongruenz

- Definition: Übereinstimmung zwischen innerer Haltung, verbaler und nonverbaler Kommunikation; Ehrlichkeit und Authentizität im Umgang mit Pflegeempfänger
- Bedeutung für die Beratung
  - vermittelt Verlässlichkeit und Glaubwürdigkeit
  - reduziert Missverständnisse und Unsicherheiten bei Pflegeempfängern
  - unterstützt den Aufbau einer tragfähigen Beziehung
- Merkmale kongruenter Kommunikation
  - Klarheit in der Sprache, ohne versteckte Botschaften
  - Körpersprache (z. B. offener Blick, ruhige Gestik): passend zu den gesprochenen Worten
  - Bereitschaft, eigene Fehler oder Unsicherheiten zuzugeben (Fehlerkultur, Reflexionsmodelle, ► Kap. 5.6.3.9)
- Herausforderungen
  - emotionale Belastung im Pflegealltag kann Kongruenz beeinträchtigen
  - Konflikte zwischen beruflichen Vorgaben und persönlichen Überzeugungen

2.11.3 Achtsamkeit und Kongruenz im Beratungsgespräch

- personenbezogene Unterstützung
  - Verständnis für individuelle Bedürfnisse und kulturelle Hintergründe
  - Offenheit gegenüber Sorgen und Ängsten der Pflegeempfänger

  - Stärkung der Autonomie der Pflegeempfänger durch respektvolle Kommunikation
- situationsbezogene Anpassung
  - Berücksichtigung von Belastungsfaktoren (z. B. akute Krankheit, Stress)
  - Anpassung der Gesprächsführung an die Situation (z. B. Krisengespräch vs. Routineberatung)
  - Einsatz einfacher Sprache bei kognitiven Einschränkungen
- Praxisbeispiele
  - bei Unsicherheit eines Pflegeempfängers über eine Behandlung: achtsames Zuhören; empathisches Nachfragen (z. B. »Was beschäftigt Sie an dieser Entscheidung?«); kongruente Erklärung der Optionen ohne Überforderung
  - Umgang mit emotionalen Reaktionen (z. B. Weinen, Wut): offene Körperhaltung; nonverbale Bestätigung (z. B. Nicken, Blickkontakt); authentische Reaktion: »Ich sehe, dass Sie das sehr bewegt. Ich bin hier, um Sie zu unterstützen.«

2.12 Biografiearbeit

2.12.1 Anleitung zur biografischen Selbstreflexion

- Definition: beschäftigt sich mit der systematischen Bearbeitung der Lebensgeschichte des Pflegeempfängers
- Ziele
  - Anleitung zur biografischen Selbstreflexion soll dazu führen, dass »Biografiearbeit« nicht fremdbestimmt abläuft, sondern dass die Betrachtung der eigenen Vergangenheit selbstbestimmt stattfindet
  - die eigene bisherige Lebensgeschichte soll zusammen mit der Gegenwart und mit der Option eines Perspektivenwechsels des betroffenen Pflegeempfängers erfolgen
  - dynamische Auseinandersetzung mit der eigenen Geschichte, was insbesondere bei Menschen mit Demenz wichtig ist
  - Förderung der Selbstwahrnehmung und Identität im Hier und Jetzt
- Maßnahmen
  - Biografiebogen: systematische Erfassung relevanter Lebensdaten und -ereignisse; Schul- und Berufs- und Freizeitbiografie; Ess- und Trinkbiografie (Lieblingsspeisen, -getränke)
  - Erinnerungsgespräche: strukturierte Gespräche zur Aktivierung positiver Erinnerungen
  - Lebensbuch gestalten: gemeinsames Erstellen eines Buchs mit Fotos, Geschichten und wichtigen Ereignissen
  - Arbeit mit Sinnesreizen: Nutzung von Gerüchen, Klängen oder Texturen zur Erinnerung (z. B. Lavendel; vertraute Musik)

- Themenkiste: Bereitstellung themenspezifischer Materialien (z. B. für Berufe, Kindheit oder Feiertage)
- Gruppengespräche: Austausch in Kleingruppen über Lebensereignisse und Erfahrungen
- Erzählcafés: organisierte Gesprächsrunden zu bestimmten biografischen Themen
- biografische Fragen im Alltag: Integration von biografischen Aspekten in Alltagsgespräche (z. B. »Was war Ihr Lieblingsessen als Kind?«)
- Arbeit mit Fotoalben: gemeinsames Anschauen von Fotos; zur Förderung von Erinnerungen
- Aktivierung durch Musik: Abspielen von Musik aus der Lebenszeit der Person
- Tagebucharbeit: Unterstützung beim Festhalten aktueller Gedanken und Erinnerungen
- Arbeit mit Biografieboxen: Verwendung persönlicher Erinnerungsstücke, die der Pflegeempfänger mitbringt oder die aufbewahrt werden
- Einbindung von Angehörigen: Zusammenarbeit mit Familie zur Ergänzung der Biografiearbeit
- Feier von Lebensjubiläen: Würdigung besonderer Ereignisse wie Geburtstage oder Hochzeitstage
- kreative Aktivitäten: Malen, Basteln oder Schreiben, inspiriert von biografischen Themen

2.12.2 Psychobiografisches Modell nach Erwin Böhm

- Grundidee: basiert auf einem »Reaktivierungsmodell«; legt den Fokus auf die verschütteten Fähigkeiten der betreuten Person und aktiviert diese gezielt wieder
- Ziel
  - Pflegende sollen nicht alles für den Pflegeempfänger übernehmen, sondern ihn durch aktive Unterstützung zu selbstständigen Handlungen anregen
  - die Arbeit mit der Lebensgeschichte ist essenziell, um die Persönlichkeit des Betroffenen und seine Lebensbewältigungsstrategien zu verstehen
  - Verhaltensmuster verstehen: nach Prof. Erwin Böhm (* 1940; österreichischer Pflegewissenschaftler) können viele Verhaltensweisen von Menschen mit Demenz durch ihre biografischen Erfahrungen und Prägungen erklärt werden; z. B. wird ein Mensch, der in seiner Kindheit bestimmte Prägungen und Lebensgewohnheiten hatte, diese in späteren Jahren trotz Demenz aufrufen
- Elemente des Modells
  - Prägungsphasen: ab dem Beginn geistiger Beeinträchtigungen geht die Person in eine Prägungsphase zurück (insbesondere bis zu den ersten 25–30 Jahren des Lebens)
  - Normalitätsprinzip: für den Pflegeprozess ist es entscheidend zu verstehen, was für den Menschen »normal« war und welche Lebensgewohnheiten er in seiner Jugend und Kindheit entwickelt hat

  - Verhaltensmuster: Böhm sieht die Demenz als ein Ergebnis der Anpassung an Belastungen oder unerträgliche Lebenssituationen »regressives Bewältigungshandeln«
  - Verhalten als Anpassung: Menschen mit Demenz reagieren auf ihre Umgebung und auf Belastungen mit einem Rückgriff auf frühere Lebensstrategien
- Erreichbarkeitsstufen nach Erwin Böhm
  - Stufe 1: Sozialisation: verknüpft mit der Erwachsenenstufe, wo ein kognitives Gespräch noch möglich ist; Zugänglichkeit mittels Milieu, Familie, Freunde und Beruf
  - Stufe 2: Mutterwitz: entspricht der Stufe von Jugendlichen; Humor, Dialekt und Volksweisheiten sind zentrale Elemente; Zugänglichkeit über verbale Kommunikation und humorvolle Pflege
  - Stufe 3: Seelische soziale Grundbedürfnisse: Fokus auf grundlegende, individuelle Bedürfnisse; Zugänglichkeit über das »Sich zuhause fühlen« und über Geborgenheit
  - Stufe 4: Prägungen: Betonung von Ritualen und individuelle Macken; Zugänglichkeit mittels der Vermittlung von Sicherheit und Identität
  - Stufe 5: Höhere Antriebe: Fokus auf Triebwünsche; Zugänglichkeit über Fantasien und Tagträume
  - Stufe 6: Intuition: vergleichbar mit der Stufe eines Säuglings zum Kleinkind; Zugänglichkeit über Märchen, religiöse Bilder und Intuition
  - Stufe 7: Urkommunikation: entspricht der Säuglingsstufe; im Vordergrund stehen emotionale Erreichbarkeit und körperliche Nähe
- Erreichbarkeitstests: Kategorien wie Gefühlsstörungen, Orientierung, Gedächtnis werden verwendet, um den aktuellen Stand der kognitiven und emotionalen Erreichbarkeit zu bestimmen
- Praktische Auswirkungen
  - Reaktivierung von verschütteten Fähigkeiten
  - Symptomlinderung ohne den Einsatz von Psychopharmaka
  - Erhöhung des Selbstwertgefühls der betreuten Person
  - Verbesserung der Pflegequalität durch »Seelenpflege«
  - Erhöhung der Arbeitszufriedenheit bei Pflegefachkräften und Senkung der Krankenstände
  - Professionelles Management unterstützt die Reflexion und soziale Kompetenz der Pflegefachkräfte

2.13 Interaktionsformen

2.13.1 Grundlegende Interaktionsformen

- verbale Kommunikation
  - direkter Austausch von Informationen zwischen Pflegefachkraft und Pflegeempfänger
  - Anpassung der Sprache an das Verständnisniveau der Pflegeempfänger, z. B. Fachbegriffe erklären; klärende Rückfragen, um Missverständnisse zu vermeiden
- nonverbale Kommunikation
  - Körpersprache gezielt einsetzen, z. B. durch offene Haltung und beruhigende Gesten; Blickkontakt, um Aufmerksamkeit und Empathie zu signalisieren
  - Berührungen nur mit Zustimmung und im Einklang mit den Bedürfnissen der Pflegeempfänger anwenden (Grundlagen der Kommunikation, ▶ Kap. 2.1)
- paraverbale Kommunikation
  - Stimme als Werkzeug nutzen; ruhige, klare und freundliche Tonlage
  - Tempo und Lautstärke an den emotionalen Zustand der Pflegeempfänger anpassen
  - Betonung nutzen, um wichtige Informationen hervorzuheben

2.13.2 Zielgerichtete Interaktionsformen

- informierende Interaktion
  - Pflegeempfänger über Pflegehandlungen, Medikamente oder Therapieabläufe verständlich informieren → Einsatz visueller Hilfsmittel (z. B. Schaubilder) zur besseren Verständlichkeit
  - Raum für Fragen lassen und sicherstellen, dass Informationen richtig verstanden wurden
- motivierende Interaktion
  - Pflegeempfänger ermutigen, aktiv an ihrer Pflege teilzunehmen (z. B. Übungen selbstständig auszuführen)→ positive Verstärkung durch Lob oder Anerkennung für Fortschritte; Überwindung von Ängsten oder Widerständen durch einfühlsame Gespräche
- beratende Interaktion
  - individuelle Beratung in Entscheidungsprozessen, z. B. bei der Wahl einer Therapie oder Pflegemaßnahme → Förderung der Autonomie der Pflegeempfänger durch lösungsorientierte Gesprächsführung
  - Unterstützung dabei, eigene Ressourcen zu erkennen und zu nutzen

2.13.3 Interaktionsfördernde Rahmenbedingungen

- Wertschätzende Haltung der Pflegefachkraft (▶ Kap. 2.10)
  - Pflegeempfänger als individuelle Personen wahrnehmen und respektieren
  - Geduld und Verständnis in belastenden oder schwierigen Situationen zeigen
- Schaffung eines vertrauensvollen Umfelds
  - Einführung in Gespräche mit einer freundlichen Begrüßung und Vorstellung
  - Sicherstellen von Diskretion und Vertraulichkeit, z. B. bei intimen Themen
- Technologische Unterstützung
  - Nutzung von Hilfsmitteln wie Tablets für visuelle Erklärungen
  - Videoanrufe bei Pflegeempfängern, die räumlich entfernt sind, unter Einhaltung des Datenschutzes (▶ Kap. 2.22)

2.14 Kognition, Wahrnehmung, Orientierung

2.14.1 Bedeutung von Kognition

- Definition: Umfasst Denkprozesse (Wahrnehmen; Verstehen; Erinnern; Problemlösen; Entscheiden); Grundlage für die Interaktion mit der Umwelt und die Verarbeitung von Informationen
- Einfluss auf Kommunikation und Beratung
  - veränderte kognitive Fähigkeiten können das Verständnis von Informationen erschweren
  - erforderliche Anpassung der Sprache und Inhalte an das kognitive Niveau der Person
- praktische Ansätze
  - Informationen in kurzen, klaren Sätzen vermitteln; Inhalte durch Wiederholungen und Visualisierungen (z. B. Bilder, Diagramme) unterstützen
  - Zeit geben, um Informationen zu verarbeiten und Fragen zu stellen

2.14.2 Bedeutung und Einfluss von Wahrnehmung

- Definition: Aufnahme und Verarbeitung von Reizen durch die Sinne (z. B. Sehen, Hören, Fühlen); subjektiv geprägt durch Erfahrungen, Emotionen und kognitive Muster
- Beeinträchtigungen der Wahrnehmung
  - Hör- oder Sehbeeinträchtigungen erschweren die Kommunikation
  - Über- oder Unterempfindlichkeit gegenüber Reizen, z. B. bei neurologischen Erkrankungen
- Anpassung der Kommunikation
  - Blickkontakt suchen, um visuelle Hinweise zu geben

- Klare und deutliche Sprache verwenden, bei Bedarf langsam sprechen
- Berührungen nur nach Zustimmung einsetzen, um Nähe oder Orientierung zu fördern

2.14.3 Unterstützende Bedeutung von Orientierung

- Definition: Fähigkeit, sich zeitlich, örtlich, situativ und persönlich einzuordnen (Orientierungsbereiche, ▶ Kap. 1.20.1.2); wichtig für Autonomie und Sicherheit in der Interaktion mit der Umwelt
- Beeinträchtigungen der Orientierung
  - bei kognitiven Einschränkungen wie Demenz; häufig nach akuten Krisensituationen
  - Orientierungslosigkeit kann Angst, Verwirrung und Widerstand hervorrufen
- Strategien zur Orientierungshilfe
  - Orientierungshilfen nutzen, z. B. Kalender, Uhren, Namensschilder, Raumkennzeichnungen (Realitätsorientiertes Training. ▶ Kap. 2.9.4)
  - Personen bei der zeitlichen oder örtlichen Einordnung unterstützen (»Heute ist Montag, und wir sind in Ihrem Zimmer in der Pflegeeinrichtung.«)
  - Rituale und Routinen fördern, um Stabilität und Sicherheit zu schaffen

2.14.4 Zusammenhänge zwischen Kognition, Wahrnehmung und Orientierung

- Wechselwirkungen
  - eingeschränkte Wahrnehmung kann die Orientierung und kognitive Prozesse negativ beeinflussen
  - emotionale Zustände (z. B. Angst, Stress) wirken sich auf Wahrnehmung und Kognition aus
- Interventionsansätze
  - ganzheitlicher Blick auf die Person: bewusste Wahrnehmung; kognitive Fähigkeiten einbeziehen; Orientierungsvermögen berücksichtigen
  - Kommunikation so gestalten, dass sie alle Sinne einbezieht (z. B. Sehen, Hören, Fühlen)

2.14.5 Praktische Tipps für Pflegefachkräfte

- individuelle Kommunikation
  - die Person dort abholen, wo sie kognitiv und emotional steht; nicht überfordern (schrittweise vorgehen; auf Feedback achten)
- Förderung der Selbstständigkeit
  - Hilfestellungen geben, aber die Person nicht entmündigen; kleine Erfolgserlebnisse schaffen, um Selbstvertrauen zu stärken
- Beziehungsgestaltung

- Geduld zeigen; eine wertschätzende Atmosphäre schaffen; persönliche Ressourcen in den Fokus rücken
- Umgang mit Herausforderungen
  - bei Missverständnissen ruhig bleiben; alternative Erklärungen anbieten; regelmäßige Selbstreflexion (»Wie wirkt meine Kommunikation auf die andere Person?«)

2.14.6 Herausforderungen und Lösungsansätze

- Herausforderungen
  - Kommunikation mit Menschen mit schweren kognitiven oder sensorischen Einschränkungen
  - Umgang mit Verwirrung, Widerstand oder Orientierungslosigkeit
- Lösungsansätze
  - kreative Kommunikationswege finden (z. B. Musik, Bilder, Geschichten)
  - kollegiale Beratung oder Supervision nutzen, um herausfordernde Situationen zu besprechen
  - kontinuierliche Fortbildung zu Themen wie Validation (▶ Kap. 2.10.2) oder Basale Stimulation® (▶ Kap. 2.17.3)

2.15 Emotion und Motivation

2.15.1 Bedeutung von Emotionen in der Kommunikation

- Definition: Emotionen als Reaktionen auf Ereignisse, die für eine Person bedeutsam sind; fördern zwischenmenschliche Bindung und beeinflussen Wahrnehmung und Verhalten
- Rolle in der Beratung
  - Emotionen beeinflussen die Aufnahme von Informationen und die Bereitschaft zur Verhaltensänderung
  - Empathisches Eingehen auf emotionale Zustände stärkt das Vertrauen in die beratende Person
- Praktische Anwendung
  - bewusstes Erkennen und Benennen von Emotionen (»Ich sehe, dass Sie besorgt sind.«; angemessenes Reagieren auf emotionale Ausbrüche (z. B. durch Deeskalations-techniken)

2.15.2 Motivation als Grundlage für Handlungen

- Unterschiedliche Arten von Motivation
  - intrinsische Motivation: aus eigenem Interesse oder Freude an der Aufgabe heraus; nachhaltiger, da sie auf inneren Werten basiert
  - extrinsische Motivation: Anreize oder Druck von außen (z. B. Belohnungen, Anerkennung oder Angst vor Konsequenzen); kann kurzfristig wirksam sein; erfordert oft Verstärkung
- Faktoren, die Motivation beeinflussen
  - persönliche Ziele und Wertvorstellungen
  - emotionale und soziale Unterstützung im Umfeld
  - klare und erreichbare Zielsetzungen
- Förderung der Motivation in der Beratung
  - gemeinsam realistische Ziele entwickeln, die zur Situation passen
  - Ressourcen und Stärken betonen, um Selbstwirksamkeit zu fördern
  - Erfolgserlebnisse schaffen und positiv verstärken

2.15.3 Emotionale Intelligenz als Beratungskompetenz

- Bestandteile der emotionalen Intelligenz
  - Selbstwahrnehmung (eigene Emotionen erkennen und reflektieren)
  - Selbstregulation (Kontrolle über emotionale Reaktionen, auch in Stresssituationen)
  - Soziale Kompetenz (Einfühlungsvermögen und adäquater Umgang mit Anderen)
- Bedeutung in der Beratung
  - Erkennen und Verstehen der Emotionen des Gegenübers
  - Umgang mit belastenden oder herausfordernden Emotionen wie Angst, Trauer oder Wut
  - Förderung einer kooperativen und offenen Gesprächskultur

2.15.4 Situationsbezogene Anpassung der Kommunikation

- emotionale Zustände berücksichtigen
  - Angst und Unsicherheit: beruhigende, strukturierte und klare Kommunikation
  - Trauer oder Resignation: Wertschätzung; geduldige Gesprächsführung
  - Motivation und Freude: Verstärkung durch Lob und Ermutigung
- Berücksichtigung des situativen Kontextes
  - Unterschied zwischen akuten Krisengesprächen und planbaren Beratungssituationen
  - Anpassung von Sprache, Tonfall und Körperhaltung an die jeweilige Lage
- Praxisbeispiele
  - in stressigen Situationen: klare, kurze Anweisungen mit positiver Bestärkung
  - In längeren Beratungsgesprächen: Raum für Reflexion und Gefühle schaffen

2.15.5 Praktische Tipps für Pflegefachkräfte

- Beziehungsaufbau
  - offene, respektvolle und wertschätzende Haltung einnehmen
  - sich Zeit nehmen, um die Bedürfnisse und Gefühle des Gegenübers zu verstehen
- konstruktiver Umgang mit Emotionen
  - Gefühle aktiv erfragen (»Was beschäftigt Sie gerade?«)
  - nonverbale Signale bewusst wahrnehmen und darauf eingehen
- motivierende Gesprächsführung
  - Aufzeigen von Wahlmöglichkeiten, um Autonomie zu fördern
  - Positive Formulierungen nutzen, um Zuversicht zu stärken
- Reflexion und Selbstfürsorge
  - eigene Emotionen regelmäßig analysieren; unbewusste Einflüsse erkennen
  - Strategien zur Stressbewältigung anwenden; in herausfordernden Gesprächen professionell bleiben

2.15.6 Herausforderungen und Lösungsansätze

- Herausforderungen im Umgang mit Emotionen und Motivation
  - Umgang mit Widerständen, z. B. Ablehnung von Beratung oder Therapie
  - emotionale Belastung durch Konfrontation mit Leid und Trauer
- Strategien zur Bewältigung
  - Supervision oder kollegiale Beratung nutzen, um schwierige Fälle zu reflektieren
  - persönliche Grenzen erkennen und kommunizieren
  - Fortbildungen besuchen, um die emotionale Kompetenz kontinuierlich zu erweitern

2.16 Stress

2.16.1 Begriffserklärungen

- ist eine physiologische und psychologische Reaktion auf herausfordernde oder belastende Umstände, die eine Anpassung oder Bewältigung erfordern
- natürliche Reaktion, die auftritt, wenn wir eine Situation als bedrohlich, überwältigend oder außerhalb unserer Fähigkeiten wahrnehmen, effektiv damit umzugehen
- Eustress ist positiver Stress (z. B. Planen einer besonderen Feier)
  - wird als motivierend und stimulierend empfunden

  - entsteht bei Herausforderungen, bei denen wir über ausreichende Ressourcen und Fähigkeiten verfügen
  - hilft dabei, produktiv zu sein; Leistung zu steigern und ein Gefühl von Erfüllung und Zufriedenheit zu erleben
- Distress ist negativer Stress (z. B. anhaltender beruflicher Druck, Konflikte im Team)
  - er ist belastend und schädlich für unsere körperliche und geistige Gesundheit
  - tritt auf, wenn wir mit überwältigenden Herausforderungen konfrontiert sind und nicht ausreichende Ressourcen haben, um effektiv damit umzugehen
  - führt oft zu emotionalen Belastungen, Angstzuständen und Burnout
- aktiver Stress (Fight-or-Flight/Kampf oder Flucht)
  - körperliche Reaktion auf Stressoren; aktiviert den Körper zur Bewältigung von Bedrohungen
  - die Freisetzung von Stresshormonen wie Adrenalin und Noradrenalin, bereitet den Körper entweder auf den Kampf gegen die Bedrohung oder auf die Flucht vor ihr vor
- passiver Stress
  - Aktivierung der Hypothalamus-Hypophysen-Nebennierenrinden-Achse (HPA) als Reaktion auf Stress; Freisetzung von Cortisol, einem Stresshormon, aus den Nebennieren
  - langfristige Stressreaktion mit den Gefühlen von depressiven Verstimmungen, Niederlagen und Ausweglosigkeit, die den Körper belasten können, wenn sie chronisch wird
  - kann zu einer Vielzahl von Gesundheitsproblemen führen, wenn er nicht angemessen bewältigt wird
- Stressoren
  - stressauslösende Faktoren oder Situationen; können physischer, psychischer oder sozialer Natur sein (z. B. Arbeitsbelastung, Zeitdruck, finanzielle Sorgen, zwischenmenschliche Konflikte, Krankheit oder Veränderungen im Leben)
  - jeder Mensch kann unterschiedlich auf Stressoren reagieren, abhängig von seinen individuellen Ressourcen und Bewältigungsstrategien

2.16.2 Coping (Stressmodell nach Lazarus)

- betont die subjektive Bewertung von Stress und hebt hervor, dass Stress individuell wahrgenommen wird
- legt nahe, dass die Art und Weise, wie Menschen eine Situation bewerten und mit ihr umgehen, entscheidend für ihre Stressreaktionen und ihre Bewältigungsfähigkeiten ist
- besteht aus zwei Hauptkomponenten (Bewertungen)
  - die primäre Bewertung ist die Einschätzung einer Situation: stressig oder nicht stressig wahrgenommen; bewertet wird, ob die Situation eine Bedrohung, eine Herausforderung oder eine neutrale Bedeutung hat
  - die sekundäre Bewertung ist die Einschätzung der individuellen Ressourcen: Fähigkeiten, die die zur Bewältigung der stressigen Situation zur Verfügung

stehen; bewertet wird, ob man in der Lage ist, mit den Anforderungen der Situation umzugehen und positive Ergebnisse zu erzielen
  - basierend auf diesen Bewertungen kommt es zu emotionalen und physiologischen Reaktionen sowie zu Bewältigungsstrategien
  - wenn eine Situation als stressig bewertet wird und die Ressourcen als unzureichend eingeschätzt werden, können negative Emotionen wie Angst, Frustration oder Wut auftreten
  - im Gegensatz dazu können positive Emotionen wie Motivation oder Vorfreude entstehen, wenn eine Situation als herausfordernd, aber bewältigbar angesehen wird
- bezieht sich auf die Bewältigung von Stress, Herausforderungen oder schwierigen Situationen
- beschreibt die Anstrengungen, die eine Person unternimmt, um mit belastenden Ereignissen umzugehen, ihre Emotionen zu regulieren und mit Stress umzugehen
- eine sogenannte kognitive Neubewertung oder kognitive Umstrukturierung ist dabei eine Bewältigungsstrategie, bei der eine Person ihre Gedanken, Interpretationen und Bewertungen einer stressigen oder belastenden Situation verändert (Perspektivenwechsel zur Neuinterpretation und zur Verringerung von emotionalen Stress)
- negative oder automatische Denkmuster sollen erkannt werden, um bewusst alternative Sichtweisen zu entwickeln
- Richard S. Lazarus (US-amerikanischer Psychologe, 1922–2002) und Susan Folkman (US-amerikanische Psychologin, Jahrgang 1942) zeigen in ihrem Modell zur Stressbewältigung wie Menschen mit stressigen oder belastenden Situationen umgehen (Bewältigung beruflicher Belastungen, ▶ Kap. 5.6.3.8)
- hilfreiche Bewältigungsmuster (Copings) nach sind nach Lazerus und Folkmann
  - problemorientiertes Coping: Ziel ist es, die belastende Situation direkt zu verändern oder zu lösen
    Methoden: Informationen sammeln; Handlungspläne entwickeln; Unterstützung suchen; direkte Problemlösung
    Beispiel: ein Schüler, der schlechte Noten hat, erstellt einen Lernplan, um seine Leistung zu verbessern
  - emotionsorientiertes Coping: Ziel ist es, die eigenen Emotionen, die durch die belastende Situation hervorgerufen werden, zu regulieren und zu bewältigen
    Methoden: Ablenkung, positive Umdeutung; Entspannungsübungen (z. B. Atemübungen, Meditation), emotionale Unterstützung suchen
    Beispiel: jemand, der gestresst ist, geht spazieren oder spricht mit Freunden, um sich besser zu fühlen
  - Bewertungscoping (Appraisal-Focused Coping): Ziel ist es, die eigene Sichtweise oder Bewertung der stressigen Situation zu ändern
    Methoden: kognitive Umstrukturierung (Umdeutung des Problems in etwas Positives); Relativierung (Vergleich mit schlimmeren Situationen)

2.17 Berührung, Nähe und Distanz

2.17.1 Bedeutung

- wesentliche Aspekte menschlicher Interaktion, die sowohl physisch als auch emotional wirken
- Einfluss auf Vertrauen, Bindung und Wohlbefinden
- stark geprägt durch kulturelle, soziale und individuelle Faktoren

2.17.2 Distanzzonen nach Edward Hall (US-amerikanischer Anthropologe, 1914–2009)

- Konzept der Proxemik (Raumwahrnehmung)
  - Analyse räumlicher Abstände in der Kommunikation
  - intime Distanz (0–50 cm): exklusiv für enge Beziehungen (Partner, Familie, sehr enge Freunde); ermöglicht sensorische Wahrnehmungen wie Geruch, Berührung, Atem; Überschreitung kann als invasiv empfunden werden, wenn keine enge Bindung besteht
  - persönliche Distanz (50–150 cm): für Gespräche mit Freunden und Bekannten; erlaubt Privatsphäre, während eine Beziehung gepflegt wird
  - soziale Distanz (1,5–4 m): typisch für formelle und berufliche Interaktionen; dient zur Wahrung professioneller Grenzen und fördert Sachlichkeit
  - öffentliche Distanz (über 4 m): genutzt bei Vorträgen, Reden und öffentlichen Veranstaltungen; Interaktion findet eher indirekt oder anonym statt

2.17.3 Basale Stimulation®

- entwickelt von Andreas Fröhlich in den 1970er Jahren
- zur Förderung schwer beeinträchtigter Menschen
- Ziel ist die Verbesserung der Wahrnehmungs-, Kommunikations- und Bewegungsfähigkeiten
- Durchführung erfordert geschulte Fachkräfte, die individuell abgestimmte Methoden anwenden
- Prinzipien der Basalen Stimulation®
  - Förderung von Eigenwahrnehmung und Kommunikation
  - Berücksichtigung individueller Fähigkeiten und Bedürfnisse
  - Kombination mehrerer Stimulationstechniken für optimalen Erfolg
- Arten der Basalen Stimulation®
  - Somatische Stimulation: Aktivierung der Körperwahrnehmung durch Berührung, Bewegung und Gleichgewicht; sanfte Massagen, Bewegungsübungen, gezielte Druckanwendungen
- oral-motorische Stimulation

  - fördert Mund- und Gesichtsmuskulatur; verbessert Schluck- und Sprechfähigkeit
  - praktischer Einsatz: Vibrationsstimulation; gezielte Mundübungen
- auditiv-vokale Stimulation
  - Aktivierung der auditiven Wahrnehmung durch Geräusche, Klänge, Sprachlaute → Summen, Musik, gezielte Sprachübungen
- kommunikative Stimulation
  - Stärkung der nonverbalen Interaktion und Kommunikation → Blickkontakt, Mimik, taktile Reize (z. B. Handführung)
- Resonanz Stimulation
  - Nutzung von Schwingungen zur Förderung der Körperwahrnehmung und Entspannung → Einsatz von Klangschalen, Vibrationsgeräten

2.17.4 Berührung im Kontext von Nähe und Distanz

- Rolle der Berührung: wirkt beruhigend; stärkt Bindung; kann Sicherheit vermitteln; unachtsame oder ungefragte Berührung kann als übergriffig wahrgenommen werden
- Abstimmung auf Distanzzonen
  - Berührungen nur mit Einwilligung
  - Wahrung persönlicher Distanz bei neuen Kontakten
  - Berührung in der Basalen Stimulation® wird achtsam und gezielt eingesetzt
  - sanfte Druckanwendungen zur Förderung der Körperwahrnehmung
- Berücksichtigung kultureller Unterschiede
  - unterschiedliche Auffassungen von Nähe und Distanz erfordern Sensibilität
  - Missverständnisse oder Unwohlsein vermeiden
- Bedeutung für Fachkräfte
  - Verständnis von Nähe, Distanz und Berührung ist essenziell für die Pflege und Betreuung
  - Ziel ist die Schaffung einer vertrauensvollen, respektvollen Beziehung ohne Übertritt persönlicher Grenzen
  - Methodeneinsatz (z. B. Basale Stimulation®) erfordert kontinuierliche Reflexion der eigenen Haltung und klare Kommunikation mit Betroffenen

2.18 Wohnsituation – Bedeutung und Vielfalt in der Pflege

2.18.1 Grundlagen der Wohnsituation

- Definition: die Wohnsituation beschreibt die Lebensumgebung und Wohnverhältnisse von Menschen; sie beeinflusst Lebensqualität, Gesundheit und soziale Teilhabe
- Bedeutung in der Pflege
  - das Wohnumfeld hat direkte Auswirkungen auf die Pflegebedürftigkeit und die pflegerische Versorgung
  - Anpassungen der Wohnsituation können Selbstständigkeit und Sicherheit fördern
  - eine passende Wohnsituation ist essenziell für das Wohlbefinden und die Lebensqualität von Pflegebedürftigen

2.18.2 Formen der Wohnsituation

- Privathaushalt (eigenes Zuhause (allein, mit Partner oder Familie))
  - Vorteile: Vertrautheit; Selbstbestimmung; persönlicher Gestaltungsspielraum
  - Herausforderungen: Barrierefreiheit; Unterstützung bei Pflegebedarf
- Mehrgenerationenhaushalt (Zusammenleben von mindestens zwei Generationen)
  - Vorteile: gemeinsame Verantwortung; Unterstützung durch Angehörige
  - Herausforderungen: Rollenkonflikte; eingeschränkte Privatsphäre
- Betreutes Wohnen (Kombination aus eigenem Wohnraum und professioneller Betreuung)
  - Vorteile: Selbständigkeit; Sicherheit durch Notrufsysteme und Betreuungspersonal
  - Herausforderungen: Kosten; eingeschränkte Verfügbarkeit
- Pflegeheim (vollstationäre Einrichtung für Menschen mit hohem Pflegebedarf)
  - Vorteile: Rund-um-die-Uhr-Betreuung; soziale Kontakte
  - Herausforderungen: Verlust der Selbstständigkeit; psychische Belastung durch Umzug
- Alternative Wohnformen (Wohngemeinschaften für Senioren oder Pflegebedürftige; Modelle wie ambulant betreute Wohngruppen oder Mehrgenerationenprojekte
  - Vorteile: Gemeinschaft; individuelle Betreuung
  - Herausforderungen: Organisation; Konflikte innerhalb der Gruppe

2.18.3 Einflussfaktoren auf die Wohnsituation

- gesundheitliche Faktoren
  - Barrierefreiheit und Sicherheit im Wohnraum (z. B. rutschfeste Böden und Treppenlifte)
  - Anpassungen bei kognitiven Einschränkungen (z. B. Orientierungshilfen)
- wirtschaftliche Faktoren
  - Kosten für Wohnraum und notwendige Anpassungen
  - Zugang zu finanzieller Unterstützung (z. B. Pflegegeld und Wohnzuschüsse)
- soziale Faktoren
  - Verfügbarkeit von Angehörigen oder Netzwerken zur Unterstützung
  - Integration in die Nachbarschaft und soziale Teilhabe
- kulturelle und persönliche Faktoren
  - kulturelle Vorstellungen von Zusammenleben und Pflege
  - persönliche Vorlieben und Lebensgewohnheiten

2.18.4 Herausforderungen und Lösungsansätze

- Herausforderungen
  - altersgerechte Wohnraumanpassungen (z. B. Kosten und bauliche Einschränkungen)
  - Vereinbarkeit von Selbstständigkeit und Pflegebedürftigkeit
  - Soziale Isolation in bestimmten Wohnformen (z. B. Alleinwohnen)
- Lösungsansätze
  - Beratung und Unterstützung bei der Wahl der geeigneten Wohnform
  - Förderprogramme für altersgerechte Umbauten und barrierefreies Wohnen
  - Förderung innovativer Wohnformen wie Mehrgenerationenprojekte oder Pflege-WGs
  - Aufbau sozialer Netzwerke und Nachbarschaftshilfen

2.19 Familienformen – Vielfalt und gesellschaftliche Bedeutung

2.19.1 Grundlagen der Familienformen

- Definitionen
  - Familie: soziale Einheit, die durch biologische, rechtliche oder emotionale Bindungen charakterisiert ist
  - Familienformen: unterschiedliche Lebensmodelle und Konstellationen, die unter dem Begriff »Familie« zusammengefasst werden; spiegeln den gesellschaftlichen Wandel wider; stehen für die Vielfalt menschlicher Beziehungen;

sind die Grundlage für soziale Stabilität und individuelle Entwicklung, auch wenn sie vor unterschiedlichen Herausforderungen stehen
- Bedeutung der Vielfalt: Reflexion gesellschaftlicher Entwicklungen und Werte; Beitrag zur individuellen und sozialen Stabilität

2.19.2 Klassische und moderne Familienformen

- klassische Familienformen
  - Kernfamilie (Nukleare Familie): besteht aus Eltern (Mutter, Vater) und ihren leiblichen Kindern; historisch dominierende Form in vielen Gesellschaften
  - erweiterte Familie: Einschluss von weiteren Verwandten (Großeltern, Tanten, Onkel) im gemeinsamen Haushalt; häufig in ländlichen oder traditionell geprägten Gesellschaften
- moderne Familienformen
  - alleinerziehende Familien (ein Elternteil übernimmt die Hauptverantwortung für die Kinder (Ursachen: Trennung, Scheidung, Verwitwung oder bewusste Entscheidung))
  - Patchworkfamilien: Familien, in denen Partner aus früheren Beziehungen Kinder mitbringen; Herausforderungen aufgrund Integration unterschiedlicher Familienkulturen
  - Regenbogenfamilien: Familien mit gleichgeschlechtlichen Eltern; wachsende gesellschaftliche Akzeptanz, rechtliche Gleichstellung in vielen Ländern
  - kinderlose Partnerschaften: Partnerschaften ohne Kinder, entweder durch Wahl oder biologische Umstände; Fokus auf Partnerschaft und individuelle Lebensgestaltung
  - Adoptiv- und Pflegefamilien: Familien, die Kinder durch Adoption oder Pflege aufnehmen; wichtig für Kinder, die keine stabilen Herkunftsfamilien haben

2.19.3 Einflussfaktoren auf Familienformen

- gesellschaftliche Entwicklungen
  - Wandel der Geschlechterrollen (z. B. Berufstätigkeit von Frauen)
  - Steigende Akzeptanz diverser Lebensentwürfe
  - Urbanisierung und Mobilität
- rechtliche und politische Rahmenbedingungen
  - Ehe-für-alle und Gleichstellung gleichgeschlechtlicher Paare
  - familienrechtliche Absicherung von Patchwork- und Pflegefamilien
- wirtschaftliche Faktoren
  - finanzielle Herausforderungen für Alleinerziehende
  - Bedeutung staatlicher Unterstützung (z. B. Kindergeld, Elternzeit)
- kulturelle und religiöse Prägungen
  - unterschiedliche Familienkonzepte je nach Kulturkreis
  - Einfluss von Traditionen und Glaubensrichtungen

2.19.4 Herausforderungen und Perspektiven

- Herausforderungen
  - Vereinbarkeit von Familie und Beruf in unterschiedlichen Familienformen
  - Diskriminierung gegenüber nicht-traditionellen Familienmodellen
  - emotionale und organisatorische Belastungen in komplexen Familienstrukturen (z. B. Patchworkfamilien)
- Perspektiven
  - gesellschaftliche Anerkennung und Unterstützung aller Familienformen
  - Ausbau familienfreundlicher Rahmenbedingungen (z. B. flexible Arbeitszeiten)
  - Bildung und Sensibilisierung für die Vielfalt der Familienmodelle

2.20 Beteiligungsorientierte Entscheidungsfindung

2.20.1 Grundlagen

- Definition: Einbindung von Pflegebedürftigen, Angehörigen und Pflegeteams in den Entscheidungsprozess; Ziel ist die gemeinsame Lösungen im Einklang mit individuellen Bedürfnissen und Pflegezielen
- Bedeutung in der Pflege
  - Förderung der Autonomie und Selbstbestimmung der Pflegebedürftigen
  - Verbesserung der Pflegequalität und Zufriedenheit aller Beteiligten
  - Stärkung des Vertrauens zwischen Pflegebedürftigen und Pflegeteams

2.20.2 Prinzipien

- Transparenz
  - offene Kommunikation über Pflegeoptionen, Risiken und Nutzen; klare Darstellung der Entscheidungsgrundlagen (z. B. evidenzbasierte Ansätze)
- Partizipation
  - aktive Einbindung der Pflegebedürftigen und Angehörigen in die Entscheidungsprozesse; Förderung der Meinungsäußerung und Berücksichtigung individueller Werte und Präferenzen
- Respekt
  - Anerkennung der individuellen Wünsche und kulturellen Hintergründe; würdevolle Behandlung und Berücksichtigung ethischer Aspekte
- Zusammenarbeit
  - interdisziplinärer Austausch innerhalb des Pflegeteams; Förderung des gemeinsamen Problemlösens durch gegenseitigen Respekt und Vertrauen
- Inklusion

- Sicherstellung, dass alle Beteiligten – unabhängig von Fähigkeiten, sozialen Hintergründen oder kulturellen Unterschieden – einbezogen werden
- Nutzung barrierefreier Kommunikationsmittel (einfache Sprache; visuelle Hilfsmittel; Gebärdensprache)

2.20.3 Prozess

- Vorbereitung
  Informationserhebung zu den Bedürfnissen, Zielen und Präferenzen der Pflegebedürftigen; Identifikation von Entscheidungsoptionen und deren möglichen Konsequenzen
- Beratung und Kommunikation
  - Aufklärung über Pflegeoptionen, deren Risiken und Nutzen; offene Fragen und aktives Zuhören, um Unsicherheiten oder Bedenken aufzunehmen
  - Barrierefreie Kommunikation für alle Beteiligten sicherstellen
- gemeinsame Entscheidung
  - Gewichtung der Optionen unter Einbezug aller relevanten Meinungen; Berücksichtigung individueller Werte und Lebensumstände; Dokumentation der getroffenen Entscheidung und deren Begründung
- Umsetzung und Evaluation
  - Planung und Durchführung der vereinbarten Maßnahmen; regelmäßige Überprüfung der Ergebnisse und Anpassung bei Bedarf

2.20.4 Herausforderungen und Lösungsansätze

- Herausforderungen
  Zeitdruck und begrenzte personelle Ressourcen
  unterschiedliche Vorstellungen zwischen Pflegebedürftigen, Angehörigen und Pflegepersonal
  Kommunikationsbarrieren; Sprachproblem
  kognitive Einschränkungen
  Konflikte aufgrund kultureller oder individueller Unterschiede
- Lösungsansätze
  Schulungen zur Gesprächsführung und Konfliktlösung für Pflegefachkräfte
  Einsatz von Dolmetschern oder visuellen Hilfsmitteln bei Sprachbarrieren
  Entwicklung standardisierter Abläufe zur Strukturierung von Entscheidungsprozessen
  Sensibilisierung des Pflegeteams für Diversität und kulturelle Unterschiede
  Aufbau von Kompetenzen zur barrierefreien Kommunikation und Inklusion

2.21 Gewaltprävention

2.21.1 Definitionen und Formen von Gewalt

- Gewalt kann von Pflegekräften gegenüber Pflegeempfängern, aber auch von Pflegeempfängern gegenüber Pflegekräften ausgehen
- Gewalt ist jede Form von physischer, psychischer, sexueller oder struktureller Aggression, die das Wohl einer Person beeinträchtigt oder schädigt
- Aggression umfasst Verhaltensweisen, die darauf abzielen, einem anderen Menschen Schaden zuzufügen, verbal oder physisch; sie kann in Gewalt umschlagen, wenn sie nicht kontrolliert wird, ist aber nicht zwingend gleichbedeutend mit Gewalt
- Gewaltformen
  - physische Gewalt: körperliche Übergriffe wie Schläge, Tritte, Stoßen oder Festhalten gegen den Willen der Pflegebedürftigen; Zwangsmaßnahmen wie Fixierungen oder unangemessene medikamentöse Sedierung (Einsperren oder Isolieren); Vernachlässigung, wie die Unterlassung notwendiger Pflegehandlungen wie Hygiene, Medikamentengabe oder Nahrungs- und Flüssigkeitszufuhr
  - psychische Gewalt: verbal durch anzügliche Bemerkungen; nonverbal durch anzügliche Blicke oder Gesten; paraverbal durch Pfeifen oder suggestive Betonungen, wobei allein mittels Stimmlage und Tonfall normalerweise eigentlich unverfängliche Wörter absichtlich betont werden, als hätten sie eine sexuelle Bedeutung; Mobbing, Beschimpfungen, Einschüchterungen oder systematische Herabwürdigungen; Drohungen, Isolation oder gezielte Missachtung der Bedürfnisse der Pflegebedürftigen, Ignorieren
  - sexuelle Gewalt: ungewollte Berührungen, sexuelle Belästigung oder Missbrauch; Zwang zur Ausführung oder Duldung sexueller Handlungen
  - kulturelle Gewalt: durch Diskriminierung nach Alter, Geschlecht, Ethnizität oder sexueller Orientierung; mangelnde kulturelle Sensibilität in Pflegepraktiken; Missachtung von Normen und Hierarchien der zu pflegenden Person
  - personelle Gewalt: durch einzelne Pflegekräfte oder Personen im direkten Kontakt mit der gepflegten Person
  - strukturelle/institutionelle Gewalt: durch Organisationen oder Institutionen; systemische Probleme wie Personalmangel; unzureichende Ressourcenverteilung; unangemessene Arbeitsbedingungen; fehlende Schulungen; unangemessene Richtlinien; Missachtung der Rechte, der Autonomie und der Würde von Pflegebedürftigen durch Institutionen oder Pflegeeinrichtungen

2.21.2 Anzeichen von Gewalt

- körperliche Anzeichen
  - sichtbare Verletzungen, die nicht klar erklärt werden können, wie z. B. Hämatome, Schnittwunden, Verbrennungen
  - Anzeichen von Vernachlässigung: mangelnde Hygiene, Gewichtsverlust, Dekubitus (Druckgeschwüre) aufgrund unzureichender Lagerung
  - häufige Stürze oder körperliche Veränderungen ohne erklärbaren Grund
- psychische Anzeichen
  - plötzlicher Rückzug, sozialer Kontaktabbruch, oder auffällige Verhaltensänderungen (z. B. unerklärliche Angst, Depression, Verwirrung)
  - Angst oder Furcht vor bestimmten Personen, Misstrauen gegenüber Pflegepersonal oder Angehörigen
- bei Pflegebedürftigen
  - Kommunikation wird verändert oder eingeschränkt: stumme Reaktionen, passives Verhalten oder aggressiver Ausdruck
  - Verlust von Vertrauen in die Pflegekräfte oder Angst, Bedürfnisse zu äußern
- bei Kindern und Säuglingen
  - ungewöhnliche Verletzungen, die nicht auf natürliche Weise erklärt werden können
  - auffälliges Verhalten wie übermäßiges Schreien oder Weinen, das nicht durch normale Bedürfnisse erklärbar ist
  - Entwicklungsverzögerungen oder Rückschritte in der emotionalen und sozialen Entwicklung

2.21.3 Auffordernde Verhaltensweisen von Pflegeempfängern

2.21.3.1 Unterscheidung zwischen Gewalt und Aggression

- Pflegeempfänger können in stressigen, schmerzhaften oder verwirrenden Situationen gewalttätig gegenüber Pflegekräften werden
- es ist wichtig, den Begriff »Patientenaggression« zu vermeiden, da er pauschalisiert und die Komplexität der Situationen nicht berücksichtigt
- oft spiegeln aggressive Verhaltensweisen emotionale oder physische Belastungen wider (z. B. Angst, Schmerz, Hilflosigkeit)
- »Gewalt« meint gezielte, bewusste Handlungen, die Schaden anrichten sollen
- »Aggression« meint den Ausdruck von emotionaler Überforderung und kann verbal oder körperlich auftreten, muss aber nicht zwangsläufig in Gewalt enden
- Pflegekräfte sollten diese Unterscheidung verstehen, um angemessene Reaktionen zu zeigen und Eskalationen zu verhindern

2.21.3.2 Auffordernde Verhaltensweisen

- Begriffsklärung und Problematik
  - häufig verwendete Begriffe wie »aggressives Verhalten« oder »herausforderndes Verhalten«: beschreiben Verhaltensweisen von Pflegeempfänger, die für Pflegekräfte als belastend oder anstrengend empfunden werden; sind problematisch, da sie den Fokus auf die Belastung der Pflegekräfte legen; der Pflegeempfänger wird dabei als »Problem« wahrgenommen wird, anstatt als Mensch mit Bedürfnissen; verhindern oft ein tieferes Verständnis für die Ursachen; können die Perspektive auf körperliche Beschwerden, emotionale Überforderung oder fehlende Kommunikationsmöglichkeiten des Pflegeempfängers verstellen
  - ein alternativer Begriff lautet »aufforderndes Verhalten«: Betonung, dass der Pflegeempfänger mit seinem Verhalten auf ein unerfülltes Bedürfnis oder eine ungelöste Problematik aufmerksam macht; vermeidet die Stigmatisierung des Pflegeempfängers als Problem; fördert eine patientenzentrierte Sichtweise, die Verständnis und Lösungsorientierung betont
- Beispiele für auffordernde Verhaltensweisen
  - ständiges Klingeln oder lautes Rufen: Hinweis auf Gefühle von Vernachlässigung; Zeichen von Einsamkeit oder Hilflosigkeit; Bedürfnis nach Nähe, Aufmerksamkeit oder schneller Unterstützung
  - aggressives Verhalten: könnte auf Bedrohungsgefühle hinweisen; könnte Missverständnisse oder Überforderung anzeigen; mögliche Ursachen: Angst, Schmerzen oder Frustration über eingeschränkte Kommunikationsmöglichkeiten
- Bedeutung für Pflegefachkräfte
  - Verlagerung des Blickwinkels: weg von der reinen Belastung der Pflegekraft; hin zu einer Analyse der Ursachen des Verhaltens
  - Entwicklung eines tieferen Verständnisses: Ziel ist es, die unbefriedigten Bedürfnisse des Pflegeempfängers zu erkennen und darauf einzugehen
  - positive Effekte des tieferen Verständnisses: fördert eine empathische Pflegebeziehung; reduziert das Gefühl von Stress und Hilflosigkeit bei den Pflegekräften; schafft Möglichkeiten für Deeskalation und bedürfnisorientierte Interventionen
- Praktische Ansätze im Umgang mit aufforderndem Verhalten
  - Beobachtung und Analyse: Welche Situationen lösen das Verhalten aus?; Gibt es Muster oder Auslöser (z. B. bestimmte Zeiten, Umgebungsfaktoren, Interaktionen)?
  - Kommunikation und Empathie: ruhiges, respektvolles Gespräch mit dem Pflegeempfänger suchen; Einsatz von nonverbaler Kommunikation bei eingeschränkten sprachlichen Fähigkeiten
  - bedürfnisorientierte Maßnahmen: schnelle Reaktion auf Signale des Pflegeempfängers; Bereitstellung von Komfort und Sicherheit (z. B. Schmerzmanagement, Orientierungshilfen).

- Teamarbeit und Reflexion: Austausch im Team über Verhaltensmuster und mögliche Lösungen; Nutzung von Fallbesprechungen zur Identifikation von Ursachen und Entwicklung von Strategien
- Zielsetzung
  - Pflegeempfänger nicht als »Problem« wahrnehmen, sondern ihr Verhalten als Aufforderung zu verstehen
  - Förderung eines respektvollen Umgangs, der die Würde des Pflegeempfängers wahrt
  - Stärkung der professionellen Handlungskompetenz von Pflegekräften durch patientenzentrierte Strategien

2.21.4 Interventionen

2.21.4.1 Sofortige Maßnahmen bei Gewaltereignissen

- Vorgehen bei Machtmissbrauch und Gewaltvorfällen seitens anderer Mitarbeiter
  - sofortige Intervention (Null-Toleranz): Trennung der gewalttätigen Pflegeperson von der zu pflegenden Person; Beruhigung und Sicherung der zu pflegenden Person; Sicherstellung der Sicherheit aller Beteiligten; Überprüfung auf Verletzungen; bei Gefahr für Leib und Leben: Notruf absetzen; Bereitstellung der erforderlichen medizinischen Hilfe
  - Gewaltereignisse systematisch und umfassend dokumentieren und melden: präzise Festhalten von Datum, Uhrzeit, Ort, Beteiligten, Handlungen und Zeugen; Meldung und Weitergabe der Informationen an Vorgesetzte und relevante Behörden oder Institutionen (z. B. Polizei oder Meldebehörden); Sicherstellung, dass die Betroffenen über Unterstützungsangebote informiert werden (Beratungsstellen, Psychologen); ggfs. Kontakt mit zuständigen Behörden (Polizei) aufnehmen

2.21.4.2 Förderung der Sicherheit und Gewaltprävention in der Pflege

- Schulungen und Sensibilisierung für Gewalt und Machtmissbrauch
  - regelmäßige Schulungen für Pflegekräfte (Deeskalationstechniken; Konfliktmanagement; Gewaltprävention)
- Sensibilisierung der Pflegekräfte
  - frühzeitige Erkennung von Gewaltpotenzialen; richtiges Reagieren auf aggressive oder gewalttätige Verhaltensweisen
- Förderung einer offenen Kommunikationskultur
  - Ermöglichung offener Gespräche über belastende Situationen; Unterstützung bei der Bewältigung von Konflikten und Gewalt
- Transparenz und Offenheit in der Kommunikation über: Konflikte; Gewaltvorfälle; Machtstrukturen in der Pflege
- Arbeitsbedingungen und Unterstützung
  - Sicherstellung einer ausreichenden Personaldecke; Verbesserung der Arbeitsbedingungen, um Überlastung zu vermeiden

  - Förderung eines unterstützenden Arbeitsumfeldes (Kollegialer Austausch; Supervision; Coaching; Maßnahmen gegen Machtmissbrauch am Arbeitsplatz)
- Unterstützung von Angehörigen und Familien
  - Stärkung der Erziehungskompetenz bei Eltern und Angehörigen
  - Bereitstellung von Familienhilfeangeboten
  - Durchführung von Frühinterventionsprogrammen zur Prävention von Gewalt
- Richtlinien und Verfahren
  - Etablierung klarer Richtlinien und Verfahren: zur Meldung von Missbrauchs- und Gewaltfällen; für den Umgang mit solchen Situationen
- Schaffung eines Systems, das Transparenz und Sicherheit gewährleistet

2.21.5 Rechtliche Grundlagen

- Strafgesetzbuch (StGB): regelt die strafrechtlichen Konsequenzen von Gewalthandlungen
- Pflegeberufegesetz (PflBG): stellt die ethischen Grundsätze und die Verantwortungsbereiche der Pflege fest
- das Allgemeine Gleichbehandlungsgesetz (AGG)
  - verbietet Diskriminierung einschließlich sexueller Belästigung am Arbeitsplatz
  - Arbeitgeber haben die Schutzpflicht, Maßnahmen zu ergreifen um Belästigung zu verhindern und müssen entsprechende Beschwerden angemessen behandeln
- Pflichten zur Erkennung von Anzeichen und Meldepflichten
  - bei Verdacht auf Gewalt oder Kindeswohlgefährdung sind Pflegekräfte verpflichtet, die relevanten Behörden zu informieren
  - § 1666 Abs. 1 BGB: Gefahr für das Wohl des Kindes durch Verhalten oder Unterlassen der Erziehungsberechtigten oder anderer Personen
  - Pflegekräfte müssen Anzeichen erkennen und Maßnahmen zur Gefahrenabwehr einleiten
  - § 8a SGB VIII: Schutzauftrag bei Kindeswohlgefährdung
  - Kinder- und Jugendhilfegesetz (KJHG): Sicherstellung des Kindeswohls durch Behörden und Einrichtungen
  - Verpflichtung des Familiengerichts, Maßnahmen zur Abwendung der Gefahr zu ergreifen

2.21.6 Kindeswohlgefährdung

- Situation, in der das körperliche, geistige oder seelische Wohl eines Kindes erheblich gefährdet ist
- Arten
  - Körperliche Misshandlung: Gewalt, Verletzungen, Vernachlässigung der medizinischen Versorgung

  - Seelische/psychische Misshandlung: Demütigungen, Isolation, Einschüchterung, emotionale Vernachlässigung
  - Sexueller Missbrauch: jede Form sexueller Handlungen an einem Kind
  - Vernachlässigung: mangelnde Versorgung mit Nahrung, Kleidung, medizinischer Hilfe, Bildung, emotionaler Zuwendung.
- Warnsignale
  - unerklärliche Verletzungen, Verhaltensänderungen (Angst, Aggressivität, Rückzug)
  - häufige Schulabwesenheit
  - schlechter körperlicher Zustand (Hygiene, Unterernährung)
  - übermäßige Anhänglichkeit oder Misstrauen gegenüber Erwachsenen
- Pflichten von Pflegefachkräften
  - Beobachtungspflicht (auf körperliche und psychische Anzeichen achten)
  - Dokumentation (sorgfältige Aufzeichnung von Auffälligkeiten und Verdachtsmomenten)
  - Meldung (bei Verdacht sofortige Meldung an Vorgesetzte oder Jugendamt)
- Verfahren bei Verdacht
  - Einschaltung von Jugendämtern und Fachstellen
  - multidisziplinäre Zusammenarbeit (Ärzte, Psychologen, Sozialarbeiter)
  - Prävention

2.22 Datenschutz und -sicherheit

2.22.1 Schweigepflicht

- Definition (▶ Kap. 4.8): Verpflichtung von Pflegefachkräften und anderen Gesundheitsberufen, vertrauliche Informationen der Pflegeempfänger nicht weiterzugeben
- Zweck: Schutz der Privatsphäre und persönlichen Daten der Pflegeempfänger; Förderung des Vertrauensverhältnisses zwischen Pflegeempfänger und Pflegekraft
- Dauer: gilt über den Tod des Pflegeempfängers hinaus; Weitergabe sensibler Daten nur bei gesetzlicher Grundlage oder Zustimmung durch Berechtigte (z. B. Angehörige)
- Ethik und Professionalität: Respekt vor der Würde des Pflegeempfängers, auch posthum; Verpflichtung zur sorgfältigen und respektvollen Behandlung sensibler Informationen

2.22.2 Datenschutz

- Definition: Schutz personenbezogener Daten vor unbefugter Verarbeitung; Schutz personenbezogener Daten vor Weitergabe oder Verlust
- Zweck: Sicherstellung von Vertraulichkeit, Integrität und Verfügbarkeit sensibler Informationen; Prävention von Missbrauch und Datenlecks
- Gesetzliche Grundlagen: Datenschutzgesetze (z. B. DSGVO) definieren Standards für den Umgang mit personenbezogenen Gesundheitsdaten; ergänzen die Schweigepflicht durch technische und organisatorische Vorgaben

2.22.3 Zusammenhang von Schweigepflicht und Datenschutz

- gemeinsame Ziele: Schutz der Rechte des Pflegeempfängers; Sicherstellung der Vertraulichkeit medizinischer Informationen
- Unterschiede
  - Schweigepflicht: fokussiert auf ethische und berufliche Geheimhaltung
  - Datenschutz: bezieht sich auf die rechtlichen und technischen Aspekte der Datensicherheit
- Verknüpfung
  - Schweigepflicht regelt den Umgang mit sensiblen Informationen
  - Datenschutzgesetze legen Sicherheitsstandards für den Schutz und die Verarbeitung dieser Informationen fest

2.22.4 Praktische Umsetzung in der Pflege

- Vertraulichkeit gewährleisten
  - keine Weitergabe von Informationen an unbefugte Dritte
  - Nutzung verschlüsselter Kommunikation bei der Übermittlung sensibler Daten
- Adhärenz sicherstellen
  - Kenntnis und Einhaltung von Schweigepflicht und Datenschutzrichtlinien
  - regelmäßige Schulungen für Pflegekräfte zu rechtlichen Grundlagen und Best Practices
- technische Maßnahmen
  - Sichere Speicherung von Daten (z. B. passwortgeschützte Systeme)
  - Zugriffsbeschränkungen auf personenbezogene Daten
- organisatorische Maßnahmen
  - Klare Richtlinien zur Datenverarbeitung und Dokumentation
  - Meldeverfahren für Datenschutzverletzungen oder Schweigepflichtverletzungen
- besondere Situationen

- nach Tod des Pflegeempfängers: Schweigepflicht bleibt bestehen; Ausnahmen nur bei Einwilligung der berechtigten Angehörigen und gerichtlicher Anordnung
- im Team: Austausch von Informationen nur, wenn es für die Versorgung des Pflegeempfängers notwendig ist; Sensibilisierung des Teams für ethische und rechtliche Grenzen

2.22.5 Bedeutung für Pflegefachkräfte

- ethische Verantwortung
  - Stärkung der Rechte des Pflegeempfängers und des Vertrauens
  - Förderung eines professionellen Umgangs mit sensiblen Daten
- rechtliche Verpflichtungen: Vermeidung rechtlicher Konsequenzen durch Missachtung der Schweigepflicht oder Datenschutzgesetze
- Qualitätssicherung
  - Beitrag zu einem sicheren und verantwortungsvollen Arbeitsumfeld
  - Förderung der Zufriedenheit der Pflegeempfänger durch achtsamen Umgang mit deren Daten

2.23 Information, Schulung, Anleitung, Beratung

2.23.1 Vermittlung von Informationen

- Vorwissen des Pflegeempfängers ermitteln
- Informationen objektiv, sicher und kompetent vermitteln
- Komplexität und Umfang der Informationen anpassen
- Schweigepflicht beachten
- passenden Zeitpunkt wählen, genügend Zeit einplanen
- Verständniskontrolle durch Rückfragen
- Möglichkeit für Verständnisfragen schaffen

2.23.2 Schulung

- Ziel ist, Pflegeempfänger zur selbstständigen Durchführung zu befähigen
- Mikroschulung (15–30 Minuten) fokussiert auf eine Fertigkeit
- Umfassende Schulung: Vermittlung aller relevanten Informationen
- Schritte einer Mikroschulung
  - Vorwissen ermitteln; Wissen ergänzen
  - Handlung vormachen; Handlung durchführen lassen
  - Rückfragen ermöglichen; Informationsmaterial bereitstellen; Wissen überprüfen

- Schulung dokumentieren

2.23.3 Beratung

- Ziel ist die Unterstützung bei der Problemlösung durch den Pflegeempfänger selbst
- Voraussetzungen
  - vertrauensvolle Beziehung aufbauen
  - fachliche, soziale und kommunikative Kompetenzen
  - Beratung in drei Schritten: Beziehung herstellen; Problem benennen; Lösung suchen

2.23.4 Anleitung

- grundlegende Anleitungsbedingungen
  - eigene Vorbereitung (Sicherheit in der Durchführung)
  - klare Zielvereinbarung (Lernziele festlegen)
  - Anleitungsumfeld (Zeit, Materialien, störungsfreie Umgebung)
  - Vorbereitung des Pflegeempfängers (Motivation, Vorwissen)
- Vier-Schritt-Modell
  - Anleitungsschritt 1: Vorbereitung und Erklärung
    (1) Inhalte und Ziel erklären
    (2) Umfeld prüfen
  - Anleitungsschritt 2: Zeigen
    (1) Maßnahme erklären und vorführen
    (2) Verständnisfragen klären
  - Anleitungsschritt 3: Durchführung
    (1) Pflegeempfänger führt Maßnahme durch
    (2) Unterstützung bei Bedarf
  - Anleitungsschritt 4: Reflexion
    (1) Maßnahme besprechen
    (2) Unsicherheiten klären
    (3) Motivation fördern

2.23.5 Patientenedukation

2.23.5.1 Definition, Ziel und Intentionen

- systematische Schulung und Aufklärung von Pflegeempfängern über ihre Gesundheit, Erkrankungen, Behandlungsprozesse und Pflege
- Ziel ist es, Pflegeempfänger in die Lage zu versetzen, ihre Gesundheit aktiv zu fördern und eigenverantwortlich mit ihrer Erkrankung umzugehen
- Intentionen

- Selbstmanagement fördern: Pflegeempfänger sollen lernen, wie sie selbstständig mit ihrer Erkrankung umgehen
- Empowerment: Pflegeempfänger ermutigen, informierte Entscheidungen über ihre Gesundheit zu treffen
- Verbesserung der Lebensqualität: durch Wissen und Handlungskompetenzen kann die Lebensqualität der Pflegeempfänger gesteigert werden
- Risikominimierung: Aufklärung über Vermeidung von Komplikationen und Fehlverhalten
- Adhärenz: Verbesserung der Therapietreue, um Behandlungserfolge zu sichern
- Vorbeugung: Vermeidung von Krankheitsrückfällen und das Erlernen von Präventionsstrategien

2.23.5.2 Formen

- individuelle Schulung (Eins-zu-eins-Gespräche; Hausbesuche; telefonische Beratung)
- Gruppenschulungen (Selbsthilfegruppen; Workshops und Seminare; Gruppengespräche)
- multimediale Schulung (Broschüren und Flyer; Webseiten und Online-Foren; Videos und Webinare)
- Technologiegestützte Schulung (Apps und mobile Anwendungen; Telemedizin; E-Learning-Module)
- Praktische Schulung (Demonstrationen; Praktische Übungen; Simulationsübungen)
- schriftliche Materialien (Leitfäden und Handbücher; Tagebücher und Protokolle)
- Kultur- und sprachspezifische Schulung (mehrsprachige Materialien; kulturell angepasste Schulungen)

2.23.5.3 Durchführung

- Bedarfsermittlung: Einschätzung der Wissenslücken; Bedürfnisse und Vorerfahrungen des Pflegeempfängers
- Personalisierung der Inhalte: Edukation an den individuellen Gesundheitszustand, kulturellen Hintergrund und Lernstil des Pflegeempfängers anpassen
- einfache, verständliche Sprache: Vermeidung von Fachjargon, stattdessen bildhafte Sprache; ggfs. Nutzung visueller Hilfsmittel
- Kommunikationstechniken
  - Teach back-Methode: den Pflegeempfänger bitten, die Informationen in eigenen Worten zu wiederholen; sicherstellen, dass er die Informationen verstanden hat
  - aktives Zuhören: auf die Bedenken des Pflegeempfängers eingehen; Fragen des Pflegeempfängers beantworten

- Motivation und Unterstützung: positive Verstärkung durch Lob und Motivation; die Eigenverantwortung des Pflegeempfängers fördern
- Berücksichtigung von Barrieren: sprachliche, kognitive oder emotionale Barrieren erkennen und anpassen (z. B. Dolmetscher, visuelle Hilfen)
- Dokumentation und Evaluation
  - alle Edukationsmaßnahmen inklusive der Reaktionen des Pflegeempfängers dokumentieren
  - regelmäßige Überprüfung, ob der Pflegeempfänger die Inhalte verstanden hat und umsetzt
  - ggf. Inhalte wiederholen oder anpassen
  - enge Kooperation mit anderen Fachkräften zur Sicherstellung einer abgestimmten Edukation

2.24 Pflegeethik

2.24.1 Definition und Unterteilung

- bezieht sich auf die moralischen Grundsätze und Werte der Pflegepraxis
- soll die Würde, Autonomie und das Wohlergehen von Personen wahren
- Grundlage für die ethische Reflexion und Entscheidungsfindung
- hilft dabei, die Qualität und Integrität der Pflegeleistungen sicherzustellen
- umfasst Fragen der moralischen Verantwortung, der Fürsorge und des Respekts gegenüber den zu pflegenden Personen
- umfasst ethische Überlegungen im Umgang mit Krankheit, Leiden, Sterben und Tod sowie mit dem Pflegeprozess insgesamt
- allgemeine Ethik wird unterteilt in
  - deskriptive Ethik: Beschreibung ethischer Konflikte und Herausforderungen
  - normative Ethik: Formulierung ethischer Standards für die Pflegepraxis
  - Metaethik: Hinterfragung der objektiven Gültigkeit moralische Urteile im Pflegekontext
- angewandte Ethik wird differenziert in
  - klinische Ethik: konkret im direkten Kontakt mit der zu pflegenden Person
  - Organisationsethik: im Kontext von Pflegeeinrichtungen
  - Forschungsethik: bei Planung, Durchführung und Veröffentlichung von Studien
  - Gesundheitspolitische Ethik: bei Diskussionen im Rahmen von Gesundheitsreformen und -entscheidungen

2.24.2 Moral, Werte und Normen

- sind zentral für die Pflege, da sie das Verhalten und die Entscheidungen der Pflegekräfte prägen
- Moral bezieht sich auf individuelle Überzeugungen und Prinzipien, die das Verhalten gegenüber Pflegeempfängern, Familien und Kollegen leiten
- Werte sind tief verwurzelte Überzeugungen wie Mitgefühl, Respekt, Empathie, Ehrlichkeit, Würde, Fürsorge und Gerechtigkeit, die eine qualitativ hochwertige Pflege fördern
- Normen sind Soziale Regeln und Erwartungen, einschließlich professioneller Standards und ethischer Richtlinien, die das Verhalten in der Pflege bestimmen

2.24.3 Intentionen und pflegeethische Prinzipien

- Sicherstellung der Qualität in der Pflege
- Schutz der Rechte und der Würde von zu pflegenden Personen
- Förderung der Ethikkompetenz und der Reflexion von Pflegekräften
- Entwicklung ethischer Leitlinien für die Pflege
- Beitrag zur kontinuierlichen Verbesserung der Pflegequalität
- Verantwortungsvolle Entscheidungsfindung, da Pflegefachkräfte oft komplexe Situationen, so genannten ethischen Dilemmata, bewältigen müssen
- professionelle Verpflichtungen und Grundvoraussetzung für qualitativ hochwertige und fürsorgliche Pflege
- Stärkung des Vertrauens der Pflegebedürftigen, ihrer Familien sowie der gesamten Gesellschaft in das Gesundheitswesen
- einige der grundlegenden ethischen Prinzipien in der Pflege
  - Autonomie/Selbstbestimmung
  - Wohltätigkeit (Beneficence)/Förderung des Wohlbefindens
  - Nichtschaden (Non-Maleficence)/Schaden vom Pflegeempfänger abwenden
  - Gerechtigkeit (Justice)/faire Verteilung von Ressourcen und Pflegeleistungen
  - Vertraulichkeit/Schutz der Privatsphäre
  - Ehrlichkeit (Veracity)/transparente Kommunizieren mit Pflegeempfängern und ihren Angehörigen
- die UN-Konventionen, insbesondere die UN-Konventionen über die Rechte von Menschen mit Behinderungen und die UN-Konventionen über die Rechte des Kindes, enthalten wichtige pflegethische Grundsätze, wie
  - Respekt vor der Würde und Autonomie: alle Menschen, unabhängig von ihrem Alter, ihrer Herkunft oder ihren Fähigkeiten, haben das Recht, mit Respekt und Würde behandelt zu werden; Pflegekräfte sollten die Autonomie und Selbstbestimmung der betreuten Personen respektieren und ihre Entscheidungen unterstützen, soweit dies möglich ist
  - Nichtdiskriminierung: alle Menschen haben das Recht auf gleichberechtigte Behandlung und Zugang zu Pflegeleistungen, unabhängig von ihrer ethnischen Zugehörigkeit, Religion, Geschlecht, sexueller Orientierung, Behinderung oder sozialen und wirtschaftlichen Status

- bestes Interesse des Kindes: bei der Pflege von Kindern ist das Wohl des Kindes oberstes Gebot; Pflegekräfte sollten sicherstellen, dass Entscheidungen im besten Interesse des Kindes getroffen werden und seine Rechte und Bedürfnisse angemessen berücksichtigen
- Einbeziehung der betreuten Personen: Pflegekräfte sollten die betreuten Personen aktiv in den Pflegeprozess einbeziehen und ihre Präferenzen, Bedürfnisse und Wünsche respektieren
- Verantwortung und Fürsorge: Pflegekräfte tragen eine Verantwortung für das Wohlergehen der betreuten Personen und sollten ihre Pflicht zur Fürsorge und Unterstützung ernst nehmen
- Vertraulichkeit und Privatsphäre: Pflegekräfte sollten die Vertraulichkeit von persönlichen Informationen respektieren und die Privatsphäre der betreuten Personen wahren

2.24.4 ICN-Ethikkodex für Pflegende (ICN/International Council of Nurses)

- globaler Standard für ethisches Verhalten in der Pflege und fördert die Qualität der Pflege sowie das Vertrauen der Gesellschaft in die Pflegeprofession
- jeder Pflegefachperson ist verantwortlich für die Anwendung der ethischen Grundsätze in der Praxis
- der Kodex nennt folgende vier grundlegende Aufgaben der Pflegenden
  - Gesundheit fördern; Krankheit verhüten; Gesundheit wiederherstellen; Leiden lindern
- die vier Grundelemente des ICN-Ethik-Kodexes und deren Inhalte sind
  - Pflegende und ihre Mitmenschen: Respekt und Achtung der Menschenrechte (der Würde und Einzigartigkeit jedes Pflegeempfängers); Pflegequalität zur Verpflichtung zur Bereitstellung hochwertiger Pflege, unabhängig von persönlichen Merkmalen des Pflegeempfängers; Vertraulichkeit zum Schutz der Privatsphäre und vertraulicher Informationen der Pflegeempfängers; Autonomie zur Unterstützung der Selbstbestimmung und informierten Entscheidungsfindung der Pflegeempfänger; Gerechtigkeit zur Gleichbehandlung aller Pflegeempfänger und Zugang zu notwendigen Gesundheitsdiensten
  - Pflegende und Pflegepraxis: Sicherstellung und Weiterentwicklung der eigenen beruflichen Kompetenz; Teilnahme an Maßnahmen zur Verbesserung der Pflegequalität; Übernahme von Verantwortung für das eigene Handeln und die Auswirkungen auf die Patientenversorgung; Förderung der interdisziplinären Zusammenarbeit zum Wohl der Pflegeempfänger
  - Pflegende und ihre Profession: Engagement für die Entwicklung und das Ansehen des Pflegeberufs; Unterstützung und Durchführung von Forschung zur Weiterentwicklung der Pflegepraxis; Förderung und Teilnahme an der Ausbildung zukünftiger Pflegefachpersonen; Einhaltung der ethischen Grundsätze und Förderung ethischen Verhaltens innerhalb der Profession
  - Pflegende und Mitarbeiter: respektvoller Umgang mit Kollegen und Teammitgliedern; Förderung eines positiven und unterstützenden Arbeitsumfelds;

Förderung der interdisziplinären Zusammenarbeit; Unterstützung der beruflichen Entwicklung und Weiterbildung von Kollegen

2.24.5 UN-Konventionen und Menschenrechte

- wichtige Menschenrechtsquellen im Zusammenhang mit dem Pflegeberuf
  - Allgemeine Erklärung der Menschenrechte (UDHR, 1948): Recht auf Würde, Leben, Freiheit, Sicherheit, Privatsphäre, Meinungsfreiheit und einen angemessenen Lebensstandard
  - Internationaler Pakt über bürgerliche und politische Rechte (ICCPR, 1966): Recht auf Leben, Freiheit von Folter, Schutz der Privatsphäre, Meinungsfreiheit und Teilnahme am öffentlichen Leben
  - Internationaler Pakt über wirtschaftliche, soziale und kulturelle Rechte (ICESCR, 1966): Recht auf einen angemessenen Lebensstandard und den höchstmöglichen Gesundheitsstandard
  - Übereinkommen über die Rechte von Menschen mit Behinderungen (CRPD, 2006): Nichtdiskriminierung, volle Teilhabe, Zugänglichkeit, Gesundheit und sozialer Schutz
  - Übereinkommen zur Beseitigung jeder Form von Diskriminierung der Frau (CEDAW, 1979): Gleichberechtigter Zugang zu Gesundheitsdiensten
  - Übereinkommen über die Rechte des Kindes (CRC, 1989): Vorrang des Kindeswohls und Recht auf Gesundheit
  - Übereinkommen zur Beseitigung jeder Form von Rassendiskriminierung (ICERD, 1965): Verbot von Rassendiskriminierung und Förderung der Gleichberechtigung

2.24.6 Charta der Rechte hilfe- und pflegebedürftiger Menschen

2.24.6.1 Präambel

- drückt insgesamt die grundlegenden Werte und Prinzipien aus, die der Charta (ausgesprochen: »Karta«) zugrunde liegen
- betont die Bedeutung der Würde, Selbstbestimmung, Unterstützung und Teilhabe für Menschen mit Hilfe- und Pflegebedarf

2.24.6.2 Artikel der Charta

- die Charta wurde 2005 vom Bundesministerium für Familie, Senioren, Frauen und Jugend sowie von Vertretern verschiedener Sozial- und Pflegeverbände in Deutschland entwickelt
- Artikel 1 – Selbstbestimmung und Hilfe zur Selbsthilfe
  - Recht auf Hilfe zur Selbsthilfe für ein selbstbestimmtes Leben
  - Anerkennung des Willens und der Entscheidungen

- Beteiligung an Entscheidungen trotz geistiger Beeinträchtigung
- Abstimmung der Ziele und Wünsche unter Berücksichtigung rechtlicher und praktischer Möglichkeiten
- Recht auf Wahl der Anbieter für Pflege, Betreuung und Behandlung
- Respektierung der Lebensweise und geschlechtlichen Identität
- Recht auf Beratung und Unterstützung für Unabhängigkeit
- Förderung von geistigen und körperlichen Fähigkeiten für selbstständiges Bewältigen des Alltags
- Recht auf Selbstbestimmung in finanziellen und behördlichen Angelegenheiten
- Möglichkeit der Erstellung von Vorausverfügungen

• Artikel 2 – Körperliche und seelische Unversehrtheit, Freiheit und Sicherheit
  - Schutz vor Gewalt, körperlicher oder seelischer Vernachlässigung
  - Sicherung vor Schäden durch unsachgemäße Pflege und Behandlung
  - Verbot freiheitseinschränkender Maßnahmen ohne Einwilligung
  - Recht auf Ablehnung von Gewalt und Schutz vor freiheitseinschränkenden Maßnahmen
  - Unterstützung bei Bewältigung von Gewalterfahrungen
• Artikel 3 – Privatheit
  - Recht auf Wahrung und Schutz der Privat- und Intimsphäre
  - Respektierung persönlicher Lebensbereiche und Bedürfnisse
  - Möglichkeit zum Rückzug und ungestörter Kommunikation
  - Nutzung persönlicher Gegenstände und sichere Verwahrung von Wertgegenständen
  - Diskretion und Respekt seitens des Personals
  - Schutz der Privatsphäre bei Briefen und elektronischen Nachrichten
  - vertraulicher Umgang mit Daten und Dokumenten, nur mit Zustimmung oder rechtlicher Vertretung
  - Ziel: Einschränkungen der Privatsphäre so gering wie möglich halten
• Artikel 4 – Pflege, Betreuung und Behandlung
  - individuelle Pflege nach persönlichem Bedarf; fachlich kompetente und zugewandte Pflege
  - qualifiziertes Personal nach aktuellem medizinischem Stand
  - umfassende Information über Methoden und Maßnahmen
  - Berücksichtigung individueller Bedürfnisse und Fähigkeiten
  - Zielgerichtete und geplante Pflege mit festen Ansprechpersonen
  - Unterstützung zur Selbstständigkeit und Beschwerderecht
• Artikel 5 – Information, Beratung und Aufklärung
  - umfassende Informationen über Pflegeangebote und Entlastungsangebote
  - fachlich kompetente, unabhängige und individuelle Beratung
  - Transparenz über Kosten und Leistungen von Pflegeangeboten
  - offene und verständliche Aufklärung über Diagnosen und Behandlungsmethoden
  - Teilhabe am gesellschaftlichen Leben und Mitspracherecht in Einrichtungen

- Artikel 6 – Kommunikation, Wertschätzung und Teilhabe an der Gesellschaft
  - respektvoller Umgang und Berücksichtigung individueller Bedürfnisse zur Kommunikation
  - Teilhabe am gesellschaftlichen Leben und Unterstützung bei Beschäftigung
  - Mitspracherecht in Einrichtungen und Teilnahme an allgemeinen politischen Wahlen
- Artikel 7 – Religion, Kultur und Weltanschauung
  - Berücksichtigung kultureller, weltanschaulicher und religiöser Bedürfnisse bei Pflege und Betreuung
  - Möglichkeit zur Ausübung religiöser Rituale und Einbeziehung entsprechender Personen
- Artikel 8 – Palliative Begleitung, Sterben und Tod
  - individuelle Sterbebegleitung und Respekt im Sterbeprozess
  - Selbstbestimmung über lebensverlängernde Maßnahmen am Lebensende
  - respektvoller Umgang mit Verstorbenen und Berücksichtigung ihrer Wünsche

2.24.7 Pflegeethisch relevante Grundrechte des Grundgesetzes

- Artikel 1 – Menschenwürde
  - Schutz und Achtung der Würde jedes Menschen, einschließlich der Pflegebedürftige
  - Verpflichtung der Pflegekräfte, die Würde der Pflegeempfänger zu respektieren und zu bewahren
- Artikel 2 – Persönliche Freiheitsrechte
  - Recht auf körperliche Unversehrtheit und Selbstbestimmung der Pflegeempfänger
  - freie Entfaltung der Persönlichkeit der Pflegekräfte im Rahmen ihrer beruflichen Tätigkeit
- Artikel 3 – Gleichheit vor dem Gesetz
  - Verbot der Diskriminierung aufgrund von Geschlecht, Abstammung, Rasse, Sprache, Herkunft, Glauben, religiöser oder politischer Anschauungen
  - Gleichbehandlung aller Pflegeempfänger und Pflegekräfte unabhängig von ihren persönlichen Merkmalen
  - niemand darf wegen seiner Behinderungen benachteiligt werden
- Artikel 4 – Glaubens- und Gewissensfreiheit
  - Respektierung der religiösen und weltanschaulichen Überzeugungen der zu pflegenden Personen
  - Berücksichtigung der Glaubensfreiheit der Pflegekräfte bei der Ausübung ihrer Tätigkeit
- Artikel 9 – Vereinigungsfreiheit
  - Recht der Pflegekräfte, sich in Gewerkschaften und Berufsverbänden zu organisieren

  - Möglichkeit der Mitbestimmung und Interessenvertretung durch betriebliche und überbetriebliche Organisationen
- Artikel 12 – Berufsfreiheit
  - freie Wahl des Berufs und des Arbeitsplatzes im Pflegebereich
  - Schutz vor unrechtmäßigen Einschränkungen der Berufsausübung
- Artikel 17 – Petitionsrecht
  - Recht der Pflegekräfte und Pflegeempfänger, sich mit Bitten und Beschwerden an die zuständigen Stellen zu wenden
  - Möglichkeit zur Einflussnahme auf politische und gesetzgeberische Prozesse

3 Themen- und Kompetenzbereich: Intra- und interprofessionelles Handeln

3.1 Teamarbeit

3.1.1 Intra- und interprofessionelles Team

3.1.1.1 Intraprofessionelles Handeln

- Zusammenarbeit innerhalb der Pflegeberufe
- mit Fokus auf Optimierung der Pflegequalität und Effizienz
- Anerkennung und Nutzung spezifischer Pflegekompetenzen und Rollen
- Betonung auf interne Kommunikation und Koordination im Pflegeteam
- gemeinsame Entscheidungsfindung basierend auf Pflegeexpertise

3.1.1.2 Interprofessionelles Handeln:

- Zusammenarbeit unterschiedlicher Gesundheitsberufe
- Ziel ist die Optimierung der Gesundheitsversorgung durch diverse Perspektiven
- Respekt vor spezifischen Kompetenzen und Rollen unterschiedlicher Berufe
- Betonung auf interdisziplinäre Kommunikation und Koordination
- gemeinsame Entscheidungsfindung unter Berücksichtigung verschiedener Fachmeinungen

3.1.1.3 Teamentwicklung (Teambildung) nach Bruce Tuckmann

- Modell der Teamentwicklung von Bruce Tuckman (1965)
- beschreibt die Dynamik und Reifung eines Teams in fünf Phasen
  - Orientierungs-/Kennenlernphase (Forming): Teammitglieder lernen sich kennen; Unsicherheit über Rollen und Verantwortlichkeiten; erste Orientierung an Arbeitsabläufen und Kollegen; Einführung in organisatorische Strukturen und Hierarchien
  - Konfrontations-/Konfliktphase (Stroming): Auftreten von Konflikten und Meinungsverschiedenheiten; Diskussionen über Rollen und Verantwortlichkeiten; Spannungen aufgrund unterschiedlicher Fachkenntnisse; Auseinandersetzungen über beste Pflegepraktiken und Arbeitsmethoden
  - Ausrichtungs-/Normierungsphase (Norming): Entwicklung gemeinsamer Normen und Werte; Aufbau von Vertrauen und Kooperation; Etablierung

gemeinsamer Pflegeleitlinien und Standards; Entwicklung effektiver Kommunikationswege und Arbeitsprozesse
- Integrations-/Arbeitsphase (Performing): effiziente und produktive Zusammenarbeit; hohe Motivation und Eigenverantwortung; Erreichung gemeinsamer Ziele; Unterstützung und Zusammenarbeit im Team
- Auflösungs-/Abschlussphase (Adjourning): Auflösung des Teams nach Erreichen der Ziele; Reflexion über die geleistete Arbeit und Erfahrungen; Abschied von Teammitgliedern

3.1.2 Sozialstrukturen der Interaktion

3.1.2.1 Soziale Rolle

- Set von Erwartungen und Verhaltensweisen, die an eine Person in einer bestimmten sozialen Position gestellt werden
- Rollenerwartungen können formell oder informell sein
  - formell: Einhaltung der Pflegegesetze und -richtlinien wie Hygienevorschriften, Dokumentationspflichten
  - informell: gesellschaftliche Normen: Mitgefühl zeigen, geduldig sein
- Rollenverhalten ist das tatsächliches Verhalten, das die Rolle repräsentiert (z. B. Pflegefachkraft versorgt Patienten, befolgt medizinische Anweisungen befolgen und bietet emotionale Unterstützung an)
- Rollenübernahme ist das Erlernen und Akzeptieren der Rollenerwartungen sowie Anpassung des Verhaltens an die Rolle; z. B. in der Ausbildung Theorie; oder in der Einarbeitungsphase unter Anleitung erfahrener Kollegen
- Rollenidentität ist das Bewusstsein über die eigene Rolle, Identifikation mit der Rolle; z. B. die Pflegefachkraft ist stolz auf die Fähigkeit, anderen zu helfen und ihre Lebensqualität zu verbessern
- Arten von Rollenkonflikten
  - Inter-Rollenkonflikt: Konflikt zwischen verschiedenen Rollen (Beispiel: Mutter und Pflegekraft, Balance zwischen familiären und beruflichen Verpflichtungen)
  - Intra-Rollenkonflikt: Konflikt innerhalb einer Rolle (Beispiel: Pflegekraft, die freundlich sein soll, aber auch autoritär Anweisungen geben muss)

Themen-/Kompetenzbereich 3

3.1.2.2 Soziale Gruppe

- Ansammlung von Personen mit regelmäßiger Interaktion, gemeinsamen Zielen und einer Gruppenidentität;
- Merkmale
  - Interaktion: regelmäßige, wechselseitige Kommunikation; z. B. Teammeetings, Übergabegespräche, gemeinsames Problemlösen
  - gemeinsame Ziele: geteilte Interessen, Werte oder Aufgaben, z. B. bei der Patientenversorgung, hinsichtlich der Verbesserung der Pflegequalität

  - Gruppenidentität: das Bewusstsein, ein Teil der Gruppe zu sein, z. B. Identifikation als Team, das gemeinsam arbeitet, um Pflegeempfänger zu helfen
  - Struktur: Rollenverteilung, Hierarchien, z. B. Pflegeleitung Fachkräfte, Auszubildende, Pflegefachassistenten
  - Gruppennormen: gemeinsame Regeln und Verhaltensstandards, z. B. Kollegialität, Zuverlässigkeit, Diskretion
- Arten von sozialen Gruppen
  - Primärgruppen: Kleine Gruppen, z. B. das Pflegeteam einer Station
  - Sekundärgruppen: größere, weniger persönliche Gruppen, z. B. das gesamte Pflegepersonal eines Krankenhauses
- Funktionen
  - Sozialisation, also die Vermittlung von Normen und Werten; z. B. Einführung neuer Mitarbeiter, kontinuierliche Weiterbildung
  - Unterstützung mittels emotionaler und materieller Unterstützung; z. B. Kollegiale Unterstützung bei schwierigen Aufgaben, emotionale Entlastung
  - Identitätsbildung durch Förderung des Zugehörigkeitsgefühls, z. B. Teamgeist, gemeinsame Erlebnisse
  - Erreichen gemeinsamer Ziele durch kollektives Handeln; z. B. Verbesserung der Patientenversorgung, Implementierung neuer Pflegestandards

3.1.3 Mobbing

3.1.3.1 Definition und Symptome

- Mobbing ist eine immer häufiger auftretende Form zwischenmenschlicher Konflikte im Beruf
- es kann als systemischer Psychoterror am Arbeitsplatz beschrieben werden
- das Wort stammt aus dem englischen »to mob« = jemanden anpöbeln, attackieren
- tritt auf, wenn ein Mitarbeiter oder eine Gruppe von Mitarbeitern wiederholt und gezielt negative Handlungen, Verhaltensweisen oder Kommentare gegenüber einem anderen Mitarbeiter ausüben, um diesen zu schikanieren, zu demütigen oder auszugrenzen
- Auswirkungen von Mobbing im Pflegebereich
  - Schwerwiegende Auswirkungen auf die Gesundheit und das Wohlbefinden; Kopfschmerzen und Schlafstörungen; Magen-Darm-Problemen; Schwächung des Immunsystem; Angstzustände; Depressionen; geringes Selbstwertgefühl; emotionaler Erschöpfung; bis hin zu Suizidgedanken und -handlungen

3.1.3.2 Mobbingformen und -strategien

- die Feindseligkeiten spielen sich unterschwellig im Bereich zwischen erlaubten und verbotenen Handlungen ab, die oftmals schwer nachzuweisen sind
- Mobbingopfer werden auf beruflicher und privater Ebene kritisiert oder angegriffen; heimlich beobachtet und verunsichert, bis sie schließlich Fehler begehen

- Mobbingopfer werden zu unliebsamen Arbeiten eingeteilt; zu Überstunden gezwungen oder bei der Arbeitseinteilung einfach übersehen und absichtlich generell nicht beachtet
- Mobbingopfer werden durch kränkendes und destruktives kommunikatives Verhalten psychisch terrorisiert, z. B. mittels abwertender Blicke und Gesten sowie mittels völliger Kontaktvermeidung
- Weitere Mobbingformen und -strategien
  - verbale Belästigung; Ausgrenzung und soziale Isolation; Demütigung und Herabsetzung; absichtliches Fehlinformieren; Sabotage von Arbeitsergebnissen; Rufschädigung (auch in Form von Mobbing in sozialen Medien)

3.1.3.3 Mobbingprozess

- verläuft in diesen vier Phasen
  - Phase I; ein ungelöster Konflikt/eine Meinungsverschiedenheit, die ungeklärt bleibt, bricht aus
  - Phase II; der Psychoterror (Mobbing-Attacke) mit ersten Beschimpfungen, Sticheleien beginnt; das Mobbingopfer wird nervös, unsicher und spürt, dass etwas »Ungutes im Gange ist«
  - Phase III; das Mobbingopfer wird offiziell; die gemobbte Person nimmt sich als Opfer seiner Kollegen wahr und ist körperlich und seelisch in einer angegriffenen Verfassung (Eskalation); zunehmende Unsicherheit und Angst vor der Arbeit führen zu Arztbesuchen, zu Krankheitstagen oder werden mit Urlaub versucht zu umgehen; die Mobber berichten der Leitung vertraulich von schlechter Mitarbeit; unfaire Gespräche und Regeln treiben das Opfer weiter in die Unglaubwürdigkeit
  - Phase IV; Ausgrenzung; jetzt werden alle Gerüchte quasi zur selbsterfüllenden Prophezeiung, weil das Mobbingopfer physisch und psychisch krank ist; häufig kommt es trotz ärztlicher Begleitung aufgrund psychologischer Fehldiagnosen zu Alkohol- und Medikamentenabusus, Suizidgedanken und -versuchen sowie zur Einweisung in die Psychiatrie

3.1.3.4 Ursachen von Mobbing

- Konkurrenzdenken, Unterlegenheitsgefühle
- Kompetenzmangel, Überforderung
- mangelnder Teamgeist, schlechte Teamführung
- Neid, Missgunst

3.1.3.5 Mögliche Hilfen für Mobbingopfer

- in der I. und nur zum Teil in der II. Phase kann das Mobbingopfer sich noch selbst Hilfe holen, indem Sie den Konflikt möglichst früh direkt mit der/den betreffenden Person/en bespricht und ggfs. eine faire Vertrauensperson (Betriebsrat, Abteilungs-, Pflegedienstleitung) zur Hilfe holt

- weitere Maßnahmen zur Vermeidung von und im Umgang mit Mobbing
  - Sensibilisierung und Aufklärung (Thematisierung); klare Richtlinien und Verhaltenskodex der Einrichtung; fachliche Unterstützung und Beratung; Konfliktlösung (mit professioneller Unterstützung); Whistleblower-Schutz (Anonymität der Meldenden gewährleisten); unterstützende Arbeitsumgebung (respektvolle Arbeitskultur)

3.2 Konstruktive Teamkonfliktbewältigung

3.2.1 Definitionen und Symptome eines Konfliktes

- »Konflikt« stammt aus dem Lateinischen »confligere« oder »conflictus« und bedeutet kämpfen oder aneinandergeraten
- ein Konflikt tritt auf, wenn zwei Personen aufgrund widersprüchlicher Meinungen, unterschiedlicher Sichtweisen oder unvereinbarer Werte aneinandergeraten
- im Verlauf eines Konflikts werden die eigentlichen Probleme oft nicht ausgesprochen (Tabuisierung), was zu Aggressionen, Ablehnung oder Widerstand zwischen den Parteien führen kann und die Eskalation des Streits fördert
- Konfliktebenen: intrapersonell (innerhalb einer Person); interpersonell (zwischen Personen); sozial (bezogen auf Bedürfnisse oder Werte); organisatorisch (innerhalb oder durch eine Institution wie ein Krankenhaus)
- Konflikte werden oft als bedrohlich und negativ wahrgenommen, was zu Ängsten führt, weshalb viele versuchen, Konflikte zu vermeiden
- es besteht oft eine Tendenz zur Unaufrichtigkeit und Vermeidung von Konfrontation, obwohl unterschwellige Probleme existieren

3.2.2 Ursachen eines Konfliktes

- in der Pflegepraxis entstehen Konflikte aufgrund unterschiedlicher Vorstellungen, Erwartungen, Ziele, Gefühle oder Bedürfnisse
- hinter einem Konflikt können Vorurteile, Machtdemonstrationen, Rivalität, Manipulation oder Besserwisserei stehen, wobei oft versteckte Motive eine Rolle spielen
- oft geht es in einem Konflikt scheinbar um eine Sache, während eigentlich versteckte Beweggründe eine entscheidende Rolle spielen (Konfliktpotenzial)
- Konflikte sind ein normaler Bestandteil des menschlichen Zusammenlebens in verschiedenen Beziehungen wie Freundschaften, Partnerschaften, Arbeitskollegen oder Nachbarn

3.2.3 Konfliktbeispiele

- Uneinigkeit zwischen zwei Ärzten und einer Pflegerin über die weitere Therapie eines Pflegeempfängers mit fortgeschrittener Krebserkrankung, trotz Vorhandensein eines Patiententestaments
- Konflikt zwischen Pflegeleitung und Pflegeteam über Urlaubs- und Wochenendplanung
- eine Pflegefachkraft kann aufgrund von Burnout ihre Rolle nicht mehr erfüllen
- ein Angehöriger und ein Patient streiten über die Entlassungsoptionen (Rückkehr nach Hause oder Aufnahme in ein Pflegeheim)

3.2.4 Konfliktarten

- Beziehungskonflikte (Störungen in der zwischenmenschlichen Beziehung)
- Rollenkonflikte (entstehen, wenn jemand sich nicht entsprechend seiner Rolle verhält)
- Interessenkonflikte (unterschiedliche Bedürfnisse zwischen Menschen)
- Entscheidungskonflikte (treten auf, wenn wichtige Entscheidungen getroffen werden müssen, die bestimmte Folgen haben)
- Wertekonflikte (unterschiedliche Wertvorstellungen prallen aufeinander)
- Zielkonflikte (wenn Ziele, Interessen oder Absichten unvereinbar sind)
- Beurteilungskonflikte (unterschiedliche Einschätzungen darüber, wie ein Ziel erreicht werden soll)
- Verteilungskonflikte (wenn um den (größeren) Anteil einer Sache gestritten wird)

3.2.5 Modell von Konfliktebenen (Schichten- oder Eisbergmodell v. Sigmund Freud)

- sichtbare »Eisberg«-Spitze/Ebene: Sachebene mit offensichtlichen Meinungsverschiedenheiten oder Verhaltensweisen
- »unter der Meeresoberfläche«/unsichtbare Ebene
  - emotionale Ebene mit verborgenen Konfliktursachen wie: Missverständnissen; Interessen und Bedürfnissen; Werten und Emotionen; Vorurteilen und Interpretationen; Beziehungsproblemen und Mobbing
- nach Sigmund Freud kann das Verständnis der unbewussten Motive und verdeckten Ursachen von Konflikten dabei helfen, Konfliktlösungsstrategien zu entwickeln, die über oberflächliche Streitigkeiten hinausgehen

3.2.6 Konflikteskalationsstufen nach Friedrich Glasl

- folgende Phasen zeigen, wie sich Konflikte entwickeln können, wenn sie nicht rechtzeitig und angemessen gelöst werden

- latente Konflikteskalationsstufe: Unterschiede, Missverständnisse und ungelöste Probleme; das Potenzial für eine Win-Win-Lösung, die für beide Seiten vorteilhaft sind
- offene Konflikteskalationsstufe: Polarisierung und Debatten; es kann eine Win-Lose-Dynamik entstehen, bei der eine Seite versucht, auf Kosten der anderen Seite zu gewinnen
- Lose-Lose-Stufe: es erfolgt ein Handeln aus der Eskalation heraus; die Konfliktparteien greifen zu aggressiven Mitteln, um ihre Ziele zu erreichen; Feindseligkeiten und destruktives Handeln führt auf beiden Seiten zu Verlusten

3.2.7 Konfliktmanagement

- Ziel: Konflikte gemeinsam benennen, bearbeiten und akzeptable Lösungen finden, um eine Eskalation zu verhindern
- Methoden: Konfliktgespräche mit neutralen Personen, Gewaltfreie Kommunikation, Supervision, Mediation
- Fokus auf friedliche und positive Lösungen
- Mediation (konstruktives Verfahren zur Konfliktbewältigung mit neutraler Vermittlungsperson (Mediator/in))
  - Ziel: Zufriedenstellende Lösung für beide Seiten finden (Win-Win-Situation)
  - Fairness durch Anhörung beider Parteien, Schilderung ihrer Situation und Aufdeckung der Konfliktursachen
  - im Gegensatz zum destruktiven Umgang, bei dem jede Partei den anderen als Problem betrachtet, zielt die konstruktive Herangehensweise darauf ab, den Konflikt anzuerkennen und gemeinsam nach einer fairen Lösung zu suchen

3.2.8 Konfliktlösungskonzept nach Harvard

- strukturiertes und kooperatives Vorgehen
- zielt auf langfristige, positive Ergebnisse und gemeinsame Lösungen ab
- berücksichtigt die Interessen aller Parteien
- Prozess der Konfliktlösung
  - Identifikation der Interessen der Konfliktparteien
  - objektive Kriterien für mögliche Lösungen entwickeln
  - kreative Optionen suchen
  - Bewertung der Optionen
  - Diskussion und Verhandlung über Lösungsoptionen
  - Vereinbarung und Festlegung ausgewählter Optionen (Vertrag)
  - regelmäßige Überprüfung und Anpassung der Lösungsmöglichkeiten
- Muster von Konfliktlösungen
  - kooperative Lösungen durch Kompromissbereitschaft und Konsensverhandlungen
  - Win-Win-Lösung durch kreative Optionen

- neutraler Vermittler zur Unterstützung der Kommunikation und Kooperation
- Konfliktvermeidung durch Verzicht, Zurückhaltung und Unterordnung

3.3 Delegation

3.3.1 Formen der Übertragung von Aufgaben

- direkte Delegation
  - eine PFK überträgt eine Aufgabe an eine andere PFK (z. B. die Medikamentenapplikation)
- indirekte Delegation
  - eine PFK gibt einer anderen PFK die Anweisung, eine Aufgabe an eine Pflegefachassistentin (PFA) zu übertragen (z. B. die)
- ärztliche Delegation
  - ein Arzt überträgt bestimmte medizinische Aufgaben an eine PFK, die dann eigenständig handeln kann (z. B. die Injektion)
- nichtärztliche Delegation
  - Übertragung von nichtmedizinischen Aufgaben, wie administrativen oder unterstützenden Tätigkeiten, an nichtärztliche Mitarbeiter (z. B. ein Verwaltungsmitarbeiter koordiniert die Zimmerbelegung)

3.3.2 Zuständigkeitsbereiche einer Delegation

- Anordnungsverantwortung: der Arzt oder die PFK, die die Entscheidung treffen, welche Aufgaben delegiert werden sollen und wer sie ausführen soll, verantworten die Zuverlässigkeit und die Fachlichkeit der dazu ausgewählten Person
- Übernahmeverantwortung: die ausgewählte Person (der Delegationsempfänger) muss sich seiner Remonstrationspflicht (Pflicht zum Widerspruch) bewusst sein; der Delegationsempfänger muss Bedenken und Einwände äußern, falls er Zweifel an Durchführbarkeit oder Sicherheit der Aufgaben hat
- Durchführungsverantwortung: die Verantwortung für die tatsächliche Ausführung der Aufgabe liegt bei der Person, die die Aufgabe ausführt; beinhaltet auch die Gewährleistung der ordnungsgemäßen Durchführung gemäß den Anweisungen und Standards

3.3.3 Bedingungen einer Delegation

- klare Kommunikation: die delegierende Pflegekraft muss sicherstellen, dass die Aufgabe klar und verständlich kommuniziert wird; umfasst alle relevanten Informationen und Anweisungen
- Kompetenzprüfung: die delegierende Pflegekraft muss sicherstellen, dass die Person, an die delegiert wird, über die erforderlichen Fähigkeiten, Kenntnisse

und Erfahrungen verfügt; die delegierte Aufgabe muss sicher ausgeführt werden können
- rechtliche und institutionelle Richtlinien: die Delegation muss im Einklang mit den gesetzlichen Bestimmungen und den Richtlinien der jeweiligen Einrichtung erfolgen; die Qualitätssicherung der Pflege ist zu gewährleisten
- Überwachung und Feedback: die delegierende Pflegekraft muss die Durchführung der delegierten Aufgaben überwachen; regelmäßiges Feedback geben und bei Bedarf unterstützen oder korrigieren
- Verantwortlichkeit: letztendlich bleibt die delegierende Pflegekraft für die Qualität und Sicherheit der Pflege mitverantwortlich, auch wenn Aufgaben delegiert wurden

3.4 Qualifikationsniveau

- es werden folgende Qualifikationsstufen unterschieden, die durch Berufsgesetze und Bildungsstandards geregelt sind
  - Pflegehilfskräfte: Personen, die eine grundlegende Ausbildung absolviert haben, führen in der Regel einfache pflegerische Tätigkeiten unter Anleitung aus
  - Pflegefachkräfte; Pflegefachkräfte mit dreijähriger Ausbildung gemäß dem Pflegeberufsgesetz sind in der Lage, pflegerische Aufgaben eigenverantwortlich zu übernehmen
  - weiterführende Qualifikationen: durch Fort- und Weiterbildungen; Spezialisierung auf bestimmte Fachgebiete und/oder in leitende Positionen
  - akademische Grade mittels Studiengängen im Bereich Pflege: Bachelor- oder Masterabschluss (► Kap. 5.5.2.1 Pflegekompetenzstufen nach Patricia Benner)

3.5 Einarbeitung

- Einführung in die Pflegeeinrichtung (Informationen über die Organisation, Struktur, und die verschiedenen Abteilungen)
- Sicherheitsrichtlinien (Einweisung in Sicherheitsmaßnahmen, Notfallprotokolle, Brandschutz und Evakuierungspläne)
- Datenschutz und Vertraulichkeit (Schulung zur Einhaltung von Datenschutzbestimmungen und zum Umgang mit sensiblen Informationen)
- Hygienevorschriften (Schulung in Hygienemaßnahmen zur Vermeidung von Infektionen und zur Gewährleistung einer sauberen Umgebung)

- Versorgung der zu Pflegenden (Anleitung zur einrichtungsspezifischen Pflegepraxis, einschließlich Körperpflege, Ernährung, Mobilitätshilfen und Medikamentenverabreichung)
- Dokumentation (Schulung zur ordnungsgemäßen Dokumentation von Pflegeleistungen, Patienteninformationen und Berichterstattung)
- Interaktion mit Pflegeempfängern (Tipps zur Kommunikation, Empathie und Unterstützung von Pflegeempfängern und ihren Familien im Pflegesetting)
- Teamarbeit (Informationen zur Zusammenarbeit mit anderen Pflegekräften, Ärzten und Therapeuten)
- Berufsethik (Erläuterung der ethischen Grundsätze der Pflegeeinrichtung und des Umgangs mit ethischen Herausforderungen)
- Fortbildungsmöglichkeiten (Informationen über Weiterbildungs- und Entwicklungsmöglichkeiten für die Pflegefachkräfte)
- Evaluation (Feedbackgespräch und Überprüfung der Einweisung, um sicherzustellen, dass alle relevanten Themen abgedeckt wurden)

3.6 Interdisziplinäre Zusammenarbeit

3.6.1 Vorteile, Berufsgruppen und Instrumente

- Kooperation und Austausch von Fachleuten aus verschiedenen Disziplinen, um gemeinsam an einem bestimmten Thema, Problem oder Projekt zu arbeiten
- Vorteile; breites Fachwissen; kreative Lösungsansätze; ganzheitlicher Blick; Effektivität; fundierte Entscheidungsfindung
- ein interdisziplinäres Team in der Pflege kann z. B. aus folgenden Berufsgruppen bestehen
  - Pflegefachkräfte; Pflegefachassistenzkräfte; Ärzte und Ärztinnen; Therapeuten (Ergotherapeuten, Physiotherapeuten, Sprachtherapeuten u. a.); Sozialarbeiter; Psychologen; Ernährungsberater; Seelsorger
- Instrumente der interdisziplinären Zusammenarbeit in der Pflege sind z. B.
  - Teammeetings; Pflegevisiten; Fallbesprechungen; Elektronische Dokumentationssysteme; Interdisziplinäre Assessments; Teamworkshops und Schulungen; Teamleiter und Koordinatoren; Interdisziplinäre Protokolle; regelmäßiges Feedback und Evaluation

3.6.2 Schnittstellen (Verbindungen) und Interaktionen zwischen den Abteilungen

- Pflege und Medizin: Zusammenarbeit zwischen Pflegefachkräften und Ärzten
- Pflege und Therapie: Zusammenarbeit zwischen Pflegefachkräften und Therapeuten

- Pflege und Sozialarbeit: Zusammenarbeit mit den Sozialarbeitern
- Pflege und Verwaltung: Koordination mit der Verwaltung zur Organisation von Dienstplänen und anderen administrativen Angelegenheiten
- Pflege und Küche: Sicherstellung einer angemessenen Ernährung der zu Pflegenden
- Pflege und Reinigung: Aufrechterhaltung eines sauberen Umfelds
- Pflege und Sicherheit: Kooperation mit dem Sicherheitspersonal

3.6.3 Aspekte bei der interdisziplinären Aufnahme

- die Aufnahme ist die primäre institutionelle Schnittstelle, da sie den Beginn der Interaktion mit dem neuen Pflegeempfänger/Bewohner markiert
- der Erstkontakt und Beratungsgespräch mit dem potenziellen Bewohner und seinen Angehörigen dient der Abklärung der pflegerischen Bedürfnisse und Anforderungen
- neben der Prüfung der Verfügbarkeit von freien Plätzen und Eignung der Einrichtung werden ärztlichen Untersuchungen eingeholt und Pflegebedarfsfeststellung erhoben
- es erfolgt der Abschluss eines Vertrags über die Aufnahme und die Leistungen

3.6.4 Überleitungspflege

- die Überleitungspflege ist eine wichtige Schnittstelle zur interdisziplinären Zusammenarbeit zwischen Krankenhaus, Rehabilitationseinrichtung und ambulanter Pflege
- Übergangspflege erfolgt von der stationären Krankenhausbehandlung zur weiteren Rehabilitation oder Pflege
- der englische Begriff »Transitional Care« wurde in den 1980er Jahren in den USA geprägt; im deutschen Gesundheitssystem wird der Begriff »Überleitungspflege« verwendet
- Ziele: Sicherstellung einer nahtlosen Versorgung; Vermeidung von Komplikationen nach der Entlassung
- Maßnahmen: Durchführung von Assessments (individuellen Versorgungsbedarf ermitteln); Koordination von Terminen; Koordination von Medikation und Therapiemaßnahmen; Unterstützung bei der Anpassung an die neue Umgebung und Betreuung durch geschultes Personal
- Überleitungsbrief
  - Dokument, das wichtige Informationen über den Gesundheitszustand und die Behandlung eines Pflegeempfängers enthält und bei der Überleitung zwischen verschiedenen medizinischen Einrichtungen verwendet wird, insbesondere zwischen Krankenhäusern und Rehabilitationseinrichtungen oder Pflegeeinrichtungen
  - der Brief dient dazu, einen reibungslosen Übergang des Pflegeempfängers zwischen den verschiedenen Versorgungsbereichen sicherzustellen und eine kontinuierliche und koordinierte Versorgung zu gewährleisten

- Inhalte: Patientenidentifikation (Name, Geburtsdatum, Krankenhausnummer oder andere Identifikationsmerkmale des Pflegeempfängers); Diagnosen (Aktuelle Diagnosen und medizinische Probleme des Pflegeempfängers, einschließlich relevanter Vorgeschichte und Komplikationen); Behandlungsverlauf (Zusammenfassung der medizinischen Behandlung während des Krankenhausaufenthalts, einschließlich durchgeführter Untersuchungen, Operationen, verabreichter Medikamente und Therapien); Aktueller Gesundheitszustand (Vitalparameter, Funktionsstatus und eventuelle Symptome); Pflegebedarf (Einschätzung des Pflegebedarfs); Empfehlungen und Pläne (Maßnahmen- und Medikationsplan, Therapieempfehlungen, Nachsorge und Entlassungsplanung); Kontaktdaten (Kontaktdaten der behandelnden Ärzte, Therapeuten und anderer beteiligter Fachkräfte sowie Ansprechpartner); sonstige relevante Informationen (ärztl. Anweisungen, Allergien, Einschränkungen, Vorlieben des Pflegeempfängers)

3.6.5 Fallmanagement (Case-Management)

- wichtiger Verbindungspunkt (Schnittstelle) zur Koordinierung und Steuerung der Pflegeprozesse für einzelne Pflegefälle
- Ziel: Optimierung der Versorgung, Sicherstellung der Qualität und Effizienz
- Individuelle Bedarfsanalyse und Erstellung eines Pflegeplans in enger Absprache mit dem Pflegebedürftigen und seinen Angehörigen
- Kooperation mit verschiedenen Akteuren im Gesundheits- und Sozialwesen wie Ärzten, Therapeuten, Pflegediensten und Behörden
- Überwachung und Evaluation des Pflegeverlaufs, frühzeitiges Erkennen von Problemen und Einleiten von Maßnahmen zur Lösung
- Unterstützung der Pflegepersonen durch Schulungen, Beratung und Vermittlung von Entlastungsangeboten
- Phasen
  - Erstgespräch und Klärung (Kennenlernen des Kunden; Klärung von Bedürfnissen, Zielen und Erwartungen; Festlegung des Umfangs und der Grenzen der Zusammenarbeit)
  - Assessment und Bedarfsanalyse (Sammeln umfassender Informationen über den Kunden; Identifizierung von Stärken, Bedürfnissen, Risikofaktoren und Ressourcen; Verwendung von Interviews, Bewertungsinstrumenten und Überprüfung von Unterlagen)
  - Zielsetzung und Planung (Festlegung realistischer und messbarer Ziele mit dem Kunden; Entwicklung eines individuellen Aktionsplans mit erforderlichen Maßnahmen, Ressourcen und Zeitrahmen; Fallsteuerung und Monitoring; kontinuierliche Überwachung und Bewertung des Fortschritts des Kunden; Anpassung des Plans bei Bedarf und Identifizierung von Hindernissen)
  - Intervention und Unterstützung (Umsetzung der im Aktionsplan identifizierten Maßnahmen; Koordination von Dienstleistungen, Verweisung an Spezialisten und Unterstützung bei Herausforderungen)

  - Bilanzierung und Bewertung (Überprüfung der Zielerreichung und Zufriedenheit des Kunden; Bewertung der Effektivität des Casemanagementprozesses; Identifizierung von Verbesserungsmöglichkeiten für zukünftige Fälle)

3.6.6 Angehörigenarbeit

- Unterscheidung zwischen delegierenden und pflegenden Angehörigen
  - delegierende Angehörige: übertragen ihre Aufgaben an die Pflegeeinrichtung; betrachten die Einrichtung oft als Serviceunternehmen; variieren stark in ihrem Interesse, die Leistungen der Einrichtung zu überprüfen; bleiben auch in der Rolle der Sorge, da sie weiterhin Verantwortung tragen; benötigen Feedback und aktuelle Informationen zur Unterstützung ihrer Kontrollfunktion
  - pflegende Angehörige: fühlen sich verpflichtet, Pflegeaufgaben zu übernehmen; besuchen regelmäßig den Pflegebedürftigen und haben ein intensives Sorge-Bedürfnis; sind oft sehr kritisch, aber auch sozial engagiert und bereit, ehrenamtliche Aufgaben zu übernehmen; werden manchmal negativ bewertet, obwohl sie einen bedeutenden Beitrag leisten; sind für die kontinuierliche Pflege und Betreuung unverzichtbar, haben aber oft Defizite in der Unterstützung und Kommunikation seitens der Pflegeeinrichtungen
- der Begriff »Zugehörige« schließt Freunde und Menschen im sozialen Umfeld ein, während mit »Angehörigen« im engen Sinne Familienmitglieder gemeint sind; die beiden Begriffe werden aber häufig synonym gebraucht und unterscheiden sich lediglich in dieser Nuance
- Defizite in der Angehörigenarbeit gibt es besonders bei Hochaltrigkeit und bei multimorbiden Pflegebedürftigen
- Ziele der Angehörigenarbeit: Vermeidung von Desastern durch einen offenen Umgang und intensive Beziehungsarbeit; Nutzung individueller Ressourcen zur Einbeziehung von Pflegebedürftigen
- die praktische Umsetzung erfolgt insbesondere auch durch Beschwerdemanagement, Vertrauensaufbau und Gruppenprozesse
  - Ernstnehmen von Beschwerden und Ermutigung der Mitarbeiter, dazu Erfassung und Dokumentation von Beschwerden, inklusive differenzierter Betrachtung aller Beteiligten; richtige Kommunikation/richtiger Ton (Vermeidung von Killerphrasen und Einsatz von aktivem Zuhören; Strategien für Vertrauensaufbau und Klärung von Meinungsverschiedenheiten; Steuerung der Gruppenprozesse in Angehörigengruppen

3.6.7 Kollegiale Beratung

- strukturiertes Gesprächsformat zur gegenseitigen Unterstützung von Pflegekräften bei beruflichen Herausforderungen
- dient zur Unterstützung bei der Bewältigung beruflicher Probleme im Pflegealltag
- Förderung des Wissens- und Erfahrungsaustauschs unter Pflegekräften

- Stärkung des Teamzusammenhalts und der Teamdynamik
- Verbesserung der Pflegequalität durch gemeinsame Reflexion und Problemlösung
- Vorgehensweise
  - eine Pflegekraft (Fallgeber) lädt zur Beratung bei einem beruflichen Problem ein (z. B. Umgang mit schwierigen Pflegeempfängern)
  - der »Fallgeber« schildert die Situation detailliert; die anderen Teilnehmer stellen Verständnisfragen
  - ein Moderator leitet das Gespräch und sorgt für Struktur; alle Teilnehmer fungieren als Berater und sind Ideengeber, geben Rückmeldungen, Anregungen und Ideen (z. B. Umgang mit zu pflegenden Personen und/oder Teamkonflikten)
  - Lösungserarbeitung: gemeinsame Erarbeitung von Lösungsansätzen; Diskussion und Bewertung der Vorschläge
  - Abschluss: Fallgeber fasst die erarbeiteten Lösungen zusammen; Festlegung von konkreten Schritten und Verantwortlichkeiten, Evaluation der umgesetzten Lösungen in späteren Treffen, kontinuierliche Verbesserung durch regelmäßige kollegiale Beratung

3.7 Führungsstile

3.7.1 Führungsstile nach Kurt Lewin

- Autoritärer Führungsstil
  - Führungsperson trifft allein die Entscheidungen; wenig bis keine Einbindung der Mitarbeiter; strenge Hierarchie und Kontrolle; vorteilig ist die schnelle Entscheidungsfindung; nachteilig sind geringere Mitarbeitermotivation und Kreativität
- Demokratischer Führungsstil
  - Entscheidungen werden gemeinsam mit den Mitarbeitern getroffen; hohe Beteiligung und Mitbestimmung; Förderung von Teamarbeit und Motivation; vorteilig sind höhere Zufriedenheit und Kreativität; nachteilig sind hier längere Entscheidungsprozesse
- Laissez-faire Führungsstil
  - Führungsperson greift wenig bis gar nicht ein; Mitarbeiter haben große Freiheit und Eigenverantwortung; vorteilig sind die hohe Eigeninitiative und Kreativität; nachteilig sind mögliche Orientierungslosigkeit und ineffiziente Arbeitsteilung

3.7.2 Führungsstile nach Bernhard Bass

- Transformationale (umgestaltende/verändernde) Führung
  - Führungskraft inspiriert und motiviert die Mitarbeiter; Betonung von Vision, Leidenschaft und Veränderungsbereitschaft; Förderung individueller Entwicklung und Selbstverwirklichung; Vorteile: hohe Motivation und Bindung der Mitarbeiter; Nachteil/Schwierigkeit: es ist eine sehr hohe emotionale Intelligenz der Führungskraft erforderlich
- Transaktionale (geschäfteorientierte) Führung
  - klare Strukturierung durch Belohnungen und Bestrafungen; Fokus liegt auf Zielerreichung und Leistung; klare Rollen- und Aufgabenverteilung; Vorteile: klare Erwartungen und Verantwortlichkeiten; Nachteile: kann zu geringerer intrinsischer Motivation führen

3.8 Dienstplanung

- ein Dienstplan ist ein Zeitplan, der die Arbeitszeiten der Mitarbeiter festlegt
- dient der Organisation und Koordination der Arbeitskräfte
- ein gut geplanter Dienstplan ist entscheidend für die Qualität der Pflege und das Wohlbefinden der Mitarbeiter
- Ziele
  - Sicherstellung der kontinuierlichen Versorgung der zu pflegenden Personen
  - Vermeidung von Über- oder Unterbesetzung; gleichmäßige Verteilung der Arbeitsbelastung
  - Einhaltung gesetzlicher Vorschriften und Arbeitszeitregelungen (Arbeitszeitgesetz)
  - Berücksichtigung von Mitarbeiterwünschen und -bedürfnissen (Mitarbeiterzufriedenheit und -motivation)
- Schichtmodelle im Pflegeberuf
  - Frühschicht: Beginn am frühen Morgen, Ende am Nachmittag; vorteilig ist die Freizeit am Abend; nachteilig ist der frühe Arbeitsbeginn
  - Spätschicht: Beginn am Nachmittag, Ende am Abend; vorteilig ist die Freizeit am Vormittag; nachteilig die Arbeit bis in den Abend hinein
  - Nachtschicht: Beginn am späten Abend, Ende am frühen Morgen; vorteilig ist der höherer Nachtzuschlag; nachteilig sind die Belastung durch die Nachtarbeit und den wechselhaften Tagesrhythmus
  - Wechselschicht: Wechsel zwischen Früh-, Spät- und Nachtschicht, vorteilig ist die Abwechslung im Arbeitsrhythmus; nachteilig die hohe physische und psychische Belastung und der wechselhafte Tagesrhythmus
  - Teilzeitmodelle: reduzierte Arbeitszeit, angepasst an individuelle Bedürfnisse; vorteilig sind die bessere Vereinbarkeit von Beruf und Privatleben; nachteilig ist ein geringeres Einkommen

3.9 Hygiene

3.9.1 Begriff und Aufgaben

- Begriff
  - Hygiene (aus dem Griechischen »hygieinos« – gesund) ist die Lehre von der Vorbeugung von Krankheiten und der Erhaltung und Förderung der Gesundheit
- Aufgaben
  - Individualhygiene: Gesundheitsprobleme des Einzelnen mit sich selbst; Beispiele: Körperpflege, Kleidung, Ernährung, Freizeit, individuelle Vorsorge (z. B. Impfungen))
  - Sozialhygiene: Gesundheitsprobleme des Einzelnen in der Beziehung zur Gesellschaft; Ziel: Vermeidung der Verbreitung von Seuchen)
  - Arbeitshygiene: Gestaltung von Arbeitsabläufen zur Gesundheitsförderung der Mitarbeiter
  - Hygiene in Pflegeeinrichtungen (Krankenhaushygiene): Gesundheitsprobleme im medizinisch-pflegerischen Bereich; Beispiele: Erkennung, Verhütung und Bekämpfung von nosokomialen Infektionen (Infektion aufgrund eines Krankenhausaufenthalts, z. B. Zystitis, Pneumonie, Wundinfektion); Wichtigste Maßnahme ist die Hygienische Händedesinfektion
  - Umwelthygiene: Umweltbedingte Gesundheitsprobleme; Beispiele: Wasser-, Luft-, Abfall-, Wohn-, Betriebs-, Lebensmittelhygiene
  - Hygieneplan nach § 36 IfSG: enthält hygienische Arbeitsanweisungen; soll dem Qualitätshandbuch der Einrichtung angepasst sein; beinhaltet Desinfektions- und Reinigungsplan sowie Sterilisationsanweisungen; Ist verbindlich, Nichtbeachtung rechtfertigt Abmahnung; Minimalanforderungen: Hygienegrundlagen auf Pflegeeinrichtung abgestimmt; übersichtlich (z. B. tabellenförmig); einfache Handhabung (z. B. Inhaltsverzeichnis, alphabetische Sortierung); gezielte Fragestellung (Was?/Wie?/Womit?/Wann?/Wer?); Inhalte der Hygienekommission vorlegen (z. B. Pflegedienstleitung, Verwaltungsleitung, Technische Leitung, Abfallbeauftragte, Hygienebeauftragte)

3.9.2 Rechtsgrundlagen

3.9.2.1 Gesetze

- Infektionsschutzgesetz (IfSG)
- Medizinproduktegesetz (MPG]
- Landesrechtliche Wohn- und Teilhabegesetze (WTG)
- Pflegequalitätssicherungsgesetz (PQsG)
- Arbeitsschutzgesetz (ArbSchG)
- Arzneimittelgesetz (AMG)
- Lebensmittel- und Bedarfsgegenständegesetz (LMBG)

- Biostoffverordnung (BiostoffV)
- Deutsche Lebensmittelhygiene-Verordnung (LMHV)
- Gefahrstoffverordnung (GefStoffV)
- Medizinprodukte-Betreiberverordnung (MPBetreibV)
- Heimmindestbauverordnung (HeimMindbauV)
- Arbeitsstättenverordnung (ArbstättV)
- Trinkwasserverordnung (TrinkwV)

3.9.2.2 Technische Regeln:

- Gefahrstoffe (TRGS)
- Biologische Arbeitsstoffe
- Unfallverhütungsvorschriften (UVV): DIN (Deutschland), EN (Europa), ISO (weltweit) Normen; VDI (Verein Deutscher Ingenieure) Normen
- Richtlinien und Empfehlungen: Robert-Koch-Institut (RKI); Gesundheitsministerien der Länder; Bundesinstitut für Risikobewertung (BfR); Bundesministerium für Verbraucherschutz und Lebensmittelsicherheit (BVL)

3.9.2.3 Begriffsbestimmungen (§ 2 IfSG)

- Krankheitserreger: vermehrungsfähige Organismen, die Infektionen verursachen können
- Infektion: Aufnahme und Vermehrung eines Krankheitserregers im menschlichen Organismus
- Übertragbare Krankheit: Krankheit durch Krankheitserreger oder deren toxische Produkte
- Kranker: Person mit übertragbarer Krankheit
- Krankheitsverdächtiger: Person mit Symptomen einer übertragbaren Krankheit
- Ausscheider: Person, die Krankheitserreger ausscheidet
- Ansteckungsverdächtiger: Person, die Krankheitserreger aufgenommen hat
- Nosokomiale Infektion: Infektion, die im Krankenhaus erworben wurde
- Medizinproduktegesetz (MPG)
  - Regelung des Verkehrs mit Medizinprodukten, Sicherstellung von Sicherheit
  - Eignung und Leistung
  - Prüfung vor Einsatz, Kenntnis der Wirkungen und Nebenwirkungen
  - CE-Zeichen und deutsche Gebrauchsanleitung erforderlich
  - Beispiele: Blutdruckmessgeräte; Ernährungspumpen; Elektrothermometer
  - Fehler und Störungen an das Bundesinstitut für Arzneimittel und Medizinprodukte (BfArM) melden

3.9.3 Individualhygiene

- Ziel ist die Vermeidung der Übertragung körpereigener und -fremder Keime
- Haarhygiene: saubere und gepflegte Haare; lange Haare im Dienst zusammen- oder hochstecken; mindestens wöchentliche Haarwäsche; Verwendung alkalifreier Haarwaschmittel
- Bekleidungs- und Schuhhygiene
  - Berufs- und Arbeitsbekleidung ohne spezifische Schutzfunktion; Schutzkleidung schützt vor schädigenden Einwirkungen bei der Arbeit
  - Verpflichtung zur Nutzung der bereitgestellten Schutzkleidung
  - Schutzkleidung nicht zur Reinigung mit nach Hause nehmen; Schutzkleidung getrennt von anderer Kleidung aufbewahren
  - Kleidung sollte Bewegungsfreiheit bieten (z. B. Kasack, kurzärmelige Oberteile)
  - Arbeitsbekleidung waschbar bei hohen Temperaturen und mit desinfizierenden Verfahren
  - Schuhe sollten wasserabweisend, strapazierfähig, atmungsaktiv und leicht zu reinigen sein; Absätze nicht höher als zwei Zentimeter; rutschsichere, leise Sohlen und vorne geschlossene Schuhe mit Fersenriemen
- Schmuck und Armbanduhren
  - hygienische Händedesinfektion nach Patientenkontakt und Kontakt mit infektiösem Material
  - kein Schmuck, Uhren oder Eheringe an Händen und Unterarmen bei Tätigkeiten, die hygienische Händedesinfektion erfordern
  - in Altenpflegeeinrichtungen wird häufig Zivilbekleidung getragen, die nach Dienstende gewechselt wird
- Händepflege
  - pH-regulierende Emulsionen zur Vermeidung von Hautaustrocknung und Hautrissen
  - Fingernägel geschnitten, sauber und nicht lackiert
  - Gründliche Reinigung von Händen und Unterarmen mit Wasser und Seife; Trocknen mit Einmalpapierhandtüchern
  - Alkohol und Wasser sollten nicht zeitnah auf die Haut, weil das zu starken Haustrocknungen und Ekzemen der Haut führen kann
  - das Händewaschen sollte laut BGW (Berufsgenossenschaft für Gesundheitsdienst und Wohlfahrtspflege) möglichst wenig (zu Dienstbeginn und zum Dienstende sowie bei groben Verschmutzungen erfolgen); grobe Verschmutzungen können auch mit einem mit Desinfektionsmittel getränkten Einmalzellstofftuch abgewischt werden, anschließend kann dann die Händedesinfektion erfolgen
- Schutzhandschuhe
  - Verwendung bei Kontakt mit Körperflüssigkeiten oder Ausscheidungen
  - sterile und unsterile Handschuhe
  - sterilisierte Handschuhe bei hoher Infektionsgefahr
  - Verpackung der sterilen Handschuhe korrekt öffnen (Non-Touch-Methode)
  - Handschuhe beim Anziehen nicht kontaminieren

  - beim Ausziehen der Handschuhe auf Innenseite umstülpen und ineinanderziehen
  - dürfen nur ausnahmsweise mit üblichen Desinfektionsmitteln desinfiziert werden, da sonst bei längerer Tragedauer Undichtigkeiten auftreten können
- Hygienische Händedesinfektion
  - Ziele: Unterbrechung von Übertragungswegen; Abtötung von Kontakt- und Anflugkeimen; Selbst- und Fremdschutz
  - Indikationen (Momente der Hygienischen Händedesinfektion): bei Dienstbeginn; vor jeder Pflegeverrichtung, besonders vor aseptischen Arbeiten; während und zwischen Arbeitsabläufen; nach dem Ausziehen der Schutzhandschuhe; vor dem Umgang mit Medikamenten; vor und nach Kontakt mit Wunden; nach Kontakt mit potenziell kontaminierten Gegenständen, Flüssigkeiten oder Flächen; vor dem Essenverteilen und bevor dem Pflegeempfänger geholfen wird, seine Mahlzeit einzunehmen; bevor die Pflegeperson die Pflegeeinrichtung verlässt (Dienstende); auch vor und nach dem Gebrauch von Schutzhandschuhen müssen die Hände desinfiziert werden, da es dabei immer zur Kontamination (insbesondere verschmutzter Handschuhe und anderer Gegenstände/Körperteile) kommen kann
  - Durchführung:
    (1) die Händedesinfektion ist dem Händewaschen vorzuziehen, weil dabei wesentlich mehr Keime abgetötet werden, als durch das Händewaschen
    (2) gegen viele Viren genügt allerdings das Waschen mit Seife aus, um die empfindliche Schutzhülle der Viren zu zerstören und das Virus abzutöten
    (3) grundsätzlich empfiehlt die BGW (Berufsgenossenschaft für Gesundheitsdienst und Wohlfahrtspflege) die Hände nicht zu oft zu waschen; zwischen der Händedesinfektion und dem Händewaschen sollte ein Zeitabstand von mehreren Minuten liegen; dies kann z. B. zur Information der zu pflegenden Person über anstehenden Pflegemaßnahmen genutzt werden
    (4) Desinfektionsmittelspender ohne Handberührung (Ellbogen) bedienen
    (5) 3 ml Desinfektionslösung einreiben
    (6) Sechs-Schritte-Technik der Händedesinfektion (jeder Schritt wird fünfmal durchgeführt): Schritt 1: beide Handflächen einreiben; Schritt 2: Handrücken einreiben; Schritt 3: Fingerzwischenräume einreiben; Schritt 4: Außenseite der Finger mit verschränkten Fingern einreiben; Schritt 5: beide Daumen einreiben; Schritt 6: Fingerkuppen in der Handfläche einreiben
    (7) mindestens 30 Sekunden einwirken lassen
  - Empfehlung der eigenverantwortlichen Händedesinfektion: Anwender tragen Desinfektionsmittel nach eigener Technik auf und achten eigenverantwortlich auf gründliche Benetzung aller Handbereich; eine Studie (Kampf et. al. 2008) zeigte dabei bessere Benetzung als standardisierte Methoden (z. B. Sechs-Schritte-Methode)
- transiente und residente Hautflora: transiente Flora: Kontakt- und Anflugkeime; residente Flora: Haut- und Schleimhautkeime
- Nachweis unzureichender Desinfektion durch Abklatschverfahren oder Fluorosept
- chirurgische Händedesinfektion

- Durchführung vor Operationen und invasiven Eingriffen
- Operateur, Assistent und Pflegende desinfizieren Hände mindestens 3–5 Minuten, zweimal hintereinander die Hände und die Unterarme
- tötet nicht nur die transiente Bakterienflora, sondern reduziert weitgehend auch die residente Hautflora

3.9.4 Umwelthygiene

- Gesetzliche Grundlage zur Abfallhygiene
  - Verordnung über das Europäische Abfallverzeichnis (AVV 2020,) das die Abfallarten kategorisiert und codiert. Diese Schlüssel werden speziell für Abfälle verwendet, die im Gesundheitswesen anfallen
- Abfallschlüssel und Entsorgung
  - »Scharfe Gegenstände« in speziellen stichfesten Behältern sammeln; Transport zu einer zugelassenen Entsorgungsanlage; Autoklavierung (Dampfsterilisation) oder thermische Behandlung (Verbrennung)
  - »Körperteile und Organe einschließlich Blutkonserven« in dichten und gekennzeichneten Behältern sammeln; Kühlung bis zur Abholung; Verbrennung in einer zugelassenen Anlage
  - »Abfälle mit besonderen Anforderungen aus infektionspräventiver Sicht« in speziellen, dichten und gekennzeichneten Behältern sammeln, getrennt von anderen Abfällen lagern; Sterilisation (z. B. durch Autoklavierung) oder Verbrennung
  - »Andere Abfälle ohne besondere infektionspräventive Anforderungen« in normalen Abfallbehältern sammeln; regelmäßige Abholung durch kommunale oder private Entsorgungsdienste; Recycling oder Deponierung je nach Abfallart
- Abfallvermeidung
  - Einsatz von Nachfüllpackungen und Mehrwegprodukten (z. B. Reinigungsprodukte in Mehrwegflaschen, Baumwollhandschuhe statt Einweg-Vlieswaschlappen); wiederverwertbare Reststoffe über Sammelstellen und Container des Dualen Systems einem Stoffkreislauf zuführen (Recycling)

3.9.5 Lufthygiene

- Zusammensetzung der reinen Luft
  - Sauerstoff: ca. 21 %
  - Stickstoff: ca. 78 %
  - Edelgase: ca. 0,93 %
  - Kohlendioxid: ca. 0,03 %
  - Wasserstoff: ca. 0,01 %
- Luftschadstoffe und ihre Auswirkungen
  - Schwefeldioxid schädigt das Flimmerepithel, kann zu chronischer Bronchitis führen
  - Stickstoffoxide und Oxidantien vermindern die Infektabwehr

- Polyzyklische Kohlenwasserstoffe können Karzinome auslösen
- Schwermetalle hemmen die Bildung von antikarzinogenen Enzymen
- Asbest kann Bronchitis und Tumore verursachen
- Kohlenmonoxid blockiert Hämoglobin, führt zu Hypoxie
- Ozon kann Augenbrennen, Kopfschmerzen und Husten verursachen, Schutz durch Ozonschicht beeinträchtigt durch Treibgase

3.9.6 Lebensmittelhygiene und HACCP-Konzept

- Händehygiene
  - Vor und nach der Zubereitung gründlich Hände waschen und desinfizieren
  - Sauberkeit in der Küche: regelmäßiges Reinigen von Arbeitsflächen, Utensilien und Geräten Trennung von rohen und fertigen Lebensmitteln, um Kreuzkontamination zu vermeiden
- Lagerung von Lebensmitteln
  - Kühllagerung bei max. 7 °C, tiefkühlen bei -18 °C
  - rohes Fleisch/Fisch separat lagern, Haltbarkeitsdaten prüfen
- Zubereitung und Kochen
  - Lebensmittel auf mindestens 70 °C durchgaren
  - Temperaturkontrollen mit Thermometern
- HACCP-Konzept (Hazard Analysis and Critical Control Points)
  - Gefahrenanalyse: Identifikation potenzieller Risiken (mikrobiologisch, chemisch, physikalisch)
  - kritische Kontrollpunkte (CCPs): Temperatur- und Hygienekontrollen an entscheidenden Stellen
  - Grenzwerte: Festlegung von maximalen und minimalen Grenzwerten (z. B. Temperaturen)
  - Überwachung und Korrektur: regelmäßige Kontrollen und Maßnahmen bei Abweichungen
  - Dokumentation: Protokollierung aller Hygiene- und Temperaturmaßnahmen
- Vermeidung von Verderb (schnell kühlen; Reste innerhalb von 24 Stunden verzehren)
- Schulung (regelmäßige Schulungen zur Lebensmittelsicherheit und HACCP)

3.9.7 Reinigung, Desinfektion und Sterilisation

- Reinigung: Entfernung von Verunreinigungen (Staub, chemische und organische Substanzen, Mikroorganismen) mit Wasser und Reinigungsverstärkern (Detergenzien, enzymatische Produkte); keine beabsichtigte Abtötung von Mikroorganismen
- Desinfektion: Inaktivierung der Erreger; nie absolute, sondern nur relative Keimfreiheit
- Sterilisation: vollständige Abtötung aller Mikroorganismen einschließlich Sporen durch physikalische Verfahren
- Antisepsis: Vernichtung von Krankheitserregern durch Desinfektion

- Asepsis: Keimfreiheit, insbesondere bei Wunden und chirurgischen Eingriffen
- Wirkungsspektrum von Desinfektionsmitteln
  - bakterizid: Bakterien abtötend
  - tuberkulozid: Tuberkelbakterien abtötend
  - viruzid: Viren inaktivierend
  - sporozid: Dauer- und Vermehrungsformen von Pilzen und Bakterien abtötend
  - fungizid: Pilzabtötend
- Eigenschaften eines idealen Desinfektionsmittels
  - rasche Wirkung in geringer Dosis; wenig geruchsintensiv; Haut- und schleimhautfreundlich; wasserlöslich und materialschonend
- Faktoren der Desinfektionswirkung
  - Einwirktemperatur; Einwirkzeit; Applikationsverfahren; Wirkstoffkombination; Dosierung; Penetrationsvermögen; Oberfläche des Materials
- Desinfektionsverfahren
  - physikalisch: Verfahren wie UV-Strahlung, Filtration oder Mikrowellen zerstören oder entfernen Mikroorganismen durch physikalische Einwirkungen (z. B. Licht, Druck, Schwingung) ganz ohne Chemikalien und rückstandsfrei
  - thermisch: Durch Hitzeeinwirkung (z. B. Dampf, Kochen, Pasteurisation) werden Eiweiße der Mikroorganismen denaturiert und sie dadurch abgetötet; sehr wirksam, aber nur für hitzebeständige Materialien geeignet.
  - chemisch: Desinfektionsmittel wie Alkohol, Chlor oder Wasserstoffperoxid greifen Zellstrukturen an oder zerstören Enzyme; wirken schon bei Raumtemperatur, können aber Rückstände hinterlassen.
- Desinfektionsmittel, Wirkstoffgruppen und Anwendung
  - Aldehyde (Formaldehyd, Glutaraldehyd): Vorteile: materialschonend; Nachteile: haut- und schleimhautreizend; Anwendung: Flächen- und Instrumentendesinfektion
  - Alkohole (Ethanol, Isopropanol): Vorteile: hautverträglich, schnell trocknend; Nachteile: nicht immer viruzid; Anwendung: Hände- und Hautdesinfektion
  - Phenole und Phenolabkömmlinge: Vorteile: Breites Wirkungsspektrum; Nachteile: Geruchsintensiv, hautreizend; Anwendung: Oberflächendesinfektion
  - Chlorverbindungen (Natriumhypochlorit, Chloramin): Vorteile: Wirksam gegen Bakterien und Viren; Nachteile: Korrosiv, hautreizend; Anwendung: Flächen- und Instrumentendesinfektion
- Sterilisationsverfahren
  - Dampfsterilisation (Autoklavieren): Temperatur: 121 °C–134 °C; Dauer: 15–30 Minuten; Vorteile: effektiv gegen alle Mikroorganismen
  - Heißluftsterilisation: Temperatur: 160 °C–180 °C; Dauer: 1–2 Stunden; Vorteile: für hitzebeständige Materialien
  - Chemische Sterilisation: Methoden: Ethylenoxid, Wasserstoffperoxid; Vorteile: für temperaturempfindliche Materialien
- Sterilgut
  - Einmalsterilgut (z. B. Spritzen) und wiederaufbereitbares Sterilgut (z. B. OP-Instrumente)

- Lagerung und Kontrolle: trocken, staubfrei, < 25 °C; Verpackung unversehrt halten; Ablaufdatum und Sterilverpackung auf Schäden prüfen; Sterilgut nur mit sterilen Handschuhen/Instrumenten entnehmen; Kontrolle der Chargennummer, Kontrollstreifen und chemische/biologische Indikatoren; Dokumentation (Sterilisationsprotokolle mit Datum und Chargennummer)

3.9.8 Isolierung von Kranken

3.9.8.1 Definition und Indikationen

- Absonderung oder Unterbringung eines Pflegeempfängers, insbesondere bei ansteckenden Krankheiten
- Durchführung in einem besonders abgetrennten Zimmer oder Bereich
- Isolierung wird vom Arzt auf Grundlage des aktuellen Gesundheitszustands des Pflegeempfängers verordnet
- die Notwendigkeit der Isolierung sollte fortlaufend überprüft werden
- Indikationen
  - Infizierte Pflegeempfänger: Pflegeempfänger mit infizierten Wunden
  - Infektiöse Pflegeempfänger: Pflegeempfänger mit meldepflichtigen Infektionskrankheiten oder bei Verdacht auf solche Erkrankungen
  - Infektionsanfällige/-gefährdete Pflegeempfänger: Pflegeempfänger, die besonders anfällig für Infektionen sind, z. B. bei Leukämie oder AIDS
- Verminderung körpereigener Keime
  - täglicher Wechsel der Leib- und Bettwäsche
  - hygienische Körperwaschung mit geeigneter Desinfektionslösung (z. B. Baktonlin®), 0,05 %ige Dosierung, 30 Sekunden Einwirkzeit; gründliches Abtrocknen, um feuchte Milieus, insbesondere in Hautfalten, zu vermeiden
  - der Pflegeempfänger sollte bei der selbstständigen Intimpflege Handschuhe tragen; und vor und nach jedem Wasserlassen seine Hände desinfizieren
  - Mundspülungen mit antimykotischen Lösungen (z. B. Moronal® Suspension) oder antiseptischen Farbstoffen (z. B. Pioctanin)
  - Einsatz von Antibiotika und Antimykotika zur Abtötung der Darmflora, um Pilzbefall im Magen-Darm-Trakt vorzubeugen (Darmdekontamination)
  - regelmäßige bakteriologische Abstriche z. B. der Achsel- und Genitalregion
- Isolierungsarten
  - Standardisolierung: hauptsächlich bei Pflegeempfänger mit infizierten Wunden; Unterbringung auf einer Normalstation oder Einzelzimmer bei aerogener Infektion (z. B. Lungentuberkulose); Schutzmaßnahmen sind Mundschutz bei aerogenen Infektionen; bei Erregerübertragung über Blut (z. B. Hepatitis-B-Virus, Hepatitis-C-Virus) kann auch ein Mehrbettzimmer verwendet werden; Gruppenisolierung bei Pflegeempfängern mit gleichen Erregern (z. B. MRSA); Zimmereinlass nur mit ärztlicher Erlaubnis; Schutzkleidung je nach Art der Erregerausscheidung, Schutzkittel, Handschuhe und Mundschutz tragen. Händedesinfektion nach Verlassen des Zimmers ist ob-

ligatorisch; es ist nicht unbedingt ein Einzelzimmer erforderlich; Pflegeempfänger mit gleichen Infektionen können zusammengelegt werden

- Protektive Isolierung (auch Umkehrisolierung oder Schutzisolierung): für Pflegeempfänger mit stark herabgesetzter körpereigener Abwehr, um sie vor pathogenen Keimen aus der Umwelt zu schützen (z.B. Tumor- und AIDS-Kranke, Pflegeempfänger mit großflächiger Verbrennung, nach Knochenmarkstransplantation); Unterbringung im Einzelzimmer ist prinzipiell erforderlich; Schutzmaßnahmen sind Schutzkittel und Mundschutz für alle Personen, die das Zimmer betreten; benutzte Materialien wie Wäsche und Abfall sofort aus dem Zimmer entfernen; infizierte Wäsche muss gekennzeichnet und in separaten Wäschesäcken gesammelt werden; keine Blumen oder Topfpflanzen im Zimmer; Nahrung muss keimarm sein (Verzicht auf Salat, Rohmilch, nicht-schälbares Obst; schälbares Obst wie Bananen oder Obstkonserven sind erlaubt)
- Infektionsprävention: Patienteninformation über mögliche Infektionszeichen; tägliche Inspektion der Mundhöhle, Haut und Analregion; mindestens zweimal tägliche Kontrolle der Körpertemperatur; Information der Angehörigen über Angaben zu Besuchszeiten; Kennzeichnung: Warn- und Vorsichtssignale wie rote Punkte oder der Hinweis »infektiös« müssen angebracht werden; Kennzeichnung sollte in der Dokumentation, an der Tür und an allen kontaminierten Materialien erfolgen
- Psycho-soziale Aspekte bei Isolierung: menschliche Begleitung (psychische Unterstützung des Pflegeempfängers ist besonders wichtig; notwendige Maßnahmen sollten positiv formuliert werden (Sicherheitsaspekte betonen)); Besuchsbeschränkungen (ein bis zwei Besucher, die vom Pflegeempfänger angegeben wurden, sind in der Regel erlaubt (Besucher müssen Schutzkittel und Mundschutz tragen)); Langeweile und Unterforderung (Pflegeempfänger in die Pflege einbeziehen (Körperpflege, Mobilisation); Aktivierende Pflege; Beschäftigungsmöglichkeiten anbieten (Lesen, Spiele); Unsicherheit des Pflegeempfängers; Intensive Aufklärungsgespräche vor Beginn der Isolierung; Sinn und Zweck der Maßnahmen erklären; kontinuierliche und angemessene Information des Pflegeempfängers); Angst des Pflegeempfängers (Gesprächsbereitschaft zeigen und offen für Gespräche sein; Gefühle des Pflegeempfängers ernst nehmen, ggf. Seelsorger oder Psychologen einschalten); eingeschränkte Kommunikation (Telefon, Radio, Fernseher und Internetanschluss im Zimmer ermöglichen; Schreiben von Briefen ermöglichen; Absprache mit dem Arzt über mögliche Spaziergänge im Gang oder Garten); vermissen von Bezugspersonen (Beziehungspflege und Bezugspersonensystem aufrechterhalten; Angehörige in die Pflege einbeziehen; Persönliche Atmosphäre schaffen (Fotos, eigene Kleidung))

3.9.9 Infektiologie (Grundlagen einer Infektion)

3.9.9.1 Definition und Erregertypen

- Infektion ist das Eindringen und Vermehrung von Erregern im Körper, mit oder ohne Symptome
- Erregertypen
  - Bakterien (z. B. Escherichia coli, Staphylococcus aureus, Clostridium difficile)
  - Viren (z. B. Influenza, Norovirus, SARS-CoV-2)
  - Pilze (z. B. Candida albicans, Aspergillus)
  - Parasiten (z. B. Plasmodien übertragen durch die Anopheles Mücke: Malaria)

3.9.9.2 Infektionskette

- setzt sich zusammen aus
  - Austrittspforte (wie der Erreger den Wirt verlässt, z. B. Atemwege, Wunden, Stuhl)
  - Eintrittspforte (wie der Erreger in den neuen Wirt gelangt, z. B. Haut, Schleimhäute, Atemwege)
  - Infektionsquelle (woher der Erreger kommt, z. B. infizierte Personen, kontaminierte Gegenstände)
  - Übertragungsweg (wie der Erreger weitergegeben wird, z. B. Tröpfchen, Kontakt, Vektoren)
  - Empfänglicher Wirt (Person mit geschwächtem Immunsystem oder fehlender Immunität)
- Eintrittspforten
  - Haut und Schleimhäute: Wunden (Operationswunden, Dekubitus, offene Frakturen); Verbrennungen (Schutzbarriere der Haut zerstört); Einstichstellen (Injektionen, Infusionen, Blutabnahmen); Drainagen und Stomata (z. B. PEG-Sonde, Tracheostoma, Urostoma)
  - Atemwege: Einatmen von infektiösen Tröpfchen oder Aerosolen; z. B. Tuberkulose, COVID-19
  - Verdauungstrakt: Aufnahme über kontaminierte Nahrung oder Wasser; z. B. Norovirus, Salmonellen
  - Urogenitaltrakt: Blasenkatheter (Harnwegsinfektion durch Escherichia coli); sexuell übertragbare Infektionen (z. B. Chlamydien, Gonorrhö)
  - Blutbahn: invasive Zugänge (ZVK, periphere Venenkatheter); Nadelstichverletzungen (z. B. HIV, Hepatitis B/C); Insektenstiche (z. B. Malaria durch Mücken)
- Infektionsquellen
  - infizierte Pflegeempfänger (mit Symptomen oder asymptomatisch)
  - Besiedelte Träger (z. B. MRSA-Träger ohne Krankheitssymptome)
  - Kontaminierte medizinische Geräte (Katheter, Beatmungsschläuche)
  - Pflegepersonal (unzureichende Händehygiene)
  - Krankenhausumgebung (Türklinken, Nachttische, Bettwäsche)

  - Lebensmittel und Wasser (Salmonellen, Noroviren)
  - Tiere und Insekten (z. B. Zecken, Mücken)
- Übertragungswege
  - direkter Kontakt (Schmierinfektion): Hautkontakt (Pflegekraft-zu-Patient, Patient-zu-Patient); Über infizierte Körperflüssigkeiten (Blut, Speichel, Urin, Eiter)
  - indirekter Kontakt (Schmierinfektion): kontaminierte Flächen (Türklinken, Bettwäsche, Instrumente); medizinische Geräte (Katheter, Beatmungsschläuche, Endoskope)
  - Tröpfcheninfektion: durch Husten, Niesen, Sprechen (z. B. Influenza, COVID-19); Übertragung im Umkreis von 1–2 Metern
  - aerogene Infektion (luftgetragene Erreger): feine Aerosole, die länger in der Luft schweben (z. B. Tuberkulose, Masern)
  - sexuelle Übertragung: Geschlechtsverkehr (z. B. HIV, Syphilis, Gonorrhö, Humanes Papillomavirus)
  - Vektorübertragung (durch Tiere oder Insekten): Zecken (z. B. Borreliose, FSME); Mücken (z. B. Malaria, Dengue-Fieber)
  - Lebensmittel- und Wasserübertragung: verunreinigte Lebensmittel (z. B. Salmonellen, Listerien); kontaminiertes Wasser (z. B. Cholera, Norovirus)

3.9.9.3 Nosokomiale Infektionen (Krankenhausinfektionen)

- Infektionen, die während eines Krankenhausaufenthaltes erworben werden (zu unterscheiden sind davon die Infektionen, die bereits vor der Aufnahme bestanden)
- häufige Erreger
  - Pseudomonas aeruginosa, Staphylococcus aureus, Klebsiella pneumoniae (Pneumonie)
  - Escherichia coli (Harnwegsinfektionen)
  - Staphylococcus aureus (Wundinfektionen, inkl. MRSA)
- Clostridium difficile (Durchfall nach Antibiotikatherapie)
- Übertragung durch: direkten Kontakt (Patient-zu-Patient, Pflegekraft-zu-Patient); Luft, Wunden, Katheter
- Risikofaktoren: Immunsuppression (z. B. Chemotherapie, Diabetes); lange Liegezeiten im Krankenhaus; chirurgische Eingriffe; Invasive Verfahren (Katheter, Beatmung)
- Prävention
  - Händehygiene (regelmäßiges Waschen und Desinfizieren)
  - Schutzmaßnahmen (Schutzhandschuhe; Masken; Schutzkleidung)
  - Steriltechnik (bei invasiven Eingriffen, Katheterisierung)
  - Isolierung von Infizierten (zur Vermeidung der Weiterverbreitung)
  - Überwachung und Dokumentation (frühzeitige Erkennung von Infektionen)

3.9.9.4 Epidemiologische Begriffe

- Endemie: dauerhaft gehäufte Krankheit in einer Region (z. B. Malaria in Afrika)
- Epidemie: zeitlich und örtlich begrenzter Anstieg (z. B. Grippewelle)
- Pandemie: weltweite Ausbreitung (z. B. COVID-19)

3.9.9.5 Multiresistente Erreger (MRE)

- Bakterien, die gegen mehrere Antibiotikaklassen resistent sind
- erhöhtes Infektionsrisiko, v. a. für immungeschwächte Pflegeempfänger
- häufige MRE
  - MRSA: Methicillin-resistenter Staphylococcus aureus
  - VRE: Vancomycin-resistente Enterokokken
  - ESBL: Extended-Spectrum Beta-Lactamase-bildende Bakterien (z. B. E. coli, Klebsiella)
  - 3MRGN/4MRGN: Multiresistente gramnegative Erreger mit Resistenz gegen drei bzw. vier Antibiotikagruppen
- Übertragungswege
  - Kontaktübertragung: Hände, Flächen, Medizinprodukte
  - Tröpfchenübertragung: z. B. MRSA bei Atemwegsinfektionen
  - Fäkal-orale Übertragung: z. B. ESBL, VRE
- Pflegemaßnahmen und Hygieneregeln
  - Basishygiene: Händedesinfektion vor/nach Patientenkontakt
  - Isolationsmaßnahmen: Einzelzimmer oder Kohortenisolierung
  - Persönliche Schutzausrüstung (PSA): Handschuhe, Kittel, ggf. Mund-Nasen-Schutz
  - Flächen- & Gerätedesinfektion: Viruzide & bakterizide Mittel
  - Antibiotic Stewardship: Vermeidung unnötiger Antibiotika

3.9.9.6 Screening auf MRE

- Ziele: Früherkennung von Trägern multiresistenter Erreger, auch ohne Symptome; Verhinderung der Verbreitung von MRE innerhalb von Gesundheitseinrichtungen; Identifikation von Risikopatienten, insbesondere in Krankenhäusern und Pflegeeinrichtungen
- Testmethoden: Abstriche aus verschiedenen Körperstellen (z. B. Nase, Rachen, Wunden, Stuhl)
- Häufigkeit: bei Aufnahme in Einrichtungen mit hohem Risiko (Krankenhäuser, Pflegeheime); nach bestimmten medizinischen Eingriffen oder längerem Krankenhausaufenthalt
- Indikationen: Pflegeempfängern mit Kontakt zu Gesundheitseinrichtungen (stationäre Aufenthalte, Intensivstationen); Risikogruppen wie chronisch Kranke, immungeschwächte Personen, Patienten mit offenen Wunden oder Kathetern; Verdacht auf MRE-Infektionen oder bei bestätigten Ausbrüchen

- Maßnahmen bei positivem Befund:
  (1) Isolierung: Einzelzimmer oder Kohortenisolierung (▶ Kap. 3.9.8)
  (2) Hygienemaßnahmen: strikte Händedesinfektion, Einsatz von Personenschutzausrüstung (PSA), z. B. Handschuhe, Kittel, Mundschutz
  (3) Therapie: gegebenenfalls lokale oder systemische Antibiotika je nach Resistenzmuster
  (4) Wiederholung: nach Behandlung oder Risikophase ein weiteres Screening
- Rechtliche Aspekte
  - Infektionsschutzgesetz (IfSG): § 6 IfSG: Meldepflicht bei Nachweis von MRE (z. B. MRSA) an Gesundheitsämter; § 23 IfSG: Verpflichtung von Gesundheitseinrichtungen zu Präventionsmaßnahmen, inkl. MRE-Screening bei Risikopatienten
  - RKI-Richtlinien: Empfehlungen zur Durchführung von MRE-Screenings bei Risikogruppen (z. B. Krankenhausaufenthalte, Operationen)
  - Krankenhaushygieneverordnung (KrHygV): Regelungen zur Durchführung von MRE-Screenings und Hygienemaßnahmen in Gesundheitseinrichtungen
  - Berufsgenossenschaftliche Vorschriften: Arbeitsschutzvorgaben zum Schutz von Pflegekräften und medizinischem Personal vor MRE

3.9.9.7 Meldepflichtige Infektionskrankheiten

- Gesetzliche Grundlage
  - IfSG – Infektionsschutzgesetz Deutschland
  - Meldung an Gesundheitsamt durch den Arzt oder das Labor
- Meldepflichtige Erkrankungen (Beispiele)
  - sofort meldepflichtig: Masern; Meningokokken-Meningitis; Poliomyelitis
  - innerhalb 24 h meldepflichtig: Tuberkulose; Hepatitis A–E; COVID-19
  - Erregernachweis meldepflichtig: MRSA in Blut oder Liquor; Clostridioides difficile (Erreger schwerer Durchfälle); EHEC – Enterohämorrhagische Escherichia coli, schwere Durchfälle, HUS-Risiko, hämolytisch-urämisches Syndrom als schwerwiegende Komplikation (Symptome: Hämolytische Anämie, Thrombozytopenie, akutes Nierenversagen; Risikogruppen: Kinder und ältere Menschen; Auslöser sind oft kontaminiertes Fleisch (insbesondere Rind) oder nicht pasteurisierte Produkte)
- Ziele: Früherkennung und Eindämmung von Epidemien; Schutz vulnerabler Gruppen; Überwachung und Dokumentation von Infektionsgeschehen

3.10 Eigenständige Durchführung diagnostischer und therapeutischer Arztanordnungen

3.10.1 Mitwirkung bei Laboruntersuchungen

3.10.1.1 Blut

- Hämatologie
  - Hämoglobin (Normwerte: Männer 14–18 g/dL, Frauen 12–16 g/dL; Erhöht: Polyzythämie, Dehydratation; Niedrig: Anämie, Blutverlust, Eisenmangel)
  - Hämatokrit (Normwerte: Männer 42–52 %, Frauen 37–47 %; Erhöht: Dehydratation, Polyzythämie; Niedrig: Anämie, Überwässerung)
  - Leukozyten (Normwerte: 4.000–10.000/µL; Erhöht: Infektion, Entzündung, Leukämie; Niedrig: bei Knochenmarksdepression, bestimmte Infektionen z. B. Virusinfektionen)
  - Thrombozyten (Normwerte: 150.000–400.000/µL; Erhöht: Thrombozytose (z. B. bei Entzündungen, nach Splenektomie); Niedrig: Thrombozytopenie (z. B. bei Knochenmarksstörungen, Infektionen))
- Biochemie
  - Blutzucker (Glukose) (Normwerte: Nüchtern 70–100 mg/dL; Erhöht: Hyperglykämie, Diabetes mellitus; Niedrig: Hypoglykämie (z. B. durch Insulinüberdosierung, Lebererkrankungen))
  - Harnstoff (Normwerte: 10–50 mg/dL; Erhöht: Niereninsuffizienz, hohe Proteinzufuhr, Dehydratation; Niedrig: Leberinsuffizienz, geringe Proteinzufuhr)
  - Kreatinin (Normwerte: Männer 0,7–1,2 mg/dL, Frauen 0,5–1,0 mg/dL; Erhöht: Niereninsuffizienz, Dehydratation, Muskelzerfall (Rhabdomyolyse); Niedrig: Muskelatrophie, Schwangerschaft)
- Elektrolyte
  - Natrium (Na+) (Normwerte: 135–145 mmol/L; Erhöht: Hypernatriämie (z. B. durch Dehydratation, übermäßige Salzzufuhr); Niedrig: Hyponatriämie (z. B. durch übermäßige Flüssigkeitszufuhr, Niereninsuffizienz))
  - Kalium (K+) (Normwerte: 3,5–5,1 mmol/L; Erhöht: Hyperkaliämie (z. B. durch Niereninsuffizienz, Azidose); Niedrig: Hypokaliämie (z. B. durch Diuretika, Durchfall))
  - Kalzium (Ca2+) (Normwerte: 8,8–10,5 mg/dL; Erhöht: Hyperkalzämie (z. B. durch Hyperparathyreoidismus, Knochenmetastasen); Niedrig: Hypokalzämie (z. B. durch Hypoparathyreoidismus, Vitamin-D-Mangel))
- Leberwerte
  - Aspartat-Aminotransferase (AST/GOT) (Normwerte: Männer bis 50 U/L, Frauen bis 35 U/L; Erhöht: Leberschäden (z. B. Hepatitis, Leberzirrhose), Herzinfarkt)
  - Alanin-Aminotransferase (ALT/GPT) (Normwerte: Männer bis 50 U/L, Frauen bis 35 U/L; Erhöht: Leberschäden (z. B. Hepatitis, Leberzirrhose))

- Bilirubin (Normwerte: Gesamtbilirubin 0,1–1,2 mg/dL; Erhöht: Lebererkrankungen (z. B. Hepatitis, Leberzirrhose), Gallenwegsobstruktion)
- Lipide
  - Gesamtcholesterin (Normwerte: <200 mg/dL; Erhöht: Hypercholesterinämie, erhöhtes Risiko für kardiovaskuläre Erkrankungen)
  - LDL-Cholesterin (Low-Density Lipoprotein) (Normwerte: <130 mg/dL; Erhöht: erhöhtes Risiko für Arteriosklerose und kardiovaskuläre Erkrankungen)
  - HDL-Cholesterin (High-Density Lipoprotein) (Normwerte: >40 mg/dL; Niedrig: erhöhtes Risiko für kardiovaskuläre Erkrankungen)
  - Triglyzeride (Normwerte: <150 mg/dL; Erhöht: Hypertriglyceridämie, erhöhtes Risiko für Pankreatitis und kardiovaskuläre Erkrankungen)
- Entzündungsmarker
  - C-reaktives Protein (CRP) (Normwerte: <5 mg/L; Erhöht: Akute Entzündungen, Infektionen, chronisch-entzündliche Erkrankungen)
  - Blutsenkungsgeschwindigkeit (BSG) (Normwerte: Männer 0–15 mm/h, Frauen 0–20 mm/h; Erhöht: entzündliche Erkrankungen, Infektionen, Anämie; Niedrig: Polyzythämie, Hyperviskosität des Blutes)

3.10.1.2 Urin

- Urinstreifen-Test (Urinteststreifen, Dipstick):
  - Eintauchen eines Teststreifens in eine Urinprobe; Parameter: Glukose, Ketone, Protein, pH, Blut, Nitrit, Leukozyten, Urobilinogen, Bilirubin, spezifisches Gewicht; Schnelltest zur Erkennung von Infektionen, Diabetes, Nierenfunktionsstörungen, Lebererkrankungen
- Mikroskopische Urinuntersuchung (Urinsediment):
  - Zentrifugation einer Urinprobe und mikroskopische Untersuchung des Sediments (Bodensatzes); Parameter: Zellen, Kristalle, Bakterien, Zylinder; Diagnose von Harnwegsinfektionen, Nierensteinen, Nierenerkrankungen
- Kulturelle Urinuntersuchung (Urin-Kultur):
  - Anzucht von Bakterien aus der Urinprobe; Parameter: Identifizierung und Antibiotikaempfindlichkeit von Bakterien; Diagnose und Therapieplanung bei Harnwegsinfektionen
- 24-Stunden-Urinuntersuchung:
  - Sammlung aller Urinproben über 24 Stunden; Parameter: Gesamtprotein, Kreatinin-Clearance, Elektrolyte, Hormone; Überwachung der Nierenfunktion, Diagnose von Stoffwechselstörungen
- Chemische Analyse (Urinchemie):
  - Labortests zur Bestimmung spezifischer chemischer Substanzen im Urin; Parameter: Glukose, Ketone, Proteine, Elektrolyte, Metabolite; Diagnose von Diabetes, Nierenerkrankungen, Elektrolytstörungen
- Urinzytologie
  - Mikroskopische Untersuchung der Zellen im Urin; Parameter: Abnormale Zellen; Diagnose von Blasenkrebs und anderen malignen Erkrankungen des Urogenitaltraktes

- Spezifische Hormon- und Enzymanalysen
  - Test: Labortests zur Bestimmung von Hormonen und Enzymen im Urin; Parameter: Adrenalin, Noradrenalin, Metanephrine, Vanillinmandelsäure; Diagnose von hormonellen Störungen (z. B. Phäochromozytom)
- Spezifisches Gewicht
  - Normwert: 1.003–1.030 g/ml; zeigt die Konzentrationsfähigkeit der Nieren an; erhöht bei Dehydratation; erniedrigt bei Niereninsuffizienz
- pH-Wert
  - Normwert: 4.5–8.0; gibt Auskunft über den Säure-Basen-Haushalt; erniedrigt bei Azidose; erhöht bei Alkalose
- Eiweiß (Protein)
  - Normwert: < 150 mg/24 h; erhöht bei Nierenschäden (z. B. Glomerulonephritis, Nephrotisches Syndrom)
- Glukose: Normwert: negativ; positiv bei Diabetes mellitus, Nierenschwelle überschritten
- Ketone: Normwert: negativ; positiv bei unzureichender Insulinzufuhr, Ketose, Diät
- Erythrozyten: Normwert: negativ; positiv bei Harnwegsinfektionen, Nierensteinen, Tumoren
- Leukozyten: Normwert: negativ; positiv bei Harnwegsinfektionen, entzündlichen Prozessen
- Nitrit: Normwert: negativ; positiv bei bakteriellen Harnwegsinfektionen (Umwandlung von Nitrat zu Nitrit durch Bakterien)
- Urobilinogen: Normwert: gering positiv; erhöht bei Leberschäden, Hämolyse
- Bilirubin: Normwert: negativ; positiv bei Lebererkrankungen, Gallenwegsobstruktion

3.10.1.3 Stuhl

- Okkultes Blut (Immunologischer FOBT, iFOBT/(Fecal Occult Blood Test), auch als Guajak-Test bezeichnet
  - Bedeutung: Früherkennung von gastrointestinalen Blutungen, Polypen, Tumoren
- Parasiten/Eier (Ova und Parasiten)
  - Diagnose von parasitären Infektionen, Anzucht auf speziellen Nährböden
  - Nachweis pathogener Bakterien (z. B. Salmonellen, Shigellen)
- pH-Wert
  - pH-Wert-Teststreifen
  - Abweichungen bei Malabsorption, bakterieller Überwucherung
  - Unterstützung bei Diagnostik und Ernährungsberatung
- Fettgehalt (Sudan-III-Färbung, quantitative Fettbestimmung)
  - erhöht bei Maldigestion oder Malabsorption (z. B. Pankreasinsuffizienz, Zöliakie)
- Kohlenhydrate (Clinitest; Reduktionsprobe; Trennverfahren)
  - Nachweis von Kohlenhydrat-Malabsorption (z. B. Laktoseintoleranz)

  - zur diätetischen Anpassung
- ELISA-Stuhltest (Enzyme-Linked Immunosorbent Assay)
  - zum Nachweis von Pankreas-Elastase durch farbige Reaktion
  - vermindert bei exokriner Pankreasinsuffizienz
  - zur Diagnostik von Pankreasinsuffizienz; zum Virusnachweis (z. B. Rotavirus, Norovirus)
- PCR (Polymerase-Kettenreaktion/Polymerase Chain Reaction)
  - Erkennen von Infektionserregern (z. B. Salmonellen, Noroviren); Erkennen genetischer Marker

3.10.2 Mitwirkung bei Punktionen und Biopsien

- eine Punktion ist ein medizinisches Verfahren, bei dem eine Nadel verwendet wird, um Flüssigkeit aus einem Körperraum oder Gewebe zu entnehmen
- eine Biopsie ist eine Entnahme einer kleinen Gewebeprobe aus dem Körper zur mikroskopischen Untersuchung
- beide Untersuchungen dienen der Diagnose und Behandlung (z. B. zur Entnahme von Gewebe- bzw. Flüssigkeitsproben oder zur Ableitung von Flüssigkeitsansammlungen
- Aufgaben der Pflegefachkraft: Vorbereitung des Pflegeempfängers; Assistenz während des Verfahrens; Überwachung auf Risiken; Dokumentation
- Punktionsarten
  - Lumbalpunktion (Liquorpunktion): Entnahme von Gehirn-Rückenmarksflüssigkeit zur Diagnose von Infektionen, Blutungen, entzündlichen Erkrankungen des Zentralnervensystems; Lagerung des Pflegeempfängers (Seitenlage oder sitzend), aseptische Technik, Überwachung nach dem Eingriff (Kopfschmerzen, Schwindel); Gefahren: Infektion, Blutung, postpunktioneller Kopfschmerz
  - Aszitespunktion: Entnahme von Flüssigkeit aus der Bauchhöhle zur Diagnose und Behandlung von Aszites (z. B. bei Leberzirrhose, Malignomen); Lagerung in halbsitzender Position, Überwachung des Flüssigkeitsverlusts, aseptische Technik; Gefahren: Infektion, Blutung, Perforation von Darm oder anderen Organen
  - Gelenkpunktion (Arthrozentese): Entnahme von Flüssigkeit aus einem Gelenk zur Diagnose und Behandlung von Gelenkerkrankungen (z. B. Arthritis, Gelenkerguss); aseptische Technik, Unterstützung bei der Positionierung, Überwachung auf Infektionszeichen; Gefahren: Infektion, Blutung, Verletzung von Gelenkstrukturen
  - Knochenmarkpunktion: Entnahme von Knochenmark zur Diagnose hämatologischer Erkrankungen (z. B. Leukämien, Anämien); Schmerzmanagement, aseptische Technik, Überwachung nach dem Eingriff; Gefahren: Infektion, Blutung, Schmerzen an der Punktionsstelle
  - Perikardpunktion: Entnahme von Flüssigkeit aus dem Herzbeutel zur Diagnose oder Entlastung bei Perikarderguss; Überwachung des Pflegeempfän-

gers (EKG), aseptische Technik, Notfallbereitschaft; Gefahren: Herzverletzung, Infektion, Blutung
- Pleurapunktion: Entnahme von Flüssigkeit aus dem Pleuraspalt (Bereich zwischen Lunge und Brustwand) zur Diagnose und Behandlung von Pleuraerguss (z. B. bei Herzinsuffizienz, Infektionen, Tumoren); Positionierung des Pflegeempfängers (sitzend oder seitlich liegend); aseptische Technik; Überwachung auf Atemnot, Husten oder Pneumothorax nach dem Eingriff; Beruhigung des Pflegeempfängers und Überwachung der Vitalzeichen; Gefahren: Infektion, Blutung, Pneumothorax (Lungenkollaps aufgrund von Luftansammlung im Pleuraspalt), Schmerzen oder Unwohlsein während und nach dem Eingriff (▶ Kap. 3.10.18, Pleuradrainage)
- Leberpunktion (Leberbiopsie): Entnahme von Lebergewebe zur Diagnose von Lebererkrankungen (z. B. Hepatitis, Leberzirrhose, Tumoren); Vorbereitung des Pflegeempfängers (z. B. Nüchternheit); aseptische Technik, Überwachung des Patienten während und nach dem Eingriff (insbesondere auf Blutungen); Lagerung des Pflegeempfängers auf der rechten Seite nach dem Eingriff zur Blutstillung; Schmerzmanagement und Beobachtung auf Anzeichen von Komplikationen; Gefahren: Infektion, Blutung (Hämatom, innere Blutungen), Verletzung benachbarter Organe (z. B. Gallenblase, Darm)., Schmerzen oder Druckgefühl an der Punktionsstelle

3.10.3 Mitwirkung bei Bildgebenden Verfahren

- Röntgenbild
  - nutzt Röntgenstrahlen zur Erzeugung von Bildern des Inneren des Körpers
  - keine spezielle Vorbereitung erforderlich, außer wenn Kontrastmittel verwendet wird (vorher Schilddrüsen- und Kreatininwerte testen, Patient muss nüchtern bleiben; Kontrastmittelunverträglichkeiten: Dyspnoe, Hypotonie, Tachykardie, Schock, Unruhe, Übelkeit, Erbrechen, Krampfanfall)
  - keine speziellen Nachsorgemaßnahmen erforderlich; Patienten können ihre normalen Aktivitäten fortsetzen
  - Schutz vor Röntgenstrahlen durch Bleischürzen anbieten
- Computertomographie (CT)
  - verwendet Röntgenstrahlen und Computer zur Erstellung von Querschnittsbildern des Körpers
  - Patienten sollten ggf. nüchtern sein, insbesondere, wenn Kontrastmittel verabreicht wird (Patienten sollten auf mögliche Nebenwirkungen des Kontrastmittels überwacht werden; allergische Reaktionen beachten)
  - Bleischürzen tragen, bei Niereninsuffizienz auf die Nierenfunktion achten, da Kontrastmittel belastend sein kann
- Magnetresonanztomographie (MRT)
  - nutzt Magnetfelder und Radiowellen zur Erstellung detaillierter Bilder von Organen und Geweben

  - Patienten sollten Metalle (z. B. Schmuck) entfernen und auf mögliche Kontraindikationen wie Herzschrittmacher oder metallische Implantate hin überprüft werden
  - Patienten sollten auf mögliche Nebenwirkungen des Kontrastmittels (falls verwendet) überwacht werden, gegebenenfalls den Patienten über mögliche klaustrophobe Reaktionen (Engeangst) aufklären und beruhigen und Angehörige als Patientenbegleiter zulassen
- Ultraschall (Sonographie)
  - nutzt hochfrequente Schallwellen zur Erzeugung von Echtzeitbildern der inneren Organe
  - erfordert meistens keine spezielle Vorbereitung, außer dass der Patient ggf. nüchtern sein muss oder der Bauch frei von Gasen sein sollte
  - es sind keine speziellen Nachsorgemaßnahmen erforderlich
- Positronen-Emissions-Tomographie (PET)
  - kombiniert bildgebende Verfahren mit radioaktiven Tracern zur Beurteilung von Stoffwechselvorgängen
  - Patienten sollten nüchtern sein und keine stark zuckerhaltigen Lebensmittel konsumieren
  - Patienten sollten auf mögliche Nebenwirkungen des radioaktiven Tracers überwacht werden; Wasseraufnahme fördern, um die Ausscheidung zu unterstützen
  - Schutz vor Strahlung durch Abstand halten, bei Schwangeren oder stillenden Müttern besondere Vorsicht
- Endoskopie
  - verwendet flexible Instrumente zur Betrachtung von inneren Körperhöhlen und -kanälen
  - Patienten müssen in der Regel nüchtern sein und eventuell spezielle Vorbereitungen treffen (z. B. Abführmittel bei Darmendoskopie)
  - nach der Untersuchung sind die Patienten zu überwachen, insbesondere nach Sedierung; auf mögliche Komplikationen wie Blutungen oder Infektionen achten
- Bronchoskopie
  - Untersuchung der Atemwege und Lunge; Aufklärung über Sedierung und anschließend Überwachung der Atemwege und der Vitalzeichen; Achten auf Husten, Atembeschwerden und/oder Blut im Auswurf;
  - Patient muss evtl. nüchtern bleiben
  - Patienten nach Sedierung nicht allein lassen; schnelle Reaktion bei Atemproblemen
- Gastroskopie
  - Untersuchung von Speiseröhre, Magen und oberen Dünndarm; zur Vorbereitung muss der Patient nüchtern sein (6–8 Stunden); bis zum vollständigen Nachlassen der Wirkung der Sedierung darf der Patient keine Nahrung zu sich nehmen; es ist auf Komplikationen wie Blutungen zu achten
- Koloskopie

– Untersuchung des Dickdarms und unteren Dünndarms; spezielle Diät und Abführmittel zur Darmreinigung; Überwachung nach Sedierung; auf Bauchschmerzen, Blähungen oder leichte Blutungen im Stuhl achten; auf mögliche Komplikationen wie Perforation oder Blutungen achten

3.10.4 Mitwirkung bei Elektrodiagnostischen Verfahren

3.10.4.1 Elektroenzephalografie (EEG)

- misst die elektrische Aktivität des Gehirns durch Elektroden auf der Kopfhaut
- Kopfhaut reinigen und ggf. Haare leicht anfeuchten, um die Elektrodenverbindung zu verbessern
- Patientenaufklärung: Informieren, dass es keine Schmerzen verursacht und dass sie ruhig liegen sollten
- Einsatz von Elektroden: Elektroden auf der Kopfhaut platzieren
- Ruheposition: Patient soll entspannt und möglichst ruhig bleiben
- Entfernen der Elektroden: Kopfhaut gründlich reinigen, um Reste von Klebstoff zu entfernen

3.10.4.2 Elektrokardiografie (EKG)

- zeichnet die elektrische Aktivität des Herzens auf, um Herzrhythmus und -funktion zu überwachen
- sicherstellen, dass die Haut sauber und trocken ist; evtl. Haare an den Elektrodenpositionen rasieren
- Patientenaufklärung: Informieren, dass der Test einfach und schmerzlos ist, und dass sie ruhig liegen sollen
- Elektrodenplatzierung: Elektroden an Brustkorb, Armen und Beinen anbringen
- Ruheposition: Patient soll ruhig liegen bleiben
- Entfernen der Elektroden: Hautstellen reinigen, um Klebstoffreste zu entfernen

3.10.5 Mitwirkung beim Arzneimittelmanagement

- Verteilung: Medikamente werden viermal täglich verteilt (Frühstück, Mittagessen, Abendessen, Nacht)
- Medikamententabletts und -töpfe sind farbkodiert
- feste Arzneimittel: Tabletten und Zäpfchen
- flüssige Arzneimittel: Tropfen erst unmittelbar vor Verabreichung richten; Verdunstung und Keimbesiedlung vermeiden
- Orale Einnahme: Körperhaltung aufrecht mit einem Glas Wasser (mind. 100 ml)
- Unterstützung: Flüssigkeitszufuhr unterstützt Transport und Ausscheidung über die Nieren
- Einnahmeempfehlungen
  - vor dem Essen: appetitanregende Medikamente;
    während des Essens: Enzympräparate gegen Verdauungsstörungen;
    nach dem Essen: Schmerzmittel gegen rheumatische Beschwerden

- Adhärenz und Compliance (veraltete Bezeichnung)
  - Compliance legt den Focus auf das Befolgen von Anweisungen und ist lediglich auf die äußere Aufforderung und Kontrolle durch den Arzt ausgerichtet
  - Adhärenz berücksichtigt auch die Selbstbestimmung und Motivation des Pflegeempfängers und betont somit mehr die aktive Zusammenarbeit und das Mitdenken
- spezielle Dosierbehälter für Tages- oder Wochenrationen verwenden
- Bereitstellung von Arzneimitteln:
  - Hände waschen; Material bereitstellen (Medikamententablett, Dosierbehälter, Tropfentöpfchen, Wasser); flüssige Substanzen erst kurz vor Verabreichung richten; Verteilung (Medikamente nach Verordnungsplan verteilen); bei Unterbrechung: Medikamententablett einschließen, anschließend mit dem Stellen der Medikamente für den jeweiligen Klienten vorne beginnen; Kontrolle der »13-R»-Regel anwenden (s. nachfolgend)
- Arzneimittelformen
  - feste Bestandteile: Tabletten (gepresstes Pulver, z. B. Aspirin 100); Pastillen (Lutschtabletten, z. B. Dolo-Dobendan); Pulver/Dragees (Farbig lackierte Tabletten, Retardwirkung, z. B. Adalat retard); Granulat (in Wasser auflösbare Körnchen, z. B. ACC 100); Kapseln (Magensaftresistent, z. B. Plastulen); Suppositorien (Zäpfchen, meist auf Fettbasis)
  - flüssige Bestandteile: Lösungen (Stoffe in Wasser gelöst, z. B. Infusionslösungen); Extrakte (Pflanzliche oder tierische Auszüge, z. B. Kamillenextrakt); Tropfen (Konzentrierte flüssige Lösungen); Emulsionen (Verteilung von Fett in Wasser, z. B. Parfenac-Milch); Suspensionen (Partikel, die vor Gebrauch geschüttelt werden müssen, z. B. Maaloxan); Tinkturen (Alkoholische Lösungen, z. B. Baldrian)
- »13-R«-Regeln einhalten
  - richtige Person (Name des Klienten muss mit dem Verordnungsblatt und dem Medikamententablett übereinstimmen; Rückfragen bei Kollegen bei Unklarheiten)
  - richtige Medikation (dreimalige Kontrolle: beim Griff aus dem Schrank, bei der Entnahme aus der Verpackung und beim Zurückstellen in den Schrank; korrekter Präparatname und korrekte Anordnung)
  - richtige Dosierung (Verfallsdatum checken; keine Verfärbungen oder Ausflockungen)
  - richtige Konzentration (abhängig von: Alter, Erkrankung, Allgemeinzustand, Körpergewicht; Verdünnung bei Lösungen checken; korrekte Handhabung von Messglas und Tropfenzähler)
  - richtige Applikationsart und -ort (Methoden: oral, buccal, sublingual, rektal, vaginal, urogenital, perkutan, Injektion, Infusion, Inhalation; Einhalten des Einstichstellenplans/Rotationsschemas (z. B. bei Insulininjektionen); korrekte Anwendungsart gemäß Verordnung)
  - richtiger Zeitpunkt (festgesetzte Zeit, z. B. Schmerzmittel zu bestimmten Zeiten; verordnete Intervalle, z. B. Vitamin-Injektionen jeden zweiten Tag; korrekte Abstände zu Mahlzeiten: vor, nach oder während des Essens)

- richtige Anwendungsdauer (gemäß ärztlicher Verordnung, z. B. Antibiotika bis zum Verpackungsende)
- richtige Aufbewahrung (abschließbarer Medikamentenschrank; alphabetische Sortierung oder nach Arzneigruppen; Kühllagerung bei 2–8 °C, z. B. Impfstoffe; lichtgeschützt, z. B. Wasserstoffperoxid; feuergeschützt, z. B. Alkohol
- richtige Entsorgung (einzelne Tabletten im verschließbaren Gefäß sammeln und zur Apotheke bringen; keine Tabletten im normalen Abfall entsorgen
- richtige Dokumentation (Präparatname, Dosierung, Zeitpunkt, Applikationsort, Namenszeichen der Pflegekraft; Dokumentation bei Medikationseinnahmeverweigerung)
- richtige Überwachung der Arzneimittelwirkungen (Medikationsplan auf mögliche Wechselwirkungen kontrollieren; Sorgfältige Krankenbeobachtung und Informationsweitergabe; PÜdA-Skala (Skala zur pflegerischen Überwachung der Arzneimittelwirkung) verwenden; bei Bedarf Anpassung gemäß Rücksprache mit dem Arzt
- richtige Schulung und Information (Patientenaufklärung: Information über die Medikation und deren Wirkungen, Nebenwirkungen und Wechselwirkungen; regelmäßige Schulungen für Pflegekräfte zu neuen Medikamenten und deren Wirkungen, Nebenwirkungen und Wechselwirkungen
- richtige Vorbereitung: Hände waschen: vor der Medikamentenbereitstellung Hände waschen; Material bereitstellen: Medikamententablett, Dosierbehälter, Tropfentöpfchen, Wasser

- Augentropfen und Augensalbe verabreichen
  - vor der Anwendung Hände gründlich waschen
  - bei Tropfen: Kopf leicht nach hinten neigen, unteres Augenlid vorsichtig nach unten ziehen; Tropfen in den Bindehautsack einbringen, Augen schließen, leicht andrücken
  - auf die Vermeidung einer Kontamination des Applikationssystems achten (Tropfenspitze bzw. Tubenspitze nicht berühren)
  - bei Salben eine kleine Menge entlang des unteren Augenlids verteilen
  - nach der Anwendung Augen schließen und nicht reiben
  - Hände erneut waschen, um Reste zu entfernen
- Ohrentropfen verabreichen
  - Ohrmuschel leicht nach oben und hinten ziehen
  - Ohrentropfen in den Gehörgang tropfen
  - Kopf für einige Minuten in der Position halten
  - nach der Anwendung das Ohr vorsichtig mit einem Wattebausch abdecken
  - Vermeiden, das Ohr zu reiben oder zu belasten
- Dosieraerosol verabreichen
  - Hände gründlich waschen oder desinfizieren
  - Medikament und Verfallsdatum überprüfen
  - Schutzkappe entfernen und das Dosieraerosol gut schütteln
  - bei erstmaliger Anwendung oder nach längerer Nichtbenutzung: Probe-Sprühstoß in die Luft abgeben

- Pflegeempfänger über den Ablauf informieren und aufrechte Sitz- oder Stehposition einnehmen lassen; Kopf leicht nach hinten neigen
- Anwendung ohne Spacer: (1) Dosieraerosol aufrecht halten (Behälter nach oben), (2) Mundstück mit den Lippen umschließen, (3) Langsam und tief ausatmen, (4) Sprühstoß auslösen und gleichzeitig langsam und tief einatmen (über ca. 3–5 Sekunden), (5) Atem für ca. 10 Sekunden anhalten, (6) Langsam durch die Nase oder den Mund ausatmen
- Anwendung mit Spacer: (1) Spacer mit dem Dosieraerosol verbinden, (2) Mundstück des Spacers mit den Lippen umschließen, (3) Langsam und tief ausatmen, (4) Sprühstoß in den Spacer abgeben, (5) Innerhalb von 5 Sekunden langsam und tief durch den Spacer einatmen, (6) Atem für ca. 10 Sekunden anhalten, (7) Langsam durch die Nase oder den Mund ausatmen
- wenn mehrere Dosen erforderlich sind, etwa 30 Sekunden zwischen den Sprühstößen warten
- Mundstück und Spacer reinigen und Kappe wieder aufsetzen
- Pflegeempfänger ggf. darauf hinweisen, den Mund auszuspülen (besonders wichtig bei Kortikosteroiden)
- Anwendung und beobachtete Wirkungen dokumentieren; Pflegeempfänger auf eventuelle Nebenwirkungen beobachten und diese dokumentieren

- Betäubungsmittel (BtM)
  - hemmen unlustbetonte Empfindungen, rufen Euphorie hervor, erzeugen Sucht
  - werden getrennt und unter Verschluss im »Giftschrank« gelagert; den Schlüssel behält immer eine Pflegefachkraft bei sich
  - Gesetzliche Grundlagen BtMG (Betäubungsmittelgesetz)
  - Rezeptpflicht: BtM dürfen nur auf speziellen Betäubungsmittelrezepten von berechtigten Ärzten verschrieben werden
  - jede Verordnung, Ausgabe und Verabreichung muss genau dokumentiert werden
  - regelmäßige und genaue Bestandskontrollen des BtM-Bestands sind vorgeschrieben
  - Lagerung und Entsorgung sowie sichere Aufbewahrung: BtM müssen in abschließbaren Schränken aufbewahrt werden.
  - Reste und Verpackungen müssen ordnungsgemäß entsorgt werden
  - Verabreichung und Überwachung
  - sorgfältige Vorbereitung und genaue Dosierung sind erforderlich
  - Überwachung: Pflegeempfänger müssen auf mögliche Nebenwirkungen überwacht werden
  - bei Verlust oder Diebstahl ist sofort die zuständige Behörde zu informieren
  - regelmäßige Fortbildungen zu rechtlichen und praktischen Änderungen im Umgang mit BtM
  - Pflegefachkräfte müssen sich der persönlichen Haftung bei Verstößen bewusst sein
  - Verwendung von Betäubungsmittelpflastern (BtM-Pflastern), beispielsweise Fentanyl-Pflastern (ist ca. 50–100 mal potenter als Morphin):
    (1) Sicherheit und Wirksamkeit zu gewährleisten

(2) BtM-Pflaster dürfen nur auf ärztliche Verschreibung verwendet werden
(3) Anweisungen des Arztes oder Apothekers strikt einhalten
(4) Pflaster nur auf eine saubere, trockene und nicht gereizte Hautstelle aufkleben (keine Hautstellen mit Narben, Verbrennungen oder anderen Verletzungen)
(5) vor und nach dem Aufkleben des Pflasters sollten die Hände gründlich gewaschen werden, um eine Kontamination zu vermeiden
(6) das Pflaster muss regelmäßig und gemäß den Anweisungen Ihres Arztes gewechselt werden, normalerweise alle 72 Stunden (3 Tage)
(7) das alte Pflaster sollte entfernt und sicher entsorgt werden, bevor ein neues aufgebracht wird
(8) übermäßige Hitze vermeiden, wie z. B. durch Heizkissen, heiße Bäder oder Saunen, da dies die Freisetzung des Medikaments beschleunigen und das Risiko einer Überdosierung erhöhen kann
(9) die Pflaster in der Originalverpackung und außerhalb der Reichweite von Kindern und Haustieren sicher aufbewahren
(10) gebrauchte Pflaster enthalten immer noch Restmengen des Wirkstoffs und müssen sicher entsorgt werden, um Missbrauch oder unbeabsichtigte Exposition zu vermeiden (das gebrauchte Pflaster in der Mitte zusammenfalten, sodass die Klebeflächen aufeinander haften und sicher entsorgen (in speziellen Entsorgungsbeuteln oder in der Apotheke))
(11) das Pflaster darf nicht zerschnitten werden, da dies die Freisetzung des Medikaments unkontrolliert verändern kann
(12) übliche Nebenwirkungen können Schläfrigkeit, Übelkeit, Verstopfung und Schwindel sein
(13) bei schwerwiegenden Nebenwirkungen wie Atemprobleme, Verwirrtheit oder starkes Benommenheitsgefühl den Arzt hinzuziehen
(14) Alkohol und andere Medikamente vermeiden und mit dem Arzt über andere Medikamente, die der zu Pflegende einnimmt, sprechen, da diese die Wirkung des BtM-Pflasters verstärken oder abschwächen können
(15) BtM-Pflaster haben ein hohes Missbrauchspotenzial; niemals an andere weitergeben und stets sicher aufbewahren
(16) nicht an dem Pflaster reiben oder kratzen, um zu verhindern, dass es sich löst oder beschädigt wird und der Wirkstoff unkontrolliert abgegeben wird (Überdosis)

3.10.6 Mitwirkung bei der Infusionstherapie

3.10.6.1 Applikationsmöglichkeiten und Ziele

- der Begriff »Infusion« stammt aus dem Lateinischen »infundere« (»hineingießen«)
- bei einer Infusion wird eine Flüssigkeitsmenge kontrolliert, meist tropfenweise, über einen venösen Zugang in den Körper eingebracht

- Intravenöse Infusion: gängigste Methode im klinischen Alltag; Flüssigkeit wird über eine periphere Venenverweilkanüle oder einen zentralen venösen Zugang verabreicht
- Subkutane Infusion: Flüssigkeiten werden in das Unterhautgewebe eingebracht; selten in der häuslichen Pflege oder stationären Pflegeeinrichtungen, um Menschen, die nicht ausreichend trinken, mit Flüssigkeit zu versorgen; darf nur sehr langsam laufen, maximal 500 ml pro Tag, maximal alle vier Sekunden nur ein Tropfen, (Risiko der Ödembildung)
- Intravenöse Infusion über periphere Venenverweilkanäle oder zentral venösem Katheter (ZVK)
- Intraarterielle Infusion: selten; zu diagnostischen Zwecken, wie der Gabe von Kontrastmitteln bei Angiografien oder der Thrombolyse
- Intraossäre Infusion: der Zugang erfolgt direkt ins Knochenmark, meist in die proximale Tibia; die Methode wird oft bei Kindern oder in Notfällen angewendet, wenn das Legen einer peripheren Kanüle schwierig ist; dient der schnellen Verabreichung von lebensrettenden Medikamenten
- Ziele der Infusionstherapie: Infusionen werden notwendig, wenn der Organismus aufgrund von Krankheit, Unfall oder Mangelernährung nicht in der Lage ist, seine Funktionen aufrechtzuerhalten; Sichere Applikation von Medikamenten; Bereitstellung von Baustoffen und Energie; Ausgleich des Flüssigkeitsvolumens (Isovolämie); Normierung der Elektrolytkonzentration (Isoionie); Ausgleich des osmotischen Drucks (Isotonie)

3.10.6.2 Infusionslösungen

- Einteilung nach Osmolarität
  - isotone Lösungen: gleiche Osmolarität wie Blutplasma (ca. 300 mosmol/l); z. B. 0,9 % NaCl
  - hypotone Lösungen: geringere Osmolarität als Blutplasma (ca. 270 mosmol/l); z. B. 5 % Glukoselösung
  - hypertone Lösungen: höhere Osmolarität als Blutplasma (> 310 mosmol/l); z. B. Plasmaexpander
- Einteilung nach Dauer der Infusion
  - Kurzinfusionen: über 15 Minuten bis 3 Stunden (z. B. Antibiotika)
  - Dauerinfusionen: längerfristig (z. B. Ernährungslösungen)
- Einteilung nach Zusammensetzung
  - kristalloide Lösungen: Elektrolytlösungen; passieren Zellmembranen
  - kolloidale Lösungen: Makromoleküle; verbleiben intravasal
- Einteilung nach Verwendungszweck: Elektrolytzufuhr; Energiezufuhr (parenterale Ernährung); Osmo-Onko-Therapie; Volumenersatz und Korrektur des Säure-Basen-Haushalts
- Anforderungen an Infusionslösungen
  - steril und pyrogenfrei, d. h., keine fiebererregenden Substanzen enthalten
  - klar (bei wässrigen Lösungen) und frei von Schwebstoffen
  - keine Farbveränderungen

- Umverpackung muss unversehrt sein

3.10.6.3 Infusionszubehör

- Infusionssysteme (Schwerkraft- und pumpengesteuerte Systeme)
- ggf. Durchflussregler (»Tropfenzähler«)
- Infusionsfilter (Entfernen Mikropartikel und Keime)
- Rückschlagventil (verhindert Rückfluss von Blut oder Infusionen)
- Konnektoren und Adapter (Luer-Lock-Anschlüsse für sichere Verbindung und Erweiterung von Infusionssystemen)
- Dreiwegehähne (ermöglichen das gleichzeitige Anschließen von zwei Infusionen)
- Mehrfachverbindungen (Verbindung zum Pflegeempfänger mit mehreren Abgängen für Infusionen)
- Infusionszubehör und -systeme müssen immer den aktuellen Hygienevorschriften entsprechen
- Nutzungsdauer und Wechselintervalle
  - Kristalloide Lösungen alle 96 Stunden wechseln
  - reine Lipidlösungen alle 24 Stunden wechseln
  - Blut und Blutersatzprodukte alle sechs Stunden wechseln
  - Infusionszubehör und -systeme sollten regelmäßig überprüft und gewechselt werden

3.10.6.4 Infusionen vorbereiten und überwachen

- Infusionen und Perfusoren sollten unmittelbar vor der Verabreichung gerichtet werden, um das Risiko der Keimvermehrung zu minimieren; die Zeitspanne zwischen Richten und Gabe sollte maximal eine Stunde betragen
- »13-R»-Regel beachten (s. ► Kap. 3.10.5)
- Hände gründlich desinfizieren, Einmalhandschuhe anziehen.
- Arbeitsfläche mit Desinfektionsmittel reinigen (Einwirkzeit beachten)
- Material
  - angeordnete Infusionslösung
  - steriles Infusionssystem/Infusionsbesteck
  - unsterile Handschuhe
  - Desinfektionsmittel
  - gegebenenfalls Dreiwegehahn, Infusionsfilter, Arzneimittel
  - Infusionsständer mit Aufhängevorrichtung
  - Etikett und Stift
- Prüfung der Infusionslösung: auf Trübung, Ausflockung und Unversehrtheit prüfen und Verfallsdatum kontrollieren
- Infusionssystem vorbereiten
  - Verschlusskappe der Infusionsflasche entfernen
  - Gummimembran nach Herstellerangabe desinfizieren
  - Verpackung des Infusionsbestecks mit Peel-off-Technik öffnen

  - Kappe vom Infusionsdorn abziehen und Dorn in die Flasche einstechen
  - Rollklemme/Durchflussregler schließen; bei Kontamination des Dorns das Infusionssystem verwerfen und ein neues nehmen
  - Infusionsflasche umdrehen und Tropfenkammer durch Komprimieren bis zum Markierungsring füllen
  - bei Glasflaschen Belüftungsklappe öffnen (bei Plastikflaschen nicht notwendig)
  - Rollklemme/Durchflussregler langsam öffnen und Infusionssystem vollständig und luftleer mit Infusionslösung befüllen
  - Rollklemme/Durchflussregler schließen und Belüftungsfilter, falls geöffnet, schließen; erst nach Beginn der Infusion den Filter wieder öffnen
  - Etikett mit Namen des Pflegeempfängers, Datum, Uhrzeit, ggf. hinzugefügte Medikamente und Handzeichen der Pflegefachkraft anbringe
  - Konnektieren: Infusionssystem am Zugang des Pflegeempfängers verbinden, wobei ein keimfreier Tupfer unter den Zugang gelegt werden sollte
- Zuspritzen von Medikamenten
  - Händedesinfektion vor und nach der Handhabung
  - Einmalhandschuhe tragen
  - Medikament in Spritze aufziehen und über die desinfizierte Gummimembran der Infusionsflasche zuspritzen
  - beachten, dass nicht alle Medikamente mit allen Lösungen kompatibel sind
  - bei Trübungen oder Ausflockungen die Lösung nicht infundieren
  - nach dem Aufziehen der Medikation neue Kanüle verwenden
  - vor der Applikation bei größeren Volumen (mehr als 5 ml) Luft aus der Flasche abziehen
  - Etikett mit Namen des Pflegeempfängers, Datum, Uhrzeit, Namen und Menge des Medikaments sowie Handzeichen der Pflegefachkraft versehen
- Perfusorspritze aufziehen: Spike-Mehrfachentnahmekanüle verwenden, um die Infusionslösung für die Perfusorspritze aufzuziehen; Spike in die Gummimembran einstechen und die Infusionslösung aufziehen, der Spike erleichtert das Aufziehen
- Infusionstherapie überwachen
  - regelmäßig beurteilen und ggf. Vitalparameter bestimmen
  - Fließgeschwindigkeit überwachen: bei schwerkraftgesteuerten Infusionen und solchen mit Durchflussregler regelmäßig kontrollieren
  - auf Luftblasen, Ausflockungen oder Verfärbungen achten
  - Punktionsstelle auf Phlebitis oder Paravasat (Fehlinfusion außerhalb der Vene) prüfen
  - Therapie sorgfältig dokumentieren (Menge, Substanzen, Zeitpunkt, Unregelmäßigkeiten)
- Berechnung der Infusionsgeschwindigkeit
  - Formel: Infusionsmenge (ml) ÷ Infusionsdauer (min) × 20 Tropfen = Tropfen/min (Beispiel: 1500 ml in 12 Stunden → 1500 ml ÷ 720 min = 42 Tropfen/min)
- Tropfgeschwindigkeit (Tabelle für Tropfgeschwindigkeit in Abhängigkeit von Infusionsdauer und Menge nutzen)
- Infusionspumpe bedienen

  - Infusionsschlauchpumpen (Infusomaten): Dosierung über spezielle Infusionssysteme
  - Infusionsspritzenpumpen (Perfusoren): Dosierung über 20–60 ml Spritzen für kleine Förderraten
  - Gerät an Infusionsständer befestigen und Strom anschließen
  - Infusionssystem in die Pumpe einspannen
  - Gerät einschalten und Selbstcheck abwarten
  - Infusionsgeschwindigkeit einstellen und auf Start drücken
  - Spritzenwechsel (Sicherstellen, dass die Spritze fixiert ist; Dreiwegehahn zwischenschalten und Zulauf verschließen, um ungewollte Infusionen zu vermeiden; bei Druckalarm Leitung entlasten und bei Luftalarm System wechseln)
- Komplikationen und Probleme
  - Luftnot wegen Überfüllung mit Flüssigkeit
  - Hämatom bei Blutungsneigung durch Medikamente
  - Unwohlsein, Hautveränderungen bei allergischen Reaktionen
  - Schmerzen und Rötungen bei Thrombophlebitis oder Paravasat
  - wenn die Infusion nicht oder zu langsam läuft: bei Höhendifferenz: Infusion höher hängen; zur Belüftung bei Glasflaschen Filter öffnen; Infusionsleitung auf Knicke prüfen; Zugang auf Verlegung oder Verstopfung prüfen
  - wenn die Infusion zu schnell läuft: Leck finden und beheben; Höhendifferenz reduzieren

3.10.6.5 Venöse Gefäßzugänge

- Periphervenöser Gefäßzugang
  - in peripheren Venen, weiter vom Herzen entfernt
  - Verabreichung von Nährlösungen, Transfusionen, Medikamenten
  - kann an geschultes Pflegepersonal delegiert werden
  - Punktionsorte beim Erwachsene: erste Wahl: Venen am Unterarm und Handrücken; zweite Wahl: Ellenbeugen- und Fußvenen
  - Punktionsorte beim Neugeborene und Säuglinge: Venen am Kopf, Hand- und Fußrücken; im Notfall an der Nabelschnurvene
  - Punktionsort im Notfall: Intraossäre Punktion durch Stahlkanüle in der Tibia
  - Venenverweilkanüle: kurzzeitige Infusionen, Medikamententherapien, Notfallsituationen; Liegedauer maximal 72 Stunden; Komplikationen: Thrombophlebitis durch Reizung oder Keime; Beispiele: Abbocath, Braunüle, Viggo, Flexüle
  - Midline-Katheter: liegt wischen peripherer Venenverweilkanüle und zentralvenösem Katheter; Einführung über periphere Venenpunktion bis zur Vena axillaris; Liegedauer länger als bei Venenverweilkanüle, bei guter Pflege
  - Butterflykanüle: Einmalige Anwendungen (Blutabnahmen, Kurzinfusionen); Liegedauer Minuten bis wenige Stunden; Erhöhtes Risiko des Verrutschens oder Durchstechens der Venenwand

- Pflegeaufgaben: Materialien für Punktion und Schutzverband bereitstellen; Lokalanästhesie bei Kindern anwenden, Bezugsperson anwesend; Pflegeempfänger positionieren (Rückenlage oder Lehnstuhl), Einmalunterlage bereitstellen; Schutzverband anlegen (transparente Venenverweilkanülenpflaster); Infusionen anschließen oder Kanüle mit steriler Verschlusskappe verschließen; Pflegeempfänger in angenehme Position bringen, Materialien entsorgen; Dokumentation durchführen; Verbandwechsel und Einstichstelle täglich auf Entzündungszeichen kontrollieren; bei Verschmutzung, Durchfeuchtung, Ablösung oder Verdacht auf Infektion sofort wechseln

- Zentralvenöser Katheter (ZVK)
  - wird In eine große Körpervene eingeführt und bis kurz vor das rechte Herz geschoben
  - die Spitze liegt vor dem rechten Vorhof in der Vena cava
  - Zugangsstellen sind zentrale Venen, vor allem: Vena jugularis interna (Halsvene); Vena jugularis externa; Vena subclavia (Schlüsselbeinvene); Periphere Venen (Vena basilica (Armvene); Vena cephalica (Armvene)); seltene Zugänge sind die Vena femoralis (Oberschenkelvene); Vena saphena magna (Beinvene bei Kindern) und Nabelvenenkatheter (bei Früh- und Neugeborenen bis ca. Ende der 1. Lebenswoche)
  - Arten von zentralvenösen Kathetern: nicht implantierte Katheter: Direkt durch die Haut in die Vene eingeführt (z. B. über Hals- oder Armvene); teilweise implantierte Katheter (getunnelte Katheter): Teil des Katheters unter der Haut (getunnelt), anderer Teil in der Vene (z. B. Hickmann-, Broviac- oder Groshong-Katheter); Vollständig implantierte Katheter (Portkatheter): Vollständig unter der Haut implantiert; Zugang mit Spezialkanüle
  - Indikationen: Verabreichung reizender Lösungen (z. B. Kaliumchlorid, hochprozentige Glukose); kein peripherer Zugang möglich (Notfälle, Schock, Verbrennungen); hohe Infusionsrate oder mehrere Medikamente gleichzeitig
  - relative Kontraindikationen: besondere anatomische Verhältnisse (Risiko der Fehlpunktion); herabgesetzte Blutgerinnung
  - Anlage und Pflege des ZVK: Pflegeempfänger in Rückenlage, Kopf leicht abgesenkt (ca. 15°); überprüfen, ob Hautareal rasiert werden muss; sterile Kleidung (Kittel, Mundschutz, Haube, Handschuhe); sterile Materialien (ZVK, Händedesinfektionsmittel, sterile Kompressen, Punktionsset, Lokalanästhetikum, Spritzen, Dreiwegehahn, Nahtmaterial, steriles Pflaster); unsterile Materialien (Lokalanästhetikum, NaCl 0,9 %, Handschuhe, Hautdesinfektionsmittel, Rasierer, Stauschlauch, Schere, Abwurf, Fixierpflaster); Assistenz (Desinfektion, Lokalanästhesie, Punktion der Vene, Draht einführen, Dilatator einsetzen, ZVK über Draht schieben); Katheterlage wird mittels EKG oder Röntgen-Thorax überprüft; Nachbereitung (Sterile Abdeckung mit Verband, Patientenpositionierung unterstützen, Dokumentation der Anlage); Komplikationen bei der Anlage (Fehlpunktion, Pneumothorax, Hämatothorax, Luftembolie, Chylothorax (Ansammlung von Lymphflüssigkeit vom Pleuraspalt), ZVK-Fehllage, Verletzung des Nervus brachialis); Komplikationen nach der Anlage (Thrombophlebitis, Thrombose, Infektion, Infusionsthorax, Dislokation des Katheters)

- Pflege des ZVK: Verbandswechsel (täglich inspizieren, bei Feuchtigkeit, Verschmutzung, Beschwerden oder Verdacht auf Infektion wechseln); Intervall (alle drei Tage bei wachen Patienten, täglich bei bewusstseinseingeschränkten Patienten); Lumen immer offenhalten, nur aspirieren erlaubt; ZVK-Zuleitungen steril behandeln; Maßnahmen bei Verdacht auf Katheterinfektion (bei erhöhter Körpertemperatur, Schüttelfrost und/oder Leukozytose den Katheter entfernen, Katheterspitze ins Labor schicken, periphere Blutkultur abnehmen)

3.10.7 Mitwirkung bei Injektionen

3.10.7.1 Definition, Arten, Aufziehen, Vorbereitung sowie Vor- und Nachteile

- sterile Flüssigkeit, meist Medikament, wird mittels Spritze und dünner Hohlnadel in Gewebe injiziert
- die Menge ist abhängig von Applikationsart und -ort, zwischen 0,1 und 20 ml
- Arten von Injektionen
  - Intrakutane Injektion (i. c.-Injektion): selten bei Allergietests; Tuberkulintests; es werden geringe Flüssigkeitsmengen in die Lederhaut injiziert
  - Subkutane Injektion (s. c.-Injektion)
  - Intramuskuläre Injektion (i. m.-Injektion)
  - Intraarterielle Injektion (i. a.-Injektion), Injektion in eine Arterie
  - Intraartikuläre Injektion: Injektion in ein Gelenk
  - Intrathekale Injektion: Injektion in den Liquorraum
  - Intraossäre Injektion (i. o.-Injektion): Injektion ins Knochenmark
  - Intrakardiale Injektion: Injektion direkt ins Herz bei Herzstillstand
- Vorteile
  - schneller Wirkungseintritt: Rasche Wirkung, z. B. i. v.-Injektion nach 2–5 Minuten
  - kein Wirkstoffverlust durch den Magen-Darm-Trakt
  - keine Magen-Darm-Beschwerden durch parenterale Wirkung (unter Umgehung des Magen-Darm-Trakts)
  - direkte Anwendung des Wirkstoffs am Zielort (lokale Wirkung)
  - präzise Dosierung möglich, insbesondere bei flüssigen Medikamenten, Steuerung von Wirkungseintritt und -dauer; Langzeitwirkung durch Depotmedikamente
  - unabhängig von Patientenressourcen; auch bei Personen, die keine orale Medikation aufnehmen können
- Nachteile
  - erfordert oft eine Fachkraft oder Schulung des Pflegeempfängers
  - erhöhte Verletzungs- und Komplikationsgefahren im Vergleich zur oralen oder dermalen Applikation
- Injektionslösung aus einer Glasampulle aufziehen
  - unsterile Handschuhe anziehen

- Arbeitsfläche und Spritzentablett wischdesinfizieren (Einwirkzeit beachten)
- Hände desinfizieren nach Handschuhverwendung
- Material vorbereiten (»13-R»-Regel beachten)
- Glasampulle leicht beklopfen; Ampulle öffnen: Sollbruchstelle mit Tupfer oder Ampullensäge nutzen
- Aufziehkanüle und Spritze aseptisch zusammenbauen (Verpackung nur an perforierter Stelle öffnen)
- Injektionslösung aufziehen: Oberen Rand der Ampulle nicht berühren
- Spritze mittels leichtem Beklopfen entlüften
- Aufziehkanüle verwerfen und Injektionskanüle aufsetzen
- Ampulle bei der Spritze belassen bis zur Gabe
- fertige Injektion auf Spritzentablett legen und Etikett mit Name des Pflegeempfängers und Uhrzeit versehen

- Injektionslösung aus einer Stechampulle aufziehen
  - unsterile Handschuhe anziehen
  - Arbeitsfläche und Spritzentablett wischdesinfizieren (Einwirkzeit beachten)
  - Hände desinfizieren nach Handschuhverwendung
  - Material vorbereiten (»13-R»-Regel beachten)
  - Stechampulle öffnen: Gummistopfen desinfizieren (30 Sekunden Einwirkzeit)
  - Spritze mit Luft füllen und in die Ampulle injizieren, um Unterdruck zu vermeiden
  - Injektionsflüssigkeit entnehmen
  - Spritze entlüften: Leichtes Beklopfen
  - Aufziehkanüle verwerfen und Injektionskanüle aufsetzen
  - fertige Injektion beschriftet auf Spritzentablett ablegen
  - »13-R»-Regel unmittelbar vor Gabe erneut anwenden
- Injektionslösung aus Mehrdosenbehältnisse mit Mini-Spike aufziehen
  - Anbruchdatum mit Uhrzeit und Handzeichen vermerken
  - Lagerung und Haltbarkeit beachten
  - Aufziehen und Mischen von Trockensubstanzen
  - unsterile Handschuhe anziehen
  - Arbeitsfläche wischdesinfizieren (Einwirkzeit beachten)
  - Hände desinfizieren nach Handschuhverwendung
  - Material vorbereiten (»13-R»-Regel beachten)
  - Stechampulle öffnen: Gummistopfen desinfizieren (30 Sekunden Einwirkzeit)
  - Überleitungskanüle einsetzen: eine Seite in den Stopfen der Stechampulle, andere Seite in die Ampulle mit Trockensubstanz
  - Lösung durchleiten und Trockensubstanz auflösen
  - Spritze aufziehen und sicherstellen, dass die Trockensubstanz vollständig aufgelöst ist; nicht schütteln; Lösung vorsichtig schwenken

3.10.7.2 Rechtliche Aspekte

- eine Injektion ist ein invasiver Eingriff und kann ohne Zustimmung der betroffenen Person, der Erziehungsberechtigten oder des Betreuers als Körperverletzung gewertet werden (§ 223 Strafgesetzbuch)
- es ist die Zustimmung der betroffenen Person, bzw. eines Erziehungsberechtigten oder Betreuers erforderlich, insbesondere bei Menschen mit Demenz
- der Arzt hat die Anordnungsverantwortung, er legt Applikationsform, Medikament, Dosierung und Zeitpunkt fest
- es muss eine schriftliche Anordnung vorliegen; telefonische Anordnungen sind zeitnah zu dokumentieren
- eine Delegation ist möglich: Arzt kann die Durchführung an geschultes Pflegepersonal delegieren, muss sich aber von deren Fähigkeiten überzeugt haben
- bei Delegation hat die Pflegefachkraft hat Durchführungsverantwortung; d. h., sie kann für Fehler haftbar gemacht werden; wenn sie sich unsicher fühlt, eine delegierte Aufgabe fachlich korrekt durchzuführen, muss sie das Weigerungsrecht in Anspruch nehmen

3.10.7.3 Subkutane Injektion

- Anwendung: Häufig für Antikoagulanzien (z. B. Heparin), Insulin
- Flüssigkeit wird in die Subkutis (Unterhautfettgewebe) injiziert
- Material
  - Spritzentablett: Spritze; Aufzieh- und Injektionskanüle; Injektionslösung (nur in flüssiger Form) aus Glas-, Stech- oder Brechampullen aus Kunststoff; Hautdesinfektionsmittel; unsterile Handschuhe; Tupfer; Abwurfbehälter; ggf. Pflaster; Material zur Beschriftung; Spritzen, Bestandteile einer Spritze (Spritzenzylinder mit Graduierung; Beweglicher Spritzenkolben; Halteplatte; Spritzenkonus (Luer-Slip-Ansatz zum Aufstecken oder Luer-Lock-Ansatz zum Aufdrehen der Kanüle); Kanülen: Farbcodesystem und Klassifizierung; G steht für Gauge (Kaliber), das Maßeinheit für den Außendurchmesser der Kanüle (je höherer der Wert desto geringerer der Durchmesser); Auswahl ist abhängig von Injektionsart, Injektionsort und Konstitution des Pflegeempfängers)
- Anordnung und Haltbarkeitsdaten und Verpackung vor Injektion prüfen
- »13-R»-Regeln beachten
- Ruhe und Konzentration bei Vorbereitung
- Injektionsorte:
  - Bereiche der 1. Wahl: Unterbauch, Oberschenkel, Gesäß
  - Bereiche der 2. Wahl: Oberbauch, Oberarm
- Kontraindikationen: gestörte Hautdurchblutung; Entzündungen; Ödeme; Hauterkrankungen; geplante Operationen im OP-Areal; Schockzustände
- Händedesinfektion und unsterile Handschuhe anziehen
- Hautdesinfektion des Injektionsortes (Einwirkzeit beachten)
- Hautfalte bilden

- Einstich im 90°- oder 45°-Winkel (abhängig vom Fettgewebe und Kanülengröße)
- Medikament langsam injizieren
- Kanüle zügig entfernen, Hautfalte loslassen, Einstichstelle leicht komprimieren
- Kanüle sicher abwerfen (stichsicherer Kanülenabwurfbehälter), Material entsorgen, Dokumentation
- Nadel entsprechend der Insulineinheiten in der Haut belassen, z. B. bei 14 internationalen Einheiten 14 Sekunden lang, damit es nicht aus dem Stichkanal zurückfließt
- Säuglinge und Kleinkinder: gleiche Injektionsstellen wie Erwachsene, Einstichtiefe und Winkel anpassen
- Wirkungseintritt: Nach ca. 30 Minuten
- Komplikationen: Hämatombildung (Hautfalte bilden), Spritzenabszess (Hygiene beachten)

3.10.7.4 Intramuskuläre Injektion

- Anwendung: Impfungen, Schmerztherapie, Vitamin-B12-Injektionen, gynäkologische und geburtshilfliche Anwendungen
- Isotone wässrige und ölige Lösungen: Direkt in das Skelettmuskelgewebe injiziert; z. B. wässrige Lösungen für Impfungen: Tetanus, Diphtherie, Hepatitis oder ölige Suspensionen als Vitaminkomplexpräparate oder Depotpräparate
- Wirkung nach ca. 10–20 Minuten
- Methode nach von Hochstetter: Sicherstellung, dass wichtige Nerven (N. ischiadicus und N. gluteus superior) nicht gefährdet sind; Markierungspunkte: Spina iliaca anterior superior (Darmbeinstachel); Crista iliaca (Darmbeinkamm) und Trochanter major (großer Rollhügel); Zielmuskel ist der Musculus gluteus medius
- Kontraindikationen entsprechen denen der subkutanen Injektion (s. o.) sowie zusätzlich: erhöhte Blutungsneigung; Verdacht auf Infarkt
- mögliche Injektionsorte
  - Musculus gluteus medius (mittlerer Gesäßmuskel)
  - Musculus gluteus minimus (kleiner Gesäßmuskel)
  - Musculus vastus lateralis (seitlicher Oberschenkelmuskel)
- Material: Spritzentablett; Desinfektionsmittel (Hände und Haut); unsterile Handschuhe; sterile Tupfer und Pflaster; Medikament; geeignete Injektionskanüle (G20 für Erwachsene, G21 für Kinder), Spritze, Kanülenabwurfbehälter
- Hände desinfizieren, Handschuhe anziehen
- Pflegeempfänger in Seitenlage (bevorzugt linke Seite) oder Rückenlage bringen
- Bestimmung des Injektionsortes (nach von Hochstetter)
  - Markierungspunkte mit der rechten Hand tasten
  - Mittelfinger: Darmbeinstachel
  - Zeigefinger: entlang Darmbeinkamm, ca. 2 cm Richtung Oberschenkelvorderseite verschieben
  - Handteller: auf dem Trochanter major

  - Injektionsstelle im unteren Drittel des Dreiecks zwischen Mittel- und Zeigefinger markieren
- Haut desinfizieren (sprühen, wischen, sprühen)
- Haut spannen und Kanüle senkrecht einstechen
- Aspirieren: wenn kein Blut kommt, injizieren; bei Blut neue Injektionsstelle suchen
- Lösung langsam injizieren; Pflegeempfänger gut beobachten
- Kanüle herausziehen; Stelle komprimieren und Pflaster aufkleben
- Kanüle entsorgen; Pflegeempfänger in angenehme Position bringen; Material entsorgen; Injektion dokumentieren
- Ventrogluteale Injektion/Crista-Methode nach Sachtleben
  - besonders für Kinder geeignet; berücksichtigt Körpergröße
  - die Pflegefachkraft legt ihre linke Hand so auf die linke oder recht Flankenseite des Pflegeempfängers, dass ihr Zeigefinger auf den Darmbeinkamm (Crista iliaca) liegt; dann legt Sie beim Erwachsenen und beim Schulkind drei Querfinger (beim Säugling einen Querfinger, beim Kleinkind zwei Querfinger) oberhalb des Trochanter majors (großer Rollhügel) und spreizt; den kleinen Finger ab; die Injektionsstelle ist zwischen Ring- und kleinem Finger
- Oberschenkelinjektion in den Musculus quadriceps femoris bzw. Musculus vastus lateralis
  - begrenzt auf 5 ml
  - keine öligen/kortikoidhaltigen Lösungen, Antibiotika oder Antirheumatika
  - die Pflegefachkraft legt eine Hand mit dem Kleinfingergrundgelenk auf die Patella (Kniescheibe) und ihre andere Hand auf mit dem Kleinfingergrundgelenk auf den Trochanter major des Patientenbeines, die Injektionsbereich befindet sich mittig dieser gedachten Linie und kann mit der Schutzkappe der Kanüle leicht auf die Haut gedrückt/markiert werden; das Bein darf nicht außenrotiert sein, weil in dieser Position in Nerven injiziert werden könnte
- Komplikationen
  - Nervenschädigung bei fehlerhafter Applikation in Außenrotation
  - Hämatombildung, besonders bei Pflegeempfängern mit Gerinnungsstörungen
  - Keimverschleppung und Abszessbildung bei nicht aseptischem Arbeiten, Sepsisgefahr (bes. bei Personen mit einer Immunschwäche)

3.10.7.5 Intravenöse Injektion (i. v.-Injektion)

- schneller Wirkungseintritt bei Notfällen (z. B. anaphylaktischer Schock)
- Medikament wird direkt in die venöse Blutbahn injiziert
- kurze Resorptionszeit, so dass das Medikament direkt in den Körperkreislauf gelangt
- Zugangsmöglichkeiten: einmalige Punktion einer Vene; über bereits angelegten venösen Zugang (z. B. Venenverweilkanüle, Zentralvenenkatheter, Port)
- Indikationen: rascher Wirkungseintritt gewünscht (z. B. Notfallsituationen, starke Schmerzen); wenn andere Applikationsformen nicht möglich sind

- Zuständigkeit: intravenöse Injektionen sind Ärzten vorbehalten; Delegation an Intensiv- und Anästhesiefachkräfte mit Fachweiterbildung möglich
- Injektionsorte: Peripher venös an den Armvenen: V. mediana cubiti, V. cephalica, V. basilica antebrachii und an den Handvenen
- Zentral venös an den Halsvenen: V. jugularis interna, V. subclavia; an den Leistenvenen: V. femoralis und bei Säuglingen an den oberflächlichen Schädelvenen
- Kontraindikationen
  - geplante Shuntanlage in der Vene (z. B. für Dialyse)
  - Lymphknotenresektion (z. B. nach Mammakarzinom) in der Nähe der Injektionsstelle
  - Injektionen in einen Extremitätenamputationsstumpf
- Material: Spritzentablett; aufgezogene Spritzen mit Medikamenten; Desinfektionsmittel für Hände und Haut; unsterile Handschuhe; sterile Tupfer, steriler Verschlusskonus (z. B. Combi-Stopper), Abwurfschale, evtl. NaCl-Lösung zum Spülen/Blocken
- Technik entspricht der Venenpunktion bei Blutentnahme (▶ Kap. 3.10.8.1) über die Venenverweilkanüle:
  - Injektion bestimmter Medikamente (z. B. Lasix) kann an Pflegefachkräfte delegiert werden, wenn kein erhöhtes Gefährdungspotenzial besteht
  - hygienische Händedesinfektion, unsterile Handschuhe anziehen
  - laufende Infusion stoppen
  - Zuspritzvorrichtung desinfizieren
    Medikament langsam zuspritzen, Patienten gut beobachten
  - Rückfluss in Infusionssystem verhindern (z. B. Dreiwegehahn verschließen)
  - Spritze entfernen, Zuspritzvorrichtung verschließen
  - Dauerinfusion ggf. wieder starten
  - unsterile Handschuhe ausziehen, Hände desinfizieren
  - Wirkung und mögliche Nebenwirkungen beobachten
  - Injektion dokumentieren
- Technik über den Zentralvenenkatheter: analog zur Venenverweilkanüle, jedoch mit vorgeschaltetem Dreiwegehahn; sterile Kompresse unterlegen vor dem Öffnen zum Zuspritzen
- Technik über ein Portsystem:
  - analog zur Venenverweilkanüle, aber spezielle Kanüle erforderlich
  - Desinfektion der Haut über dem Port notwendig
  - klären, ob der Port durch ein Medikament (z. B. Heparin) geblockt ist, dieses ggf. abziehen
  - Medikament langsam injizieren
- Komplikationen: Fehlinjektion (Medikamente, die nur i. v. appliziert werden dürfen, gelangen ins falsche Gefäß oder Gewebe); mögliche Schäden wären eine aseptische Entzündung; Nekrosenbildung, bzw. arterieller Verschluss bei Chemotherapeutikum paravasal sowie Venenverletzung, Infektionen mit Sepsisgefahr
- Beobachtung: auf Hämatome, Rötungen, Paravasate (Flüssigkeiten, die außerhalb des Blutgefäßes in das Gewebe laufen) achten

- Schmerzen, Empfindungsstörungen, allergische Reaktionen sofort einem Arzt melden

3.10.8 Blutentnahme

3.10.8.1 Venöse Blutentnahme

- grundsätzlich ärztliche Aufgabe, delegierbar an entsprechend qualifizierte Pflegefachkraft
- möglichst immer zur gleichen Tageszeit (z.B. morgens vor dem Frühstück) für vergleichbare Werte
- bei bestimmten Untersuchungen sind Nüchternwerte notwendig (vor morgendlicher Medikamenteneinnahme)
- erfolgt und unter vorsichtigem/leichtem Sog, um falsche Elektrolytwerte zu vermeiden (Vermeidung von Hämolyse)
- größere körperliche Belastung vor der Blutentnahme kann die Werte verändern
- Punktionsstellen: Ellenbeuge oder Unterarm (oberflächliche Venen, gut darstellbar bei Stauung); Handrücken (sensibel, schmerzhaft); Fußrücken (bei Jugendlichen/Erwachsenen selten, Thrombophlebitisgefahr); bei Kindern: Arm-, Fuß- und Kopfvenen; Vermeidung großlumiger Venen der Ellenbeuge bei schwerkranken Kindern (für spätere Venenverweilkanüle)
- Kontraindikationen: nicht an einem Arm mit laufender Infusion (Verfälschung der Werte); nicht an einem Arm mit Shunt oder Lymphödem
- Material: desinfiziertes Tablett; Butterfly-System oder Sicherheitskanüle mit Klappdeckel; Blutentnahmeröhrchen (Vacutainer oder Monovetten, mit Patientenetikett); Stauschlauch; Tupfer und Pflaster; Haut- und Händedesinfektionsmittel; unsterile Handschuhe; Abwurfbehälter
- Information und Einverständnis des Pflegempfängers einholen
- Empathischer Umgang mit dem Pflegeempfänger
- Ablauf der Blutentnahme
  - Hände desinfizieren, Materialien überprüfen
  - Arm auf Unterarmpolster positionieren
  - bequeme Position einnehmen (sitzend), Stauschlauch anlegen (eine Handbreit oberhalb der Punktionsstelle)
  - Vene ertasten (nicht pulsierend, wie gefüllter Fahrradschlauch)
  - Stauschlauch max. 1 Minute anlegen (Vermeidung falscher Blutwerte)
  - keine Pump-Bewegungen (Vermeidung erhöhter Kalium- und Magnesiumwerte)
  - bei Kindern: Stauung des Arms durch Hand der Pflegefachkraft, Radialispuls muss tastbar bleiben
  - Schmerzprävention bei Kindern (anästhesierendes Pflaster, Glukosegabe)
  - Desinfektion der Punktionsstelle, Einwirkzeit beachten
  - unsterile Handschuhe anziehen, Material griffbereit platzieren
  - Haut unterhalb der Punktionsstelle straffziehen, Punktionskanüle im 30 Grad-Winkel einstechen

- Winkel nach Durchstoßen der Haut abflachen, Stauschlauch öffnen, Blutentnahmeröhrchen füllen
- Kanüle gut fixieren bei Röhrchenwechsel, um Venenwand nicht zu reizen
- nach Entnahme: Kanüle rasch ziehen, im Abwurfbehälter entsorgen, Einstichstelle mit Tupfer eine Minute komprimieren, Pflaster anbringen, Blutröhrchen schwenken
- vorsichtiges Schwenken der Blutröhrchen (Zusätze mit Blut vermischen)

- Komplikationen
  - arterielle Fehlpunktion (erfordert anschließend Druckverband), helleres, pulsierendes Blut; die Blutentnahme kann fortgesetzt werden, denn die Parameter sind (außer die Blutgase) gleich; nach der Entnahme dann fest und länger komprimieren, sicherstellen, dass Einstichstelle nicht mehr blutet
  - brennende, stechende Schmerzen (sofortiger Abbruch der Blutentnahme (möglicherweise Nerv getroffen)

3.10.8.2 Kapillare Blutentnahme

- ist risikoärmer als die Gefäßpunktion, kann nach Schulung vom Patienten selbst durchgeführt werden
- Indikationen: Blutzuckerbestimmung; Blutgerinnung (Quickwert/INR); Blutgasanalyse (BGA); Screening auf Stoffwechselerkrankungen bei Säuglingen
- Punktionsstellen: seitlich der Fingerbeere (weniger sensibel); Ohrläppchen; Unterarm oder Ferse (bei Neugeborenen und Säuglingen)
- Desinfektion der Punktionsstelle: im Krankenhaus, Pflegeheim, Arztpraxis: Hautdesinfektion; im häuslichen Umfeld/Selbstmessung: Gründliches Händewaschen ausreichend
- Durchblutung des Ohrläppchens vor Entnahme mit hyperämisierender Salbe stimulieren
- Blutentnahme in Glaskapillare, ohne Luftaspiration
- Analyse schnellstmöglich vor Ort oder gekühlt im Labor

3.10.8.3 Blutentnahme aus dem Zentralvenösen Katheter (ZVK)

- Material: desinfiziertes Tablett; unsterile Handschuhe; Desinfektionsmittel; Blutentnahmeröhrchen mit Adapter (Luer-Lock-Anschluss); 10-ml-Spritze; 10 ml 0,9 %iger NaCl-Lösung, Verschlusskonus (z. B. Combi-Stopper)
- Pflegeempfänger informieren
- Hände desinfizieren, Schutzhandschuhe anziehen
- laufende Infusionen pausieren (besonders Vorsicht bei Katecholaminen)
- geeigneten ZVK-Schenkel wählen (vorzugsweise mit Basislösung)
- Infusion stoppen, Klemme am Schenkel schließen
- Verschlusskonus/Infusionsschlauch entfernen, Luer-Ansatz desinfizieren
- 10-ml-Spritze aufsetzen, Klemme öffnen, 10 ml Blut aspirieren und verwerfen (Vermeidung von Verunreinigungen)
- Adapter aufsetzen, Klemme öffnen, Blutentnahmeröhrchen füllen

- Klemme schließen
- Schenkel mit 0,9%iger NaCl-Lösung spülen
- Klemme schließen, Spritze entfernen, pausierte Infusion wieder anschließen
- Infusion starten

3.10.9 Mitwirkung bei Transfusionen

3.10.9.1 Arten und Indikationen

- Erythrozytenkonzentrat (EK)
  - bei Anämie: z. B. durch chronische Blutung bei Ulcus duodeni
  - bei Akutem Blutverlust: z. B. Polytrauma
- Thrombozytenkonzentrat (TK)
  - bei Thrombozytopenie (Mangel an Thrombozyten) bei hämatologischen Erkrankungen
  - bei Verbrauchskoagulopathie (Thrombozytenmangel) durch großen Blutverlust
- Granulozytenkonzentrat (GK): bei Granulozytopenie, z. B. bei schwerer Infektion oder Sepsis
- gefrorenes Frischplasma (GFP/FFP)
  - bei massiven Blutverlust
  - bei Lebererkrankungen, z. B. Leberzirrhose mit Mangel an Gerinnungsfaktoren
- Fremdtransfusion: Blutspender und Empfänger sind nicht identisch
- Eigentransfusion
- Spender und Empfänger sind identisch; Eigenblut wird vor geplanten Operationen abgenommen und bei Bedarf retransfundiert (selten)
- Autotransfusion: Blut des Patienten wird während großer Operationen gesammelt, aufbereitet und zurückgegeben

3.10.9.2 Durchführung

- Ärztliche Verantwortung; Indikationsstellung, Anforderung und Durchführung der Transfusion sind nicht delegierbar
- Aufgaben der Pflegefachkräfte: Vorbereitung der Transfusion; Überwachung des Empfängers; Früherkennung und Intervention bei Komplikationen
- Anforderung und Vorbereitung
  - Arzt füllt Anforderungsschein aus, führt Kreuzprobe durch
  - Pflegefachkräfte empfangen und überprüfen Blutprodukte, informieren den Arzt, bereiten die Transfusion vor
  - Arzt startet Transfusion, überwacht den Empfänger und kontrolliert Vitalzeichen
  - Transfusion über peripheren oder zentralvenösen Zugang, meist innerhalb von 1 Stunde abgeschlossen

  - nach der Transfusion werden die Vitalparameter und eventuelle Komplikationen weiterhin überwacht
- Dokumentation der transfundierten Produkte durch den Arzt
- Frühkomplikationen
  - akute Reaktion: bei Unverträglichkeit; Symptome: Fieber, Schüttelfrost, Schmerzen, Schock
  - fieberhafte Reaktion: gegen weiße Blutkörperchen; Fieber, und Schüttelfrost
  - allergische Reaktion: durch Allergene im Blut; Hautausschlag und Juckreiz
  - Lungenprobleme: die Schädigung der Lunge führt zu Atemnot und Sauerstoffmangel
  - Virusinfektion: Übertragung von CMV-Virus verursacht Fieber und Müdigkeit
  - Flüssigkeitsüberladung bei zu schneller Transfusion fördert Atemnot und Herzprobleme
  - Hoher Kaliumgehalt durch Blutbestandteile führt zu Herzrhythmusstörungen und Muskelschwäche
- Spätkomplikationen
  - Graft-versus-Host-Krankheit: Spenderzellen greifen den Empfänger an und verursachen Hautausschlag und Leberprobleme
  - Blutplättchen-Senkung: Antikörper gegen Blutplättchen führen zu Blutungen und niedrigen Thrombozytenwerten
  - Eisenüberladung: nach vielen Transfusionen kommt es zu Leberschäden und zu Herzproblemen
  - Infektionen: durch nicht erkannte Krankheitserreger
  - spate hämolytische Reaktion: später gebildete Antikörper verursachen Anämie und erhöhtes Bilirubin

3.10.10 Mitwirkung beim Wundmanagement

3.10.10.1 Ziele

- optimalen Wundheilung, -beobachtung und -versorgung durch strukturierte und gezielte Maßnahmen
- Ziele und Interventionen
  - Wundheilungsförderung mittels effektive Maßnahmen zur Unterstützung des Heilungsprozesses
  - Vermeidung von Infektionen mittels Schutz vor bakteriellen, viralen und funghiformen (pilzähnlichen) Entzündungen
  - Minimierung von Schmerzen mittels Einsatz von Schmerzlinderungsstrategien
  - Reduzierung von Komplikationen mittels Prävention von Problemen wie Druckgeschwüren, Wundheilungsstörungen und chronischen Wunden
  - Verbesserung der Lebensqualität mittels Erhöhung des Wohlbefindens des Patienten durch eine effektive Wundversorgung
  - richtige Auswahl und richtige Anwendung von Verbänden

- Sicherstellung steriler Bedingungen während der Wundversorgung

3.10.10.2 Wundheilungsphasen

- Phase 1: Entzündungsphase (Exsudationsphase)
  - Dauer: Erste 1–4 Tage nach der Verletzung
  - Eindringen von Immunzellen (z. B. Neutrophile, Makrophagen); Entfernung von Schmutz und Bakterien
  - Merkmale, lokale Entzündungszeichen: Rötung (Rubor) durch die Erweiterung der Blutgefäße und den erhörten Blutfluss; Schwellung (Tumor) aufgrund der Flüssigkeitsansammlung im Gewebe; Wärme (Calor) da die verstärkte Durchblutung zu einer lokalen Temperaturerhöhung führt; Schmerzen (Dolor), weil Schmerzrezeptoren infolge der Freisetzung von Entzündungsmediatoren und aufgrund der Schwellung aktiviert werden; Funktionseinschränkung (Functio laesa), aufgrund der Bewegungseinschränkungen des betroffenen Bereichs durch Schwellung und Schmerzen
  - Aufgaben der Pflegefachkraft: regelmäßige Kontrolle auf die lokalen Entzündungszeichen; Sicherstellung einer gründlichen Reinigung; ggf. Anwendung von Antiseptika zur Reduktion der Keimbelastung; Feuchtigkeitsmanagement mittels feuchtigkeitserhaltender Verbände zur Unterstützung der natürlichen Heilungsprozesse
- Phase 2: Proliferationsphase (Reparations-/Granulations-, Epithelisierungsphase)
  - Dauer: ab Tag 3 bis mehrere Wochen nach der Verletzung
  - Merkmale: Neubildung von Gewebe (Granulationsgewebe); Bildung von neuem Bindegewebe und Blutgefäßen (Angiogenese), die die Wunde ausfüllen; Neubildung von Hautzellen (Epithelgewebe), die über das Granulationsgewebe wachsen und die Wunde bedecken; Ablagerungen von Kollagenfasern stärken die Wundmatrix (das Wundgewebe/das Wundgerüst)
  - Aufgaben der Pflegefachkraft: Zum Schutz der Wunde die Wundränder anfeuchten, um die Bildung von neuem Gewebe zu unterstützen und mit geeigneten Verbänden trockene Wundränder vermeiden; regelmäßige Wundbeurteilung zur Überprüfung und Dokumentation des Wundheilungsfortschritts und der Qualität des Granulationsgewebes
- Phase 3: Umbauphase (Remodellierungsphase)
  - Dauer: Wochen bis Monate nach der Verletzung
  - Merkmale: Reorganisation des neu gebildeten Gewebes: Kollagenumbau und -vernetzung, Wunde wird stabiler und elastischer, Haut erhält ihre normale Struktur und Festigkeit zurück; Wundreifung: Abnahme der Wundgröße, Erhöhung der Gewebestabilität; Farbänderung (Wunde kann von rosa oder rotem Granulationsgewebe zu einer weniger sichtbaren Narbe übergeben)
  - Aufgaben der Pflegefachkraft: Sicherstellung einer adäquaten Pflege mittels regelmäßiger Wundkontrolle und Anpassung der Wundversorgung; Behandlung von Narben; um Narbenbildung zu minimieren; Verwendung von Narbenbehandlungen, um hypertrophe Narben und Keloide (Wucherungen)

zu verhindern; Kontrolle auf Wundveränderungen; Anzeichen von Wundrückfällen oder abnormen Heilungsverlauf frühzeitig erkennen

- Primäre und sekundäre Wundheilung
  - Primäre Wundheilung: Wundränder glatt und liegen dicht aneinander; können als aseptische Wunden innerhalb von 6 Stunden nach Entstehung genäht werden; darum sollen aseptische Wunden so schnell wie möglich versorgt werden; rasche Heilung durch direkte Verbindung der Wundränder; wenig Narbenbildung; geringes Infektionsrisiko; typische Beispiele: chirurgische Operationsschnitte, saubere Schnittwunden
  - Sekundäre Wundheilung: Wundränder klaffen auseinander und können nicht direkt aneinander gelegt werden; sekundäre Wunde wird aufgrund der Wundinfektion(sgefahr) nicht genäht; heilt durch Bildung von Granulationsgewebe; größere Narbenbildung; Narbenwucherung (Keloidbildung); höheres Infektionsrisiko; tritt bei älteren oder infizierten Wunden auf; alle Wunden (auch aseptische Wunden), die älter als 6 Stunden sind, heilen sekundär

3.10.10.3 Wundbeurteilung und -dokumentation

- Größe und Tiefe
  - Messung der Wundgröße in Zentimeter (Länge, Breite Tiefe)
  - Verwendung von Messschablonen oder digitalen Messsystemen zur genauen Erfassung
  - Dokumentation der Wundgröße in der Patientenakte, um den Heilungsverlauf zu überwachen und rechtliche Behandlungsnachweise zu schaffen
- Exsudatmenge
  - die Erfassung des Flüssigkeitsaufkommens und der -konsistenz (/-beschaffenheit): serös (klar und wässrig ist typisch für frühe Wundheilungsphasen); eitrig (trüb, gelblich oder grünlich oft als Hinweis auf Wundinfektionen); blutig (rote Farbe deutet auf eine Blutgefäßbeteiligung hin)
  - die Dokumentation der Exsudatmenge ist auch hilfreich zur Auswahl des korrekten Verbandmaterials
- Gewebeart
  - zur optimalen Wundtherapieentscheidung wird zwischen gesundem und pathologischem Gewebe unterschieden und dokumentiert: gesundes Granulationsgewebe ist feucht, rot und gesund aussehend zeigt den Wundheilungsfortschritt an; nekrotisches Gewebe ist pathologisch und schwarz oder gelb-fibrinfarbig; es stört die Wundheilung und erfordert ein Debridement (Wundausschneidung), um die Heilung zu fördern; neues Epithelgewebe beseht aus gesunden und neugewachsenen Hautzellverbände am Wundrand und zeigen den Wundheilungsfortschritt an
- Geruch
  - zur Überwachung und Dokumentation der Anzeichen einer Infektion und Wundheilungsstörung: eitriger Geruch ist evtl. ein Anzeichen einer Infektion;

fauliger Geruch kann auf eine tiefe Nekrose (Gewebeuntergang) oder fortgeschrittene Infektionen hindeuten

- Wundbehandlungsplan
  - Festlegung der angewandten Wundtherapeutika (Aufzeichnung der eingesetzten Medikamente und Produkte zur Wundversorgung
  - Festlegung der Verbandwechselintervalle (Häufigkeit und Art)
  - Konsistente (fortlaufende) Bewertung des Wundheilungsverlaufs durch regelmäßige Überprüfung des Wundzustandes und Anpassung des Wundbehandlungsplans
- Dokumentationsmethoden
  - visuelle Dokumentation mit Fotos der Wunde zur Veranschaulichung des Heilungsverlaufs: Zustimmung des Pflegeempfängers zur Fotoerstellung einholen; Foto nach Wundreinigung erstellen; eindeutige Zuordnung der Fotos (Name, Geburtsdatum); einheitliche Lichtverhältnisse und Bildpositionen verwenden; klare Bildschärfe und Hintergrund bei Fotoaufnahmen beachten; ein Wunddokumentationsbogen pro Wunde
  - Überprüfung der Wirksamkeit der Maßnahmen alle vier Wochen oder nach Interventionen
  - episodische Notizen mit regelmäßiger Berichterstattung über Wundstatus und Änderungen
- Wundanamnese
  - Soziales Umfeld und Krankheitsbild; Psychosoziale Aspekte; Wundursachen und beeinflussende Faktoren
  - Verständnis des Pflegeempfängers/der Angehörigen zu: Wundursachen; Bedeutung spezifischer Maßnahmen (z. B. Kompression, Druckentlastung, Bewegung); Wundsymptomen (z. B. Feuchtigkeit, Geruch, Juckreiz); Heilung und Abheilungsdauer
  - Vorhandene Hilfsmittel: An- und Ausziehhilfen, Kompressionsstrümpfe, Orthesen
  - Selbstmanagementkompetenzen: Umgang mit Wunde und Verbandwechsel; Ernährung, Blutzuckereinstellung, Rauchentwöhnung; Hautschutz, Mobilität, Alltagsaktivitäten

3.10.10.4 Akute Wunden und ihre Versorgung

- Verbrennungen
  - Grad I: Hautrötung, leichte Schwellung, Schmerz (z. B. Sonnenbrand), betrifft nur die oberste Hautschicht, betroffene Stelle sofort mindestens 10–15 Minuten mit kühlem, nicht eiskalten Wasser kühlen
  - Grad II: Blasenbildung, starke Schmerzen, feuchte Wunde, betriff die obere Hautschicht und Teile der Lederhaut; betroffene Stelle kühlen und steril abdecken, medizinische Versorgung erforderlich
  - Grad III: vollständige Zerstörung aller Hautschichten, blätternde Haut, möglicherweise keine Schmerzen (Nervenschäden), betroffen ist auch das

direkt darunterliegende Gewebe, keine Kühlung, sofortige medizinische Notversorgung erforderlich
  - Grad IV: Zerstörung von Haut, Unterhautgewebe, Muskeln, Sehnen oder Knochen, sofortige medizinische Notversorgung erforderlich, evtl. chirurgische Intervention
  - Sofortmaßnahmen bei Verbrennungswunden: Abdeckung mit sterilen, nichtklebenden (silberbeschichten) und antimikrobiellen Verbänden; Flüssigkeitszufuhr und/oder intravenöse Flüssigkeitszufuhr
- Verbrühungen (ähnlich wie Verbrennungen, jedoch verursacht durch heiße Flüssigkeiten)
  - Sofortmaßnahmen: Kühlung, Entfernung der verbrühten Kleidung, Schutz der Wunde
- Kälteschäden
  - Grad I. Hautrötung, Schwellung, Juckreiz (Forstbeulen)
  - Grad II: Blasenbildung (klare oder blutige Blasen), Taubheit, weiß-graue Hautverfärbung
  - Grad III: tiefe Gewebeschädigung, möglicherweise nekrotische Stellen
  - Sofortmaßnahmen: langsame Erwärmung unter lauwarmem Wasser, keine zu starke Wärmezufuhr; Vermeidung von Reibung, Verhindern weiterer Hautschädigung
- traumatische/mechanische Wunden
  - Schnittwunden: glatte und gerade Ränder; häufig blutend; erfordern einen Druckverband zur Blutstillung, ggfs. Wundnaht
  - Stichwunden: tiefe und oft schmale Wunden mit hohem Infektionsrisiko; Sofortmaßnahmen: Wundreinigung (stets von innen nach außen); ggf. Tetanusprophylaxe; ärztliche Behandlung
  - Schürfwunden: oberflächliche oft sehr stark verschmutzte Wunden; Reinigung mit Wasser und Seife; sterile Abdeckung
- chemische Wunden (Säure- und Laugenverletzungen, Schädigung durch chemische Substanzen)
  - sofortige Spülung mit reichlich Wasser, um Chemikalien zu verdünnen; Schutz: Entfernung von kontaminierter Kleidung
- elektrothermische Wunden (Wunden durch Stromunfälle – Verbrennungen durch elektrischen Strom)
  - Sofortmaßnahmen: Stromquelle abschalten; Verhindern weiterer Verletzungen; sofortige medizinische Hilfe; Behandlung der Wunden und Überwachung auf Herzrhythmusstörungen
- Strahlenschäden
  - Sonnenbrand: Rötung und Schwellung durch UV-Strahlung
  - Strahlentherapie: langfristige Hautveränderungen durch medizinische Strahlentherapie
  - Sofortmaßnahmen: Kühlung und Anwendung von Hautschutzcremes
- Wunden durch Fremdkörper
  - nicht selbstständig entfernen, um die Wunde nicht weiter zu reizen und zu vergrößern
  - medizinische Versorgung erforderlich

3.10.10.5 Chronische Wunden und ihre Versorgung

- Wunden, die länger als 4–6 Wochen bestehen bleiben und nicht wie erwartet heilen
- Ursachen
  - Dekubitalulzera (Druckgeschwüre): Prävention: regelmäßiger Positionswechsel, Druckentlastung durch spezielle Matratzen und Kissen; Behandlung: Wundreinigung (stets von innen nach außen), Entfernung von nekrotischem Gewebe, Anwendung von speziellen Druckentlastungsverbänden
  - venöse Ulzera: aufgrund von Störungen im venösen Rückfluss, meist in den unteren Extremitäten; Behandlung: Kompressionstherapie zur Verbesserung der Blutzirkulation, Wundreinigung, feuchter Wundverband
  - arterielle Ulzera: aufgrund mangelnder Blutzufuhr durch Arterienverengung; Behandlung: Verbesserung der Blutzirkulation, ggf. chirurgische Intervention, Wundpflege mit speziellen Verbandstoffen
  - diabetische Fußwunden: Aufgrund von Neuropathie und schlechter Blutzuckereinstellung bei Diabetes mellitus; Behandlung: Blutzuckerkontrolle, spezielle Wundverbände, regelmäßige Fußinspektion und Pflege
- Behandlung
  - Debridement (Wundbeschneidung): mechanisch mit der Verwendung von Wundreinigungsinstrumenten oder -mitteln; enzymatisch durch den Einsatz von Enzympräparaten zur Auflösung von nekrotischem Gewebe; chirurgisch mittels Entfernung von nicht heilendem Gewebe durch chirurgische Eingriffe
  - Feuchtigkeitsmanagement: Hydrokolloidverbände für leichte bis moderate Exsudatmengen, fördern eine feuchte Umgebung; Alginate für starke Exsudation, unterstützen die Aufnahme von Flüssigkeit und bilden ein Gel; Schäume zur Absorption von Exsudat und Aufrechterhaltung eines feuchten Milieus
  - Druckentlastung: Wechseldruckmatratzen verhindern Druckgeschwüre durch kontinuierliche Druckentlastung; Sitzkissen/spezielle Kissen für bettlägerige Patienten zur Reduzierung von Druckstellen
  - Kompressionsbehandlung: bei venösen Ulzera können Kompressionsverbände oder -strümpfe zur Verbesserung der Blutzirkulation angewendet werden; Druckanpassung zur Sicherstellung einer richtigen Kompressionsstärke, um die Wundheilung zu fördern

3.10.10.6 Wundheilungsstörungen

- lokal
  - Auseinanderklaffen der Wundränder (Wunddehiszenz)
  - Bakterielle Kontamination (Wundinfektion)
  - Absterben von Gewebe (Nekrose)
  - Blutansammlung in der Wunde (Hämatom)
  - Flüssigkeitsansammlung unter der Haut (Serom)
  - langsam heilende oder nicht heilende Wunden (chronische Wunde)

- systemisch
  - Beeinträchtigung durch erhöhte Blutzuckerwerte (Diabetes mellitus)
  - Mangel an essentiellen Nährstoffen (Malnutrition)
  - Geschwächtes Immunsystem durch Krankheiten oder Medikamente
  - verminderte Sauerstoffversorgung des Gewebes bei Anämie
  - schlechte Durchblutung, z. B. durch periphere arterielle Verschlusskrankheit (PAVK)
  - Allgemeininfektionen, die die Heilung beeinträchtigen
  - verzögerte Wundheilung bei älteren Menschen

3.10.10.7 Wundtherapeutika

- inaktive Wundtherapeutika
  - textile Verbandstoffe: Baumwollbinden, Mullkompressen
  - Eigenschaften: passiv, bieten keine spezifischen Heilungsförderungseffekte
- interaktive Wundtherapeutika
  - Hydrokolloide bieten ein feuchtes Wundmilieu, absorbieren Wundexsudat
  - Hydrogele spenden Feuchtigkeit, helfen bei der Reinigung von Nekrosen
  - Schaumstoffe mit hoher Absorptionsfähigkeit schützen das Wundbett vor mechanischen Einflüssen
  - Alginatverbände für stark exsudierende Wunden, bilden ein Gel und fördern die Wundheilung
  - silberhaltige Verbände haben eine antimikrobielle Wirkung, reduzieren das Risiko von Infektionen und verkleben weniger mit der Wunde
- bioaktive Wundtherapeutika: Lucilla sericata (Goldfliegenmaden) Reinigung von Wunden durch Abfressen nekrotischen Gewebes; v. a. beim Diabetischen Fußulzera
- Reinigungs-, Spül- und Desinfektionslösungen
  - Ringer-Lösung unterstützt den Zellstoffwechsel und fördert die Heilung
  - Lavasept® wirkt gegen eine breite Palette von Mikroorganismen und reduziert Infektionsrisiken
  - Kochsalzlösung entfernt Schmutz und Keime, unterstützt die Heilung durch Rehydrierung (Wiederzuführung von Feuchtigkeit in eine Wunde)
- Antibiotikatherapie
  - topische Antiseptika als antibakterielle Salben oder Gele lokal auf der Wunde
  - systemische Antibiotika bei generalisierten Infektionen mit Sepsisgefahr
- Unterdruckverbände (Vakuumtherapie): Förderung der Wundheilung, Infektionsprävention und Reduzierung der Wundgröße
- Kombinationstherapien
  - Verwendung mehrerer Verbandsmaterialien: Anpassung der Behandlung basierend auf dem Wundzustand und der Heilungsphase
  - Multimodale Ansätze: Kombination von Medikamenten, Verbänden und physikalischen Therapien
- Phasengerechte Wundversorgung mit moderne Wundauflagen

- Halten Wunden feucht und warm, schützen vor Keimen und absorbieren überschüssiges Exsudat
- Fördern die Granulation und Epithelisierung; manche enthalten Inhaltsstoffe wie Kollagen oder Silber
- Ziel ist die Verbesserung der Wundheilung durch feuchtwarmes Wundklima und effektive Exsudatkontrolle
- Beispiele:
  Hydrogele zur Unterstützung der Autolyse: geeignet für Nekrosen und Fibrinbeläge; nicht bei starker Exsudation oder blutenden Wunden;
  Hydroaktive Wundauflagen zur Nasstherapie für zerklüftete oder infizierte Wunden; aktiviert mit Ringerlösung;
  Alginate sind granulationsfördernd; für mittlere bis starke Exsudation und feuchte Beläge;
  silberhaltige Wundauflagen sind bakterizid, für infizierte Wunden;
  Aktivkohlekompressen sind geruchsbindend, für übel riechende Wunden;
  hydrophobe (wasserabweisende) Wundauflagen bilden eine Barriere gegen Bakterien;
  Vlieskompressen mit Superabsorber haben eine hohe Saugkraft; bei stark exsudierenden Wunden;
  Hydrofaser verwandelt sich in Gel; für mäßig bis stark exsudierende Wunden;
  feinporige Polyurethanschaum-/Hydropolymerverbände für stark bis mäßig exsudierende Wunden;
  Hydrokolloidverbände mit Gelbildung, für leicht bis mäßig exsudierende Wunden

3.10.10.8 Patientenaufklärung und Selbstmanagement

- Erklärung der Wundversorgung
  - Richtige Verbandstechnik; Schulung des Patienten oder der Angehörigen in der korrekten Anwendung von Verbänden und Hilfsmitteln
  - Anzeichen von Infektionen; Aufklärung über Symptome wie Rötung, Schwellung, Eiterbildung und Fieber
- Selbstmanagementstrategien
  - Anleitung zur Durchführung der Wundversorgung zu Hause
  - Informationen zur Ernährung zur Unterstützung der Wundheilung, z. B. erhöhte Eiweißzufuhr
  - Anleitung zur regelmäßigen Kontrolle und Wunddokumentation
- psychosoziale Unterstützung
  - Unterstützung bei der emotionalen Belastung durch chronische Wunden
  - Information über Unterstützungsmöglichkeiten und Austausch mit anderen Betroffenen (Selbsthilfegruppen)

3.10.10.9 Verbandwechsel

- hygienische Anforderungen
  - Asepsis: der Verbandwechsel muss stets aseptisch erfolgen, um die Verbreitung von Keimen zu verhindern und sowohl den Pflegeempfänger als auch das Pflegepersonal vor Infektionen zu schützen
- Prinzipien des aseptischen Arbeitens
  - Händedesinfektion: vor und nach jedem Kontakt mit dem Patienten; vor Durchführung jeder aseptischen Maßnahme; nach dem Kontakt mit kontaminierten Materialien
  - Schutzkleidung: Tragen von wasserabweisender Schutzkleidung oder Einmalschürze (keine langärmeligen Jacken oder Kittel); Bei Erkältungen des Pflegepersonals oder bei intensiver Kommunikation während des Verbandwechsels Mund- und Nasenschutz verwenden
  - Haare: lange Haare hochstecken oder Haarschutz tragen
  - Material: Einmalhandschuhe tragen und sterile Instrumente wie sterile Pinzetten verwenden; Materialien, die direkten Wundkontakt haben, müssen steril sein; auf das Verfallsdatum der Materialien achten und keine unkonservierten oder angebrochenen Materialien verwenden; Wundauflagen nur zuschneiden, wenn vom Hersteller erlaubt; sterile und unsterile Materialien voneinander trennen und keine sterile Fläche mit unsterilen Materialien berühren
  - Verpackungen und Arbeitsflächen: Sterilverpackungen nur an den vorgesehenen Laschen öffnen; Arbeitsflächen vor der Nutzung wischdesinfizieren und kontaminierte Flächen sofort reinigen
  - komplexere Verbandwechsel sollen aus hygienischen Gründen von zwei Personen durchgeführt werden
  - Behandlung mehrerer Wunden in Folge: zuerst aseptische Wunden behandeln; anschließend kontaminierte und kolonisierte Wunden versorgen; danach infizierte und septische Wunden behandeln; zuletzt Wunden mit multiresistenten Erregern (MRSA) versorgen
- Prinzipien der Non-Touch-Technik
  - sterile Materialien nur unter sterilen Bedingungen berühren
  - hilfreich ist eine Assistenzkraft, die unsterile Tätigkeiten (wie das Öffnen von Desinfektionsmittelbehältern und das sterile öffnen von Sterilgut übernehmen kann
  - Wahl zwischen unsterilen Handschuhen und einer sterilen Pinzette oder ausschließlich sterilen Handschuhen → beide Methoden sind akzeptabel, solange die Asepsis gewährleistet ist
  - den Pflegeempfänger informieren und gegebenenfalls Schmerzmittel etwa 30 Minuten vorher verabreichen
  - Materialien auf einem Verbandwagen (darf nicht mit in das Zimmer genommen werden) oder in einem Tablettsystem legen und ins Zimmer bringen
  - benötigte Materialien: unsterile Einmalhandschuhe; Sterile Kompressen, Tupfer, Pinzetten; Wasserabweisende Schutzkleidung oder Einmalschürze; Verbandmaterial und Wundspülung/Antiseptika gemäß ärztlicher Anord-

nung; Reinigungs- und Hautdesinfektionsmittel; Fixiermaterialien, Schere; Abwurfbeutel; separater Abwurfbehälter für spitze Gegenstände
- Durchführung
  - geeignete Arbeitsfläche vorbereiten, wischdesinfizieren und sterile Materialien fern vom Patienten platzieren; unsterile Materialien nah am Patienten aufstellen
  - Materialien nicht auf dem Bett oder Fußboden ablegen
  - Abwurf bereitstellen und Fenster sowie Türen schließen
  - keine anderen Tätigkeiten im Raum während des Verbandwechsels durchführen
- Verbandwechsel bei primär heilenden Wunden
  - alten Verband mit unsterilen Handschuhen entfernen und entsorgen
  - Wunde inspizieren, Hände desinfizieren und unsterile Handschuhe anziehen
  - falls erforderlich, Sprühdesinfektion durchführen und den Wundrand von innen nach außen wischen und reinigen, nicht tupfen und pro Wischvorgang einen neuen sterilen Tupfer bzw. Kompresse verwenden
  - Wunde gemäß ärztlicher Anweisung versorgen, eventuell Klammern oder Fäden entfernen
  - Einmalhandschuhe entsorgen, Hände desinfizieren und die Dokumentation abschließen
- Verbandwechsel bei sekundär heilenden Wunden
  - alten Verband entfernen und entsorgen
  - Wunde inspizieren, Händedesinfektion und Handschuhwechsel
  - Wunde steril von innen nach außen wischen und reinigen, weil keine weiteren Keime in die Wunde gelangen sollen
  - pro Reinigungsvorgang neue sterile Kompresse oder Tupfer verwenden und damit nicht tupfen, sondern wischen
  - Wunde inspizieren, gegebenenfalls Fotos für die Dokumentation machen
  - Wunde phasengerecht behandeln, neuen Verband anbringen, Einmalhandschuhe entsorgen, Händedesinfektion
  - Arbeitsfläche wischdesinfizieren
- Dokumentation und Nachbereitung
  - Wundversorgung und Heilungsverlauf sorgfältig dokumentieren
  - Müllbeutel verschließen und außerhalb des Zimmers entsorge
  - auf gründliche Handhygiene achten

3.10.10.10 Verbandtechniken

- Verbandmaterialien
  - Verbandmull aus Baumwolle, Leinen, synthetische Fasern (z.B. Polyester), ggf. salbengetränkt (Parafin, Antibiotika, Lokalanästhetika)
  - Pflaster aus Leinen-, Zell- oder Baumwollgewebe mit Zinkoxydkautschukkleber oder Azetatseide, wasserabweisend und reißfest
  - Wundschnellverbände wie Pflasterstreifen mit Vlieseinlage, steril für kleinere Verletzungen

- Binden für Verbände, zur Kompression und Ruhigstellung, unterschieden in Mullbinden, elastische, halbelastische und starre Binden (z. B. für Gipsverbände)
- Schlauchverbände als rund gestrickte, elastische Mullschläuche unterschiedlicher Weite zur Fixierung von Wundauflagen

- Aufgaben eines Verbandes
  - Infektionsschutz (Verband als Keimbarriere)
  - Wundsekret auffangen zur Unterstützung der Blutstillung (Druckverband)
  - Kompression bei stark blutenden Wunden
  - Ruhigstellung zur Schmerzlinderung und Verhinderung weiterer Schäden
  - Psychologischer Effekt als sichtbare Versorgung, zur Vermeidung des Anblicks einer entstellenden Verletzung
- Verbandtechniken
  - Wickeltechniken Bindenverbände: Zirkuläres Wickeln zum Verankern des Verbandes; Spiralgang als überlappende/fortschreitende Bindetouren; Achtertour zur Stabilität durch überkreuzende Bindetouren, z. B. um Gelenke gegen das Verrutschen einwärts bzw. auswärts gerichtete Achtertouren wickeln (Schildkrötenverband)
  - beim Pflasterverband wird die Wundauflage mit Pflasterstreifen fixiert, das Pflaster nicht zirkulär um Extremitäten kleben, um Spannungsblasen vermeiden
  - der Fingerkuppenverband wird speziell zugeschnitten, um über die Fingerkuppe geklebt
  - Kompressen können als Streifen- oder Rahmenverband fixiert werden
  - bei großflächige Wunden können Verbandtücher oder Binden verwenden werden
  - bei bedrohlichen Blutungen wird ein Druckverband anlegt
- spezielle Verbandarten
  - Handverband: keimfreie Kompresse zirkulär umwickeln; in Achtertouren zum Handgelenk wickeln und befestigen
  - Unterarmverband: einfach durchzuführen; zirkulär und spiralig wickeln
  - Kornährenverband: für Fuß, Unter-/Oberschenkel und Hüfte
  - Ellenbogen-/Kniegelenkverband: in Funktionsstellung, zirkuläre und Achtertouren wickeln; Schwellungen und Abschnürungszeichen beobachten
  - Kopfverband: zirkulär um Stirn und Hinterkopf; schräg über das Ohr wickeln
  - Schlauch-/Netzverbände: einfache Anwendung für Finger, Gelenke oder Kopf
- Kompressionsstrümpfe
  - medizinische Hilfsmittel zur Verbesserung des venösen Rückflusses → dürfen nur auf ärztliche Anordnung und je nach Diagnose der Erkrankung anwendet werden; erzeugen gezielten Druckverlauf (höchster Druck am Knöchel, abnehmend nach oben)
  - Ziel ist die Vorbeugung und Behandlung von Venen- und Lymphgefäßerkrankungen
  - bestehen aus rund- oder flachgestricktem elastischen Gewebe; werden individuell nach Beinmaßen angepasst
  - Messung erfolgt morgens oder bei entstautem Zustand

- das Anziehen kann durch Anziehhilfen erleichtert werden
- der Strumpf wird zunächst bis zur Ferse umgestülpt und dann nach oben gezogen
- der Sitz muss faltenfrei sein, ohne Thrombo-Embolie-fördernde Einschnürungen
- Indikationen: chronische Veneninsuffizienz; tiefe Venenthrombose und Thromboseprophylaxe; Lymphödeme und Lipödeme; postoperative und posttraumatische Ödeme; Schwangerschaft (bei venösen Problemen)
- Kontraindikationen: fortgeschrittene periphere arterielle Verschlusskrankheit (pAVK); akute Weichteilinfektionen (z. B. Erysipel); unbehandelte Herzinsuffizienz; Neuropathien oder Sensibilitätsstörungen; offene Wunden oder Hauterkrankungen, die durch den Druck verschlimmert werden können
- Kompressionsklassen: Klasse 1 (bis 20 mmHg Druck im Fesselbereich) bei leichten Beschwerden, z. B. leichte Schwellungen oder müde Beine; Klasse 2 (20 bis 30 mmHg) bei mittelgradigen Beschwerden, z. B. Krampfadern, leichte Ödeme, tiefe Venenthrombosen; Klasse 3 (30 bis 40 mmHg) bei schweren Venenerkrankungen, z. B. ausgeprägte Ödeme, chronische Veneninsuffizienz; Klasse 4 (über 50 mmHg) bei sehr schweren Beschwerden, z. B. Lymphödeme, Lipödeme

- Kompressionsverband
  - wenn Kompressionsstrümpfe aufgrund anatomischer Besonderheiten (z. B. Adipositas und/oder Beinödemen) nicht passen
  - fördert den venösen Rückstrom durch Druckgradienten (distal höher, proximal niedriger)
  - mit Kurzzugbinden
  - Bindearten: Langzugbinde sind für Patienten mit eingeschränkter Bewegung aufgrund des Risikos von Druckstellen und thrombosefördernden Einschnürungen ungeeignet; Kurzzugbinde haben eine maximale Längsdehnbarkeit von 30–90 % (ca. das Doppelt ihrer Länge); sie unterstützen daher aktiv und moderat den venösen Rückstrom bei Bewegung; sie haben einen geringem elastischen Rückzug und somit einen niedrigen Ruhedruck (geringes Risiko von Einschnürungen); benötigt werden ca. 6–12 cm breite Kurzzugbinden; im Fußbereich ca. 6 cm breit; im Unterschenkelbereich ca. 8–10 cm breit, im Oberschenkelbereich ca. 10–12 cm breit
  - Techniken: zu Beginn werden die Beine entstaut (MTPS, ► Kap. 1.15.9.3); wegen der Kontrolle der Hautdurchblutung werden die Zehen nicht eingewickelt; der Fuß steht im rechten Winkel (90-Grad) zum Unterschenkel; der Verband darf weder zu locker noch zu fest gewickelt werden; Anfangstour: zirkulär, um den Verband zu fixieren; Bindetour: spiralförmig, gleichmäßige Überlappung (ca. 25 %); Achtertour: um Gelenke wie Knie oder Knöchel, bietet zusätzlichen Halt und Schutz
  - Indiktionen: Venenerkrankungen mit venösen Stauungsproblemen; Lymphödeme; Verminderung von Schmerzen infolge von Blutrückstau und Ödemen
  - Kontraindiktionen: periphere arterielle Verschlusskrankheit; akut dekompensierte Herzinsuffizienz; fortgeschrittene peripher Neuropathie

3.10.10.11 Wunddrainagen

- Funktionen
  - Ableitung von überschüssigem Exsudat (Wundsekret, Wundflüssigkeit), Eiter und Blut
  - Überwachung von Sekundärblutungen (Nachblutungen)
  - Druckentlastung bei Flüssigkeitsansammlungen; Vermeidung von Wundheilungsstörungen
  - zur Vorbeugung von Wundinfektionen bleiben sie einige Tage liegen; entfernt werden sie in der Regel durch Arzt
- Arten
  - offene Wundsekretableitung: Penrose-Drain (kunststoffummantelter Mulldocht)
  - halboffene Wundsekretableitung: Gummilasche, Silikon-Drain
  - geschlossene Wundsekretableitung: Robinson- und Redondrainagen
  - Penrose-Drain ähnlich dem Dochtprinzip, für oberflächliche Wunden
  - Easy-flow-Drain als halboffene Ableitung, weicher geriffelter Kunststoffschlauch
  - Robinsondrainage als Ableitung nach Schwerkraftprinzip in Beutel, ggf. mit Ablaufstutzen
  - Redon-Saugdrainage als Drainageschlauch mit Vakuumflasche
  - passive Drainagen: Saugdrainagen ohne Unterdruck bestehen aus einem Schlauch, der passiv Flüssigkeiten durch Schwerkraft oder Kapillarwirkung ableitet (z. B. eine Penrose-Drainage, die in der Regel zur Ableitung von Exsudat bei oberflächlichen Wunden verwendet wird)
  - aktive Drainagen: Saugdrainagen mit Unterdruck (vakuum-assistierte Wundheilung) verwenden einen Sog, um Flüssigkeiten aus der Wunde zu ziehen und sind effektiver bei der schnellen Entfernung von Exsudat (z. B. eine Jackson-Pratt (JP)-Drainage oder Redon-Saugdrainage, die häufig nach Operationen verwendet wird, um Flüssigkeitsansammlungen zu vermeiden)
- Einlege- und Entfernungsprozeduren
  - Einlegen: sterile Technik erforderlich; geeignete Anästhesie; sorgfältige Platzierung der Drainage in der Wunde
  - Entfernung: Drainage wird in der Regel nach Abklingen des Exsudats und dem Heilungsprozess entfernt; bei Entfernung mit Sog wird der Wundkanal der Drainage durch den Restsog gereinigt; Sterilität und Hygiene sind bei der Entfernung von entscheidender Bedeutung
- Überwachung und Pflege
  - Wundsekret als infektiöses Material behandeln; Vakuumflasche nicht auf den Boden stellen, sondern stets unterhalb des Patientenniveaus fixieren; regelmäßige Wundkontrolle und Überprüfung der Drainage auf Verstopfung, Ausfluss und mögliche Anzeichen einer Infektion; Sicherstellen, dass die Schläuche nicht knicken oder blockiert werden, was die Ableitung beeinträchtigen könnte; Reinigung und Desinfektion um die Drainageneintrittsstelle, um Hautirritationen und Infektionen zu vermeiden

3.10.10.12 Fäden entfernen

- Ziele: Verwendung intraoperativ zur Blutstillung und Wundverschluss; Fäden verbinden Wundränder, ohne Hautspannung zu erzeugen; fördern schnelleres Gewebewachstum und stabile Wundheilung; unterstützen Narbenbildung durch Überbrückung der Heilungsphase
- Nahtmaterial: selbstresorbierbares Material (auf Zuckerbasis) für tiefe Wunden; nicht resorbierbare Fäden oder Klammern für oberflächliche Wunden
- Zeitpunkt: abhängig von Wundlokalisation und ärztlicher Anweisung; Erwachsene: meist am 10.–14. Tag postoperativ; Kinder: oft am 4.–8. Tag postoperativ
- Materialien: Händedesinfektionsmittel; Abwurfbehälter; 2 Paar unsterile Einmalhandschuhe; Sterilgut: Pinzette, Fadenmesser bzw. Klammerentferner, Tupfer, Kompressen und Wundschnellverband
- Desinfektion der Arbeitsfläche und Anordnung der Materialien
- Information des Patienten über den Ablauf
- Schließen von Türen und Fenstern, Besucher aus dem Raum bitten
- Lagerung des Patienten in geeigneter Position
- Einstellen des Bettes auf rückenschonende Höhe, Entfernen störender Kleidung, Sicherung der Intimsphäre durch Sichtschutz
- Durchführung der Faden- und Klammerentfernung:
  - Fadenentfernung: Hygienische Händedesinfektion; Positionierung der Arbeitsfläche in Reichweite; Anziehen unsteriler Handschuhe; Entfernen des Wundverbands und Entsorgung im Abwurfbehälter; Abwerfen der Handschuhe; erneute Händedesinfektion, Anziehen frischer unsteriler Handschuhe; Sorgfältige Inspektion und Desinfektion der Wunde; Fadenentfernung; Anheben des Fadens mit steriler Pinzette, Durchtrennen knapp über der Haut; vorsichtiges Herausziehen des Fadens, Ablage auf Kompresse, Prüfung auf Vollständigkeit; Wiederholung bis alle Fäden entfernt sind; bei Teilentfernung jeden zweiten Faden ziehen; bei fortlaufenden Intrakutan-Nähten Knoten abschneiden, Fadenanfang mit Pinzette fassen und entfernen
  - Klammerentfernung: Einführen des Klammerentferners zwischen Haut und Klammer, Aufbiegen durch Zusammendrücken des Griffs; Herausheben der Klammer; Wiederholung bis alle Klammern entfernt sind; bei Teilentfernung jede zweite Klammer entfernen
- erneute Desinfektion der Wunde, Anlegen eines sterilen Wund- oder Schnellverbands
- Unterstützung des Patienten beim Anziehen und Positionierung in eine bequeme Lage
- fachgerechte Entsorgung oder Wiederaufbereitung der gebrauchten Materialien
- hygienische Händedesinfektion
- Dokumentation der Wundinspektionsergebnisse mit Handzeichen

3.10.10.13 Allgemeine Wundheilungsprävention

- Ernährungsempfehlungen
  - Eiweiße fördern die Zellregeneration und den Wundheilungsprozess
  - Vitamin C zur Kollagenbildung; Vitamin A für das Zellwachstum, Vitamin K zur Unterstützung der Blutgerinnung
  - Mineralien wie Zink für die Wundheilung und Immunabwehr sowie Eisen für den Sauerstofftransport
  - Ernährungsberatung zur Anpassung der Ernährung auf die speziellen Bedürfnisse des Patienten, insbesondere bei chronischen Wunden oder Mangelernährung
- Medikamentöse Unterstützung
  - Antibiotika bei Nachweis einer bakteriellen Infektion zur Verhinderung der Ausbreitung
  - Analgetika zur Schmerzlinderung, insbesondere bei schmerzhaften Wunden oder Verbrennungen
  - Entzündungshemmer zur Reduzierung von Entzündungen und Schwellungen
  - Sauerstofftherapie kann die Heilung bei schwer heilenden Wunden unterstützen
  - Wundbehandlung mit Wachstumshormonen oder Stammzellen bei sehr schwierigen Fällen oder chronischen Wunden zur Förderung der Zellregeneration
- Druckgeschwüre vorbeugen (Dekubitusprophylaxe)
  - Risikoeinschätzung mittel Einsatz der Braden-Skala
  - regelmäßige Positionswechsel, Druckentlastung durch geeignete Hilfsmittel
  - Diabetische Fußpflege; regelmäßige Inspektion durch tägliche Überprüfung der Füße auf Verletzungen oder Druckstellen; tägliche Fußpflege und sorgfältige Fußhygiene, Vermeidung von Verletzungen
- Wundmanagement-Strategien
  - multidisziplinäre Ansätze zur Zusammenarbeit mit Ärzten, Ernährungsberatern, Physiotherapeuten und anderen Fachleuten
  - Wunddokumentation und -überwachung zur detaillierten Aufzeichnung des Heilungsfortschritts und regelmäßigen Anpassung der Therapie
- Patientenschulung und -aufklärung
  - Erklärung der Wundpflege; Vermittlung von Informationen über die richtige Wundpflege; Anwendung von Verbandstoffen und Anzeichen von Komplikationen
  - Schulung zu Prävention; Aufklärung über geeignete Maßnahmen zur Wundverhinderung, insbesondere bei Risikopatienten
  - Verständnis der Therapie; Klärung der Therapieziele und des Behandlungspfades für eine aktive Mitarbeit des Patienten
  - Methoden: schriftliche Anleitungen (Bereitstellung von Informationsmaterialien und Pflegeanleitungen; praktische Schulungen: Demonstrationen und praktische Anleitungen zur Wundversorgung und Pflege)
- Forschung und Weiterentwicklung

- innovative Verbandsmaterialien; technologische Fortschritte für digitale Wundmanagement; Systeme zur Dokumentation und Analyse von Wunddaten; Forschung zur Anwendung von Stammzellen; Verbesserung der Wundbehandlung durch kontinuierliche Weiterentwicklung und Evaluation neuer Behandlungsmethodenindividuelle Anpassung der Behandlungsstrategien an die individuellen Bedürfnisse und Wundbedingungen

3.10.11 Perioperative Pflege (prä-, intra- und postoperative Pflege)

3.10.11.1 Präoperative Pflege

- Organisatorische Maßnahmen
  - Klärung der Kostenübernahme bei unklaren Versicherungsverhältnissen
  - Aufklärungsgespräche, OP- und Anästhesieaufklärung durch Chirurgen und Anästhesisten
  - Patientenaufklärung mit Hilfe von Aufklärungsbögen
  - Einwilligung durch den Patienten oder gesetzliche Vertreter
- Optimale Einstellung internistischer Begleiterkrankungen
  - gute Einstellung von Diabetes Mellitus (DM) und Hypertonie
  - Absetzen bestimmter Medikamente wie Thrombozytenaggregationshemmer (z. B. ASS) und Cumarine (z. B. Marcumar)
  - Schwangerschaftsausschluss, Gewichtsreduktion bei Adipositas mittels ausgewogener Mischkost
- Behandlung infektiöser Hautverhältnisse
- Vermeidung von Fremdblutgaben (Eigenblutspende ca. 4 Wochen vor der OP), Cell-Saver (maschinelle Autotransfusion); akute präoperative Hämodilution oder Retransfusion von Drainageblut
- Ankunft im Krankenhaus: bei kleinen OPs am Vortag, bei größeren OPs oder schlechtem Allgemeinzustand einige Tage vorher
- Förderung der positiven Einstellung zur OP
  - Beziehungen zum Patienten herstellen, Ängste und Befürchtungen ansprechen; Patienten mit Räumlichkeiten und Personal vertraut machen; Kontakt zu anderen Patienten mit ähnlicher OP ermöglichen
- optimale Vorbereitung des Organismus
  - Diagnostik von Herz-Kreislauf, Atmung, Allgemeinzustand
  - medikamentöse Herz-Kreislaufunterstützung, optimale Einstellung der Stoffwechselorgane (z. B. Diabetes mellitus)
  - Einüben postoperativer Maßnahmen
  - Vorstellung apparativer Maßnahmen: Beatmung; Inhalation; Absaugeinrichtungen; Monitoring; Infusionspumpen; Schienen
  - Vorstellung pflegerischer Maßnahmen: Spezielle Verbände; Positionierungen und Mobilisation; Atemgymnastik; Essen-Trinken-Ausscheiden in Rückenlage; Drehen im Bett; Nahrungskarenz (keine feste Nahrung 12 Stunden vor der OP, keine Flüssigkeit und nicht rauchen 8 Stunden vor der OP)

- Information und Überwachung der Patienten: Darmentleerung bei abdominellen Eingriffen und Allgemeinanästhesie; Körperhaare im OP-Gebiet entfernen nach ärztlicher Anordnung
- Ziele der präoperativen Pflege: optimale Vorbereitung des Patienten zur Minimierung von Risiken und Komplikationen; Einbeziehung des Patienten in Vorbereitungen, Einüben postoperativer Fähigkeiten; Reduktion von Ängsten, positive Auswirkung auf Genesung; Vermeidung von Komplikationen (Thrombose, Pneumonie, Stürze, Schmerzen)
- Vorbereitung auf postoperative Mobilisation und Techniken: En-bloc-Aufstehen; Atemtrainer, Atemübungen, Hustentechniken; Anheben des Gesäßes; Essen und Trinken in Rückenlage; Gymnastikübungen; Gebrauch von Hilfsmitteln; Gehen mit Unterarmgehstützen/Gehwagen, Umgang mit Rollstuhl
- präoperatives Abführen: Maßnahmen je nach Art des Eingriffs und Standard (z. B. Microklist, Klistier, flüssige Kost, Darmspülung)
- Beobachtung und Begleitung des Patienten: Information über Vorbereitungsschritte, Beantwortung von Fragen; Entspannungsübungen, Atemübungen, Teilbäder mit Melisse oder Lavendel; Information des Arztes bei starken Angstzuständen, evtl. Anxiolytika
- Vorbereitung der Unterlagen: Patientenkurve; Einverständniserklärungen; Anästhesieprotokoll; aktuelle Befunde, alte Arztbriefe; Patientenunterlagen; präoperative Checkliste; Patientenidentifikationsarmbändchen; OP-Checklisten
- Maßnahmen am OP-Tag: Präoperative Nüchternheit: Nahrungskarenz mind. 4–6 Stunden; Flüssigkeit max. bis 2 Stunden vor OP; Kinder: Muttermilch bis 4 Stunden vor OP, Formulanahrung 4–6 Stunden vor OP, klare Flüssigkeit bis 2 Stunden vorher
- präoperative Haarentfernung: Entscheidung durch Chirurg; aufgrund der Gefahr von Mikroverletzungen keine Einmalrasierer verwenden; die Haare werden lediglich mit einem Cutter (z. B. Langhaarschneider des Trockenrasierapparates) gekürzt; der Einsatz von Haarentfernungscremes ist angesichts der Allergie-entwicklung ungeeignet
- Körperreinigung und Hygiene: Duschen oder Körperpflege im Bett
- Thrombo-Embolieprophylaxe: keine medikamentöse Prophylaxe am OP-Tag; Medizinische Kompressionsstrümpfe anlegen (nur nach Arztanordnung); Prämedikation: Anxiolyse (Angstlöser), Sedierung zur Erleichterung der Narkoseeinleitung
- Transport nach Zeitplan oder Abruf, Zahnprothesen und Wertgegenstände entfernen
- Übergabe im Einschleusenbereich: Name, geplante Operation, Besonderheiten; Sicherstellen frischer Bettwäsche
- ggf. präoperative Schmerzkatheter

3.10.11.2 Intraoperative Pflege

- alle pflegerischen Tätigkeiten während einer Operation selbst
- die Pflege ist speziell weitergebildetem Pflegepersonal oder OTA vorbehalten
- Aufgaben der OTA: Vor- und Nachbereitung des Operationsplatzes, der Instrumente und der Medizinprodukte; administrative Aufgaben und Dokumentation; Personalmanagement
- Aufgaben des Anästhesiologischen Funktionsdienstes: Vor- und Nachbereitung des Anästhesiearbeitsplatzes; Assistenz bei Narkoseeinleitung; Aufrechterhaltung und Ausleitung; erste postoperative Versorgung im Aufwachraum; Positionierung des Patienten zur Operation

3.10.11.3 Postoperative Pflege

- pflegerischen Tätigkeiten und Handlungen nach einer Operation
- Übernahme des Patienten aus dem Aufwachraum
  - Patient darf nur von einer examinierten Pflegekraft (meist mit Zweithelfer) abgeholt werden
  - Informationssammlung während der Übergabe: Identitätsüberprüfung (Name und Alter des Patienten); Haupt- und Nebendiagnosen des Patienten; Durchgeführte Operationsverfahren; Besonderheiten bei der Anästhesie (Anästhesieprotokoll); Infusionen, Drainagen, Katheter; Besondere Lagerungsvorschriften; Verbandskontrolle (nicht durchgeblutet); Vitalzeichen (Puls, RR, Atmung, Körpertemperatur); Wachheitszustand des Patienten (wach, orientiert)
  - Übergabe des perioperativen Verlaufs: Besonderheiten oder Komplikationen während der OP und im Aufwachraum (erhaltene Medikamente, Infusionen, Schmerzen, besondere Positionierung)
  - Kontrolle des Bewusstseins, Wundverbands und Drainagen
  - Sicherung aller Zu- und Ableitungen vor dem Transport, um versehentliches Herausziehen zu vermeiden
  - Übernahme nur bei erfüllten Verlegungskriterien: Ausreichende Spontanatmung; Stabile Herz-Kreislauf-Verhältnisse; Klares Bewusstsein; Ausreichende Schutzreflexe; Normothermie; adäquate Schmerztherapie
  - Überwachung auf der Station/Vorbereitung des Patientenzimmers, alle erforderlichen Materialien bereitlegen: Blutdruckapparat; Stethoskop; Überwachungsprotokoll; Urinflasche und/oder Steckbecken; Mundpflegeset; Abwurfmöglichkeit; Nierenschale mit Zellstoff; evtl. Infusionsständer; Haltevorrichtung mit Bettbügel; Klingel
- postoperative Überwachung
  - Bewusstseinslage; Atem- und Kreislauffunktionen; Komplikationen und Nachblutungen
  - Postoperative Schmerztherapie
  - Überwachung mittels Monitor
  - Schnelles Eingreifen bei Komplikationen

- Überwachung im Aufwachraum
  - frisch Operierte werden im Aufwachraum überwacht, bis die Vitalfunktionen stabil sind (meist 1–2 Stunden)
  - bei größeren, lang andauernden Operationen oder Komplikationen kann eine Weiterbetreuung auf einer Intensivstation oder Intermediate Care Station (IMC) notwendig werden
- postoperative Komplikationen
  - postoperative Infektionen: Wundinfektionen mit Rötung, Schwellung, Schmerzen, Eiterbildung an der Operationsstelle; Systemische Infektionen mit der Gefahr der Sepsis oder septischer Schock durch Ausbreitung der Infektion; Pneumonie (Lungenentzündung) vor allem bei Immobilität oder längerer Beatmung
  - postoperative Blutungen: intern oder extern, kann zu Hämatomen oder Schock führen
  - Thrombose und Embolie: Tiefe Venenthrombose (TVT) als Blutgerinnsel in den tiefen Venen, meist in den Beinen; Lungenembolie infolge einer Verstopfung der Lungenarterien durch ein Blutgerinnsel
  - Atelektase: Lungenkomplikationen infolge des Zusammenfallens eines Lungenabschnitts durch mangelnde Belüftung
  - postoperativer Ileus: Darmverschluss als mechanischer oder funktioneller Stillstand der Darmbewegungen
  - Wundheilungsstörungen: Wunddehiszenz (Aufplatzen/Aufgehen der Wunde nach einer Naht); übermäßige Narbenbildung (Keloide)
  - Anastomoseninsuffizienz: Leckage infolge einer undichten Nahtstellen nach Darmresektion oder anderen gastrointestinalen Operationen; postoperative Schmerzen; akute postoperative Schmerzen (möglicherweise inadäquat behandelt); chronische Schmerzen durch Nervenverletzungen oder Narben
  - Organversagen: Herzinsuffizienz nach einer Verschlechterung des Herz-Kreislaufsystems; akutes Nierenversagen durch Hypotonie oder toxische Medikamente
  - neurologische Komplikationen: Verwirrtheit oder Delir (vor allem bei älteren Patienten); Schlaganfall durch Thrombose oder Embolie
  - psychische Komplikationen: Postoperative Depression (Reaktion auf die Belastung der Operation und des Krankenhausaufenthalts); Angstzustände/Anxiety vor und nach der Operation, beeinflusst durch Schmerz, Immobilität oder Isolation
- spezifische Risiken nach bestimmten Operationen
  - orthopädische Eingriffe: Prothesenlockerung infolge Instabilität der eingesetzten Prothesen; Infektion der Prothese kann zu Sepsis oder Notwendigkeit des Prothesenwechsels führen
  - Abdominalchirurgie: Peritonitis (Entzündung des Bauchfells) durch Perforation oder Infektion
  - Gefäßchirurgie: Pseudaneurysma (Ausbuchtung einer Arterienwand) an der Operationsstelle
  - Thoraxchirurgie: Pneumothorax infolge von Luftansammlung im Pleuraraum; Kollaps der Lunge

- postoperative Pflegeschwerpunkte
  - Bewusstseinslage; Atem- und Kreislauffunktionen
  - postoperative Schmerztherapie
  - Komplikationen und Nachblutungen
  - Vorbereitung für die Rückverlegung (Überprüfung des Bewusstseinsstatus durch den Anästhesisten; informieren der Pflegeabteilung, wenn der Patient stabil ist; Vorbereitung des Patientenzimmers auf der Station)

3.10.11.4 Postaggressions-Syndrom

- Symptomenkomplex, mit dem der Organismus auf das Operationstrauma und die Narkose reagiert
- Ursache ist die Störung des körpereigenen Gleichgewichts
- phasisches Geschehen mit folgendem Kettenverlauf
  - ca. 1.–3. postoperativer Tag: Bewusstseinseintrübung bzw. Dämpfung; Magen-Darm-Paralyse (Lähmung); Elektrolytverschiebung (erhöhter Natriumverbrauch); erhöhter Flüssigkeitsbedarf; Glukoseverwertungsstörungen; Proteolyse (Eiweißzerfall mit Gewichtsabnahme); körperliche Schwäche; ggf. Fieber, Blässe, Tachykardie
  - ca. 4.–8. postoperativer Tag: Normalisierung der Magen- und Darmfunktion; Bewusstseinsaufhellung; Normalisierung der Elektrolytverschiebung; erhöhter Grundumsatz (bis zu 200 % steigen, z. B. 5000–8000 Kalorienbedarf/Tag)
  - ca. 9.–14. postoperativer Tag: zunehmendes Wohlbefinden des Patienten; Abschluss der Wundheilung; allgemeine psychische und physische Stabilisierung; Rekonvaleszenz (Genesung)

3.10.12 Anästhesiepflege

- Anästhesiepflege umfasst die Betreuung und Überwachung von Patienten vor, während und nach der Anästhesie (Narkose)
- Ziel ist die Gewährleistung der sicheren Durchführung der Anästhesie und Sicherstellung des Wohlbefindens des Patienten während des gesamten Anästhesieprozesses
- vor der Anästhesie erfolgen folgende Maßnahmen
  - die Anamnese: bei Kindern: Erhebung von Entwicklungsanamnese, Impfstatus und spezifischen kindlichen Gesundheitsproblemen; bei Erwachsenen: Erfassung chronischer Erkrankungen, Allergien, (Überempfindlichkeitsreaktionen) und Medikamenteneinnahme; bei Senioren: Beurteilung von Alterskrankheiten, Polypharmazie und kognitiven Veränderungen
  - die körperliche Untersuchung: bei Kindern: Beurteilung der Atemwege (Airway Assessment) und altersgerechte Herz-Kreislauf-Funktion; bei Erwachsenen: Beurteilung des allgemeinen Gesundheitszustands; bei Senioren: Beurteilung der kardiovaskulären und respiratorischen Funktion, einschließlich Anzeichen von Herz-Kreislauf-Instabilität

- die Aufklärung und Einwilligung: bei Kindern: Aufklärung der Eltern über Anästhesieverfahren, Risiken und Nebenwirkungen; bei Erwachsenen: detaillierte Erklärung der Anästhesieverfahren und Risiken; bei Senioren: besondere Berücksichtigung von möglichen altersbedingten Risiken und der kognitiven Fähigkeit zur Einwilligung
- die Dokumentation: Einholen der schriftlichen Einwilligung (informed consent) des Patienten oder der gesetzlichen Vertretung
- die Vorbereitung des Patienten: Nüchternheitsregel: Sicherstellen, dass der Patient gemäß den Anweisungen nüchtern ist, um Aspiration (Einatmen von Mageninhalt) zu vermeiden; bei Kindern: spezielle Nüchternheitsregeln und Vorbereitung des intravenösen Zugangs (Venenzugang); bei Erwachsenen und Senioren: Überprüfung von Vitalzeichen (Blutdruck, Herzfrequenz, Atmung) und Vorbereitung des intravenösen Zugangs

- während der Anästhesie
  - Überwachung der Vitalzeichen: bei Kindern: kontinuierliche Überwachung von Herzfrequenz, Blutdruck, Sauerstoffsättigung (SpO2) und Atemfrequenz unter Berücksichtigung altersgerechter Normwerte; bei Erwachsenen: Standardüberwachung der Vitalzeichen; bei Senioren: besondere Aufmerksamkeit auf mögliche Blutdruckabfälle und Atemproblemen
  - Überwachung der Anästhesietiefe: Überwachung und Anpassung der Anästhesiedosis (z. B. Volatilitätsanästhetika wie Isofluran) gemäß den Bedürfnissen des Patienten und der chirurgischen Verfahren
  - Dokumentation aller relevanten Ereignisse, wie Medikamentengaben (Anästhetika, Analgetika) und Reaktionen während der Anästhesie
  - Notfallmanagement, Reaktion auf Komplikationen: bei Kindern: sofortige Maßnahmen bei Anzeichen von Komplikationen wie anaphylaktischen Reaktionen (schwere allergische Reaktionen) oder Atemstörungen; bei Erwachsene und Senioren: Reaktion auf Hypotonie (niedrigem Blutdruck) und Atemstörungen (z. B. Atemstillstand)
- nach der Anästhesie (Überwachung im Aufwachraum)
  - Vitalzeichen: bei Kindern: regelmäßige Überprüfung von Herzfrequenz, Blutdruck, Atemfrequenz und Sauerstoffsättigung; bei Erwachsenen: Standardüberwachung der Vitalzeichen; bei Senioren: intensivere Überwachung wegen erhöhter Risiko von kardiovaskulären und respiratorischen Komplikationen
  - Bewusstseinszustand: Beobachtung des Bewusstseinsniveaus (z. B. Glasgow-Coma-Scale) und der Reaktionsfähigkeit des Patienten
  - Schmerzkontrolle; Medikamentenverabreichung: bei Kindern: Verabreichung von kindgerechten Schmerzmitteln (Analgetika) und ggf. Patient-controlled analgesia (PCA); bei Erwachsene und Senioren: Schmerzkontrolle unter Berücksichtigung von altersgerechten Dosierungen und möglichen Nebenwirkungen; regelmäßige Beurteilung der Schmerzlinderung (Schmerzanalyse mit Skalen wie der Numerischen Ratingskala) und Anpassung der Therapie nach Bedarf
  - Postoperative Pflege: Wundbeobachtung: Überwachung der Operationswunde auf Infektionen (z. B. Erythem, Eiter) oder Blutungen; Patientenauf-

klärung: Information des Patienten über postoperative Anweisungen, mögliche Nebenwirkungen (z.B. Übelkeit, Schwindel) und erforderliche Nachsorge
- Sicherheits- und Qualitätsmanagement: Protokolle (Einhaltung aller Anästhesieprotokolle und -richtlinien zur Gewährleistung der Patientensicherheit); Fehlervermeidung (Prävention von Fehlern durch doppelte Überprüfung von Medikamenten (Doppelte Kontrolle) und Dosierungen); Fortbildung (regelmäßige Teilnahme an Schulungen und Fortbildungen zur Aufrechterhaltung der Fachkenntnisse über neue Anästhesietechniken (z.B. Regionalanästhesie) und -technologien)
- Kommunikation und Teamarbeit: interdisziplinäre Zusammenarbeit (enge Zusammenarbeit mit Anästhesisten (Fachärzte für Anästhesiologie), Chirurgen und anderen Mitgliedern des OP-Teams); bei Kindern: klare Kommunikation mit den Eltern über den Anästhesieprozess und postoperative Anweisungen; bei Erwachsenen: direkte Kommunikation mit dem Patienten und der Familie; bei Senioren: besondere Berücksichtigung der kognitiven Fähigkeiten des Patienten und der Familie zur Klärung von Anästhesiefolgen und Nachsorge
- Dokumentation: präzise Dokumentation aller anästhesiebezogenen Maßnahmen, einschließlich Vitalzeichen, Medikamentengaben und Reaktionen des Patienten; Sicherstellen, dass alle Dokumentationen den rechtlichen und institutionellen Anforderungen entsprechen

3.10.13 Intensivpflege

- umfasst die spezialisierte Pflege von Patienten aller Altersgruppen mit akuten, potenziell lebensbedrohlichen Erkrankungen oder Verletzungen auf Intensivstationen
- Ziel ist die Sicherstellung einer optimalen Überwachung, Therapie und Unterstützung der physiologischen und emotionalen Bedürfnisse von Patienten
- Überwachung und Monitoring, Vitalzeichenüberwachung:
  - Herzfrequenz: kontinuierliche Überwachung mittels EKG (Elektrokardiogramm) zur Erkennung von Arrhythmien und Herzrhythmusstörungen
  - Blutdruck: Überwachung mittels invasiver (Arterienkatheter) und nicht-invasiver Methoden (Oberarm-Manschette)
  - Altersangepasste Referenzwerte beachten: bei Kindern: altersabhängige Normwerte; bei Erwachsenen: Standardwerte; bei Senioren: möglicherweise niedrigere Werte aufgrund von Gefäßalterung
  - Atmung: Überwachung der Atemfrequenz (RF), Atemmechanik und ggf. Bronchialobstruktion
  - Sauerstoffsättigung (SpO2): Messung mittels Pulsoxymetrie zur Beurteilung der Oxygenierung; altersabhängige Werte berücksichtigen
  - Zentrale Überwachung: Nutzung von Monitoren zur gleichzeitigen Überwachung mehrerer Parameter

- Atemwegssicherung und -management: Intubation (Einführen eines Endotrachealtubus, angepasst an das Alter und die Anatomie des Patienten); Beatmung (Anpassung und Überwachung der mechanischen Beatmung (Ventilation) einschließlich der Kontrolle von Beatmungsparametern (z. B. Tidalvolumen) entsprechend dem Alter); bei Kindern: altersgerechte Beatmungsparameter; bei Erwachsenen: Standardparameter; bei Senioren: möglicherweise reduzierte Beatmungsvolumina aufgrund von Lungenerkrankungen; Sauerstofftherapie (Verabreichung von Sauerstoff zur Verbesserung der Oxygenierung bei Hypoxie)
- Kardiovaskuläre Unterstützung, Invasive Überwachung: Zentraler Venenkatheter (ZVK) (zur die Überwachung des zentralvenösen Drucks (ZVP) und Verabreichung von Medikamenten); kindgerechte Größen und Platzierung bei Kindern; Arterienkatheter für kontinuierliche Blutdruckmessung und Blutentnahmen; Medikamentengabe: Vasopressoren und -dilatatoren zur Steuerung des Blutdrucks und der Herzfrequenz, angepasst an das Alter und den klinischen Zustand des Patienten; Inotropika zur Unterstützung der Herzleistung bei Herzinsuffizienz

- Flüssigkeits- und Elektrolythaushalt
  - Flüssigkeitsbilanz: Überwachung und Dokumentation der Zufuhr und Ausscheidung von Flüssigkeiten: bei Kindern: Berücksichtigung des höheren Flüssigkeitsbedarfs; bei Erwachsenen: Standardbedarfe; bei Senioren: möglicherweise reduzierte Flüssigkeitsaufnahme und -ausscheidung
  - Elektrolytüberwachung: regelmäßige Messung von Elektrolyten (z. B. Natrium, Kalium, Calcium): bei Kindern altersgerechte Normwerte; bei Erwachsene: Standardwerte; bei Senioren: häufigere Ungleichgewichte aufgrund von chronischen Erkrankungen
  - Infusionstherapie zur Verabreichung von Flüssigkeiten und Elektrolyten zur Korrektur von Dehydratation und Elektrolytstörungen
  - Ernährungsmanagement: Ernährungsassessment (Beurteilung des Ernährungsbedarfs und Planung der Ernährungstherapie, angepasst an das Alter und die Entwicklungsstufe des Patienten); bei Kindern: altersgerechte Nährstoffbedarfe; bei Erwachsene: Standardernährungsbedarfe; bei Senioren: Anpassung aufgrund von vermindertem Metabolismus und Appetit; enterale Ernährung: Verabreichung von Nährstoffen über eine nasogastrale oder PEG-Sonde; parenterale Ernährung: Infusion von Nährstoffen über einen zentralen Venenkatheter bei unzureichender enteraler Aufnahme
  - Schmerzkontrolle und Sedierung: Schmerzlinderung (Anwendung von Analgetika zur Schmerzkontrolle, einschließlich opioider und nicht-opioider Schmerzmittel); bei Kindern: Dosierung nach Gewicht und Alter; bei Erwachsenen: Standarddosierung; bei Senioren: reduzierte Dosierungen zur Vermeidung von Nebenwirkungen
  - Sedierung: Einsatz von Sedativa zur Beruhigung, einschließlich Benzodiazepinen und Hypnotika, angepasst an das Alter und klinische Zustand
  - Schmerzevaluation: regelmäßige Beurteilung des Schmerzniveaus mittels altersgerechter Schmerzerfassungsskalen (z. B. FLACC-Skala für Kleinkinder, numerische Skalen für Erwachsene)

- Infektionskontrolle: Einhaltung strenger Handhygiene und Verwendung von Schutzkleidung; bei Kindern: Besondere Aufmerksamkeit auf Schutzmaßnahmen; bei Erwachsene und Senioren: Standardinfektionsprävention
- Wundpflege: sorgfältige Pflege und Überwachung von invasiven Zugängen und Wunden
- Antibiotikatherapie: Verabreichung von Antibiotika basierend auf Kultur- und Empfindlichkeitstests (Antibiogramm), altersgerechte Dosierung beachten
- Notfallmanagement: Reanimation (Durchführung von Herz-Lungen-Wiederbelebung (HLW) und Verwendung von automatisierten externen Defibrillatoren (AED)); Bei Kindern: Anpassung der Reanimationsprotokolle an die Altersgruppe; Bei Erwachsenen und Senioren: Standardprotokolle
- Krisenintervention: sofortige Maßnahmen bei akuten Komplikationen wie Atemnot, Kreislaufschock oder Sepsis, unter Berücksichtigung der altersabhängigen Besonderheiten
- Dokumentation und Kommunikation: präzise Aufzeichnung aller durchgeführten Maßnahmen, Vitalzeichen, und Veränderungen im Zustand des Patienten; interdisziplinäre Kommunikation (enge Zusammenarbeit und regelmäßige Kommunikation mit Ärzten, Therapeuten und anderen Pflegekräften zur Koordination der Patientenversorgung)
- Patienten- und Angehörigenaufklärung: Information der Patienten und ihrer Angehörigen über den Zustand, Behandlungsplan und zu erwartende Ergebnisse, angepasst an die Altersstufe; bei Kindern: Kommunikation mit den Eltern und altersgerechte Erklärung für das Kind; bei Erwachsenen: direkte Kommunikation mit dem Patienten und der Familie; bei Senioren besondere Berücksichtigung von kognitiven Einschränkungen und den Bedürfnissen der Angehörigen
- emotionaler Support: Unterstützung und Beratung für die Familie zur Bewältigung von Stress und Ängsten im Zusammenhang mit der Intensivpflege

3.10.14 Katheterisierung der Harnblase

- ein transurethraler Blasenkatheter wird durch die Harnröhre in die Blase eingeführt, um eine vorübergehende Harnableitung zu ermöglichen
- Aufgabe des Arztes, delegierbar an Pflegefachkräfte
- ärztliche Anordnung erforderlich
- Durchführung nach Patienteneinwilligung (ansonsten Körperverletzung)
- geschlechtsspezifische Durchführung (weibliches Personal bei Frauen, männliches bei Männern)
- Indikationen
  - Therapeutisch: Blasenentleerungsstörungen; Harnabflussbehinderungen; Prostatavergrößerung; Lang andauernde oder große Operationen; Blasenspülung
  - Diagnostisch: Darstellung von Blase und Harnröhre (Zystogramm, Urethrogramm); Kontrastmittelinstillation; Bilanzierung der Harnausscheidung;

Überwachung der Nierenfunktion; Gewinnung von sterilem Katheterurin (selten)

- Kontraindikationen: Harnröhrenabriss; nicht passierbare Harnröhrenverengungen; akute Prostatitis
- Komplikationen: Keimverschleppung und Infektionen der Harnröhre, Blase oder Niere; Prostatitis und Nebenhodeninfektionen bei Männern; Harnröhrenstrikturen durch Druck und wiederholte Infektionen
- Katheterarten und Materialien
  - transurethrale Katheterisierung/Blasenverweilkatheter: Katheter über Harnröhre in die Harnblase
  - suprapubische Katheterisierung (SBK): Katheter oberhalb des Schambeins durch die Bauchdecke (Bauchdeckenkatheter)
  - Einmalkatheter (EK) aus PVC zur einmalige Harnentnahme, nicht für Dauereinsatz geeignet
  - Dauerkatheter (DK)/Harnblasenverweilkatheter: aus Latex, kostengünstig, aber schnell verkrustend; aus Polyurethan (Latexfrei, etwas weniger verträglich); aus Silikon (sehr gut verträglich, längere Liegedauer (4–6 Wochen); Hydrogelbeschichtungen erhöhen die Gleitfähigkeit; Silberbeschichtungen minimieren die Ansammlung von Mikroorganismen; Aufbau: 2-Lumen-Katheter (Harnableitung und Blockung mit Ballon); Blockung: 8–10 ml Aqua destillata zur Fixierung in der Blase
  - Spülkatheter aus Silikon mit 3 Lumen (Harnableitung, Blasenspülung und Blockung)
- Kathetergrößen und Spitzen:
  - Männer: 14–18 Charrière (Ch)
  - Frauen: 12–14 Ch
  - Kinder: 8–10 Ch
  - Charrière = 0,33 mm
  - Spitzen: Tiemann-Katheter mit Schnabelförmiger Spitze, besser für die Prostata (typischer Männerkatheter); Nélaton-Katheter gerade Spitze, bevorzugt Frauen und für Dauerkatheter; Mercierkatheter mit gebogener Spitze, z. B. bei Prostatavergrößerung
- Anlage eines Harnblasenkatheters
  - Vorbereitung: (1) Information des Patienten, (2) Durchführung der Intimtoilette, (3) ohne sterile Handschuhe in das offene Katheterset greifen (ggf. nur am Gummiband anfassen), (4) Inhaltspäckchen zwischen den Beinen des Patienten platzieren, (5) sterilen Bettschutz als sterile Arbeitsfläche ausbreiten, nur an der Unterseite anfassen, (6) unsterile Arbeitsfläche (z. B. auf dem Nachttisch) und sterile Arbeitsfläche schaffen, (7) bei ruhigen Patienten sterile Arbeitsfläche zwischen Unterschenkeln des Patienten ausbreiten, (8) bei unruhigen Patienten sterile Arbeitsfläche auf separatem Tisch platzieren, (9) sterile Verpackungen (Gleitgel, Aqua Destillat, Spritze, Katheter) öffnen und auf die sterile Arbeitsfläche fallen lassen, ohne sie zu berühren, (10) Katheter vorsichtig öffnen und steril abwerfen, (11) unsterile Arbeitsfläche (Nachttisch): sterile Handschuhe (verpackt); Desinfektionsmittel; ungeöffnetes Gleit- und Anästhesiemittel; zwei ungeöffnete Katheter; Ablaufbeutel; Spritze mit

10 ml Aqua Destillata, (12) sterile Arbeitsfläche (Bettschutz zwischen Unterschenkeln): ggf. zwei Pinzetten; ggf. innere Schale des Kathetersets; zwei sterile Kompressen und sechs Pflaumentupfer; steril abgeworfenes Gleitmittel und Schleimhautanästhetikum; Schlitztuch; steril abgeworfener Katheter; steril abgeworfene Spritze mit Aqua Destillata; sterile Einmalhandschuhe, (13) Desinfektionsvorgang: sterile Handschuhe erst nach Abschluss aller unsterilen Vorbereitungen anziehen; Desinfektionsmittel öffnen und dabei die erste Menge verwerfen, Flasche in innerer Schale oder Abwurf reinigen (»Straße gießen«); Desinfektionsmittel auftragen und die die äußere Schale oder Vertiefung mit Desinfektionsmittel tränken; Pflaumentupfer desinfizieren, dazu die Tupfer in Schale mit Desinfektionsmittel tränken und das sterile Lochtuch um das Genital legen, (14) sternförmige Desinfektionsmethode: an der Harnröhrenöffnung beginnend, entlang der Eichel, sternförmig desinfizieren, (15) kreisförmige Desinfektionsmethode: an der Harnröhrenöffnung beginnend, entlang der Eichel halbmondförmig desinfizieren, (16) abschließend Harnröhrenöffnung nochmals desinfizieren, (17) Katheter vorbereiten: eine geringe Menge Gleitmittel ohne Kontakt auf die Katheterspitze geben und das restliches Gleitmittel in die Harnröhre einführen; Einwirkzeit abwarten (ca. eine Minute), (18) Greifen des Katheters/Möglichkeit 1: mit Pinzette 4–6 cm vor dem Katheteranfang greifen, (19) Greifen des Katheters/ Möglichkeit 2: mit sterilen Einmalhandschuhen, (20) Greifen des Katheters/ Möglichkeit 3: Katheter in innerer Verpackung greifen, (21), Katheter einführen: Penis bei Widerstand entsprechend der beiden anatomischen Krümmungen der Urethra (Harnröhre) heben oder senken; Katheter vorsichtig in die Harnröhre einführen; bei Urinfluss den Katheter ca. 2 cm weiter in die Harnblase einführen, Vorhaut wieder vorschieben, (22) bei Schmerzen oder Hindernissen die Katheterisierung abbrechen, (23) Urinabfluss überwachen, nicht mehr als 500 ml Urin pro Stunde ablassen, da sonst kreislaufbelastend
- Katheter blocken: Ballon füllen (Aqua Destillat in den Ballonkanal spritzen (in der Regel 10 ml)); Kontrollgriff (Katheter bis zum Widerstand zurückziehen, um zu überprüfen, ob er richtig in der Harnblase liegt)
- Katheterbeutel anschließen: Katheter mit Urinauffangbeutel verbinden; Beutel nicht den Boden berühren lassen

- Pflege beim liegenden Harnblasenkatheter
  - durch den Sekretspalt zwischen Harnröhrenöffnung und Katheter können Keime gelangen und eine retrograde (aufsteigende) Harnwegsinfektion verursachen darum ist mindestens zweimal täglich eine aseptische Reinigung (es wird immer von der Harnröhrenöffnung weggewischt) mit Wasser und Seifenlösung durchzuführen
  - Hygiene: Händedesinfektion vor und nach Kathetermaßnahmen; Intimtoilette zweimal täglich, Katheter und Intimbereich reinigen; Vermeidung von Verkrustungen und Infektionen
  - Flüssigkeitszufuhr: 2–3 l pro Tag zur Förderung der Diurese und Vermeidung von Infektionen
  - Katheterpflege: Durchgängigkeit sicherstellen, Urinfarbe und -konzentration überwachen; Urinbeutel korrekt positionieren (unter Blasenniveau, keine

Knicke im Schlauch); aseptische Katheterpflege jeweils von der Harnröhrenöffnung wegwischen; Vermeidung von Zug am Katheter; Selbstkatheterismus (s. folgend) erforderlich bei neurologischen Erkrankungen (z. B. Multiple Sklerose, Querschnittslähmung); Verwendung von gleitbeschichteten und gebrauchsfertigen Kathetern; Urinauffangbeutel hygienisch anlegen/entsorgen (hygienisches Diskonnektieren des Katheters beim Wechsel des Auffangbeutels); Beutel soll nicht den Boden berühren (Gefahr der Keimverschleppung)

- Entfernung eines Dauerkatheters
  - Material: unsterile Handschuhe; 10 ml-Einmalspritze; Zellstoff; Schutzunterlage
  - Durchführung: Urinauffangbeutel entleeren (s. folgend); Katheter blockieren, entfernen und entsorgen; Intimtoilette durchführen und Patient unterstützen
- Urinauffangbeutel (Urindrainagesystem)
  - wird beim Blasenverweilkatheter (Dauerkathetern) dauerhaft am Ende des Katheters angebracht
  - ist am Grund mit einer Klemme oder einem Hahn verschlossen, der nur zur Harnentleerung geöffnet wird
  - geschlossenes Urinablaufsystem, das das Eindringen von Krankheitserregern verhindern soll; ein zusätzliches Rückschlagventil verhindert den Rückfluss (Reflux) des Urins in die Harnblase; trotz der Schutzeinrichtungen kommt es häufig zu aufsteigenden retrograden Harnwegsinfektionen; es gilt eine strenge Indikation und aseptische Bedingungen erfolgen, um Krankheitskeime zu vermeiden
  - es gibt spezielle Einmalbeutel ohne Ablassventil für die Einmalkatheterisierung
  - Urinbeutelhalterungen können verwendet werden, um die Beutel am Bett zu fixieren, wenn das Urindrainagesystem keine spezielle Aufhängevorrichtung hat
  - Beinbeutel können mit einem Fixiergurt oder verstellbaren Beinbeutel-halterungen am Ober- oder Unterschenkel befestigt werden.
  - Entleeren des geschlossenen Urindrainagesystems: auf Spritzschutz und Verhinderung des Nachtropfens achten (Ablassventil in die Rücksteckl asche stecken)
  - Empfehlungen zur Prävention und Kontrolle von Katheter-assoziierten Harnwegsinfektionen (Robert-Koch-Institut): Positionierung (Urinauffangbeutel muss immer freihängend ohne Bodenkontakt unter Blasenniveau positioniert sein); Diskonnektion und Katheterwechsel (häufige Katheterwechsel und Diskonnektion des Katheters vom Schlauchsystem des Urinbeutels sind wegen des erhöhten Infektionsrisikos zu vermeiden)
  - Wechsel des geschlossenen Urindrainagesystems: bei unvermeidlicher Diskonnektion (z. B. beim Wechsel des Urinbeutels) vorher die Konnektionsstellen (Verbindungsstellen) desinfizieren (Sprüh- und Wischdesinfektion mit einem alkoholischen Präparat); unsterile Handschuhe tragen, und eine Nierenschale wird als Urinauffangschale unter die Verbindungsstelle und den Katheter gestellt; Verbindungsstelle desinfizieren, Schutzkappe des neuen

Urindrainagesystems entfernen; die Verbindung wird gelöst und der neue Beutel sofort angeschlossen; die geschlossene Verbindung wird erneut desinfiziert und das alte Material sowie der alte Beutel werden entsorgt; der neue Urinauffangbeutel wird unter Blasenniveau fixiert; das Wechseldatum wird mit wasserfestem Stift auf den neuen Beutel geschrieben und in die Dokumentationsmappe eingetragen
  - Steuerung der Harnblasenentleerung über Katheterablassventil: die Dauerableitung des Harns in einen Urinbeutel führt zu einer permanenten Entleerung der Blase, was die Blasenmuskulatur erschlaffen lässt; das Katheterablassventil ermöglicht es dem Patienten, gezielt den Harnlassen zu steuern, da das Harnlassen erst nach Füllung der Blase auf Knopfdruck durch kontaminationsfreie Bedienung erfolgt; das Katheterablassventil unterstützt zudem ein gezieltes Blasentraining (Toiletten-, Entwöhnungstraining)
- Blasentraining
  - Verbesserung der Blasenkontrolle; Reduzierung von Inkontinenzepisoden; Förderung der Eigenständigkeit und Lebensqualität des Patienten
  - Patientenbeurteilung: Erfassung der aktuellen Blasenkapazität und -frequenz; Beurteilung der Inkontinenzursache (z. B. neurologische Störungen, postoperative Zustände); Identifizierung von individuellen Bedürfnissen und Möglichkeiten zur Unterstützung
  - Methode a) »Timed Voiding« (Zeitgesteuertes Entleeren): Festlegung regelmäßiger Zeitintervalle für das Blasenentleeren; Anpassung der Intervalle basierend auf der individuellen Blasenfrequenz und -kapazität
  - Methode b) »Blasentraining nach Drangkontrolle«: Schulung des Patienten zur Unterdrückung des Drangs, bis der nächste festgelegte Zeitpunkt erreicht ist; Verwendung von Ablenkungsstrategien zur Verzögerung des Urinierens
  - Methode c) »Intermittierendes Katheterisieren«: Anwendung bei Patienten, die nicht in der Lage sind, die Blase vollständig zu entleeren; regelmäßige Katheterisierung zur Vermeidung von Überdehnung und Infektionen
  - Methode d) »Beckenbodenmuskeltraining«: Übungen zur Stärkung der Beckenbodenmuskulatur: 10 x anspannen und 5 Sek. halten und 5 Sek. entspannen (loslassen; langsam steigern, d. h. 10 Sek. halten und 10 loslassen; dann 10–20 schnelle Kontraktionen: schnell anspannen und entspannen); Verbesserung der Blasenkontrolle und Reduzierung der Inkontinenz
  - Methode e) »Verhaltensmodifikation«: Sensibilisierung des Patienten für Blasensignale und -routinen; Anpassung des Trinkverhaltens (z. B. Vermeidung großer Flüssigkeitsmengen vor dem Schlafen)
  - Erstellung eines individuellen Trainingsplans (zusammen mit dem Patienten): Berücksichtigung der physischen und kognitiven Fähigkeiten des Patienten; Schulung und Anleitung, Aufklärung des Patienten über den Trainingsplan und die Ziele; Unterstützung bei der Umsetzung des Plans durch regelmäßige Überprüfungen und Anpassungen; Erfassung der Fortschritte und Anpassungen des Trainingsplans; Dokumentation der Blasenentleerungszeiten, -mengen und eventueller Beschwerden; regelmäßige Evaluierung des Trainingserfolgs und der Anpassungsbedürfnisse; Anpassung des Trainingsplans basierend auf den Fortschritten und Rückmeldungen des Patien-

ten; Förderung eines gesunden Lebensstils (z. B. ausgewogene Ernährung, regelmäßige Bewegung); Beratung zu Hilfsmitteln wie Blasentrainingsapps oder speziellen Toilettenhilfen
- Blaseninstillation/Blasenspülung
  - Einführung einer Flüssigkeit (Arzneimittel nach ärztlicher Anordnung) über einen Harnblasenkatheter direkt in die Harnblase
  - Indikationen: zur Diagnostik (Harnblasenreinigung); zur Therapie (Behandlung von Harnwegsinfekten und Tumoren)
  - Patient liegt in Rückenlage; Instillationslösung wird mittels hygienischer Diskonnektion des Katheters langsam über den liegenden Katheter eingeführt und eine für bestimmte Zeit in der Blase belassen; mit einer Klemme unterbrochen
  - Krankenbeobachtung und Dokumentation der Instillation: Sicherstellen der vollständigen Blasenentleerung
  - Komplikationen: Infektionen, Blasenschmerzen, Verletzungen
- Selbstkatheterisierung
  - erlernbare Technik für Personen mit Blasenentleerungsstörungen
  - Durchführung ca. 4–6 Mal täglich, je nach Trinkmenge
  - Ursachen für Blasenentleerungsstörungen: Nervensystemstörungen, Prostatavergrößerung, selten Diabetes mellitus oder Medikamente
  - Durchführung in ruhiger Umgebung, Materialien bereitliegen
  - Anlernphase im Liegen, später auch im Stehen oder Sitzen
  - Flächendesinfizierter Tisch oder Tablett für die Hilfsmittel
  - Materialien: Händedesinfektionsmittel; Hautdesinfektionsspray; saubere Unterlage; Katheterset (mit Auffangbeutel, sterile Kompressen, steriles und desinfizierendes Gleitmittel und Abfallabwurf)
  - Durchführung bei Männern/Jungen: (1) Penis ca. 60 Grad nach oben halten, Präputium (Vorhaut) zurückschieben, Desinfektion immer von der Harnröhre wegwischen, (2) Gleitmittel in die Harnröhre einführen und Katheter einführen, (3) Beinspiegel zur Sichthilfe verwenden, (4) Urinauffang (Einmalbeutel oder Urinflasche) und Entfernung des Katheters; Vorhaut wieder vorschieben
  - Durchführung bei Frauen/Mädchen: (1) Beinspiegel zur Sichthilfe verwenden, (2) äußere und innere Schamlippen spreizen, (3) Desinfektion und Gleitgel auftragen, (4) Katheter einführen und Urinauffang (Einmalbeutel, Steckbecken), Katheter entfernen
  - bei Schmerzen oder Hindernissen den Vorgang abbrechen und den Arzt aufsuchen

3.10.15 Darmreinigung

3.10.15.1 Suppositorien zur Darmreinigung

- Definition: Zäpfchen, die rektal appliziert werden und eine lokale Reizung der Darmschleimhaut auslösen, wodurch die Defäkation angeregt wird

- Materialien: Suppositorien (z. B. Glycerin, Bisacodyl); Einmalhandschuhe; Gleitmittel bei Bedarf; Abwurfbehälter
- Durchführung: hygienische Händedesinfektion durchführen; Pflegeempfänger in Seitenlage bringen (bevorzugt Linksseitenlage); Suppositorium rektal einführen (ca. 2–3 cm tief); Pflegeempfänger auffordern, einige Minuten in der Position zu verharren
- Pflegeinterventionen: Pflegeempfänger über das Vorgehen informieren; Unterstützung bei der Positionierung; Beobachtung der Wirkung (Stuhlentleerung innerhalb von 15–60 Minuten); Dokumentation (Zeitpunkt; Wirkung; Beobachtungen)

3.10.15.2 Klistiere

- Einführung einer kleinvolumigen Flüssigkeitsmenge (50–200 ml) in das Rektum, um die Stuhlentleerung zu fördern
- Materialien: Fertigklistier (z. B. mit Natriumphosphat oder Sorbitol); Einmalhandschuhe; Bettschutzunterlage
- Durchführung: Material bereitlegen und hygienische Händedesinfektion durchführen; Pflegeempfänger in Linksseitenlage positionieren; Klistierspitze vorsichtig rektal einführen (ca. 5–7 cm); Flüssigkeit langsam applizieren; Pflegeempfänger bitten, die Flüssigkeit möglichst einige Minuten zu halten
- Pflegemaßnahmen: Beobachtung auf Schmerzen oder Unwohlsein während der Applikation; Kontrolle des Ergebnisses (Konsistenz, Menge, Farbe des Stuhls); Unterstützung bei der Hygiene nach der Entleerung

3.10.15.3 Einlauf

- Einführung größerer Flüssigkeitsmengen (bis zu 1 Liter) in den Dickdarm, um die Defäkation zu fördern
- Materialien: Irrigator (Spülvorrichtung oder Spülgerät) mit Schlauchsystem und Klemme; Wasser (Körpertemperatur, ca. 37 °C); Zusatzstoffe bei Bedarf (z. B. Kamillenlösung, Salzlösungen); Einmalhandschuhe, Bettschutzunterlage
- Durchführung: Material vorbereiten und hygienische Händedesinfektion durchführen; Patient in Linksseitenlage bringen, ggf. Beinschutz anlegen; Schlauchspitze mit Gleitmittel versehen und vorsichtig rektal einführen (ca. 10 cm); Flüssigkeit langsam einlaufen lassen, Höhe des Irrigators anpassen (ca. 50–100 cm über dem Patienten); Patient bitten, Flüssigkeit einige Minuten zu halten, um die Wirkung zu verstärken
- Pflegemaßnahmen: Beobachtung auf Kreislaufreaktionen (z. B. Schwindel, Schwitzen); Kontrolle auf Unverträglichkeiten (z. B. Bauchschmerzen, Schleimhautschäden); Nachbereitung: Hygiene, Entsorgung von Materialien, Dokumentation

3.10.15.4 Darmirrigation

- kontrollierte Darmspülung mit Wasser oder speziellen Lösungen über ein Irrigationssystem
- Materialien: Rektalkatheter oder konisches Ansatzstück; Irrigationsbeutel mit Steuerungssystem (Druck und Menge regulierbar); warmes Wasser (Körpertemperatur, ca. 37 °C); Gleitmittel, Bettschutzunterlage, Einmalhandschuhe
- Durchführung: Material vorbereiten, Wasser auf Körpertemperatur bringen; Pflegeempfänger in Sitzposition (z. B. auf der Toilette) oder Linksseitenlage bringen; Rektalkatheter mit Gleitmittel einführen und Irrigationssystem anschließen; langsame Einführung der Flüssigkeit (Menge individuell, ca. 200–500 ml); nach kurzer Einwirkzeit: Förderung der Entleerung (Toilettengang)
- Pflegeinterventionen: Anleitung des Pflegeempfängers zur Selbstanwendung bei längerfristigem Einsatz; Beobachtung auf Komplikationen (z. B. Schleimhautirritationen, Verletzungen); Unterstützung bei der Entleerung und Hygiene; Dokumentation (verwendete Lösung; Menge; Wirkung und Besonderheiten)

3.10.16 Enterostomapflege

- ein Enterostoma dient der Umgehung erkrankter Darmabschnitte
- Synonyme sind: Künstlicher Darmausgang; Seitenausgang, Kunstafter, Äußere Darmfistel, Anus praeter (naturalis) (Abkürzung: AP)
- Enterostoma-Arten
  - endständiges Stoma: permanent (dauerhaft) angelegt; der Darm ist komplett durchtrennt; nur der orale Teil ist nach außen geleitet, der distale Teil ist verschlossen
  - doppelläufiges Stoma: meist temporär (vorübergehend); der Darm ist zur Hälfte durchtrennt; zwei Öffnungen sind mit einem Reiter fixiert
- der zuführende Teil des Darms dient der Darmentleerung
- der abführende Teil des Darms ist von Stuhlpassage ausgeschlossen
- Lage
  - Colostoma: Dickdarmanteil, Stuhl kann eindicken, meist im linken Unterbauch
  - Ileostoma: Dünndarmanteil, dünnflüssiger Stuhl, stark reizend, meist im rechten Unterbauch
  - Deviationsstoma: Umleitung bei chronisch-entzündlicher Darmerkrankungen (Morbus Crohn, Colitis ulcerosa)
  - Protektivstoma: Schutz operativer Darmnähte oder Ausschluss von Fisteln und Abszessen
  - möglichst nicht in einer Bauchfalte, sondern auf höchster Bauchstelle
- Urostoma (Ileum-Conduit): Harnleiter durch die Bauchdecke ausgeleitet, wob das Darmstück als Conduit (Ableitung) oder inneres Urinbeutelreservoir (Pouch), der katheterisiert werden kann
- Beobachtung

   - Stomafarbe, normalerweise rosa bis rot; bei Durchblutungsstörungen kann sich die Stomaumgebung bläulich, weißlich oder bei Nekrose auch schwarz verfärben (Arztinformation)
   - Stomagröße und -form
   - Hautzustand um das Stoma (Hautirritationen)
   - Austrittsmenge und Konsistenz (Stuhlbeschaffenheit z. B. flüssig oder eingedickt)
   - Geruch (weist auf Undichtigkeit und/oder Infektionen hin)
   - Schmerzen
   - Restriktion oder Prolaps (s. folgend)
   - Blutung
- mögliche Spätkomplikationen
   - Prolaps (Darmvorfall): Ursache: starkes Pressen bei Defäkation; Behandlung: Zurückschieben, evtl. Prolapskappe oder Operation
   - Hernie (Bruch): Ursache: Operationsbedingte Schwachstelle; Vorbeugung: Keine schweren Lasten heben, Leibbinde tragen
   - Hautkomplikationen infolge unzureichender Stomapflege: Mazeration (Hautaufweichung); Follikulitis (Haarbalgentzündung); Allergien; Pilzinfektionen; Hautirritation; Follikulitis; Candida-Infektion; Allergische Kontaktdermatitis
   - Retraktion (Einziehung), Stoma sinkt in die Bauchhöhle
   - Stenose (Verengung): Ursache: Narbenbildung, Verwachsungen; Komplikationen: Stuhlabgang erschwert, mögliche Blockade
   - Nekrose: Ursache: Durchblutungsstörung; Behandlung: Neuanlage des Stomas
- Versorgung des künstlichen Darmausgangs
   - Selbstpflege zur Förderung von Selbstständigkeit und Selbstbewusstsein
   - Beutelsysteme: einteiliges System mit einem zu öffnenden oder mit geschlossenen Stomabeutel; zweiteiliges System mit Stomaplatte und separatem geschlossenem Beutel; spezielle Kragenbeutel haben einen ziehharmonikaartig gefalteten Ring; beim Anbringen auf das Stoma wird dabei nicht so viel Druck auf den Bauch ausgeübt; es wird mit den Fingern zwischen Ring und Rastverschluss gefasst
   - Pflegematerial: Adhäsivpaste für spezielle Platten; Baumwollüberzug für den Beutel; Filter mit Aktivkohle zur Geruchsbindung
   - Stomakappe zum Verschließen des Stomas bei geregeltem Stuhlgang, z. B. nach Kolostomiespülung (Irrigation, s. folgend)
   - Reinigung und Wechsel: Reinigung von außen nach innen, keine alkoholischen Präparate verwenden; Haarentfernung (Elektrorasierer empfohlen); Zuschneiden der Stomaplatte, genau passend zum Stoma (Schablone verwenden); Anbringen der Platte von unten nach oben
- Irrigation (Darmspülung)
   - kontrollierte Ausscheidung per Schwerkraft mittels Irrigator mit Set (bestehend aus einem Stomakegel aus glatten Material, mit Schlauch, Irrigationsbeutel und Kochsalzlösung)
   - auch mittels elektrischer Irrigationspumpe und automatischen Spüldruck

- Empfehlungen für Enterostoma-Patienten
  - ruhige Mahlzeiten, gründliches Kauen
  - gleichmäßige Verteilung der Essenzeiten
  - Protokollierung der Nahrungsaufnahme und Ausscheidung
  - blähende Speisen vermeiden: Kohl, Zwiebeln, Hülsenfrüchte
  - geruchsintensive Speisen reduzieren: Zwiebeln, Bohnen, Fisch
  - Durchfall vermeiden, z. B. vorbeugend einen geriebenen Apfel essen
  - Obstipationsprophylaxe: frisches Obst, Gemüse, ausreichende Flüssigkeitszufuhr
  - Angepasste Aktivitäten und Sport sind möglich, schweres Heben vermeiden
  - keine Hindernisse im Sexualleben
  - Kontakt zu Selbsthilfegruppen, z. B. Deutsch ILCO e.V.

3.10.17 Umgang mit Sonden

3.10.17.1 Legen einer Magensonde

- allgemeine Hinweise
  - Herausforderung und Überwindung: das Legen der Magensonde ist für Pflegekräfte herausfordernd und für den Pflegeempfänger sehr unangenehm; besonders schmerzhaft ist der Beginn, wenn die Sonde in die Nase eingeführt wird; Pflegekräfte sollten den Pflegeempfänger vorher informieren, dass die Schmerzen meist nur kurz sind und schnell nachlassen
  - nasogastrale Magensonde: wird durch die Nase über den Naso- und Oropharynx in den Magen eingeführt; wird häufiger verwendet, insbesondere bei wachen Patienten, da sie weniger störend im Mundbereich ist
  - orogastrale Magensonde: wird über den Mund direkt in den Magen eingeführt; meist bei bewusstlosen oder intubierten Patienten; ermöglicht eine einfachere Platzierung; vermeidet das Risiko einer nasalen Traumatisierung
  - Schmerzlinderung: lokale Betäubung der Nase, z. B. mit Xylocainspray (Lokalanästhetikum), kann helfen; bei Beschwerden im Rachenraum, wie Schmerzen oder Brechreiz, sollte ein Pausenzeichen (z. B. Handheben) vereinbart werden
  - Verhalten bei Abwehrreaktionen: bei starken Abwehrreaktionen, wie Greifen nach dem Arm der Pflegekraft oder heftiges Abdrehen des Kopfes, muss die Prozedur unterbrochen werden (Verletzungsgefahr und Nichteinverständnis)
  - Übung und Unterstützung: das Legen einer Magensonde erfordert Übung; unerfahrene Pflegekräfte sollten von erfahrenen Kollegen unterstützt werden
- Materialien
  - Zellstoff, Nierenschale, Händedesinfektionsmittel, unsterile Handschuhe, ggf. Schutzschürze (Standard im Haus beachten), Müllabwurf, anästhesierendes Gel, Blasenspritze (20–50 ml), Stethoskop, Magensonde (und Ersatzsonde), Einmalunterlage, Schutztuch, Pflaster zum Fixieren, ggf. Ablaufbeutel, wasserfester Stift, Glas mit Wasser und Strohhalm, ggf. Indikatorstreifen (pH-Teststreifen)

- Vorbereitung
  - Pflegeempfänger informieren: über die Maßnahme und den Ablauf aufklären, insbesondere über mögliche Beschwerden (Würgen, Schmerzen, Tränenfluss)
  - Nase betäuben: eventuell Nasenraum mit Xylocainspray betäuben (Wirkzeit beachten); Rachen nicht betäuben wegen Aspirationsgefahr (Einatmen von Fremdkörpern)
  - Nasenreinigung: Pflegeempfänger, wenn möglich, zur Reinigung der Nase auffordern; bei Unfähigkeit Reinigung durch die Pflegekraft
  - Positionierung: Pflegeempfänger in eine sitzende oder halbsitzende Position bringen, bei eingeschränktem Bewusstsein ggf. seitliche Position
  - Abdeckung und Vorbereitung: Oberkörper mit Schutztuch abdecken, Einmalunterlage vorlegen, Schale für mögliches Erbrechen bereitstellen, Zahnprothese bei oraler Sonde entfernen
  - Säuglinge beruhigen: Säuglinge können vorübergehend durch Pucken (kopfabwärts in ein Tuch gewickelt werden) beruhigt und fixiert werden, damit der Ablauf nicht gestört wird; Länge der Magensonde abmessen
  - Längenbestimmung (Magensonde von Nasenspitze über Ohrläppchen bis in die Magengrube (Magengegend) abmessen): bei oraler Sonde: Mundwinkel – Ohrläppchen – Magengrube; Markierung der Stelle, an der die Nasensonde die Nasenspitze berührt, mit wasserfestem Stift möglich (bei Säuglingen wird der Kopf gehalten)
- Magensonde einführen
  - Einführung in die Nase: Magensonde mit anästhesierendem (gleitendem) Gel einreiben (bei Säuglingen abgekochtes Wasser oder NaCl 0,9 % (physiologische Kochsalzlösung) verwenden)
- Sonde vorsichtig waagerecht in die Nase einführen; meist ist das größere Nasenloch besser geeignet
  - Richtung und Atmung: Kopf des Pflegebedürftigen leicht in den Nacken legen, Sonde vorsichtig »nach unten« Richtung Gaumen einführen, nicht vertikal (Verletzungsgefahr); Pflegeempfänger soll ruhig durch den Mund atmen
  - Erreichen des Rachens: nach ca. 10 cm (bei Frühgeborenen ca. 2 cm) hat die Sonde den Rachen erreicht; Kopf leicht nach vorn beugen (Pflegende helfen ggf. dabei), um die Glottis (Stimmapparat) zu schließen und die Sonde in die Speiseröhre zu leiten
  - Einführung durch den Mund: Mund öffnen, Zunge leicht hinausstrecken, Sonde auf den Zungengrund legen; Zäpfchen möglichst nicht berühren (starken Würgereiz vermeiden)
  - Schlucken zur Unterstützung: Pflegeempfänger soll während des Legens Speichel schlucken oder kleine Schlucke Wasser trinken (nicht bei Magensaftdiagnostik oder nach Rachenanästhesie)
- Komplikationen und Widerstände
  - Komplikationen: bei Anzeichen von Komplikationen, wie Zyanose (Blaufärbung der Haut, Zeichen von Sauerstoffmangel), Bradykardie (verlangsamter Herzschlag), Husten, oder Erbrechen, das Legen sofort unterbrechen

- Widerstände: Sonde nie gegen Widerstände einführen, Verletzungsgefahr
- Korrekte Platzierung sicherstellen: Sonde wird bis zur Markierung oder zur vorher ermittelten Länge eingeführt und fixiert; bei Widerstand zurückziehen und mit drehenden Bewegungen erneut versuchen; Magensonde fixieren
- Fixierung: Fixierungspflaster auf Nasenrücken und Sonde kleben, um Hinein- oder Herausrutschen zu verhindern; zusätzliche Fixierung an der Wange oder hinter dem Ohr möglich; bei Säuglingen meist unter der Nase oder auf der Wange fixiert; Fäustlinge bei Kindern verwenden, um Herausziehen zu verhindern (Einverständnis der Eltern einholen)
- Lagekontrolle: pH-Wert-Bestimmung von Magensekret mit Indikatorstreifen; Luftapplikation mit Blasenspritze und Abhören mit Stethoskop (blubberndes Geräusch im Magen); bei Bedarf Röntgenkontrolle (insbesondere bei Jejunalsonden, die tief im Darm liegen)

- Verwendung und Dokumentation
  - Verwendung: nach erfolgreicher Lagekontrolle Sonde endgültig fixieren und für den vorgesehenen Zweck nutzen (z. B. Ernährungssonde)
  - Dokumentation: Angaben zur Charrière-Zahl (Durchmesser der Sonde), Sondenart, Indikation, Seite der Einführung, Datum, Uhrzeit, Länge bzw. Tiefe der Sonde, pH-Wert, Befinden des Pflegeempfängers, Besonderheiten und Komplikationen dokumentieren; Pflege einer liegenden Magensonde
  - tägliche Pflege: regelmäßige Kontrolle und ggf. Verbandwechsel (bei Verkrustungen oder Druckstellen); Soor- und Parotitisprophylaxe; Pneumonieprophylaxe
  - Ernährungssonden (Lagekontrolle vor jeder Nahrungsapplikation, ggf. Kontrolle, ob der Magen leer ist)
  - Ablauf- und Spülsonden (Kontrolle der ablaufenden Flüssigkeit (Menge, Farbe, Konsistenz, Geruch) und Dokumentation)

3.10.17.2 Sengstaken-Blakemore-Sonde

- medizinisches Gerät zur temporären Behandlung von Ösophagusvarizenblutungen
- kurzfristige ärztlich angeordnete und überwachte Notfallmaßnahme
- spezielle Nasogastralsonde mit Ballons zum Druckaufbau und zur Blutstillung
- besitzt drei Lumen: eins für Magenaspiration; zwei für Balloninsufflation (Ösophagus und Magen); und zwei Ballons: Ösophagusballon und Magenballon
- Anwendung bei akuter Blutung aus Ösophagusvarizen, insbesondere bei Leberzirrhose-Patienten, wenn endoskopische Methoden nicht ausreichen oder verfügbar sind
- Bereitstellung von Sedierung und Analgesie
- Nasen- oder Mundpassage der Sonde (meist nasal)
- Inflation der Ballons: zuerst Magenballon mit Luft oder Wasser füllen (nach ärztlicher Anordnung); Position durch Röntgen oder Auskultation überprüfen; anschließend Ösophagusballon langsam füllen und Druck überwachen
- kontinuierliche Überwachung der Vitalparameter

- regelmäßige Kontrolle des Ballondrucks und der Sondenlage
- Überwachung auf Anzeichen von Ischämie oder Drucknekrosen (Schmerzen, Schluckbeschwerden)
- Komplikationen: Aspiration; Ballonruptur; Schleimhautläsionen oder -nekrosen; Dislokation der Sonde
- Pflege
  - regelmäßige Mund- und Nasenpflege
  - Lagerung des Patienten mit erhöhtem Oberkörper
  - regelmäßige Überprüfung und Dokumentation der Sonde und Ballons
  - Vorbereitung auf mögliche Notfallmaßnahmen (z. B. sofortige Deflation der Ballons)

3.10.17.3 Perkutane Endoskopische Gastrostomie (PEG)

- Grundlagen
  - Definition: künstlicher Zugang zum Magen, der durch die Bauchdecke mithilfe eines Endoskops gelegt wird; indiziert für längerfristige enterale Ernährung
  - Indikationen: Schluckstörungen (Dysphagie) nach Schlaganfall, Wachkoma, Tumoren im Rachenbereich; vorzuziehen bei erwarteter oraler Ernährungseinschränkung > 30 Tage gegenüber Magensonde; JET-PEG (engl. jejunal tube through, d. h., über eine bestehende PEG-Sonde wird eine Ernährungssonde in das Jejunum eingeführt) bei Reflux oder Aspirationsgefahr; Buttonsystem bei Kindern nach 3 Monaten: leichter in der Handhabung, unauffällig, sport- und schwimmtauglich
  - Einwilligung: erfordert Zustimmung des Pflegeempfängers; ethisch kontrovers, Wille des Pflegeempfängers entscheidend (z. B. Patientenverfügung)
- Legen einer PEG
  - Durchführung: Ärztliche Aufgabe, Pflege assistiert; Lokalanästhesie oder Kurznarkose, minimal schmerzhaft; Ablauf: Endoskop eingeführt, Magen überbläht, Bauchdecke punktiert, Sonde durch Ösophagus gezogen, innere und äußere Halteplatten fixiert
- nach 3 Tagen die Sonde 1–3 cm verschieben, um Einwachsen zu verhindern (Buried Bumper/Druckgeschwür und Nekrose an der Magenwand)
- Verbandwechsel PEG
  - Frühphase (erste 10 Tage): täglicher aseptischer Verbandwechsel bis zur reizlosen, trockenen Wunde
  - Später (nach 10 Tagen): Verbandwechsel alle 2–3 Tage, je nach Wundzustand; nach 2–3 Wochen eventuell ohne Verband, wenn Wunde vernarbt ist; Körperpflege mit klarem Wasser und milder Seife; Duschen und Baden erlaubt
  - Wundpflege: keine intensive Desinfektion oder Salben, um Mykosen und Ekzemen vorzubeugen; Fixierpflaster passgenau, um Hautirritationen zu vermeiden
- Verstopfungen der PEG vermeiden und behandeln

- Vermeidung: tägliches Spülen der Sonde (1–2x) mit 20–40 ml Wasser; spülen vor und nach jeder Nahrungsaufnahme; keine Obstsäfte, Früchtetee oder Schwarztee verwenden
- Behandlung: bei Verstopfung: Absaugen und Spülen mit lauwarmem Wasser (10–20 ml Spritze); In Ausnahmefällen kohlensäurehaltige Getränke oder Pepsinwein zur Reinigung nutzen

- Pflege eines Buttonsystems
  - Wartung: Ballon mit 3–5 ml sterilem Wasser gefüllt, tägliche Reinigung des Systems; Button einmal täglich um 360° drehen; Sicherheitsverbinder alle drei Tage wechseln, wöchentlicher Test des Ballons auf Dichtheit; monatliche Kontrolle und Reinigung des gesamten Systems; Austausch des Systems alle 3–6 Monate oder bei Defekt; Medikamentengabe über die PEG
  - Allgemeine Hinweise: Medikamente wenn möglich oral verabreichen; flüssige Medikamente bevorzugen; bei Tabletten: vorherige Auflösung in Trinkwasser; Mörsern nur bei geeigneten Tabletten; magensaftresistente und Retardtabletten nicht mörsern; zwischen verschiedenen Medikamenten mit 5–10 ml Wasser spülen
  - Spezialfälle: Vermeidung von Magensäureschädigung oder Überdosierung durch falsches Zerkleinern
- Zusätzliche Sonderfälle
  - Feinnadel-Katheter-Jejunostomie (FNKJ): Anwendung bei Magen-/Darmoperationen; höheres Verstopfungsrisiko, Verbandwechsel ohne Mobilisierung der Sonde

3.10.18 Pleuradrainage/Thoraxdrainage

- Definition
  - Drainage im Pleuraspalt zur Ableitung von Luft oder Flüssigkeit; eingesetzt bei Pneumothorax (Luft) und Pleuraerguss (Flüssigkeit) (▶ Kap. 3.10.2)
- Prinzipien und Systeme
  - Arten: Wiederverwendbare und Einmalsysteme; Schwerkraft- und Sogsysteme; Ein-, Zwei- und Dreiflaschensysteme: Sekretsammelflasche nimmt Flüssigkeiten auf; Wasserschloss lässt Luft entweichen und verhindert den Rückfluss; Sogkontrollflasche reguliert den Sog, häufig 15–20 cm Wassersäule; elektrische Systeme sind akkubetrieben und ermöglichen eine konstant gehaltene Sogstärke; sind klein und kompakt und daher einfacher und mobiler verwendbar; Heimlich-Ventil, für Notfallmedizin, verhindert Rückstrom von Luft
- Pflege bei liegender Drainage
  - Mobilisation: ist möglich und notwendig; das System bleibt aufrecht und unter Thoraxniveau
  - Atemunterstützende Maßnahmen: Oberkörperhochpositionierung; Atemgymnastik; sekretlösende Maßnahmen
  - Körperpflege und Alltag: Unterstützung durch Pflegepersonal
  - Aseptischer Verbandswechsel: Kontrolle der Eintrittsstelle auf Infektionen

- Absaugsystem: vor Unterbrechung des Sogs soll das System unter Patientenniveau hängen
- bei Problemen: Sofort sterilen Verband anlegen und Arzt informieren
- bei Kindern: Anpassung der Drainagekomponente; Beschäftigungsmöglichkeiten bieten
- bei älteren Menschen: hautschonende Fixierungsmethoden; Schutz der Drainage vor Manipulation
- Entfernung der Pleuradrainage: meist am 3.–8. Tag bei Pneumothorax, 7.–14. Tag bei Sekretabsaugung; Röntgenkontrolle; Sog abstellen, Drainage abklemmen und entfernen

3.10.19 Tracheostomapflege

- ein Tracheostoma ist eine künstliche Öffnung in der Luftröhre zur Erleichterung der Atmung/Beatmung
- die Trachealkanüle hält das Stoma offen, fixiert durch ein Bändchen
- Arten von Trachealkanülen:
  - Kanüle mit Cuff der die Luftröhre abdichtet; verhindert die Aspiration, ermöglicht nur eine Atmung über die Kanüle
  - Kanüle ohne Cuff, für Langzeitpatienten, oft aus Silber, antibakteriell und gut zu reinigen
- Indikationen: Langzeitbeatmung; Schluckstörungen; Kehlkopfentfernung (Laryngektomie); Atemwegsverengungen/-obstruktionen (Tumor, Verletzungen)
- Arten
  - chirurgische Tracheotomie: Luftröhre mit Halshaut vernäht; passager oder dauerhaft
  - Dilatationstracheotomie: Punktion und Erweiterung der Luftröhre; komplikationsarm
- Wichtige Materialien für Notfälle: sterile Ersatzkanülen; Spritze zum Blocken; Absaugvorrichtung
- Pflege von tracheotomierten Patienten
  - Sprache: Patienten mit geblocktem Cuff können nicht sprechen; Mögliche Kommunikationshilfen: Schreibtafeln, Sprechventile, Computer; Sprechventile bei ungeblockter Kanüle ermöglichen Ausatmung durch Kehlkopf
  - Ernährung: Patienten können meist schlucken, jedoch oft mit Schluckstörungen; Schluckversuch mit farbigem Tee zur Überprüfung des Schluckvorgangs; Einschränkungen in Geruchs- und Geschmackssinn
  - Verbandwechsel (bei frisch tracheotomierten Patienten): mindestens 1-mal pro Schicht, aseptisch in den ersten 2–4 Wochen; Material: Desinfektionsmittel, sterile Kompressen, NaCl-Lösung, ggf. Hautschutzprodukte; Haltebändchen entfernen, Stoma reinigen, Hautkontrolle auf Infektionen/Druckstelle; Stoma trocken halten, neue sterile Kompresse und Bändchen anlegen; Cuff-Druck kontrollieren, alles dokumentieren
  - Reinigung der Trachealkanüle: Innenkanüle 3-mal täglich reinigen, sterile Kochsalzlösung verwenden; bei frisch tracheotomierten Patienten kein Lei-

tungswasser benutzen; künstliche Nasen (HME-Filter) täglich wechseln, Sekret regelmäßig absaugen
- Kanülenwechsel: erster Wechsel durch Arzt, später durch geschultes Pflegepersonal; Indikationen: Verlegung durch Sekrete, defekter Cuff, regelmäßiger Austausch nach 7–8 Tagen; Patient informieren; Einverständnis einholen; Nüchternheit sicherstellen; Materialien bereitlegen (Händedesinfektionsmittel, Handschuhe, Absauganlage, Sauerstoffapplikation, Trachealkanülen in verschiedenen Größen, Führungshilfe, Spekulum, wasserlösliches Gleitmittel, 20-ml-Spritze zum Entblocken des Cuffs, Cuffdruckmanometer, Stethoskop); Kanüle unter sterilen Bedingungen wechseln; Cuff der neuen Kanüle auf Funktionsfähigkeit prüfen (aufblasen und Dichtigkeit testen); mit sterilem Gleitmittel gleitfähig machen; Sauerstoff verabreichen (präoxygenieren); Sauerstoffsättigung und Herzfrequenz während des Wechsels überwachen; endotracheal und ggf. auch oral absaugen; Patient mit leicht überstrecktem Kopf auf Rücken positionieren; Hände desinfizieren, unsterile Handschuhe anziehen; Haltebändchen und alten Verband entfernen; alte Kanüle entblocken und entfernen, währenddessen endotracheal absaugen; Tracheostoma reinigen und inspizieren; neue Kanüle zügig einführen (mit Führungsdrain, falls vorhanden), danach Drain entfernen; Kanüle blocken und mit Haltebändchen fixieren; erneut endotracheal absaugen; Vitalparameter überprüfen und dokumentieren

- Besonderheiten
  - Rasur: nur Nassrasur verwenden, vom Tracheostoma weg rasieren; Trockenrasur vermeiden (Risiko von Bartstoppeln in der Luftröhre)
  - Körperpflege: Wasser darf nicht ins Tracheostoma gelangen; speziellen Duschschutz verwenden; Baden ist unzulässig (Erstickungsgefahr, wenn Tracheostoma unter Wasser gerät)
  - Absaugung: tracheotomierte Patienten können oft nicht ausreichend husten und benötigen regelmäßige Absaugungen
  - Sprache: Patienten mit geblockten Trachealkanülen können nicht sprechen; Sprechventile ermöglichen physiologische Ausatmung
  - Verbandwechsel; bei frisch tracheotomierten Patienten 1-mal pro Schicht Verband wechseln
  - Reinigung der Trachealkanüle: Innenkanüle mindestens 3-mal täglich mit steriler isotonischer Kochsalzlösung reinigen; künstliche Nasen mindestens 1-mal täglich und bei Bedarf wechseln
  - Kanülenwechsel: erster Wechsel immer durch einen Arzt; spätere Wechsel durch geschulte Pflegekräfte durchführen

3.10.20 Intubation und Beatmung

- Definition der endotrachealen Intubation: Einführen eines Tubus durch den Kehlkopf in die Trachea
- Zwei Zugänge: orotracheal über den Mund; nasotracheal über die Nase (selten angewandt)

- Ziel ist die Sicherung der Atemwege zur Beatmung oder Absaugung
- Arten der Intubation
  - Elektive Intubation (geplant bei Verschlechterung des Allgemeinzustands oder vor Operationen)
  - Notfallmäßige Intubation (sofortige Maßnahme bei akuter Verschlechterung des Allgemeinzustands)
- Vorgehen: Cuff zum Blocken, als kleiner Ballon am Tubus, der nach korrekter Platzierung aufgeblasen wird, um Aspiration von Flüssigkeiten zu verhindern → bei kleinen Kindern kein Blocken, da die Trachea flexibel ist
- Invasive Beatmung
  - vollkontrollierte Beatmung: Maschine übernimmt Atmung vollständig (selten angewandt)
  - assistierte Beatmung: Patient kann eigene Atemzüge unter Unterstützung tätigen
  - Beatmungsmodi: Volumenkontrollierte Beatmung: festgelegtes Lungenvolumen wird in bestimmter Zeit zugeführt; Druckkontrollierte Beatmung: Luft strömt bis zu einem definierten Druckniveau in die Lunge
- Nicht-invasive Beatmung (NIV)
  - Atemunterstützung über eine eng anliegende Maske oder einen Helm
  - kann eine Intubation verhindern, wenn erfolgreich
  - Komplikationen: Unangenehmes Tragen, Druckstellen (z.B. am Nasenrücken)
- Pflege von beatmeten Patienten
  - Invasiv beatmete Patienten: regelmäßige Mund-, Nasen- und Augenpflege; Tubuslage und Cuff-Druck mindestens 1-mal pro Schicht kontrollieren; mindestens 1-mal pro Schicht oral, nasal oder endotracheal absaugen; Maßnahmen zur Pneumonieprophylaxe anwenden
  - NIV-Patienten: Betroffene sind meist wach und empfinden die Beatmung als unangenehm; regelmäßige Mund- und Nasenpflege, um Schleimhäute vor Austrocknung zu schützen; Schutz vor Druckstellen durch Hydrokolloidverbände
- Weaning (Entwöhnung von der Beatmung)
  - Ziel ist die Wiederherstellung der Spontanatmung durch schrittweise Reduzierung der maschinellen Atemunterstützung
  - Intensive Überwachung, da das Atmen nach langer Beatmung anstrengend ist
  - bei Anzeichen von Erschöpfung (Tachypnoe, Tachykardie, Hypertonie, Kaltschweißigkeit) müssen Maßnahmen ergriffen werden

3.10.21 Sauerstofftherapie

- die normale Atemluft enthält 21 % Sauerstoff; bei gesunden Menschen reicht dies zur Sättigung des Blutes; erhöhter Sauerstoffbedarf oder eingeschränkter Gasaustausch erfordert höhere Sauerstoffkonzentrationen
- Indikationen
  - oft notwendig vor endotrachealem Absaugen

  - Atemwegserkrankungen (z. B. COPD, Lungenemphysem, Bronchialkarzinom, Mukoviszidose) und bei KHK
  - Medikation, die das Atemzentrum dämpft
  - Notfälle mit Hypoxie
- Sauerstoffgabe gilt als Medikamentengabe; ärztliche Anordnung und Dosisangabe sind erforderlich
- Komplikationen der Sauerstoffverabreichung
  - Austrocknen der Schleimhäute: Sauerstoff kann die Schleimhäute austrocknen; daher ist eine Anfeuchtung notwendig (z. B. Respiflo-System)
  - Schädigung der Alveolen: langfristige Überdosierung kann Surfactant in den Alveolen schädigen, insbesondere bei Frühgeborenen
  - Atemstillstand: Achtung: besonders bei Patienten mit chronisch erhöhten CO_2-Werten (z. B. COPD) kann eine zu hohe Sauerstoffgabe den Atemantrieb gefährden
  - Überwachung: Atemfrequenz und -tiefe; Zustand der Schleimhäute (Nase, Mund); Hautfarbe (Zyanose); Sauerstoffsättigung (pulsoxymetrisch) und labortechnische Kontrolle der Atemgase; Kontrolle der angeordneten Dosis; Überprüfung der Befeuchtungseinheit; Hygiene des Applikationssystems (z. B. Sekrete im System?); Sauerstoff ist brandfördernd; keine offenen Flammen oder Funken in der Nähe der Sauerstoffversorgung; gefüllte und leere Sauerstoffflaschen getrennt lagern; volle Flaschen sturzsicher lagern; Sauerstoffflaschen nicht in der Nähe von Heizkörpern oder direkter Sonneneinstrahlung lagern; Hauptventil einer Sauerstoffflasche nur öffnen, wenn ein Druckminderer angeschlossen ist; Ventil nur langsam öffnen (Linksgewinde); keine Zangen verwenden und nicht einölen
- Sauerstoffquellen: Zentrale Wandanschlüsse für die Sauerstoffgabe am Patientenbett; Transportfähige Sauerstoffflaschen für den mobilen Einsatz; Heimgeräte zur Sauerstofftherapie nach dem Krankenhausaufenthalt
- Applikationsformen
  - Sauerstoffbrillen: ideal für Patienten, die durch die Nase atmen; in der Langzeittherapie verwendet (4–6 l/min)
  - Sauerstoffsonden und -masken: Masken bieten höhere Sauerstoffsättigung und sind für kurzfristige, hochkonzentrierte Gabe geeignet (Akut-, Notfallbereich)
- Pflegehinweise
  - Sauerstoffapplikatoren samt Verbindungsschlauch täglich wechseln
  - steriles destilliertes Wasser zur Befeuchtung verwenden
  - Mund- und Nasenpflege mindestens 2-mal pro Schicht durchführen
  - Nasensonde regelmäßig im Wechsel der Nasenlöcher positionieren, um Druckstellen zu vermeiden
  - Sauerstoff ist ein Medikament und benötigt eine ärztliche Verordnung
  - Sauerstoff ist ein Gefahrgut; Sicherheitseinweisung ist erforderlich
  - Indikationen: erhöhter Sauerstoffbedarf, eingeschränkter Gasaustausch
  - Komplikationen: Austrocknung, Schädigung der Alveolen, Atemstillstand
  - zu beobachtende Parameter: Sauerstoffsättigung, Atemfrequenz, -tiefe, Haut- und Schleimhäute

- Sonderfall Sauerstoffgabe bei COPD: Vorsicht bei der Verabreichung von Sauerstoff, da eine Überdosierung den Atemantrieb (das Atemzentrum) hemmen kann; daher Sauerstoffgabe immer nach ärztlicher Anordnung

3.10.22 Inhalation

- Ziele der Inhalationstherapie
  - Befeuchtung der Schleimhäute: Fördert die Schleimlösung in den Atemwegen
  - Therapie von Atemwegserkrankungen: Behandlung von Erkrankungen wie Asthma, COPD, Pseudokrupp, Erkrankungen der oberen Atemwege und des Lungenparenchyms
- Arten der Inhalation
  - Befeuchtung der Atemwege; meist mit physiologischer Kochsalzlösung zur Feuchthaltung und Sekretlösung
  - Medikamentöse Inhalation: Einsatz von Medikamenten wie Kortisonpräparate und bronchienerweiternde Mittel (Arzt ordnet Dosis und Häufigkeit an)
- Inhalationssysteme
  - Vernebler wandeln flüssige Lösungen in feinste Partikel (Aerosole) um, die tief in die Atemwege gelangen; geeignet für die Verabreichung von Kochsalzlösungen und Medikamenten: Geräte nach Gebrauch gründlich reinigen und trocknen, um Infektionen (z. B. durch Pseudomonas aeruginosa) zu vermeiden; langsam und tief einatmen, kurze Pause, dann normal ausatmen; Therapie kann Hustenreiz auslösen; bei Medikamentenverneblung: Raum gut lüften; spezielle Systeme für Kinder: z. B. PARI-Baby Vernebler für Säuglinge; mit speziellen Masken; keine Sauerstoffanschlüsse zum Vernebeln nutzen
  - Dosieraerosole: kleine, handliche Inhalatoren, die durch Drücken einen Wirkstoffsprühstoß abgeben; Koordination erforderlich: Sprühstoß und Einatmen müssen synchronisiert werden, was für Kinder und ältere Patienten oft schwierig ist; vor Gebrauch schütteln; Ausatmen; Mundstück ansetzen; Auslöser drücken und dabei langsam tief einatmen; Luft kurz anhalten, dann durch die Nase ausatmen
  - Spacer (Inhalationshilfe): ein Abstandshalter, der auf den Inhalator gesetzt wird, um zu verhindern, dass zu viele Wirkstoffe im Mund- und Rachenraum hängen bleiben; Sprühstoß in den Spacer abgeben, dann langsam und tief durch das Mundstück einatmen; mehrere Hübe nach Anleitung
  - Pulverinhalatoren: enthalten pulverisierte Medikamente, die durch einen tiefen Atemzug als Aerosol inhaliert werden; ein tiefer, schneller Atemzug ist notwendig, um das Pulver effizient in die Lunge zu transportieren
  - Atemzuggesteuerte Inhalatoren: Wirkstoff wird durch das Einatmen automatisch freigesetzt; einfache Anwendung: Besonders für Kinder und ältere Menschen geeignet, da kein Drücken eines Sprühstoßes erforderlich ist; Einschränkung: es muss ausreichender Unterdruck durch den Patienten erzeugt werden
  - Besonderheiten bei der Anwendung: für Kinder gibt es spezielle Masken und Vernebler, z. B. PARI-Baby, sorgen dafür, dass auch Säuglinge inhalieren

können; für ältere Kinder ist die korrekte Anleitung wichtig; beim Einsatz von Verneblern, die Medikamente abgeben, kann ein Teil der Wirkstoffe in die Raumluft gelangen; Raum lüften, Personal sollte währenddessen den Raum verlassen
- Wartung der Inhalationssysteme: Inhalationssysteme wie Vernebler und Spacer müssen nach jeder Anwendung gründlich gereinigt und getrocknet werden, um bakterielle Verunreinigung zu verhindern

3.10.23 Absaugen

- Entfernung von Bronchialsekret zur Vermeidung von Atemwegskomplikationen (z. B. Atelektasen, Pneumonien)
- Ärztliche Anordnung erforderlich (außer in Notfällen)
- Indikationen: Rasselnde Atemgeräusche; Unzureichendes Abhusten (z. B. körperliche Schwäche); Aspiration (z. B. Nahrung, Flüssigkeiten, Erbrochenes); Sekretgewinnung zur Diagnostik
- Kontraindikationen: Starker Hustenreiz; Sehr zähes Sekret (Schleimlösende Maßnahmen notwendig); Schädel-Hirn-Trauma (Gefahr der Verletzung der Hirnhäute)
- Kontraindikationen und Risiken: Würgereiz/Erbrechen; Bradykardie durch Vagusreiz; Schleimhautverletzungen; Keimverschleppung in die unteren Atemwege; Kurzfristiger Sauerstoffmangel
- Hygiene
  - steriles Arbeiten unbedingt erforderlich, um Keimverschleppung zu vermeiden
  - bei nachgewiesenen Keimen: Schutzkleidung verwenden (Mundschutz, Schutzhaube, Schutzbrille)
  - jeder Absaugvorgang erfordert einen neuen Katheter (kein Wechsel von nasal zu oral oder endotracheal ohne Katheterwechsel)
- Arten
  - Oral (Absaugen von Speichel oder Fremdkörpern aus dem Mund; Katheter nicht in den Rachen vorschieben, um Würgereiz zu vermeiden)
  - Nasal (Absaugen über die Nase, um Sekret aus den oberen Atemwegen zu entfernen)
  - Endotracheal (Absaugen über Trachealkanüle oder Tubus in die Luftröhre)
- Materialien: Absauggerät, Wasser/Aqua destillata zum Durchspülen; steriler Absaugkatheter (je nach Absaugmethode); sterile Handschuhe, Mundschutz, ggf. Schutzkleidung; Anästhesierendes Gel (für nasale Absaugung); Sekret für Probenentnahme (bei Bedarf)
- Vorbereitung
  - Patienten über Maßnahme informieren, Einwilligung einholen
  - Patient in leichte Oberkörperhochlagerung bringen
  - Arbeitsfläche desinfizieren und Materialien sinnvoll anordnen
  - Sog auf max. 0,4 bar einstellen (bei Kindern max. 0,2 bar)
  - bei O2-pflichtigen Patienten: ggf. Präoxygenierung

- Durchführung
  - Hände desinfizieren, sterile Handschuhe anziehen, Absaugkatheter vorbereiten
  - Absaugkatheter stets ohne Sog einführen, um Schleimhautverletzungen zu vermeiden
  - Katheter vorsichtig durch Nase, Mund oder Trachea einführen, bei Widerstand leicht zurückziehen
  - Sog über Fingertipp aktivieren, wenn der Katheter richtig positioniert ist
  - Katheter vorsichtig vor- und zurückbewegen, Absaugzeit max. 15 Sekunden (bei Kindern max. 10 Sekunden)
  - Katheter unter Sog langsam zurückziehen und entsorgen
- Nachsorge
  - Absaugschlauch mit Wasser/Aqua destillata durchspülen, Sog abschalten; Mund- und Nasenpflege durchführen; Vitalparameter überwachen (Atmung, Sauerstoffsättigung, Puls)
- Dokumentation
  - Art der Absaugung (oral, nasal, endotracheal); Sekretmenge (kein, mäßig, viel), Konsistenz (flüssig, zäh, blutig); Besonderheiten (z. B. Zyanose, Bradykardie); Zustand des Patienten vor und nach der Maßnahme
- Unterschiede bei Kindern
  - Kathetergröße angepasst an die Körpergröße des Kindes (meist kleiner als bei Erwachsenen)
  - Sogstärke maximal 0,2 bar, um Verletzungen der zarten Atemwegsschleimhaut zu verhindern
  - Absaugzeit sollte bei Kindern max. 10 Sekunden betragen, um Sauerstoffmangel zu vermeiden
  - besondere Aufmerksamkeit auf Atmung, Herzfrequenz und Sauerstoffsättigung

4 Themen- und Kompetenzbereich: Gesetze, Verordnungen und ethische Leitlinien

4.1 Qualitätsmanagement

4.1.1 Qualitätsbegriff und Beziehungsqualität

- Qualität bezeichnet ein Maßstab für Wert und Güte
- es geht um die Beschaffenheit der pflegerischen Leistung und um die Begründung der pflegerischen Handlung
- Voraussetzung dafür ist die Qualität der Berufsausübung, z. B. die Einstellung zum Beruf und die Organisation der Berufsausbildung
- Donabedian (1968) (Prof. an der Universität von Michigan) erklärt: »Qualität ist der Grad der Übereinstimmung zwischen den Zielen des Gesundheitswesens und der wirklich geleisteten Pflege«
- die Internationale Organisation für Normung (International Organization for Standardization) erklärt in der ISO 9004 (1987): »Qualität ist die Gesamtheit der Eigenschaften und Merkmale einer Dienstleistung, die sich auf deren Eignung zur Erfüllung festgelegter und vorausgesetzter Ergebnisse bezieht«
- § 135a SGB V verpflichtet alle Pflegeleistungserbringer zur Qualitätssicherung
- Pflegekraft und Pflegeempfänger/Bewohner zueinander in einer Wechselwirkung und beeinflussen sich hinsichtlich der Pflegequalität gegenseitig, beide werden in ihren Wahrnehmungen von verschiedenen Faktoren beeinflusst; sie können in der gegenwärtigen Situation liegen oder aus der persönlichen Lebensgeschichte stammen
- der Problemlösungsprozess wird erst wirksam durch die Qualität der Beziehung, die zwischen Personal und Pflegeempfänger zustande kommt; die Beziehung kann positiv und konstruktiv sein, sie kann aber auch spannungsgeladen sein und destruktive Auswirkungen haben
- eine konstruktive Beziehung liegt vor, wenn der zu Pflegende gut informiert wird, Vertrauen und Zuversicht hat; destruktiv wäre die Beziehung, wenn der zu Pflegende beschimpft wird und misstrauisch ist
- Faktoren, die im Hinblick auf die Beziehungsqualität die Pflegekraft beeinflussen: berufliches Wissen und Können; Beziehung zu sich selbst, zu anderen, zu Gott; Alter, Lebenserfahrungen, Familie
- Faktoren, die im Hinblick auf die Beziehungsqualität den zu Pflegenden beeinflussen: Krankheitszustände und momentane Erlebnisse; frühere Erfahrungen mit Krankheit; Beziehung zu sich selbst, zu anderen, zu Gott; Alter, Lebenserfahrungen, Beruf, Familie

4.1.2 Qualitätsdimensionen

- da die Qualität der pflegerisch-medizinischen Versorgung von ganz unterschiedlichen Faktoren beeinflusst wird, hat sich in der Literatur die Differenzierung der Qualität nach Donabedian (1968) durchgesetzt
- die drei Qualitätsdimensionen (▶ Kap. 1.7.1) sind:
  - Strukturqualität
    bezieht sich auf die Rahmenbedingungen, unter denen Pflege stattfindet, wie auf die Art, Größe und Ausstattung der Einrichtung, die Mitarbeiteranzahl und -qualifikation sowie auf die Arbeitsorganisation; es handelt sich um bereits im Vorfeld des medizinisch-pflegerischen Handelns liegende, strukturelle Faktoren, welche die Qualität der medizinisch-pflegerischen Versorgung beeinflussen; zur Strukturqualität gehören: (1) Krankenhausbau, Krankenhaustyp (Spezialklinik, kommunales Krankenhaus, Träger), Altenheimhausbau, Typ der Pflegeeinrichtung (z. B. Kurzzeiteinrichtung); (2) Organisationsform, Personalausstattung (offene und besetzte Planstellen, Qualifikation der Mitarbeitenden); (3) Ausstattung der Station oder Wohnanlage (Krankenzimmer, Appartements, Aufenthaltsräume); (4) Funktionale Gegebenheiten: Ausstattung mit pflegerischen Hilfsmitteln, hygienische Bedingungen, Einzugsbereich, sozio-kulturelle Faktoren (Klima, Industrie), Ausbildungs- und Wissenstand
  - das Niveau der Strukturqualität wird bestimmt durch: Entscheidungen des Gesetzgebers; Krankenhausträger (Investitionsentscheidungen); Krankenkassen (Honorare, Pflegesätze); Selbstverwaltungsorgane (z. B. Weiterbildungsordnungen)
  - Prozessqualität; bezieht sich auf den Versorgungs- bzw. Pflegeablauf, zum Beispiel auf die Pflegeanamnese, Pflegeplanung, Pflegedurchführung, Pflegedokumentation und Pflegeevaluation; es handelt sich um die Gesamtheit der Aktivitäten zwischen dem Pflegepersonal und den Pflegeempfänger/Bewohnern sowie den Mitarbeiter
  - zur Prozessqualität gehören zudem: Festlegung der Pflegequalitätsstufe; Pflegestandards (▶ Kap. 4.1.4.3); Interaktion zwischen den Berufsgruppen (Kooperation); Angemessenheit der medizinischen Behandlungsmethoden sowie der pflegerischen Versorgung sowie deren Zuverlässigkeit; technische Qualität diagnostischer Maßnahmen; organisatorische Gestaltung der Diagnose und Behandlungsabläufe; Entscheidungsverhalten des medizinisch-pflegerischen Personals
  - Ergebnisqualität; bezieht sich auf die Ergebnisse der Pflege, auf den Zielerreichungsgrad der pflegerischen Maßnahmen, zum Beispiel in Bezug auf das Wohlbefinden und den Gesundheitszustand des Pflegeempfängers/Bewohners, aber auch in Bezug auf die Mitarbeiterzufriedenheit; gibt Antwort auf die Fragen, in welcher Weise und in welchem Ausmaß die medizinisch-pflegerische Versorgung die erwünschten Ziele erreicht; ist abhängig von der Struktur- und Prozessqualität, von der Qualität des ärztlichen Handelns und vom Gesundheitszustand des Pflegeempfängers/Bewohners; zur Ergebnisqualität gehören: Wohlbefinden des Pflegebedürftigen; Pflegeergebnisse;

Zufriedenheit und Gesundheitswissen der Pflegeempfänger; Verweildauer; Vermeidung von Hospitalismus (psychischer und infektiöser Hospitalismus)
- die Qualität der Pflege einer Station hängt davon ab, in welchem Grad jeder einzelne und das ganze Pflegeteam sich ihres Tuns bewusst sind, wie sie zwischenmenschliche Beziehungen wahrnehmen und bereit sind, sich selbst und ihre Arbeitsweise zu verändern und weiterzuentwickeln
- die professionelle Haltung des Pflegepersonals hat direkte Auswirkungen auf das Befinden des Pflegeempfängers, so kann bei der Beurteilung der Pflegequalität vom Erleben des Pflegeempfängers ausgegangen werden

4.1.3 Pflegequalitätsstufenmodell

- ist eine Hilfe zur Beurteilung der Pflegequalität
- das Modell nach Verena Fiechter und Martha Meier umfasst vier Stufen
  - Stufe 0 – gefährliche Pflege: der Pflegebedürftige erleidet Schaden oder ist durch Unterlassungen oder Fehler vonseiten der Pflege gefährdet; persönliche Gewohnheiten werden nicht berücksichtigt; es existiert keine Pflegeplanung (z. B. erfährt die Person kein ausführliches Aufnahmegespräch und wird nicht explizit nach Allergien gefragt)
  - Stufe 1 – sichere Pflege: der Pflegebedürftige ist mit dem Nötigsten versorgt, er ist nicht gefährdet und erleidet keinen Schaden; es handelt sich um eine Minimal- oder Routineversorgung, wo gerade noch die Sicherheit gewährleistet ist, das Sicherheitsbedürfnis des Pflegebedürftigen jedoch kaum berücksichtigt wird; seine Wünsche werden nur berücksichtigt, wenn die Routine es zulässt
  - Stufe 2 – angemessene Pflege: der Pflegebedürftige erfährt die Berücksichtigung der Bedürfnisse und Gewohnheiten, die er äußert; es erfolgt eine fördernde und situationsgerechte Pflege
  - Stufe 3 – optimale Pflege: der Pflegebedürftige und die Angehörigen werden in die Pflegeplanung mit einbezogen und erhalten gezielte Hilfe zur Anpassung an die
- das Stufenmodell erlaubt keine exakte quantitativ erfassbare Messung, sondern gibt qualitative Hinweise
- jedes Pflegeteam muss eigene Kriterien für jede Stufe finden, welche die Forderungen für eine gefährliche, sichere, angemessene oder optimale Pflege festlegen; die Kriterien sind abhängig von der Situation und dem Ziel einer Station; sie lassen sich aus dem Leitbild einer Station, also von der Auffassung, wie die Station Pflege begreift, ableiten
- jedes Pflegeteam muss von Zeit zu Zeit eine Standortbestimmung über ihre Pflegequalität vornehmen
- das Stufenmodell kann eine Hilfe bei der Festlegung realistischer Qualitätsziele für eine Station sein
- auf einer Station können gewisse Aspekte auf der optimalen Ebene, andere auf der angemessenen oder sicheren Ebene liegen; Ziel sollte zunächst die sichere Pflege sein, um erste Erfolgserlebnisse frühzeitig spürbar werden zu lassen; erst

später ist das Anstreben höherer Stufen sinnvoll, um so Schuldgefühle und Entmutigung durch unerreichbare Zielsetzungen und allzu hoch gesteckte globale Forderungen möglichst zu vermeiden

4.1.4 Instrumente

4.1.4.1 Qualitätszirkel

- eine auf Dauer angelegte Gesprächsgruppe mit einer begrenzten Zahl von vier bis sechs Mitarbeitern; diese kommen in der Regel aus der unteren Hierarchie, d. h. von der Basis; das Treffen erfolgt freiwillig in regelmäßigen Abständen etwa einmal im Monat während der Arbeitszeit
- es handelt sich weder um ein Ehrenamt noch um außerhalb der Dienstzeit bezahlte Arbeit; auf der Tagesordnung steht die Diskussion über selbst ausgewählte Probleme des eigenen Arbeitsbereiches unter Anleitung eines Moderators mithilfe spezieller Problemlösungstechniken (z. B. Brainstorming, Fischgrätdiagramme)
- die Erarbeitung von Lösungen erfolgt nach dem PDCA-Zyklus (nach Deming):
  - Planen (Plan): Ziel setzen, Prozesse planen, Probleme identifizieren
  - Umsetzen (Do): Plan umsetzen, Prozesse implementieren, Aktivitäten durchführen
  - Überprüfen (Check): Ergebnisse überwachen, Daten sammeln, Leistung bewerten
  - Handeln (Act): Maßnahmen ergreifen, Verbesserungen vornehmen, den Plan anpassen
- Ziel ist die Erarbeitung und Einbringung von Verbesserungsvorschlägen; entscheidend für den Erfolg dieser Qualitätssicherung sind geeignete Rahmenbedingungen (entsprechenden Freiraum dafür im Dienst, Bereitschaft zur Investition von Zeit und Geld sowie die Konzeption der Einrichtung als Orientierungsgrundlage – z. B. das Leitbild – und die Akzeptanz aller Mitarbeiter
- wichtig ist, dass alle Mitarbeiter regelmäßig und ausführlich über die Arbeit dieses Qualitätszirkels informiert werden

4.1.4.2 Pflegevisite

- Beurteilung der Pflege auch im Rahmen eines Pflegebesuches am Bett des Pflegebedürftigen
- es handelt es sich um eine Übergabe am Bett des Bewohners/Pflegeempfängers
- im Vordergrund steht die Erörterung der Pflegeplanung mit den individuellen Pflegeproblemen, Ressourcen, Pflegezielen und Pflegemaßnahmen des jeweiligen Pflegebedürftigen (im Unterschied zur ärztlichen Visite, bei der die medizinischen Aspekte im Vordergrund stehen)
- dient neben der Sicherung der Pflegequalität auch der Erfassung der Pflegeintensität; zum Beispiel ergeben sich daraus Informationen für personelle Über-

legungen hinsichtlich des Stellenschlüssels sowie abrechnungstechnisch relevante Daten, die zur Eingruppierung des Pflegebedürftigen erforderlich sind

- die Klärung pflegerischer Fragestellungen darf nicht als Kontrolle des Pflegepersonals missverstanden werden, vielmehr geht es um die Suche nach Lösungswegen bei Problempatienten
- geschieht ggf. auch unter Einbeziehung anderer am pflegerisch-therapeutischen Team beteiligten Berufsgruppen (z. B. Krankengymnastik, Physiotherapeut, Arzt)
- stellt sich heraus, dass Nahziele nicht erreicht wurden, so ist eine Korrektur angezeigt; die Beurteilung der Pflege spielt also über die Kontrollfunktion hinaus ebenfalls eine wesentliche Rolle als Regulativ; die Ursache für das Verfehlen der Ziele kann dann grundsätzlich in allen Phasen des Pflegeprozesses liegen (▶ Kap. 1.3.6)
- mögliche Ursachen für eine Zielverfehlung sind: lückenhafte Informationssammlung; verkannte Pflegeprobleme und/oder Ressourcen; zu spät erfasste verdeckte Pflegeprobleme; unerreichbare Pflegezielformulierungen (zu hoch, fachlich falsch); unangemessene Maßnahmen im Pflegeplan; unsachgemäße Pflegedurchführung; unvorhersehbare Ereignisse (z. B. Komplikationen)
- die tägliche Auswertung der Pflege (Pflegeevaluation im Beisein des Pflegebedürftigen) ist im Rahmen einer Pflegevisite am günstigsten (direkte Informationsdaten)
- aus zeitlichen oder strukturellen Gründen (z. B. in der ambulanten Pflege) lässt sich die Pflegevisite als feste Institution oft zumindest nur während der Schichtübergabe oder der üblichen Teambesprechungen organisieren

4.1.4.3 Pflegestandards

- festgelegte Richtlinien und Normen
- werden in der Pflegepraxis verwendet werden, um die Qualität zu sichern und um eine einheitliche Versorgung von Pflegeempfänger und Pflegebedürftigen zu gewährleisten
- dienen als Referenzrahmen für Pflegefachkräfte und Pflegeeinrichtungen
- Beispiele für Pflegestandards finden sich in verschiedenen Bereichen der Pflege: Krankenhauspflege, Altenpflege, ambulante Pflege und psychiatrische Pflege
- Können von verschiedenen Organisationen und Institutionen erstellt und veröffentlicht werden, wie z. B. Pflegeverbänden oder Gesundheitsministerien
- pflegewissenschaftliche Standards mit bewährten Praktiken von Fachexperten sind Expertenstandards (▶ Kap. 1.7)
- Vorteile: Patientensicherheit und Patientenzentrierung; Rechtssicherheit (rechtlicher Nachweis), Dokumentation; Information und Fortbildung der Pflegefachkräfte; kontinuierliche Anpassung und Verbesserung kontinuierlicher Verbesserungsprozess (KVP)
- Nachteile: rigide Vorgaben können Pflegefachkräfte daran hindern, flexibel auf individuelle Patientenwünsche einzugehen; zusätzlicher bürokratischer Aufwand kann von der direkten Patientenversorgung ablenken; müssen regelmäßig

überprüft und aktualisiert werden, da veraltete Angaben darin die Pflegequalität beeinträchtigen können

4.1.4.4 Beschwerdemanagement

- strukturierter Prozess zur Behandlung von Beschwerden
- Schulung des Personals in Kommunikation und Konfliktlösung; kontinuierliches Feedback und kontinuierlicher Lernprozess für das Pflegeteam
- Einbeziehung von Patienten und Angehörigen, dabei sind Vertraulichkeit und Datenschutz zu gewährleisten
- Zentrale Anlaufstelle für Beschwerden
- Dokumentation und Nachverfolgung mit regelmäßiger Evaluation
- transparente Kommunikation über erforderliche Interventionen
- ermöglicht schnelle Reaktionen und gezielte Lösungen

4.1.5 Qualitätssicherung

4.1.5.1 Interne Qualitätssicherung

- ist ein sogenanntes Internes Audit als systematische Überprüfung der Pflegepraxis, um die Einhaltung von Standards und Richtlinien sicherzustellen sowie potenzielle Verbesserungsbereiche zu identifizieren (mit Qualitätszirkeln, ► Kap. 4.1.4.1)
- Wirkungen: direkte Kontrolle; das Personal überwacht und kontrolliert direkt die Pflegequalität; Flexibilität
- interne Maßnahmen können an die spezifischen Bedürfnisse und Gegebenheiten der Einrichtung angepasst werden: Teamarbeit und Zusammenarbeit fördert eine gemeinsame Verantwortung und Zusammenarbeit innerhalb des Pflegeteams

4.1.5.2 Externe Qualitätssicherung

- ein sogenanntes externes Audit ist eine unabhängige Überprüfung der Pflegepraxis durch externe Fachleute oder Institutionen, um die Einhaltung von Standards und Richtlinien zu bewerten
- Zertifizierung nach DIN ISO, KTQ oder EFQM: diese Zertifizierungsverfahren stellen sicher, dass eine Pflegeeinrichtung bestimmte Qualitätsstandards erfüllt und kontinuierlich daran arbeitet, ihre Qualität zu verbessern
- externe Qualitätsprüfung durch den Medizinischen Dienst, um die Qualität der Pflege zu bewerten und sicherzustellen, dass gesetzliche Anforderungen erfüllt werden
- Wirkungen
  - Objektivität: bietet eine unabhängige Perspektive auf die Pflegequalität

- Vertrauen und Reputation: steigert das Vertrauen von Pflegeempfänger, Angehörigen und der Öffentlichkeit in die Einrichtung.
- Benchmarking (Vergleichsanalyse) und Best Practices (Vorzeigepraktiken): durch den Vergleich mit anderen Einrichtungen können Verbesserungspotenziale identifiziert und bewährte Praktiken übernommen werden, um die Qualität der Pflege kontinuierlich zu verbessern

4.2 Pflegeberufegesetz (PflBG)

4.2.1 Hintergrund und Ziel

- Modernisierung der Pflegeausbildung, um den Pflegeberuf aufzuwerten und auf die demografischen und gesellschaftlichen Veränderungen zu reagieren
- einheitliche Ausbildung mit Ziel der Schaffung einer generalistischen Pflegeausbildung, die verschiedenen Bereiche der Pflege umfasst

4.2.2 Einführung und Übergangsregelungen

- Inkrafttreten: 1. Januar 2020
- Übergangsregelungen: alte Ausbildungen in der Altenpflege, Gesundheits- und Krankenpflege sowie Gesundheits- und Kinderkrankenpflege wurden bis 2024 schrittweise auf das neue System umgestellt

4.2.3 Berufsbezeichnung und Abschluss

- einheitliche Berufsbezeichnung: »Pflegefachmann« bzw. »Pflegefachfrau«
- staatlich anerkannter Abschluss: Abschluss nach erfolgreichem Bestehen der staatlichen Prüfung

4.2.4 Ausbildungsstruktur und -dauer

- generalistische Ausbildung: Integration von Altenpflege, Krankenpflege und Kinderkrankenpflege in einer einheitlichen Ausbildung
- Dauer: 3 Jahre Vollzeit oder bis zu 5 Jahre in Teilzeit

4.2.5 Ausbildungsinhalte

- theoretischer Unterricht: Mindestens 2.100 Stunden in Pflegeschulen
- praktische Ausbildung: Mindestens 2.500 Stunden in verschiedenen Pflegeeinrichtungen und -bereichen

- stationäre Akutpflege: Krankenhäuser und Kliniken
- stationäre Langzeitpflege: Alten- und Pflegeheime
- ambulante Pflege: Pflege von Pflegeempfängern zu Hause
- pädiatrische Versorgung: Pflege von Kindern in speziellen Einrichtungen
- psychiatrische Versorgung: Pflege von psychisch erkrankten Menschen
- detaillierte Ausbildungsinhalte des Theorieunterrichtes: Pflegewissenschaft und -forschung; Gesundheits- und Krankheitslehre; Psychologie und Soziologie; Rechtliche und ethische Grundlagen der Pflege; Kommunikation und Interaktion; Pflegeprozess und Pflegediagnostik; Notfallmanagement und Erste Hilfe
- praktische Ausbildung in verschiedenen Settings: Krankenhäuser (chirurgische und internistische Stationen); Pflegeheime und Altenheime; Ambulanter Pflegedienst; Kinderkliniken; Psychiatrische Einrichtungen; Spezialisierungsmöglichkeiten nach der Ausbildung

4.2.6 Ausbildungsvergütung

- verbindliche Vergütung für alle Auszubildenden in der Pflege, abhängig vom Ausbildungsjahr und Tarifverträgen

4.2.7 Zugangsvoraussetzungen

- Mittlerer Schulabschluss: Realschulabschluss oder ein gleichwertiger Abschluss
- Hauptschulabschluss: Plus abgeschlossene zweijährige Berufsausbildung oder abgeschlossene Ausbildung in der Krankenpflegehilfe oder Altenpflegehilfe

4.2.8 Berufsbild und Arbeitsmarkt

- Einsatzgebiete sind Krankenhäuser, Rehabilitationskliniken, Alten- und Pflegeheime, Ambulante Pflegedienste, Hospize; Schulen und Bildungseinrichtungen (für Pflegepädagogik)
- der Bedarf an qualifizierten Pflegekräften auf dem Arbeitsmarkt ist hoch und steigt weiter an, was gute Berufsaussichten und Beschäftigungssicherheit bietet

4.2.9 Weiterbildung und Karrierechancen

- Spezialisierung: Möglichkeit zur Spezialisierung in bestimmten Pflegebereichen, wie Intensivpflege, Onkologie, Geriatrie, u. a.
- Fach- und Führungskräfte: Weiterbildungsmöglichkeiten zur Übernahme von Führungspositionen, z. B. als Pflegedienstleitung
- akademische Laufbahn: Studium im Bereich Pflegewissenschaft, Pflegemanagement oder Pflegepädagogik

4.2.10 Zuständige Stellen und Institutionen

- Pflegeschulen: Durchführung des theoretischen Unterrichts
- Kooperation mit Pflegeeinrichtungen und Krankenhäusern: praktische Ausbildung in verschiedenen Einrichtungen
- Regelung und Überwachung: Zuständige Behörden auf Landesebene sind für die Aufsicht und Genehmigung der Ausbildungsstätten verantwortlich

4.2.11 Vorteile und Bedeutung

- Attraktivität des Pflegeberufs: Erhöhung der Attraktivität des Pflegeberufs durch bessere Ausbildungsbedingungen und berufliche Perspektiven
- Qualitätssteigerung: Verbesserung der Pflegequalität durch eine umfassende und einheitliche Ausbildung
- Flexibilität und Mobilität: Pflegefachleute können in verschiedenen Pflegebereichen und -einrichtungen arbeiten, was die berufliche Mobilität und Flexibilität erhöht

4.2.12 Herausforderungen und Kritik

- Umsetzung: Herausforderung in der Umstellung und Integration der bisherigen Ausbildungen in das neue System
- Praxisanleitung: Sicherstellung einer qualitativ hochwertigen Praxisanleitung in allen Ausbildungsbereichen
- Anpassung an regionale Gegebenheiten: unterschiedliche Umsetzung und Anforderungen in den einzelnen Bundesländern

4.3 Arbeitsrecht

4.3.1 Arbeitsvertrag

- Form: schriftlicher Arbeitsvertrag; klare und verständliche Formulierungen; Bezugnahme auf gültige Tarifverträge oder Betriebsvereinbarungen
- Inhalte
  - Vertragsgegenstand: Beschreibung der Tätigkeiten und Pflichten im Pflegebereich; Festlegung der Position (z. B. Pflegefachkraft, Pflegehilfskraft)
  - Arbeitszeitvereinbarung: über die regelmäßige wöchentliche Arbeitszeit (z. B. Vollzeit, Teilzeit); Festlegung der täglichen Arbeitszeiten und der Pausenregelungen

- Vergütung: Festlegung des Gehalts oder Lohns, unter Berücksichtigung tariflicher Regelungen; Regelungen zu Zulagen (z. B. Schichtzulagen), Prämien und Sonderzahlungen
- Urlaub und Freistellungen: Anzahl der Urlaubstage pro Jahr, unter Berücksichtigung tariflicher Vorgaben. Regelungen zu Sonderurlaub (z. B. für Weiterbildungen) und Freistellungen
- Probezeit: Dauer der Probezeit und Kündigungsfristen während der Probezeit
- Kündigungsfristen: Festlegung der ordentlichen und außerordentlichen Kündigungsfristen
- Arbeitsort und Mobilität: Festlegung des Arbeitsortes (z. B. stationäre Pflegeeinrichtung, ambulanter Dienst); gegebenenfalls Regelungen zur Dienstreisetätigkeit
- Arbeitsmittel und Schutzkleidung: Bereitstellung und Nutzung von Arbeitsmitteln (z. B. Pflegehilfsmittel); Verantwortlichkeiten für die Beschaffung und Pflege von Schutzkleidung
- Vertraulichkeit und Datenschutz: Verpflichtungen zur Vertraulichkeit und zum Datenschutz im Umgang mit Patientendaten
- Fortbildungen und Weiterbildungen: Regelungen zu Fort- und Weiterbildungen, unter Berücksichtigung der beruflichen Entwicklung
- Rechte und Pflichten des Arbeitgebers: Bereitstellung einer sicheren Arbeitsumgebung und geeigneter Arbeitsmittel; Einhaltung der arbeitsrechtlichen Vorschriften und gesetzlichen Bestimmungen im Gesundheitswesen (Fürsorgepflicht), Förderung der beruflichen Weiterentwicklung der Arbeitnehmer
- Rechte und Pflichten des Arbeitnehmers: Erfüllung der vertraglich vereinbarten Aufgaben und Pflichten im Pflegebereich; Einhaltung der Arbeits- und Hygienevorschriften sowie der Datenschutzrichtlinien (Sorgfaltspflicht); Teilnahme an Fortbildungsmaßnahmen zur eigenen beruflichen Weiterentwicklung

4.3.2 Arbeitsschutzvorschriften

- Arbeitsschutzgesetz (ArbSchG)
  - Schutz der Gesundheit und Sicherheit der Beschäftigten; Gefährdungsbeurteilung zur Identifizierung und Bewertung von Gefahren; Verpflichtung des Arbeitgebers zur Bereitstellung sicherer Arbeitsbedingungen
- Arbeitsstättenverordnung (ArbStättV)
  - Sicherstellung sicherer und gesunder Arbeitsbedingungen in Arbeitsstätten; Regelungen zur Ergonomie, Beleuchtung, Belüftung und Raumgestaltung; Anforderungen an Sanitär- und Sozialräume
- Betriebssicherheitsverordnung (BetrSichV)
  - sicherer Betrieb von Arbeitsmitteln und Anlagen; regelmäßige Prüfung und Wartung von Pflegegeräten und -einrichtungen; Schulung und Unterweisung der Pflegekräfte im sicheren Umgang mit Arbeitsmitteln
- Gefahrstoffverordnung (GefStoffV)

  - Schutz vor Gefahren durch den Umgang mit Gefahrstoffen in der Pflege; Kennzeichnung, Lagerung und Entsorgung von Gefahrstoffen (z.B. Desinfektionsmittel); Erstellung von Betriebsanweisungen und Sicherheitsdatenblättern
- Sozialgesetzbuch (SGB VII)
  - gesetzliche Unfallversicherung zur Absicherung bei Arbeitsunfällen und Berufskrankheiten; Präventionsmaßnahmen zur Unfallverhütung in der Pflege; Rehabilitation und Entschädigung bei Arbeitsunfällen und Berufskrankheiten
- Arbeitszeitgesetz (ArbZG)
  - Regelungen zur Arbeitszeitgestaltung und Pausenregelung in der Pflege; Höchstarbeitszeiten und Ruhepausen zur Vermeidung von Überlastung; besondere Regelungen für Nacht- und Schichtarbeit im Pflegebereich
  - wichtige Arbeitszeitregeln:
    (1) Maximale tägliche Arbeitszeit: grundsätzlich maximal 8 Stunden pro Tag; kann auf bis zu 10 Stunden verlängert werden, wenn innerhalb von 6 Monaten im Durchschnitt 8 Stunden pro Tag nicht überschritten werden
    (2) Ruhepausen: mindestens 30 Minuten Pause bei einer Arbeitszeit von mehr als 6 bis 9 Stunden; mindestens 45 Minuten Pause bei einer Arbeitszeit von mehr als 9 Stunden; Pausen sind arbeitsplatzbezogen und dürfen nicht unterbrochen werden
    (3) Ruhezeiten zwischen den Arbeitstagen: mindestens 11 Stunden ununterbrochene Ruhezeit zwischen zwei Arbeitstagen; nach einer Nachtschicht muss eine Ruhezeit von mindestens 24 Stunden eingehalten werden
    (4) Nacht- und Schichtarbeit: besondere Regelungen für Nacht- und Schichtarbeit, einschließlich gesundheitlicher Vorsorgeuntersuchungen; Ausgleichszeiten oder zusätzliche freie Tage für geleistete Nacht- und Schichtarbeit
    (5) Sonn- und Feiertagsarbeit: Grundsätzliches Arbeitsverbot an Sonn- und Feiertagen, außer in Bereichen wie der Pflege; wenn Sonn- und Feiertagsarbeit erforderlich ist, müssen Ersatzruhetage gewährt werden
    (6) Dokumentation und Aufzeichnungen: Arbeitszeiten müssen dokumentiert und aufgezeichnet werden, um die Einhaltung der gesetzlichen Bestimmungen sicherzustellen; die Aufzeichnungen dienen auch der Kontrolle und Überprüfung durch die Arbeitsschutzbehörden
- Jugendarbeitsschutzgesetz (JArbSchG)
  - Schutz minderjährigerer Pflegekräfte vor gesundheitsgefährdenden Tätigkeiten
  - Beschränkung der Arbeitszeiten und Pausenregelungen für Jugendliche
  - wichtige Jugendarbeitsschutzregeln:
    (1) Höchstarbeitszeiten je nach Alter (15–17 Jährige max. 6 Stunden täglich);
    (2) Arbeitszeitbegrenzungen während der Schulzeit und in den Ferien;
    (3) Pausenregelungen: mindestens 30 Minuten Pause bei einer Arbeitszeit von mehr als 4,5 bis 6 Stunden; mindestens 60 Minuten Pause bei einer Arbeitszeit von mehr als 6 Stunden;
    (4) Nachtruhe: Verbot der Beschäftigung zwischen 20:00 Uhr und 6:00 Uhr

(Ausnahmen bei speziellen Bedingungen und im Rahmen der Ausbildung); (5) Gesundheitsschutz: Verbot gesundheitsgefährdender Tätigkeiten und besonderer Schutz vor körperlicher und psychischer Überforderung

- Mutterschutzgesetz (MuSchG)
  - Schutz werdender und stillender Mütter vor gesundheitsgefährdenden Arbeitsbedingungen; besondere Regelungen zur Arbeitszeitgestaltung, Beschäftigungsverboten und Mutterschutzfristen
- Pflegezeitgesetz (PflegeZG)
  - Regelungen zur Freistellung von der Arbeit für die Pflege von nahen Angehörigen; Anspruch auf Pflegezeit und Familienpflegezeit zur Vereinbarkeit von Pflege und Beruf

4.4 Haftungsrecht

- Haftung für einen materiellen oder immateriellen Schaden
  - materieller Schaden: konkrete finanzielle Verluste oder Aufwendungen; z. B. Reparaturkosten, medizinische Behandlungskosten, Verdienstausfall
  - immaterieller Schaden (Schmerzensgeld), nicht-monetäre Schäden, die schwer quantifizierbar sind; z. B. Schmerzen, Leidensweg, psychische Belastungen
- Strafrechtliche Haftung: Bestrafung durch den Staat für strafrechtlich relevante Handlungen; z. B. fahrlässige Körperverletzung, die eine Straftat darstellen kann
- Zivilrechtliche Haftung: Haftung für Schäden, die aus zivilrechtlichen Verpflichtungen oder Verträgen resultieren; z. B. Schadensersatzansprüche aufgrund von Vertragsverletzungen oder unerlaubten Handlungen
- vertragliche Haftung
  - Pflichten aus Pflegeverträgen: Erfüllung medizinischer und pflegerischer Aufgaben gemäß Vereinbarung
  - Beispiel: Korrekte Medikamentenverabreichung, Einhaltung Therapiepläne
- deliktische Haftung
  - Haftung für unerlaubte Handlungen: Fahrlässige Schadensverursachung ohne Vertragsbeziehung
  - Beispiel: Verursachung von Sach- oder Personenschäden durch unsachgemäßes Handeln
- Gefährdungshaftung
  - Haftung für Gefahrenquellen: Schäden durch den Betrieb gefährlicher Einrichtungen oder Geräte
  - Beispiel: Technische Defekte an medizinischen Geräten in Pflegeeinrichtungen
- Produkthaftung
  - Haftung für fehlerhafte Produkte: Schäden durch fehlerhafte medizinische Geräte oder Produkte

  - Beispiel: Komplikationen bei der Anwendung von Medizinprodukten
- Arbeitgeberhaftung
  - Verantwortung des Arbeitgebers für Mitarbeiterhandlungen: Überwachung und Schulung von Pflegefachkräften
  - Beispiel: Haftung für Pflegefehler oder Verletzungen durch Mitarbeiter
- Funktionen und Ziele des Haftungsrechts
  - Kompensation: Sicherstellung angemessener Schadensersatzleistungen für Geschädigte
  - Prävention: Anreiz zur Vermeidung von Pflegefehlern und Risiken durch Androhung von Haftung und Schadensersatz; wichtig bei der Beweislastumkehr, d. h., die Pflicht zur Beweisführung wird auf die Gegenseite im Rechtsstreit übertragen; z. B. muss im Verbraucherrecht der Anbieter beweisen, dass ein Produkt mangelfrei war, wenn ein Mangel auftritt; die Dokumentation spielt dann bei der Beweisführung eine wichtige Rolle und kann die eigene Position stärken und Haftung *entlasten (Haftungsentlastung)*
  - Gerechtigkeit: Ausgleich zwischen den Interessen von Geschädigten und Verantwortlichen herstellen

4.5 Betreuungsrecht

- Rechtsgebiet, das sich mit der rechtlichen Betreuung von Menschen beschäftigt, die aufgrund von Krankheit oder Behinderung ihre Angelegenheiten ganz oder teilweise nicht selbst regeln können
- Ziele: Schutz und Unterstützung hilfebedürftiger Personen; Sicherstellung einer rechtlichen Vertretung für Personen, die ihre Angelegenheiten nicht selbständig regeln können
- Rechtsgrundlage ist das Bürgerliche Gesetzbuch (BGB), insbesondere §§ 1896 ff
- Voraussetzungen für eine Betreuung: Vorliegen einer psychischen Krankheit oder einer körperlichen, geistigen oder seelischen Behinderung; Unfähigkeit, eigene Angelegenheiten ganz oder teilweise zu besorgen; gerichtliche Anordnung einer Betreuung
- Betreuungsverfahren
  - Antragstellung durch die betroffene Person selbst oder durch Dritte (z. B. Angehörige, Pflegekräfte)
  - Begutachtung durch einen Sachverständigen, der den Gesundheitszustand und die Betreuungsbedürftigkeit feststellt
  - Entscheidung des Betreuungsgerichts über die Einrichtung der Betreuung und die Bestellung eines Betreuers
  - regelmäßige Überprüfung der Notwendigkeit der Betreuung durch das Gericht

- Rechte und Pflichten des Betreuers
  - Handeln im besten Interesse des Betreuten; Einhaltung der Wünsche und des Willens des Betreuten, soweit möglich
  - regelmäßige Berichterstattung und Rechenschaft gegenüber dem Betreuungsgericht
  - Entscheidung über freiheitseinschränkende Maßnahmen nur mit Genehmigung des Gerichts (► Kap. 4.10)
- Vorsorgevollmacht
  - schriftliche Ermächtigung an eine Vertrauensperson, im Falle eigener Entscheidungsunfähigkeit rechtliche Angelegenheiten zu regeln
  - eine Möglichkeit vorausschauend eigene Entscheidungen zu treffen
  - betroffene Person bestimmt, wer für welche Bereiche bevollmächtigt wird; tritt nur in Kraft, wenn die Person nicht selbst Entscheidungen treffen kann
  - kann jederzeit eingeschränkt oder ganz zurückgezogen werden; kann lange vor dem Zeitpunkt, zu dem sie gebraucht wird, verfasst werden
  - in der Regel werden vertraute Personen mit den Aufgaben betraut
  - die betroffene Person den genauen Umfang der Befugnisse des Bevollmächtigten festlegen (z. B. in den Bereichen Finanzen, Gesundheit und Wohnungsangelegenheiten
  - die Einrichtung einer Vorsorgevollmacht ist in der Regel kostengünstiger, da keine gerichtlichen Verfahren erforderlich sind
- Gesetzliche Betreuung
  - erfolgt immer aus einem aktuellem Anlass, wenn keine Vorsorgevollmacht vorliegt und die betroffene Person Unterstützung braucht, weil sie aufgrund von Krankheit, Behinderung oder anderer Gründe ihre eigenen Angelegenheiten nicht mehr selbstständig regeln kann das Betreuungsgericht (bis 2009 als Vormundschaftsgericht bezeichnet) bestimmt die Betreuung, nachdem ein Gutachten erstellt wurde
  - bei der gesetzlichen Betreuung wird vom Betreuungsgericht ein gesetzlicher Betreuer bestellt, den sich die betroffene Person dann eben nicht aussuchen darf
  - gei der gesetzlichen Betreuung entscheidet das Gesetz über den Umfang der Befugnisse des Betreuers
  - der gesetzliche Betreuer unterliegt der Aufsicht des Betreuungsgerichts und muss dem Gericht regelmäßig Bericht erstatten und kann auf Antrag gewechselt werden
  - es können Gerichts- und Verwaltungskosten anfallen
  - eine dauerhafte gesetzliche Betreuung ist schwer rückgängig zu machen
- möglich Aufgabenbereiche der Betreuer
  - persönliche Angelegenheiten: Entgegennahme; Öffnen und Anhalten der Post
  - Wohnungsangelegenheiten: Sicherstellung laufender Mietzahlungen; Beschaffung und Erhalt; Mietvertragskündigung; Auflösung der Wohnung
  - Organisation der ambulanten Versorgung: Pflegedienst; Hausnotruf; Essen auf Rädern; Haushaltshilfe; 24-Stunden-Versorgung
  - Heimangelegenheiten: Schließen und Einhalten des Heim-/Pflegevertrages

- Vermögensangelegenheiten: Kontoverwaltung; Vertragsangelegenheiten; Führung von Girokonten; Verwaltung des Sparvermögens; Regulierung von Schulden; Sicherung und Schutz des Vermögens; Rechenschaftslegung gegenüber dem Amtsgericht
- Gesundheitsvorsorge: Pflege; medizinische Versorgung; Sicherstellung des gesundheitlichen Wohls des Betreuten; Organisation ambulanter Dienste und therapeutisches Maßnahmen; Wahrnehmung von Arztterminen
- rechtliche Vertretung vor Behörden und Institutionen: Geltendmachung und Durchsetzung von Rechtsansprüchen (Sozialhilfe, Renten, Pflegegeld)

4.6 Vorsorgedokumente

- es geht um Vorsorgevollmacht (▶ Kap. 4.5), Betreuungs- und Patientenverfügung; die Hautunterschiede dieser drei Vorsorgedokumente sind
  - eine Vorsorgevollmacht delegiert umfassende Entscheidungsbefugnisse und ist weitreichender als Betreuungsverfügung
  - eine Betreuungsverfügung ist die gerichtliche Bestellung eines Betreuers gemäß den Wünschen der betreffenden Person; sie kann konkrete Wünsche zur Lebensführung enthalten
  - eine Patientenverfügung beschränkt auf medizinische Maßnahmen; sie enthält direkte Anweisungen an medizinisches Personal
- müssen schriftlich erstellt und unterschrieben; eine notarielle Beglaubigung wird empfohlen, ist aber nicht zwingend erforderlich
- ein Widerruf ist jederzeit möglich, formlos oder durch eine neue Vollmacht bzw. Verfügung; die regelmäßige Überprüfung und Aktualisierung wird empfohlen
- sie sollten an einem leicht zugänglichen Ort, Kopien an Vertrauenspersonen oder beim Hausarzt aufbewahrt werden und können im Zentralen Vorsorgeregister der Bundesnotarkammer registriert werden
- Betreuungsverfügung
  - schriftliche Verfügung, in der eine Person festlegt, wer im Falle der Betreuungsbedürftigkeit als Betreuer vom Gericht bestellt werden soll (▶ Kap. 4.5)
  - Form: schriftlich und unterschrieben
  - das Betreuungsgericht prüft die Verfügung und berücksichtigt sie bei der Betreuerbestellung
  - Inhalte: Benennung des Betreuers: Person des Vertrauens; Wünsche zur Lebensgestaltung: Wohnort, Pflege, medizinische Behandlung; Ausschluss bestimmter Personen: Personen, die nicht als Betreuer infrage kommen
- Patientenverfügung
  - schriftliche Erklärung, in der eine Person festlegt, welche medizinischen Maßnahmen im Falle der eigenen Entscheidungsunfähigkeit gewünscht oder abgelehnt werden

- Gültigkeit: bindend für Ärzte und Pflegepersonal, solange die Verfügung den aktuellen Willen des Patienten widerspiegelt
- Inhalte: konkrete Anweisungen: Art und Umfang der medizinischen Behandlung; lebensverlängernde Maßnahmen: künstliche Ernährung, Beatmung, Wiederbelebung; Schmerzlinderung: Einsatz von Schmerzmitteln und palliativmedizinische Maßnahmen; Organspende: Zustimmung oder Ablehnung der Organentnahme

4.7 Erbrecht

- regelt die Rechtsnachfolge von Verstorbenen
- Erblasser ist die verstorbene Person, deren Vermögen vererbt wird
- Erben sind Personen oder Institutionen, die das Vermögen des Erblassers erhalten
- gesetzliche Erbfolge nach dem Verwandtenerbrecht:
  - Erben 1. Ordnung sind Kinder und deren Nachkommen
  - Erben 2. Ordnung sind Eltern des Erblassers und deren Nachkommen
  - Erben 3. Ordnung sind Großeltern des Erblassers und deren Nachkommen
- gesetzliche Erbfolge Ehegattenerbrecht
  - bei Gütertrennung erbt der Ehegatte neben Erben 1. Ordnung ein Viertel
  - bei Gütergemeinschaft erbt der Ehegatte erbt die Hälfte
- ein Testament ist eine einseitige Willenserklärung des Erblassers zur Regelung der Erbfolge
- ein eigenhändiges Testament ist vollständig handschriftlich verfasst und unterschrieben und mit Datum und Unterschrift versehen
- ein ordentliches Testament ist ein notarielles Testament; es wird vor einem Notar errichtet und von ihm beurkundet; Vorteil: rechtsicher, keine Formfehler, sichere Aufbewahrung
- ein Erbvertrag ist eine vertragliche Vereinbarung über die Erbfolge, die zu Lebzeiten des Erblassers geschlossen wird
- ein Pflichtteil ist ein gesetzlich garantierter Mindestanteil des Erbes für nahe Angehörige; Anspruchsberechtigte sind Ehegatte, Kinder und ggf. Eltern des Erblassers; die Höhe ergibt sich aus der Hälfte des gesetzlichen Erbteils
- ein Nottestament setzt Lebensgefahr des Erblassers und die fehlende Möglichkeit, ein ordentliches Testament zu errichten, voraus; es kann als Drei-Zeugen-Testament vor drei Zeugen mündlich oder schriftlich erklärt werden, oder als Bürgermeistertestament vor dem Bürgermeister oder einem vergleichbaren Amtsträger erfolgen, bzw. als Seetestament auf hoher See vor dem Kapitän eines deutschen Schiffes; es verliert seine Gültigkeitsdauer nach drei Monaten, sofern der Erblasser dann noch lebt und nicht verstorben ist
- eine Erbausschlagung ist bis sechs Wochen nach Kenntnis des Erbfalls schriftlich und notariell beglaubigt oder mündlich vor dem Nachlassgericht möglich

- bei einer Erbengemeinschaft erben mehrere Personen gemeinsam; alle Erben entscheiden gemeinsam über das Nachlassvermögen, durch Teilung oder Verkauf des Nachlasses

4.8 Strafrecht

- Formen der Strafbarkeit
  - Vorsatz: bewusste und willentliche Ausführung einer Tat, um einen bestimmten Erfolg herbeizuführen; unterschieden werden:
    (1) Absicht: Täter will den Erfolg herbeiführen
    (2) Direkter Vorsatz: Täter weiß, dass der Erfolg eintreten wird;
    (3) Eventualvorsatz: Täter hält den Erfolg für möglich und nimmt ihn billigend in Kauf
  - Fahrlässigkeit: außer Acht lassen der gebotenen Sorgfalt, wodurch unbeabsichtigt ein Schaden entsteht; unterschieden werden:
    (1) leichte Fahrlässigkeit: Geringfügige Abweichung vom Sorgfaltsmaßstab
    (2) grobe Fahrlässigkeit: Außer Acht lassen der erforderlichen Sorgfalt in hohem Maße
  - Versuch: Beginn der Ausführung einer Tat mit Vorsatz, die jedoch nicht vollendet wird; Merkmale sind:
    (1) unmittelbares Ansetzen: Täter beginnt unmittelbar mit der Tat
    (2) fehlende Vollendung: Tat wird durch äußere Umstände oder den Täter selbst nicht vollendet
- Straftäterrollen
  - Täter: Person, die die Straftat selbst begeht oder durch einen anderen begeht; z. B. direkte Ausführung einer Körperverletzung; Verabreichen eines giftigen Stoffes an einen Patienten
  - Anstifter: Person, die einen anderen vorsätzlich zu einer Straftat anstiftet; z. B. Überredung eines Kollegen, einem Patienten absichtlich falsche Medikamente zu geben; Motivieren einer Person, eine Straftat zu begehen, durch Versprechungen oder Drohungen
  - Gehilfe (Beihilfe): Person, die vorsätzlich einem anderen bei der Begehung einer Straftat Hilfe leistet, die Tat nicht direkt ausführt, aber durch Handlungen oder Unterlassungen zu Tat betragen kann; z. B. Bereitstellung von Informationen oder Werkzeugen, die zur Begehung der Straftat verwendet werden; Unterstützung des Täters bei der Flucht oder beim Verbergen von Beweismitteln; das Strafmaß ist abhängig vom Beitrag der Hilfeleistung; z. B. eine Pflegekraft gibt einem Arzt falsche Informationen über den Zustand eines Patienten, die der Arzt dann verwendet, um eine falsche Diagnose zu stellen und eine nicht notwendige Behandlung durchzuführen; die Pflegekraft trägt durch ihre Handlung zur Durchführung der falschen Behandlung bei, ohne diese selbst durchzuführen

  - Mittäter: nimmt aktiv an der Tatausführung teil; es liegt ein gemeinschaftliches Handeln mit dem Haupttäter zu Grunde; es handelt sich um eine gleichwertige Verantwortung für die Tat; z. B. eine Pflegekraft und ein Arzt entscheiden gemeinsam, einen Pflegebedürftigen zu sedieren, um einen Eingriff durchzuführen, beide führen dabei die Sedierung gemeinsam durch und teilen das Tatziel sowie die Verantwortung für die Handlung
- strafrechtliche Aspekte im Pflegeberuf aus dem StGB (Strafgesetzbuch)
  - § 203 StGB – Verletzung von Privatgeheimnissen/Schweigepflichtverletzung: Verbot der Offenbarung von Geheimnissen, die im Rahmen der beruflichen Tätigkeit bekannt geworden sind; Pflegefachpersonen haben eine Schweigepflicht gegenüber sämtlichen Patienteninformationen; hierzu zählen z. B. auch das Liegenlassen von Dokumentationen sowie die telefonische Auskunft von Patientendaten
  - § 217 StGB – Geschäftsmäßige Förderung der Selbsttötung: Verbot der geschäftsmäßigen Förderung der Selbsttötung, unabhängig davon, ob sie durchgeführt wird
  - § 221 StGB – Aussetzung: Strafbarkeit des Im-Stich-Lassens einer hilflosen Person, allein schon dann, wenn dadurch auch nur allein schon die Gefahr des Todes oder einer schweren Gesundheitsschädigung besteht, sondern z. B. bereits beim Verlassen einer Sitzbereitschaft und beim Alleinlassen des Pflegebedürftigen, ohne die Möglichkeit, eine Rufanlage zu bedienen, um sich bei Gefahr melden zu können; zur Klage genügt hier bereits die Gefahr
  - § 223 StGB – Körperverletzung: Bestrafung der vorsätzlichen oder fahrlässigen körperlichen Misshandlung oder Schädigung der Gesundheit einer anderen Person; unsachgemäße und/oder ohne Einwilligung erfolgte Interventionen wie z. B. Rasieren oder Haareschneiden, Katheterisieren
  - § 239 StGB – Freiheitsberaubung: Verbot der widerrechtlichen Einsperrung oder Festhaltung einer Person; unzulässiges Festhalten oder Einsperren von Patienten (z. B. Fixierung ohne rechtliche Grundlage, ▶ Kap. 4.7)
  - § 267 StGB – Urkundenfälschung: Verbot der Herstellung, Veränderung oder Verwendung falscher Urkunden und Dokumentationen; bereits der Versuch ist strafbar
  - § 323c StGB – Unterlassene Hilfeleistung: Pflicht zur Hilfeleistung in Notlagen (z. B. bei Unfällen, Hochwasser und Feuer), wenn dies ohne erhebliche eigene Gefahr und ohne Verletzung anderer wichtiger Pflichten möglich ist

4.9 Freiheitseinschränkende Maßnahmen (FeM)

- Arten und Rechtsgrundlage
  - körpernahe Fixierung: Einsatz von Gurten, Bettgittern
  - medikamentöse Fixierung: Einsatz von Beruhigungsmitteln
  - psychologische Fixierung: Überwachung und Kontrolle

- Fixierungen sind Maßnahmen zur Einschränkung der willkürlichen Bewegungsfreiheit eines Patienten; ausgeschlossen sind demnach bewegungsunfähige Patienten, wie z. B. operierte Patienten, beatmete Patienten, apallische Patienten sowie Patienten, die nicht rechtskräftig einwilligungsfähig sind
- rechtliche Grundlage: § 1906 Abs. 4 BGB (Bürgerliches Gesetzbuch)

• Voraussetzungen für rechtmäßige FeM
  - ärztliche Anordnung (nur ein Arzt darf FeM anordnen)
  - Gefahrenlage (Fixierung sind nur bei erheblicher Selbst- oder Fremdgefährdung des Patienten zulässig)
  - ausführliche Begründung und Dokumentation erforderlich; kontinuierliche Überprüfung der Notwendigkeit und Dauer der Fixierung
  - Information an Verfahrensbeteiligte; Angehörige und Betreuer müssen über FeM informiert werden
  - Fixierung Minderjähriger erfordert Einwilligung beider Erziehungsberechtigter und Genehmigung durch Familiengericht
  - FeM müssen den rechtlichen und ethischen Grundsätzen entsprechen; strenges Indikationsprinzip, Flexibilität und Bewahrung der Bewegungsfreiheit
  - Schulung zur Verletzungsprävention und korrektem Hilfsmitteleinsatz
  - Psychisch-Krankengesetz (Psych-KG): Regelung der Unterbringung und Behandlung von Menschen mit psychischen Krankheiten; bei akuter Selbst- oder Fremdgefährdung durch psychische Erkrankungen; beinhaltet neben der Zwangseinweisung in psychiatrische Einrichtungen bei akuter Gefährdung auch die Zwangsbehandlung unter bestimmten Voraussetzungen und auch Regelungen zur Anwendung von Fixierungen
  - Rechtliche Bedingungen: erfordert eine richterliche Anordnung (bei akuter Gefahr ist eine vorläufige Fixierung durch Ärzte erlaubt, aber nachträgliche richterliche Genehmigung dringend notwendig); dient dem Schutz der Allgemeinheit und der betroffenen Person, aber unter Wahrung der Grundrechte; die Maßnahmen werden regelmäßig durch unabhängige Stellen geprüft und dienen zur Sicherstellung der Verhältnismäßigkeit und zur Minimierung der Dauer und Intensität der freiheitsentziehenden Maßnahmen

• rechtliche Grenzen und Folgen bei unrechtmäßiger FeM
  - strafrechtliche Konsequenzen gemäß Freiheitsberaubung nach § 239 StGB
  - zivilrechtliche Folgen mit Schadensersatz- und Schmerzensgeldansprüchen gegen die Pflegeeinrichtungen und Beteiligte
  - FeM müssen das Grundrecht auf Menschenwürde respektieren und nur nach dem Ultima-Ratio-Prinzip eingesetzt werden; d. h. FeM nur als letztes Mittel, wenn andere Maßnahmen nichtausreichen
  - Einwilligungsfähigkeit und Ablehnung einer Fixierung; Einwilligungsfähigkeit setzt Einblicks- und Urteilsfähigkeit des Patienten voraus; bewusstseinsklare Patienten können FeM ablehnen; bei bewusstseinseingeschränkten Patienten ist richterliche Genehmigung erforderlich
  - bei fehlender Einwilligung des Betroffenen ist eine richterliche Genehmigung notwendig

  - eine ärztliche Anordnung zur FeM allein ist nicht ausreichend; bei FeM handelt es sich um einen Rechtsakt (Art. 104 Abs. 2 Grundgesetz); »Über die Zulässigkeit und Fortdauer einer Freiheitsentziehung hat nur der Richter zu entscheiden.«
- Beispiele für Freiheitsberaubung (§ 239 StGB): Anlegen von Fixiergurten; Abschließen von Zimmern; Wegnahme von Hilfsmitteln (Rollator, Rollstuhl); pharmakologische Fixierung
- Kontraindikationen für Fixiergurte, die unverzüglich an den Arzt weitergeleitet werden müssen
  - Bauchatmung; Aspirationsgefahr; unklare Abdomenprobleme; psychische Belastung; bestehende Druckstellen (Dekubitalulzera); Infektionen
- Inhalte des rechtlich erforderlichen Fixierungsprotokolls
  - Name des fixierten Patienten
  - Einwilligung des Patienten (falls vorhanden); richterliche Genehmigung (Ort, Datum)
  - anordnender Arzt und Dauer der Fixierung
  - Information der Angehörigen
  - beteiligte Pflegepersonen
  - Sicherstellung der Beobachtung und Betreuung
  - Grund für die Fixierung; Art und Umfang der Fixierung
  - besondere Maßnahmen während der Fixierung (z. B., Sedativa, Monitoring, Sitzbereitschaft)
- Überwachung der FeM
  - fixierte Patienten besonders überwachen und betreuen; die »besondere Weise« der Betreuung wird durch das Pflegepersonal festgelegt, inklusive möglicher Maßnahmen wie Videoüberwachung und Sitzbereitschaften
  - Sitzbereitschaften sind ab Vier-Punkt-Fixierung (Fixierung aller vier Extremitäten) vorgeschrieben und erfordern geschultes Personal und gute Personalbesetzung, insbesondere in psychiatrischen Einrichtungen
  - Videoüberwachung allein ist keine ausreichende Betreuung, da sie keinen persönlichen Kontakt bietet
- Werdenfelser Weg
  - erfolgreiche Initiative zur Reduzierung der Anzahl von Fixierungen und zur Verbesserung der Lebensqualität der zu Pflegenden
  - Ziel ist die Reduktion freiheitseinschränkender Maßnahmen (FeM) in der Pflege
  - entwickelt im Landkreis Garmisch-Partenkirchen, benannt nach dem Werdenfelser Land
  - Grundidee sind Alternativen, weniger restriktive Maßnahmen statt Fixierungen in Pflegeeinrichtungen und Heimen: z. B. Klingel-/Kontaktmatten, Matratzensensoren, Hüftprotektoren, Auffangmatten, Anti-Rutschauflage, Rooming-In und im Einzelfall auch Niederflurbetten und Bodenlagerungen, sofern die beiden letztgenannten Alternativen nicht selbst eine Freiheitseinschränkung für den Betroffenen darstellen
  - Vorgehensweise: spezialisierte vom Amtsgericht bestellte Verfahrenspfleger (Pflegefachkräfte mit Weiterbildung) prüfen die Notwendigkeit von FeM

mittels individueller Begutachtung jeder Situation und sprechen über den Einsatz von alternativen Maßnahmen und Techniken mit allen Beteiligten (Pfleger, Ärzte, Betreuer, Juristen)

- verantwortungsvoller praktischer Umgang mit Fixierungen in der Pflege
  - Fixierdecken sind aufgrund der Strangulationsgefahr seitens des BfArM (Bundesinstitut für Arzneimittel und Medizinprodukte) verboten
  - Therapie-/Vorstecktische und auch das Feststellen der Bremsen am Toilettenstuhl sind lediglich zum Zwecke einer Heilbehandlung (z. B. zum Transfer und während der Pflege oder zum Essenanreichen), aber nicht dauerhaft erlaubt
  - das Einschließen einer Betreuen Person muss richterlich genehmigt werde; Ausnahme: Schriftliche Einwilligung des rechtskräftig einwilligungsfähigen Betroffenen
  - bei Verwendung von Bettseitenteile bestehen je nach Modell Gefahren wie Einklemmungen von Kopf und Extremitäten, Druckstellen, Hämatome, Knochenbrüche; daher sind Zusatzmaßnahmen wie Bettseitenteilpolsterungen, Decke und/oder Kissen zur Reduktion der Einklemmungsgefahr erforderlich
  - Fixiergurte aus Baumwolle mit Klettverschlüssen oder Magnetschlössern erfordern zahlreiche Sicherheitsregeln:
    (1) ärztliche Anordnung oder richterliche Genehmigung; (2) Entfernung gefährlicher Gegenstände des Patienten; (3) Gurte straff, aber atmungsfreundlich anlegen; (4) nur Gurte in der korrekten Größe verwenden; (5) ausschließlich Bauchgurte mit angenähten Seitenbefestigungen (rechts und links) und Hindurchrutschschutz (angenähten Schrittgurt) anlegen; (6) durchgehende, hochgestellte Bettseitenteile verwenden (bis einschließlich Drei-Punkt-Fixierung/d. h. Bauch, eine Hand und gegenüberliegenden Fuß); (7) Magnetschlüssel-Sicherheitsabstand bei Herzschrittmachern von 10 cm einhalten; (8) Grundsatz »So wenig Fixierung wie nötig und so viel Bewegungsradius wie möglich« einhalten; Fixierdauer und -umfang beachten; eine richterliche Genehmigung rechtfertigt nicht zum grenzenlosen Fixieren; (9) das Pflegeziel »Nullpunktfixierung/Reduktion bzw. Entfernung der Fixierung« ist in jeder Schicht fortwährend zu hinterfragen und zu evaluieren; (10) bei Verwendung der Schulterhalterungen sowie bei Fixierung sämtlicher Extremitäten (also beider Arme und Beine) und bei Unruhe und Aggressivität ist eine kontinuierliche Überwachung (Sitzbereitschaft) erforderlich (Bundesverfassungsgericht, 2018); (11) ein-Punkt-Fixierung: Fixierung einer Körperstelle (meist Rumpf oder Extremität); (12) zwei-Punkt-Fixierung: Beide Handgelenke oder Fußgelenke; (13) diagonale Drei-Punkt-Fixierung: Bauch, ein Handgelenk, diagonales Fußgelenk; (14) vier-Punkt-Fixierung: Beide Handgelenke und Fußgelenke; (15) fünf-Punkt-Fixierung: Beide Handgelenke, Fußgelenke und Rumpf; (16) sieben-Punkt-Fixierung: Zusätzlich Schulter- oder Oberschenkelfixierung; (17) akut-Fixierungen zur Schnelle Fixierung in akuten Situationen; mit Schulter-, Hand- und Fußfixierungen; Gefahren: Fersendekubitus bei unzureichender Lagerung

4.10 Sozialrecht

- öffentliches Recht, das soziale Sicherheit und Gerechtigkeit durch staatliche Leistungen und Regelungen sicherstellt
- hierzu gehören auch die fünf Sozialversicherungen: Krankenversicherung; Pflegeversicherung; Rentenversicherung; Unfallversicherung; Arbeitslosenversicherung
- Leistungen für Pflegebedürftige: Pflegegeld; Pflegesachleistungen; Kombinationsleistungen; Kurzzeit- und Verhinderungspflege; Tages- und Nachtpflege; Pflegehilfsmittel
- Leistungen für Pflegepersonen sind z. B. Entlastungsangebote (z. B. Pflegekurse, Beratungsstellen)
- Ansprüche auf Leistungen aus der Pflegeversicherung für pflegende Angehörige
- umfasst auch arbeitsrechtliche Regelungen: Arbeitszeiten, Pausen Urlaubsansprüche; Schutz vor Überlastung und Burnout (Arbeitszeitgesetze, Schutzvorschriften); Regelungen zur Ausbildung und Weiterbildung, z. B. Anerkennung von Berufsabschlüssen
- regelt die soziale Absicherung: Ansprüche bei Arbeitsunfähigkeit und Berufskrankheiten; Regelungen zur Altersvorsorge und Rentenansprüche
- enthält die Patientenrechte: Schutz der Privatsphäre und Würde; Informationsrechte und Mitbestimmung bei Pflegeentscheidungen; Beschwerderechte und Ombudsstelle
- Rechtsgrundlagen sind das Sozialgesetzbuch (SGB), insbesondere das SGB XI (Pflegeversicherung), Pflegezeitgesetz (PflegeZG) und das Familienpflegezeitgesetz (FPfZG)
- aktuelle Herausforderungen: Fachkräftemangel in der Pflege; Anpassung der Pflegeleistungen an demografische Entwicklungen; Verbesserung der Arbeitsbedingungen und Entlohnung in der Pflege

4.11 Heimrecht

- Rechtsvorschriften, die den Betrieb, die Organisation und die Qualität von stationären Pflegeeinrichtungen regeln
- Relevanz für den Pflegeberuf
  - Betriebserlaubnis: Notwendigkeit einer behördlichen Genehmigung zum Betreiben eines Pflegeheims
  - Qualitätsstandards: Vorschriften zur Sicherstellung der Pflegequalität und Betreuung der Bewohner; Regelungen zur Hygiene, Verpflegung, medizinischen Versorgung und sozialen Betreuung

  - Personal: Anforderungen an die Qualifikation und Weiterbildung des Pflegepersonals; Vorgaben zur Personalschlüssel (Verhältnis Pflegekräfte zu Bewohnern/Patienten)
  - Pflegedokumentation: Verpflichtung zur sorgfältigen Dokumentation der Pflege- und Betreuung der Bewohner; Datenschutzvorschriften und Rechte der Bewohner auf Einsichtnahme
  - Bewohnerrechte: Schutz der Würde, Privatsphäre und Selbstbestimmung der Heimbewohner; Informationsrechte, Mitbestimmungsrechte und Beschwerdemöglichkeiten
  - Heimaufsicht: staatliche Überwachung und Kontrolle der Pflegeeinrichtungen durch die Heimaufsichtsbehörde/WTG-Behörde (WTG/Wohn- und Teilhabegesetz); regelmäßige Prüfungen und Bewertungen der Heime
  - vertragliche Regelungen: Anforderungen an Heimverträge zwischen Pflegeeinrichtungen und Bewohnern; Transparenz über Kosten, Leistungen und Kündigungsbedingungen
  - Bau- und Ausstattungsanforderungen: Vorschriften zu baulichen Standards, Raumgröße, Barrierefreiheit und Sicherheitsvorkehrungen
  - Mitwirkungsgremien: Einbindung von Bewohnervertretungen oder Heimbeiräten zur Förderung der Partizipation
  - Heimordnungen: Hausregeln und Verhaltensvorschriften für Bewohner und Personal zur Gewährleistung eines geordneten Zusammenlebens
- Rechtsgrundlagen: Heimgesetze der Bundesländer (z.B. HeimG, Wohn- und Teilhabegesetze); bundesweite Regelungen (z.B. Heimmindestbauverordnung)
- aktuelle Herausforderungen: Anpassung der Heime an demografische Entwicklungen; Sicherstellung der Pflegequalität trotz Fachkräftemangel; Verbesserung der Transparenz und Bewohnerbeteiligung

4.12 Ökonomische und ökologische Prinzipien

- Ökonomische (wirtschaftliche) und Ökologische (naturverträgliche) Prinzipien in der Pflege tragen nicht nur zum Umweltschutz bei, sondern können auch die Betriebskosten senken und die Gesundheit und das Wohlbefinden der Pflegeempfänger und des Personals verbessern
- Ziele und Interventionen
  - Nachhaltigkeit: Förderung einer nachhaltigen Praxis im Pflegealltag, um Ressourcen zu schonen und die Umwelt zu schützen
  - Gesundheitsförderung: Verbesserung der Gesundheit und des Wohlbefindens von Pflegeempfänger und Pflegepersonal durch ein gesundheitsförderndes Umfeld
  - Ressourcenschonung: Reduktion des Verbrauchs von Wasser, Energie und Materialien

- Abfallminimierung: Verringerung des Abfalls durch Recycling; Wiederverwendung und korrekte Entsorgung von medizinischen Abfällen
- Schutz der Umwelt: Minimierung der Umweltbelastung durch den Einsatz umweltfreundlicher Produkte und Verfahren
- Energieeffizienz: Implementierung energieeffizienter Geräte und Technologien sowie die Förderung von Energiesparmaßnahmen; z. B. Austausch herkömmlicher Glühbirnen durch LED-Leuchten, Nutzung energieeffizienter Geräte
- Wassermanagement: Optimierung des Wasserverbrauchs durch den Einsatz wassersparender Geräte und Vermeidung von Wasserverlust; z. B. Installation von wassersparenden Armaturen und Toiletten; Bewusstseinsbildung für den sparsamen Umgang mit Wasser
- Abfallmanagement: systematische Trennung, Wiederverwendung und Entsorgung von Abfällen, insbesondere von medizinischen und gefährlichen Abfällen; z. B. Einführung eines umfassenden Recyclingsystems; Reduktion von Einwegprodukten durch Mehrwegmaterialien
- Chemikalienmanagement: Reduktion des Einsatzes von umweltschädlichen Chemikalien und der Einsatz umweltfreundlicher Alternativen; z. B. Schulung des Personals im sicheren Umgang mit Chemikalien
- Ernährung und Verpflegung: Förderung regionaler, saisonaler und biologischer Lebensmittel in der Verpflegung von Pflegeempfängern und Personal; z. B. Vermeidung von Lebensmittelverschwendung
- Mobilität und Transport: Förderung nachhaltiger Transportmittel für Pflegeempfänger, Personal und Lieferungen; z. B. Nutzung öffentlicher Verkehrsmittel oder Fahrgemeinschaften, Elektrofahrzeuge

• Beteiligungsmöglichkeiten
  - Aufklärung und Schulung: Fortbildung und Schulung des Pflegepersonals zu ökologischen und nachhaltigen Praktiken
  - Patientenbeteiligung: Sensibilisierung und Einbindung der Patienten in nachhaltige Praktiken, z. B. durch Mülltrennung und Wassereinsparung
  - Teamarbeit und Kommunikation: Förderung der Zusammenarbeit im Team, um nachhaltige Praktiken gemeinsam umzusetzen und zu verbessern
  - Qualitätsmanagement: Integration ökologischer Ziele und Maßnahmen in das Qualitätsmanagementsystem der Pflegeeinrichtungen
  - kontinuierliche Verbesserung: regelmäßige Überprüfung und Anpassung der ökologischen Maßnahmen und Praktiken, um kontinuierliche Verbesserungen zu gewährleisten

4.13 Demografische und epidemiologische Entwicklungen

- Prognosen und Entwicklungen zeigen die erwarteten Veränderungen in der Bevölkerungsstruktur und im Gesundheitssystem aufgrund demografischer und epidemiologischer Faktoren über die nächsten Jahrzehnte hinweg
- demografische und epidemiologische Entwicklungen der letzten 100 Jahre (Deutschland)
  - 20. Jahrhundert: Bevölkerungswachstum durch Geburtenüberschuss und hohe Geburtenrate; Phasen der Zuwanderung und Abwanderung, insbesondere nach den Weltkriegen; hohe Sterblichkeitsrate durch Infektionskrankheiten wie Tuberkulose, Influenza und Kinderkrankheiten (z. B. Masern); Fortschritte in der Medizin und öffentlichen Gesundheit verbessern die Bekämpfung dieser Krankheiten
  - Nachkriegszeit (ab 1950er Jahre): Babyboom-Phase mit starkem Anstieg der Geburtenzahlen; Wirtschaftswunder und damit verbundener Zuwachs an Lebensstandard und medizinischer Versorgung; Verbesserung der Hygienebedingungen reduzieren Sterblichkeitsrate; Einführung von Impfprogrammen reduziert die Verbreitung von Infektionskrankheiten; Zunahme von Lebensstilkrankheiten wie Herz-Kreislauf-Erkrankungen, Diabetes und Krebs aufgrund veränderter Lebensgewohnheiten
  - spätes 20. Jahrhundert: Rückgang der Geburtenrate und steigende Lebenserwartung führen zu einer alternden Bevölkerung; Zuwanderung aus wirtschaftlichen und politischen Gründen trägt zur Bevölkerungsentwicklung bei; Veränderung des Krankheitsspektrums durch den demografischen Wandel (mehr chronische Krankheiten bei älterer Bevölkerung); Herausforderungen durch neue Krankheitserreger und Pandemien (z. B. HIV/AIDS, COVID-19)
- Prognosen für die kommenden 100 Jahre (Deutschland)
  - im 21. Jahrhundert fortgesetzter Rückgang der Geburtenrate, niedriges Geburtendefizit
  - kontinuierlicher Anstieg der Lebenserwartung, steigende Zahl älterer Menschen
  - Veränderung des Krankheitsspektrums mit höherem Anteil an chronischen Erkrankungen
  - Zunahme von Demenzerkrankungen und anderen altersbedingten Gesundheitsproblemen (► Kap. 5.7.7.1)

4.14 Abrechnungssysteme

- Krankenhausleistungen mit DRG (Diagnosis Related Groups/Diagnose-bezogene-Fallpauschale)
  - mittels Fallgruppen zur Abrechnung als Patientenklassifikationssystem, das für komplexe Fälle pauschalierende Vergütungen ermöglicht, z. B. eine bestimmte Geldsumme je nach therapierter Leistenhernie oder Pneumonie
  - kritische Aspekte der DRG: unzureichende Vergütung bestimmter Diagnosen und Therapien; unterfinanzierte Leistungen (bei aufwändigeren Fällen); Kosteneffizienz verursacht ungünstigen Qualitätsdruck; hoher Dokumentationsaufwand, weniger Zeit für den Pflegeempfänger; Risiko »blutiger«/verfrühter Entlassungen, erhöhte Fehleranfälligkeit
- PPR (Pflege-Personalregelung)
  - Einführung: 1990er Jahre; Punktesystem zur Bewertung des Pflegeaufwands in Krankenhäusern
  - Ziel: Transparente und einheitliche Grundlage für Personalbemessung
  - Einschränkungen: Anpassungsprobleme an steigenden Pflegebedarf und Veränderungen im Gesundheitswesen; sehr statisch mit Anpassungsproblemen
- PPR2 (Pflege-Personalregelung 2) (2024)
  - Einführung: Weiterentwicklung der PPR
  - Methodik: Aktualisierte und detailliertere Bewertungsmethodik; differenziertere Kategorisierung der Pflegebedarfe; regelmäßige Anpassung an aktuelle Gegebenheiten im Gesundheitswesen
  - Ziele: präzisere und bedarfsgerechtere Personalbemessung, Verbesserung der Pflegequalität; Sicherstellung hoher Pflegequalität: Genügend qualifiziertes Pflegepersonal für Patientenversorgung; Transparenz und Planungssicherheit: Verlässliche Grundlage für Personalplanung; Verbesserung der Arbeitsbedingungen: Reduzierung von Überlastung und Burnout bei Pflegekräften
- Leistungen der ambulanten und teil-/stationären Pflege
  - ambulante Pflege über die Pflegeversicherung: Pflegegeld (bei häuslicher Pflege durch Angehörige); Pflegesachleistungen (bei Inanspruchnahme professioneller Pflegedienste)
  - teilstationäre Pflege (Tagespflege/Nachtpflege) über die Pflegeversicherung: Tagespflegegeld; Krankenversicherung; Erstattung medizinischer Behandlungspflege (z. B. Verbandwechsel, Medikamentengabe)
  - Eigenanteil der Pflegebedürftigen: anteilige Kosten, die von den Pflegebedürftigen selbst getragen werden müssen, je nach finanzieller Situation und Pflegegrad
  - Sozialhilfe: Unterstützung bei Kostenübernahme, falls die Pflegebedürftigen die Kosten nicht selbst tragen können

5 Themen- und Kompetenzbereich: Wissenschaftliche Erkenntnisse und berufsethische Werthaltungen und Einstellungen

5.1 Theorien und Modelle der Pflege

5.1.1 Definitionen und Inhalte

- die Begriffe Pflegemodell und Pflegetheorie werden oft synonym benutzt, lassen sich jedoch in ihrem Abstraktionsgrad unterscheiden
  - laut J. Facett (1984) ist das Modell mehr abstrakt und übergeordnet, während eine Theorie spezifischer und konkreter auf die Thematik begrenzt ist; Theorien werden auch als konzeptionelle Modelle bezeichnet; Pflegemodelle werden aus Pflegetheorien abgeleitet
- Pflegemodelle und Pflegetheorien schaffen ein gemeinsames Pflegeverständnis
- seit ca. 1950 sind mehr als 20 Pflegetheorien veröffentlich worden, die vorwiegend in den USA und später auch in England entwickelt wurden, weil dort zuerst die Pflege an Universitäten gelehrt wurde, hieran orientierten sich viele europäische Länder
- Pflegekonzepte sind die kleinsten Bausteine der Theorien und Modelle; sie müssen die SMART-Kriterien erfüllen (d. h., spezifisch, messbar, attraktiv/ aktionsorientiert, realistisch und terminiert sein)
- Pflegetheorien werden nach Reichweite unterschieden: globale Reichweite (umfänglich und wissenschaftlich); mittlere Reichweite (auf einzelne Pflegesituationen blickend, aber ohne konkrete Interventionen); geringe Reichweite (ziel- und praxisorientierte Pflegemaßnahmen)
- Pflegemodelle und Pflegetheorien schaffen ein gemeinsames Pflegeverständnis
- die Entwicklung vom christlichen Dienst aus Nächstenliebe über humanistische Ideale hin zu eigenständigen Pflegewissenschaft ist ein Ausdruck der Professionalisierung in der Pflege und bietet Fragestellungen für die Pflegeforschung
- der Anspruch einer Pflegetheorie ist, die komplexe Realität des Menschen und seiner Umwelt so zu vereinfachen, dass die pflegerelevanten Aspekte hervorgehoben und zusammengefasst werden, dass eine Anleitung für sinnvolles pflegerisches Handeln entsteht
- eine Pflegetheorie definiert, was Pflege ist und grenzt damit die Pflege gegenüber den anderen Gesundheitsberufen ab
- Inhalte einer Pflegetheorie
  - den Verantwortungsbereich der Pflege; dies betritt den Pflegeempfänger, seine Umwelt, die Beziehungen des Pflegeempfängers zu seiner Umwelt und zu den Pflegepersonen

- die Methoden, mit denen die Pflege durchgeführt werden kann
- die Zielsetzung der Pflege (Bedeutung von Krankheit und Gesundheit)
- den Zusammenhang der Pflege mit seiner Umwelt (z. B. der Kulturkreis oder die Art der Institution, in der Pflege praktiziert wird
- Erkenntnisse aus der Medizin, Soziologie, Psychologie, Pädagogik und Philosophie
- die Pflegetheorie hilft der Pflegeperson bei der Einschätzung des Pflegebedarfs, unterstützt sie bei der Pflegeplanung, -durchführung und bei der Evaluation, indem sie genaue Richtlinien vorgibt; dabei lässt sie der Pflegeperson jedoch genügend individuellen Spielraum
- die Pflegetheorie soll so aufgebaut sein, dass die Pflegeempfänger und die Pflegepersonen mit dem pflegerischen Vorgehen zufrieden sind
- Pflegetheorie und Pflegedokumentation sollen aufeinander aufbauen und bilden zusammen ein logisches Pflegesystem, das auch komplizierte Pflegeabläufe gut strukturieren kann
- nach dem Pflegemodell von Roper, Logan und Tierney bietet Pflege dem Individuum Hilfe und Unterstützung, die Lebensaktivitäten entsprechend der jeweiligen Lebensphase und des Un-/Abhängigkeitsgrades auszuüben; das geschieht mittels Erhalten und (Wieder-)Einüben der Lebensaktivitäten sowie beim Ausführen medizinischer Anordnungen und durch Vorbeugung von Abhängigkeit, um zur Bewältigung von Abhängigkeit, zur Erhaltung sowie Wiedererlangung von Gesundheit zum Wohlbefinden beizutragen

5.1.2 Arten, Leitfragen und Persönlichkeiten

- Bedürfnismodelle (Was ist Pflege?): Virginia Henderson (Modell der 14 Grundbedürfnisse), Madeleine Leininger (Transkulturelle Pflegetheorie), Dorothea Orem (Selbstpflegedefizit-Theorie), Nancy Roper (Elemente der Pflege), Liliane Juchli (ATL-Modell), Monika Krohwinkel (ABEDL®-Modell)
- Interaktionsmodelle (Wie wird gepflegt?)
  - Hildegard Peplau (Theorie der psychodynamischen Krankenpflege)
  - Ida Jean Orlando (Pflegeprozesstheorie)
  - Imogene King (Allgemeine Systemtheorie/Zielerreichungstheorie)
  - Marie-Luise Friedemann (familien- und umweltbezogene Pflege)
  - Erwin Böhm (Psychobiografisches Pflegemodell)
- Ergebnismodelle (Warum wird gepflegt?)
  - Martha Elisabeth Rogers (Theorie vom unitären Menschen)
  - Callista Roy (Adaptionsmodell)
  - Betty Neumann (Systemmodell)
- Virginia Henderson (1966): erstellte in den Vereinigten Staaten von Amerika ein Pflegemodell mit 14 Grundbedürfnissen
- Madeleine Leininger (1966)
  - entwickelte die Theorie der kulturspezifischen Pflege

- stellte Gemeinsamkeiten (Kulturuniversalität) und Unterschiede (Kulturspezifika) heraus → Pflege ist demnach nur wirksam, wenn sie kulturkongruent/kulturübereinstimmend stattfindet
- differenziert das generische (laienhafte) Pflegesystem und professionelle (institutionelle/gelehrte) Pflegesystem, welches beide miteinander verbindet
- im »Sunrise-Modell« (»Sonnenaufgangsmodell«) stellt Leininger unseren kulturellen Background und die verschiedenen Methoden der Pflege (Fürsorge) einer kulturellen Gruppe mit deren Gesundheitsverständnis in den Vordergrund, die von vielen Faktoren beeinflusst wird, und zwar von technischen Einflüssen; religiöse/spirituellen Einflüssen; familiären/sozialen/verwandtschaftlichen Einflüssen; wirtschaftlichen Einflüssen; bildungsbedingten Einflüssen; politischen Einflüssen

- Dorothea Orem (1971)
  - erstellte die Selbstpflegedefizit-Theorie durch Betonung der Aktivierung und Reaktivierung von Selbstpflegefähigkeiten
  - nach Orem bestimmt nicht allein die Krankheit die Selbstpflege eines Menschen, sondern das Erleben der Krankheit einschließlich ihrer Auswirkungen; sie unterteilt drei Pflegeformen:
    (1) vollständig kompensatorische Pflege (Pflegeperson übernimmt erforderliche Pflegeinterventionen vollständig, um Selbstpflegedefizite des Pflegeempfängers zu kompensieren (auszugleichen)); (2) teilweise kompensatorische Pflege (Pflegeperson übernimmt teilweise Pflegeinterventionen); (3) anleitend-unterstützende Pflege (Pflegeempfänger erhält Anleitung, Schulung, Beratung)
- Nancy Roper (1976)
  - entwickelte zusammen mit Winifred Logan und Alison Tierney in Glasgow entwickeltes Bedürfnismodell der Lebensaktivitäten mit folgenden fünf zentralen Aspekten:
    (1) Lebensspanne (Säuglingsalter, Kindheit, Adoleszenz ...); (2) zwölf Lebensaktivitäten; (3) Abhängigkeits- und Unabhängigkeitskontinuum; (4) Einflussfaktoren auf die Lebensaktivitäten (biologisch, körperlich, psychologisch, emotional, soziokulturell, religiös, ethisch, umgebungsbedingt, Luft, Wasser, Klima, wirtschaftspolitisch, finanziell); (5) Individualität
- Liliane Juchli (ATL-Modell, 1983)
  - war eine Ordensschwester in der Schweiz und entwickelte ein Bedürfnismodell für den deutschsprachigen Raum (orientiert an Henderson und Roper)
  - sie arbeitete dabei auch die Notwendigkeit einer Sorge um die »Spiritualität« heraus, also die seelischen Bedürfnisse Kranker mit Hilfe philosophischer, psychologischer und psychosomatischer Ansätze (Knoll 2015)
- Monika Krohwinkel (1993/1999)
  - in Anlehnung an Juchli entwickeltes und anschließend in ABEDL® erweitertes Modell zur Umsetzung einer ganzheitlichen-rehabilitativen Pflege, die zeitliche, personelle, materielle und strukturelle Ressourcen erfordert
  - das ABEDL®-Pflegemodell orientiert sich an Bedürfnissen und Beziehungen

  - physiologische Bedürfnisse sind: sich bewegen; vitale Funktionen aufrechterhalten; sich kleiden; ausscheiden; essen und trinken; ruhen, schlafen und entspannen; die eigene Sexualität leben können
  - zu den Sicherheitsbedürfnissen gehören: für eine sichere Umgebung sorgen; die sozialen Bedürfnisse kommunizieren; Beziehungen und soziale Kontakte sichern können
  - das Ich-Bedürfnis drückt sich im sich pflegen können aus, das Selbstverwirklichungs-bedürfnis im sich beschäftigen können und dem Sinnfindungsbedürfnis entspricht die Lebensaktivität mit existentiellen Erfahrungen umgehen zu können
- Marie Luise Friedemann (1996)
  - entwickelte die Theorie des systemischen Gleichgewichts
  - es geht um eine familien- und umweltbezogene Pflege; die Theorie geht von vier Prozessdimensionen aus: (1) Systemerhaltung (System Mensch, System Familie); (2) Kohärenz (Ordnung, übereinstimmend); (3) Individuation (eigene Ziele); (4) Systemänderung (Einstellungen/Schwerpunkte/Rollen anpassen)
  - Marie Luise Friedemann betont dabei die pflegeprozessorientierte Aufgabe der Pflegefachkräfte, Ressourcen und störende Prozesse zu identifizieren und den Pflegeprozess systematisch abzuarbeiten sowie die Familie beratend und unterstützend bei der Wiederherstellung Kongruenz zu helfen
    K = Klassifizieren der Prozesse (Informationssammlung)
    O= offen die Theorie und die systemischen Prozesse erklären (Unklarheiten ansprechen)
    N = Nachforschen (Daten verifizieren, Ziel(e) formulieren
    G = Gutheißen (konkrete Betrachtung der Handlungen)
    R = Repetieren, wiederholen/einüben nützlicher Handlungen
    U = Umlernen, defizitäre Handlungen neu erlernen
    E = Experiment, neues probieren
    N = Nutzen, Erfolg checken (mit allen Beteiligten)
    Z = Zuspruch, loben (dynamischer Pflegeprozess ermöglicht Bewertungen und kleine Erfolge in allen Schritten)
- Juliet Corbin und Anselm Strauss (Krankheitsverlaufsmodell/Trajekt-Modell, 1998)
  - aufgrund zunehmender chronischer Erkrankung steht dieses Modell derzeit im Focus
  - folgende neun Phasen (I. – IX.) eines chronischen Krankheitsverlaufes sollen den Pflegefachkräften dabei helfen; die chronische Erkrankung sowie deren Bewältigungs-optionen besser zu verstehen
    I – Vorphase (Risiken für eine chronische Erkrankung)
    II – Diagnostische Phase (erste Symptome)
    III – Stabile Phase (kontrollierte Symptomatik)
    IV – Unstabile Phase (unkontrollierte Symptomatik)
    V – Akute Phase (Auftreten von Komplikationen)
    VI – Kritische Phase (lebensbedrohlicher Zustand)
    VII – Rückkehrphase (teilweise Rückkehr zum begrenzten, aber akzeptablen

Leben)
VIII – Verschlechterungsphase (extremer körperlich Abbau)
IX – Sterbephase

- Theorie der Interpersonalen Pflegebeziehungen/Psychodynamische Pflege nach Hildegard Peplau (1998) mit vier Beziehungsphasen
  - Orientierung (Informieren und Planen)
  - Identifikation (Gefühle zulassen, Rollenzuschreibungen erkennen)
  - Nutzung (Beratung und Unterstützung)
  - Ablösung (nach erfolgreichem Abschluss der ersten drei Phasen entwickelt der Pflegeempfänger ggf. mit Unterstützung der Pflegeperson eine Selbstständigkeit)

5.2 Pflegeorganisation

5.2.1 Pflegesettings

5.2.1.1 Pflegesetting »Krankenhaus«

- Träger
  - Öffentlich (Bund, Länder, Kommune, Stadt, Bezirk, z. B. Unikliniken, Bundeswehrkrankenhaus); freigemeinnützig (kirchliche Träger, Wohlfahrtsverbände)
  - private Träger (natürliche und juristische Personen des Privatrechts)
- Fachdisziplinen
  - Anästhesie, Augenheilkunde, Chirurgie, Dermatologie, Geriatrie, Geburtshilfe, Gynäkologie, Hals-Nasen-Ohrenheilkunde, Innere Medizin, Kinder- und Jugendheilkunde, Mund-, Kiefer- und Gesichtschirurgie, Nephrologie, Neurochirurgie, Neurologie, Nuklearmedizin, Orthopädie, orthopädische Chirurgie, Onkologie, Palliativmedizin, Pneumologie, Strahlentherapie/Radiologie, Unfallchirurgie, Urologie
- stationäre Akutpflege, Grundlage ist das jeweilige Landeskrankenhausgesetz
  - es gibt verschiedene Versorgungsarten
  - Grundversorgung: mit einer Fachabteilung, entweder Chirurgie oder Innere Medizin
  - Regelversorgung: mit beiden Fachabteilungen Chirurgie und Innere Medizin und weiteren Disziplinen (z. B. HNO-, Augenheilkunde, Geburtshilfe, Gynäkologie), Schwerpunktversorgung: neben der Grund- und Regelversorgung zusätzlich noch weitere Disziplinen wie Gesichtschirurgie, Pädiatrie, Neurologie
- Maximalversorgung: hochdifferenziert eingerichtete Krankenhäuser mit sämtlichen Fachabteilungen
  - Finanzierung: Krankenkassen und Bundesländer (Investitionskosten)

5.2.1.2 Pflegesetting »Kinderklinik«

- Träger (▶ Kap. 5.2.1.1 Krankenhaus)
- Fachdisziplinen
  - Neonatologie (für Früh- und Neugeborene), Allgemeine Kinderchirurgie, Chirurgische Onkologie, Endokrinologie, Diabetologie, Gastroenterologie, Hals-Nasen- und Ohrenheilkunde, Hämatologie und Onkologie, Infektiologie, Kardiologie; Neugeboren-Chirurgie, Pneumologie, Allergologie, Rheumatologie, Orthopädie, Sozialpädiatrie, Unfallchirurgie, Urologie
- Aufnahmemöglichkeit für Eltern (Familienzimmer, Rooming-in)
- Richtlinien der EACH-Charta (European Association for Children in Hospital)
  Die wichtigsten Kinderrechte sind demnach:
  - Gleichheit: alle Kinder haben die gleichen Rechte; kein Kind darf benachteiligt werden
  - Gesundheit: Kinder haben das Recht gesund zu leben, Geborgenheit zu finden und keine Not zu leiden
  - Bildung: Kinder haben das Recht zu lernen und eine Ausbildung zu machen, die ihren Bedürfnissen und Fähigkeiten entspricht
  - Spiel und Freizeit: Kinder haben das Recht zu spielen, sich zu erholen und künstlerisch tätig zu sein
  - freie Meinungsäußerung und Beteiligung: Kinder haben das Recht bei allen Fragen, die sie betreffen, mitzubestimmen und zu sagen, was sie denken
  - Schutz vor Gewalt: Kinder haben das Recht auf Schutz vor Gewalt, Missbrauch und Ausbeutung
  - Zugang zu Medien: Kinder haben das Recht sich alle Informationen zu beschaffen, die sie brauchen, und ihre eigene Meinung zu verbreiten
  - Schutz der Privatsphäre und Würde: Kinder haben das Recht, dass ihr Privatleben und ihre Würde geachtet werden
  - Schutz im Krieg und auf der Flucht: Kinder haben das Recht im Krieg und auf der Flucht besonders geschützt zu werden
  - besondere Fürsorge und Förderung bei Behinderung: behinderte Kinder haben das Recht auf besondere Fürsorge und Förderung, damit sie aktiv am Leben teilnehmen können
  - Finanzierung: Krankenkassen und Bundesländer (Investitionskosten)

5.2.1.3 Pflegesetting »Psychiatrie/Psychotherapie«

- Fachdisziplin der Medizin zur Diagnostik, Vorbeugung und Behandlung psychischer Erkrankungen
- individuelle Anpassung der Leistungen an den zu pflegenden Menschen
- häufige psychiatrische Krankheitsbilder: Angststörungen, Störungen des Sozialverhaltens, Depressionen, Störungen durch Alkohol- oder Medikamentenkonsum
- Fachgebiete: Psychiatrie und Psychotherapie; Psychosomatische Therapie (bei organisch unerklärlichen körperlichen Symptomen); Abhängigkeitserkrankun-

gen (Suchterkrankungen); Forensik (psychisch kranke Straftäter); Gerontopsychiatrie (ältere Pflegeempfänger mit psychischen und physischen Erkrankungen

- Finanzierung: Krankenkassen und Bundesländer (Investitionskosten)

5.2.1.4 Pflegesetting »Seniorenpflegeheim«

- Langzeitpflege
  - dauerhaftes zuhause für den Pflegeempfänger
  - max. 80–100 Betten, pro Bereich max. 30 Betten
  - Wohnschlafraum im Einzelzimmer mind. 12 qm und im Doppelzimmer mind. 18 qm
- Träger
  - öffentliche/staatliche Träger: Kommune; Stadt; Gemeinde; Bezirk
  - private Träger: Unternehmen; Ketten
  - freigemeinnützige Träger; Freie Wohlfahrtsverbände: Arbeiterwohlfahrt; Caritas; Diakonie; Deutsches Rotes Kreuz; Der Paritätische; Zentralwohlfahrtstelle der Juden in Deutschland
- jeder Bewohner hat ein Recht auf ein Einzelzimmer; Doppelzimmer nur auf ausdrücklichem Wunsch
- Grundausstattung eines Zimmers: Pflegebett, Nachttisch, Kleiderschrank, Fernseher, Rufanlage, auf Wunsch eigene Möbel, direkter Zugang zu WC und ebenerdiger/barrierefreier Dusche
- Finanzierung werden unterschieden in
  - Investitionskosten (Anschaffung und Instandhaltung der Einrichtung)
  - Hotelkosten (Ausstattung und Nebenkosten sowie Verpflegung)
  - Pflegekosten (Pflegesatz für Pflege und Betreuung, abhängig vom Pflegegrad)
  - die Kosten hängen von der Zimmergröße, vom Pflegegrad sowie vom Einrichtungsstandard ab
  - jeder Bewohner muss einen Eigenanteil aus privaten Mitteln zahlen, soweit sein Vermögen ausreicht
  - reicht das Vermögen des Pflegeempfängers nicht aus, müssen die Kinder, die jährlich mehr als 100.000 Euro Bruttoeinnahmen haben, Kosten übernehmen; ansonsten übernimmt die das Sozialamt; das sogenannte »Elternunterhalt« kann nur im Einzelfall (Nachweis einer Misshandlung durch die Eltern im Kindesalter) entfallen; Enkelkinder, Geschwister und Cousinen sowie andere Verwandte können nicht zu Zahlungen aufgefordert werden
  - aus der gesetzlichen Pflegeversicherung zahlt die Pflegekasse Leistungen für einen Pflegeheimplatz nach Pflegegrad
  - unabhängig vom Pflegegrad erhält jeder Pflegebedürftige einen zweckgebundenen Entlastungsbetrag für teilstationäre Pflege, Kurzzeitpflege oder hauswirtschaftliche bzw. Betreuungsangebote

5.2.1.5 Pflegesetting »Ambulante Pflege«

- ambulante Akutpflege oder ambulante Langzeitpflege: Pflegebedürftigkeit muss mind. sechs Monate oder länger vorliegen, um Leistungen aus der Pflegeversicherung zu erhalten
- Leistungen der Pflegeversicherung
  - Häusliche Pflege (je nach Pflegegrad gibt es monatliche Pflegesachleistungen für professionelle Pflege bzw. Pflegegeld (Angehörigenpflege) sowie einen Entlastungsbetrag; Verhinderungspflege, Kurzzeitpflege, Tages- oder Nachtpflege, Maßnahmen zur Verbesserung des Wohnumfeldes, Pflegehilfsmittel
  - Zusätzliche Leistungen in ambulant betreuten Wohngruppen, Zahlung von Renten- und Arbeitslosenversicherungsbeiträgen für Pflegepersonen, Zuschüsse zur Kranken- und Pflegeversicherung für Pflegepersonen in Pflegezeit
- Fachbereiche: Ambulante Kinder(intensiv-)pflege; Ambulante Intensivpflege; Ambulante Hospizdienste
- Finanzierung: Pflege- und Krankenkassen

5.2.1.6 Pflegesetting »Rehaklinik«

- Rehabilitation
  - laut § 10 Abs. 1 des SGB IX geht es um die Einleitung von Leistungen, um die Teilhabe am Arbeitsleben, die Erwerbsfähigkeit von Menschen mit Behinderungen oder von Behinderung bedrohten Menschen zu erhalten, zu verbessern oder wiederherzustellen
- Leistungen werden auf Antrag des Betroffenen bzw. durch einen behandelnden Arzt, ein Krankenhaus oder einem Sozialen Dienst erbracht
- Anträge sind grundsätzlich vor Beginn einer Maßnahme zu stellen
- Art und Dauer der Reha
  - stationär (meistens für 3 Wochen); teilstationär (wohnortnah); ambulant (max. 20 Tage); Reha als Kuraufenthalt; geriatrisch; neurologisch; als Mutter-/Vater-Kind-Kur
- Phasen der neurologischen Rehabilitation
  - Phase A = Medizinische Akutbehandlung
  - Phase B = Frührehabilitation
  - Phase C = Weiterführende Rehabilitation
  - Phase D = Anschlussheilbehandlung
  - Phase E = Ambulante Nachsorge und medizin-berufliche Wiedereingliederung
  - Phase F = Zustandserhaltende Dauerpflege
  - Phase G = Betreutes und begleitendes Wohnen
- Anwendungen: Physio-, Ergo-, Entspannungs- und Psychotherapie, Krankengymnastik, Bewegungs- und Ernährungstherapie
- Pflegeempfänger hat Wunsch- und Wahlrecht
- Zuzahlungsbetrag für Erwachsene beträgt 10 Euro täglich (bei Anschlussheilbehandlung max. 28 Tage, abzüglich eines vorherigen Krankenhausaufenthaltes)
- ggf. Verlängerung möglich (schriftliche Erklärung des Arztes an die Kranken-/Renten- oder Unfallkasse)

- Finanzierung: Gesetzliche Krankenkasse, Renten- und Unfallversicherung

5.2.1.7 Pflegesetting »Hospiz«

- voll- oder teilstationäre selbstständige Einrichtungen mit einem Versorgungsauftrag (meistens mit ca. 8–16 Einzelzimmern; professionelle ganzheitliche Pflege und Betreuung; nach dem palliativen Konzept bei schwerstkranken und sterbenden Menschen)
- mit professionellem Schmerzmanagement, oft unterstützt mit alternativen Therapien (medizinisch und nichtmedizinisch) zur Erhaltung der Lebensqualität und zur Ermöglichung des würdevollen Sterbens
- mit spiritueller Begleitung und Trauerbegleitung (der Angehörigen)
- es gibt verschiedene Arten
  - stationäres Hospiz: meist für psychisch veränderte Sterbende und Angehörige; Pflegefachkräfte erarbeiten Betreuungspläne nach den Wertvorstellungen und Vorlieben des Sterbenden, leiten Angehörige an und begleiten Sie in der Trauer
  - Palliativstation: spezielle Abteilung im Krankenhaus zur vorwiegend medikamentösen Behandlung von Menschen in der letzten Lebensphase bzw. in einer akuten Krise; Verweildauer beträgt in der Regel zwei Wochen, danach erfolgt eine Verlegung in die häusliche Umgebung oder in ein Hospiz
  - Kinderhospiz: palliative Pflege und Betreuung speziell unheilbar kranker und sterbender Kindern und Jugendlicher sowie Betreuung der Eltern und Geschwister
  - spezialisierte ambulante Palliativstation (SAPV): häusliche Versorgung schwerstkranker mit begrenzter Lebenserwartung; zur individuellen Symptomlinderung sowie zur Erhaltung und Förderung der Lebensqualität; anordnungsfähig durch den behandelnden Arzt (auch durch den entlassenden Krankenhausarzt)
- Palliative Pflege ist bereits bei Diagnosestellung einer unheilbaren Krankheit, also bereits im Frühstadium und nicht (!) erst beim Sterbeprozess möglich
- Finanzierung: Pflege- und Krankenkassen

5.2.1.8 Pflegesetting »Pflegeberatung«

- gemäß § 37 Abs. 3 SGB XI müssen Pflegebedürftige, die zuhause ohne Hilfe eines Pflegedienstes gepflegt werden und Pflegegeld erhalten, in regelmäßigen Abständen eine Beratung zur Pflege durchführen lassen (»verpflichtende Beratung)
- durch einen qualifizierten Mitarbeiter eines nach § 72 SGB XI zugelassenen Pflegedienstes
- ein Pflegeberater, der die Pflegeberatung nach § 7a SGB XI durchführen darf
- je nach Pflegegrad finden diese zwei bis viermal jährlich statt, inklusive der Begutachtung des Wohnraums und der Hilfsmittel

- der Pflegeberater soll beurteilen, ob die Pflege und die Betreuung durch die pflegenden Angehörigen sichergestellt sind, wenn das nicht der Fall ist, muss er es begründen
- der Pflegeberater gibt Empfehlungen zur Verbesserung der häuslichen Versorgung: informiert über Sachleistungen, Kurzzeitpflege, Wohnraumanpassung, möglich Höherstufung des Pflegegrades, Hilfsmittel, Hebe- und Lagerungstechniken sowie Pflegekurse
- Familiale Pflege: ca. max. sechswöchige Anleitung und Beratung von Pflegenden Angehörigen durch »Pflegetrainer«; die pflegebedürftige Person wird zu Hause von Angehörigen gepflegt; es werden auch Entlastungsmöglichkeiten für die Angehörigen organisiert
- Pflegestützpunkte: laut § 7c SGB XI als wohnortnahe, unabhängige zentrale Beratungsstelle; Vernetzung aufeinander abgestimmter pflegerischer und sozialer Versorgungs- und Betreuungsangebote; analoges und digitales Pflegenetzwerk
- Pflegekurse: laut § 45 SGB X, private Einzel- oder öffentliche Gruppenschulungen über praktische Pflegehilfen und Hilfsmittel
- Finanzierung über die Pflege- und Krankenkassen

5.2.1.9 Akteure aus dem Sozial- und Gesundheitswesen

- um ein funktionierendes Gesundheits- und Sozialsystem zu gewährleisten und die Gesundheit der Bevölkerung zu fördern, interagieren in den Pflegesettings mehrere Akteure aus dem Sozial- und Gesundheitswesen
- Pflegeempfänger: Individuen, die Gesundheits- und Sozialdienste in Anspruch nehmen
- Leistungserbringer: Ärzte (Allgemeinmediziner, Fachärzte); Pflegefachkräfte, Pflegefachassistenten; Therapeuten (Physiotherapeuten, Ergotherapeuten, Logopäden); Apotheker (Medikamentenversorgung, Beratung)
- Gesundheitseinrichtungen: Krankenhäuser (Akutkrankenhäuser, Fachkliniken, Universitätskliniken); Praxen (Arztpraxen, Gemeinschaftspraxen, Medizinische Versorgungszentren); Rehabilitationseinrichtungen (Rehakliniken, Kureinrichtungen); Pflegeeinrichtungen (Altenpflegeheime, ambulante Pflegedienste)
- Soziale Einrichtungen: Beratungsstellen (Psychosoziale Beratungsstellen, Suchtberatungsstellen); Wohlfahrtsverbände (Caritas, Diakonie, Rotes Kreuz); Kinder- und Jugendhilfe (Jugendämter, Kinderheime, Familienberatungen)
- Kostenträger: Gesetzliche Krankenkassen (AOK, Barmer, Techniker Krankenkasse); Private Krankenversicherungen (Debeka, Allianz, AXA); Pflegekassen: Finanzierung der Pflegeleistungen; Unfallversicherungen: BG (Berufsgenossenschaften), Unfallkassen
- staatliche und politische Akteure: Bundesministerium für Gesundheit (BMG): Gesundheitsgesetzgebung, Überwachung des Gesundheitswesens; Länderministerien: Regionale Gesundheits- und Sozialpolitik; Gesundheitsämter: Öffentlicher Gesundheitsdienst, Seuchenbekämpfung, Hygieneüberwachung

- Interessenvertretungen: Ärztekammern und Kassenärztliche Vereinigungen: Vertretung der Ärzteinteressen, Sicherstellung der medizinischen Versorgung
- Pflegeverbände: Vertretung der Pflegekräfte
- Patientenverbände: Interessenvertretung der Patienten
- Forschung und Bildung (Universitäten und Hochschulen): Ausbildung von Medizinern und Pflegekräften, Forschung
- Forschungsinstitute (RKI (Robert Koch-Institut), PEI (Paul-Ehrlich-Institut))
- Pharmaindustrie und Medizintechnik: Pharmaunternehmen zur Medikamentenentwicklung und -produktion; Medizintechnikhersteller: Produktion von medizinischen Geräten und Hilfsmitteln
- Nichtregierungsorganisationen (NGOs): Gesundheits-NGOs (WHO, Ärzte ohne Grenzen, Human Rights Watch)

5.2.1.10 Finanzierung des deutschen Sozialsystems

- Steuern: Anteil an Einkommenssteuer, Umsatzsteuer, Sozialversicherungsbeiträge; Beiträge zur Pflegeversicherung (SGB XI)
- Bundeszuschüsse: Unterstützung für die Pflegeversicherung
- Arbeitgeberbeiträge: Sozialversicherungsbeiträge für Pflegepersonal
- Arbeitnehmerbeiträge: Sozialversicherungsbeiträge von Pflegekräften
- Sonstige Einnahmen: Bußgelder, Zinsen, Gewinne aus Investitionen
- Beiträge von Selbstständigen: Beiträge zur Pflegeversicherung
- Landeszuschüsse: Unterstützung für Pflegeprojekte und -einrichtungen
- Investitionskosten: Bau und Modernisierung von Pflegeheimen und betreuten Wohnanlagen; Finanzierung von Pflegeinfrastruktur und technologischer Ausstattung
- Pflegeeinrichtungen: Bau und Renovierung von Pflegeheimen
- Finanzierung von Einrichtungen für die Betreuung und Pflege älterer und behinderter Menschen
- SGB V: Fünftes Buch des Sozialgesetzbuches – Gesetzliche Krankenversicherung (regelt die gesetzliche Krankenversicherung und die Leistungen zur Gesundheitspflege in Deutschland)
- SGB XI: Elftes Buch des Sozialgesetzbuches – Soziale Pflegeversicherung (regelt die Pflegeversicherung, einschließlich der Ansprüche auf Pflegeleistungen und die Finanzierung der Pflege)
- SGB XII: Zwölftes Buch des Sozialgesetzbuches – Sozialhilfe (regelt die Sozialhilfe, einschließlich der Unterstützung für Menschen, die ihren Lebensunterhalt nicht aus eigener Kraft sichern können)

5.2.2 Pflegesysteme

5.2.2.1 Funktionspflege

- Pflegeeinheit ist in der Regel eine Station
- Pflegefachkraft übernimmt einzelne, fest umrissene Aufgaben für alle zu Pflegenden der Station
- Aufteilung der Gesamtpflege in Teilfunktionen
- Leitungskraft hat Weisungsrecht und trägt die Gesamtverantwortung
- Vorteile: Spezialisierung der Pflegefachkraft auf bestimmte Pflegeaufgaben; transparente Verantwortlichkeiten; Konzentration auf eine bestimmte Tätigkeit ermöglicht effizientes Arbeiten
- Nachteile: die fragmentierte Pflege beeinträchtigt die ganzheitliche Versorgung; mangelnde Kontinuität angesichts verschiedener Pflegefachkräfte; hoher Koordinationsbedarf der Pflegefachkräfte untereinander

5.2.2.2 Bereichspflege

- Pflegefachkräfte sind für einen definierten Bereich oder eine bestimmte Gruppe von Pflegeempfängern zuständig
- Kontinuität und Vertrauen zwischen Pflegekraft und Pflegeempfänger werden gefördert
- Pflege wird ganzheitlicher und individueller gestaltet
- es gibt eine klare Zuordnung von Verantwortlichkeiten
- Vorteile: eine konstante Pflegefachkraft fördert das Vertrauen und die Bindung; Pflegefachkräfte können besser auf die individuellen Bedürfnisse eingehen; effizientere Arbeit, weil Pflegefachkraft auf ihre Tätigkeiten konzentriert sind; klare Verantwortlichkeiten und Zuständigkeiten verbessern Koordination und Kommunikation
- Nachteile: fehlende Flexibilität bei plötzlichen Veränderungen im Personal oder im Patientenaufkommen; höherer Schulungsbedarf, um die Bedürfnisse verschiedener Patientengruppen zu erfüllen

5.2.2.3 Primary Nursing/personengebundene Pflege

- Pflegefachkraft übernimmt die Vollversorgung einer zu pflegenden Person
- Übernahme sämtlicher Pflegetätigkeiten für eine bestimmte Anzahl von zu pflegenden Personen
- alle Pflegefachkräfte sind an der Planung und Arbeitseinteilung beteiligt
- die Arbeit erfolgt selbstständig und eigenverantwortlich
- Vorteile: ganzheitliche Pflege; Gewährleistung von guter Koordination und Kontinuität der Pflege; ermöglicht einen intensiven und vertrauensvollen Beziehungsaufbau; ermöglicht flexiblere Anpassung der Pflege an individuelle Bedürfnisse

- Nachteile: hoher Fortbildungs- und Qualifizierungsbedarf, da die Pflegefachkraft für viele Aufgaben verantwortlich ist; erhöhter Personalaufwand; erhöhtes Überlastungsrisiko der Pflegefachkraft aufgrund komplexer Pflegebedürfnisse

5.3 Pflegewissenschaft

5.3.1 Aufgaben, Ziele und Bedeutung für die Pflege

- Forschung: Untersuchung von Pflegepraktiken, Prozessen und Ergebnissen zur Identifizierung von Best Practices und Verbesserungsmöglichkeiten
- Entwicklung von Pflegerichtlinien und -standards: Erarbeitung von Leitlinien, die evidenzbasierte Praktiken fördern und die Qualität der Pflege sicherstellen
- Ausbildung und Weiterbildung: Bereitstellung von Bildungsprogrammen für Pflegefachkräfte, um sicherzustellen, dass sie über aktuelles Wissen und Fähigkeiten verfügen
- Förderung der evidenzbasierten Praxis: Unterstützung von Pflegekräften bei der Integration aktueller Forschungsergebnisse in ihre tägliche Arbeit zur Verbesserung der Patientenversorgung
- Entwicklung von Pflegekonzepten und -theorien: Erforschung und Entwicklung theoretischer Rahmenwerke, die das Verständnis von Pflegephänomenen verbessern und als Grundlage für Pflegepraktiken dienen
- Evaluation von Pflegepraktiken: Beurteilung der Effektivität und Effizienz von Pflegeinterventionen zur Identifizierung bewährter Verfahren und Verbesserungsmöglichkeiten
- Förderung interdisziplinärer Zusammenarbeit: Zusammenarbeit mit anderen Gesundheitsberufen und Disziplinen, um ganzheitliche und koordinierte Versorgung sicherzustellen
- Beitrag zur Gesundheitspolitik: Bereitstellung von Daten und Forschungsergebnissen zur Unterstützung von Entscheidungsträgern bei der Entwicklung von Gesundheitspolitik und -praxis

5.3.2 Quellen

- unstrukturierte Quellen
  - Intuition: Spontane Einsichten oder Eindrücke
  - Erfahrung: gesammeltes Wissen aus direkten Interaktionen
  - Versuch und Irrtum: Lernen durch Ausprobieren verschiedener Ansätze
  - Tradition und Autorität: Übernommene Praktiken und Glaubenssätze
- strukturierte Quellen
  - Induktion: Schlussfolgerung von Beobachtungen zu allgemeinen Prinzipien
  - Deduktion: Anwendung allgemeiner Prinzipien auf spezifische Situationen

- empirischer Zirkel: Wechselseitige Stärkung von Beobachtungen und Theorie; wesentlicher Schritt, um die Gültigkeit und Zuverlässigkeit von Erkenntnissen zu gewährleisten
- die Integration dieser Wissensquellen ist entscheidend für eine evidenzbasierte und ganzheitliche Pflegepraxis

5.4 Pflegeforschung

5.4.1 Ebenen der Pflegeforschung

- Makroebene
  - Analyse auf gesellschaftlicher oder systemischer Ebene
  - Untersuchung von Gesundheitssystemen und -politik
  - Beispiel: Bewertung nationaler Gesundheitsprogramme
- Mesoebene
  - Analyse auf organisatorischer oder institutioneller Ebene
  - Untersuchung von Strukturen und Prozessen in Gesundheitseinrichtungen
  - Beispiel: Implementierung von Pflegepraktiken in Krankenhäusern
- Mikroebene
  - Analyse auf individueller Ebene
  - Untersuchung von Gesundheitszuständen und Pflegeinterventionen
  - Beispiel: Auswirkungen von Medikamenten auf postoperative Schmerzen

5.4.2 Pflegeforschungsansätze

- Qualitative Ansätze
  - Phänomenologie: Erforschung subjektiver Pflegerfahrungen; induktiver Ansatz (vom Speziellen ins Allgemeine)
  - Grounded Theory: Ableitung von Theorien aus Pflegedaten; induktiver Ansatz
  - Ethnographie: Studium kultureller Pflegekontexte; nicht oder halb standardisiert; subjektiv
  - Fallstudien: intensive Untersuchung einzelner Pflegefälle; typisch für Geisteswissenschaften; subjektiv
  - narrativer Ansatz: Erforschung von Pflegegeschichten und -erfahrungen; induktiver Ansatz; subjektiv
- Quantitative Ansätze
  - experimentelle Studien: Testen von Pflegehypothesen; deduktiver Ansatz (vom Allgemeinen ins Spezielle); objektiv
  - Beobachtungsstudien: Dokumentation von Pflegeverhalten; objektiv
  - Querschnittsstudien: Erfassung von Pflegedaten zu einem Zeitpunkt; objektiv

- Längsschnittstudien: Analyse von Pflegeentwicklungen über einen Zeitraum; objektiv
- Umfragen/Fragebögen: Sammlung standardisierter Pflegedaten über Meinungen oder demografische Informationen; objektiv

5.4.3 EBN (Evidence-Based Nursing)

- systematisches Vorgehen zur Identifizierung, Bewertung und Anwendung von Evidenz (Nachweis)
- erfordert interprofessionelle Zusammenarbeit
- Teil der kontinuierlichen beruflichen Weiterentwicklung in der Pflege
- Grundlage ist die Verwendung aktueller wissenschaftlicher Erkenntnisse in der Pflegepraxis
- Ziel ist die Verbesserung der Patientenversorgung durch fundierte Entscheidungen
- die Berücksichtigung individuelle Patientenbedürfnisse und -präferenzen ist dabei allerdings stets kritisch zu reflektieren
- fünf EBN-Schritte: Fragestellung definieren; Suche nach Evidenz durchführen; Bewertung der Evidenz; Anwendung in der Praxis; Evaluation der Ergebnisse

5.4.4 Forschungsethik

- Grundsätze und Richtlinien zur Durchführung von Forschungsprojekten
- Informed Consent: Teilnehmer müssen vor der Teilnahme vollständig über Zweck, Methoden und Risiken informiert sein und freiwillig zustimmen
- Datenschutz und Vertraulichkeit: Schutz personenbezogener Daten und Vermeidung von Verletzungen der Privatsphäre der Teilnehmer
- Minimierung von Risiken und Schäden für die Teilnehmer durch angemessene Risikobewertung und -management
- gerechte Auswahl der Teilnehmer ohne Diskriminierung nach ethnischer Zugehörigkeit, Geschlecht oder anderen Faktoren
- Integrität bei der Datenverarbeitung und -interpretation, um sicherzustellen, dass die Ergebnisse korrekt und ethisch vertretbar sind
- Offenlegung von Interessenkonflikten, die die Forschung beeinflussen könnten, inkl. Respektieren des Wohlbefindens der Teilnehmer durch Einhaltung ethischer Standards

5.5 Berufliche Ausbildung und Weiterentwicklung

5.5.1 Pflegeberufegesetz (PflBG)

- das Gesetz über die Pflegeberufe gilt seit dem 01.01.2020 in der gesamten Bundesrepublik Deutschland (Bundesgesetz)
- es führt die drei bisherigen Pflegeausbildungen (Altenpflege, Gesundheits- und Krankenpflege sowie Gesundheits- und Kinderkrankenpflege) zu einem zukünftig einheitlichen Ausbildungsberuf zusammen
- mit dieser generalistischen Pflegeausbildung können schulisch und akademisch ausgebildete Pflegefachkräfte in allen Versorgungsbereichen mit Menschen aller Altersstufen arbeiten
- beabsichtigt ist eine Modernisierung und Aufwertung des Pflegehandelns, der Pflegeausbildung und eine Steigerung der Attraktivität des Pflegeberufes
- erstmalig werden »Vorbehaltende Tätigkeiten der Pflegefachkraft« formuliert
- Vorbehaltsaufgaben
  - § 4 des Pflegeberufegesetzes (PflBG) legt erstmals Vorbehaltsaufgaben für die Pflege fest, die nur von beruflich Pflegenden mit einer erfolgreich abgeschlossenen mindestens dreijährigen Ausbildung durchgeführt werden dürfen
  - sollen den pflegerischen Handlungsspielraum vergrößern und den Pflegeberuf aufwerten, ihn von anderen Berufsgruppen abgrenzen sowie die Pflegequalität sichern und die Gesundheit fördern
  - dürfen (abgesehen von der privaten Angehörigenpflege) nicht von Ehrenamtlichen und nicht von Pflegenden mit geringerem Qualifikationsprofil und auch nicht von andern Berufsgruppen übernommen werden
  - der Arbeitgeber kann mit einer Geldbuße von bis zu 10000 Euro bestraft werden, wenn er die Durchführung von Vorbehaltsaufgaben anderen Personen überträgt, die keine Pflegefachkraft sind
  - Vorbehaltsaufgaben sind: Erhebung und Feststellung des individuellen Pflegebedarfs; Organisation, Gestaltung und Steuerung des Pflegeprozesses; Analyse, Evaluation, Sicherung und Entwicklung der Qualität der Pflege
- Kompetenzbereiche der staatlichen Prüfung in der Berufsausbildung zur Pflegefachkraft gemäß Anlage 2 zu § 9 Absatz 1 Satz 2 Pflegeberufe-Ausbildungs- und -Prüfungsverordnung (PflAPrV) entsprechen den fünf Hauptkapiteln dieses Fachbuches und lauten
  - Kompetenzbereich I: Pflegeprozesse und Pflegediagnostik in akuten und dauerhaften Pflegesituationen verantwortlich planen, organisieren, gestalten, durchführen, steuern und evaluieren
  - Kompetenzbereich II: Kommunikation und Beratung personen- und situationsorientiert gestalten
  - Kompetenzbereich III: Intra- und interprofessionelles Handeln in unterschiedlichen systemischen Kontexten verantwortlich gestalten und mitgestalten

  - Kompetenzbereich IV: das eigene Handeln auf der Grundlage von Gesetzen, Verordnungen und ethischen Leitlinien reflektieren und begründen
  - Kompetenzbereich VI: das eigene Handeln auf der Grundlage von wissenschaftlichen Erkenntnissen und berufsethischen Werthaltungen und Einstellungen reflektieren und begründen
- Praxisanleitung
  - die Praxisanleitung ist seit dem Pflegeberufegesetz (PflBG) von 2020 eine entscheidende
  - Komponente der Pflegeausbildung
  - Praxisanleitende haben erweiterte Aufgaben und benötigen Unterstützung von Einrichtungsleitungen und Pflegefachkräften
  - die Praxisanleitung umfasst neben der Anleitung, auch die Bewertung der Auszubildenden sowie die Mitgliedschaft im Prüfungsausschuss
  - mindestens 10 % der praktischen Ausbildungszeit müssen für Praxisanleitung verwendet werden
  - Praxisanleitende müssen berufserfahren sein und eine berufspädagogische Zusatzqualifikation (im Umfang von 300 Stunden) haben
  - jährliche Fortbildung von mindestens 24 Stunden ist Pflicht
  - bei unvorhergesehenem Ausfall können qualifizierte Pflegefachkräfte vorübergehend die Anleitung übernehmen
- Praxisbegleitung
  - Sicherstellung durch die Pflegeschule: Pflegeschule stellt Praxisbegleitung in praktischen Ausbildungseinrichtungen sicher; Lehrkräfte der Pflegeschule übernehmen diese Aufgabe
  - Aufgaben der Lehrkräfte: fachliche Betreuung der Auszubildenden; Beurteilung der Auszubildenden; Unterstützung der Praxisanleiterinnen und Praxisanleiter
  - persönliche Anwesenheit: regelmäßige persönliche Anwesenheit der Lehrkräfte in den Einrichtungen erforderlich; mindestens ein Besuch einer Lehrkraft pro Orientierungseinsatz; mindestens ein Besuch einer Lehrkraft pro Pflichteinsatz; mindestens ein Besuch einer Lehrkraft pro Vertiefungseinsatz
  - Ziele: Sicherstellung der fachlichen Betreuung; Unterstützung und Bewertung der praktischen Ausbildung; Förderung der Zusammenarbeit zwischen Lehrkräften und Praxisanleitern

5.5.2 Berufliche Handlungskompetenz

5.5.2.1 Pflegekompetenzmodell nach Patricia Benner

- beschreibt die Kompetenzentwicklung von Pflegefachpersonen als kontinuierlichen Entwicklungsprozess
- basiert darauf, dass Pflegekompetenz über Erfahrung und praktische Reflexion erworben wird
- die sieben Pflegekompetenzbereiche nach Benner
  - Helfen

  - Beraten und betreuen
  - Diagnostik und Überwachung des Pflegeempfängers
  - Wirkungsvolles Handeln in Notfällen
  - Durchführen und Überwachen von Behandlungen
  - Überwachung und Sicherstellung der Qualität der medizinischen Versorgung
  - Organisation und Zusammenarbeit
- die fünf Stufen dieses Modells
  - Stufe 1: Anfänger (Novize); mit begrenzter Erfahrung
  - Stufe 2: fortgeschrittener Anfänger; beginnt konkrete Erfahrungen zu sammeln; erkennt Gemeinsamkeiten in bestimmten Situationen; entwickelt erste Handlungsstrategien
  - Stufe 3: kompetente Pflegefachkraft mit komplexen Erfahrungen; trifft selbstständig Entscheidungen
  - Stufe 4: erfahrene Pflegefachkraft; kann flexibel auf unterschiedliche Situationen reagieren und komplexe Probleme lösen; kann in unsicheren Situationen handeln; kann Wissen an andere weitergeben und in beratender oder lehrender Funktion tätig sein
  - Stufe 5: Pflegeexperte; mit tiefgehendem Wissen und umfassender Erfahrung in der Pflege; kann intuitiv handeln, komplexe Probleme schnell analysieren; kann auf der Leitungsebene angemessene Entscheidungen treffen

5.5.2.2 Dimensionen pflegerischen Handelns

- Christa Olbrich beschreibt vier Dimensionen pflegerischen Handelns (Olbrich 2022); demnach handeln Pflegefachkräfte
  - regelgeleitet (handeln mit Fachwissen, Können und sachgerechter Anwendung des Wissens; besitzen eine Handlungsfähigkeit in Strukturen)
  - situativ-beurteilend (orientieren sich mittels einer Situationseinschätzung auf das Wesentliche; berücksichtigen auch das soziale Umfeld; versetzen sich in die Lage der zu pflegenden Person)
  - reflektiert (beachten nicht nur die zu pflegende Person, sondern auch eigene Gefühle und Gedanken, also die eigene berufliche Zufriedenheit)
  - aktiv-ethisch (engagieren sich auf der Basis von Werten kommunikativ und konstruktiv, um die zu pflegende Person zu stärken)

5.5.2.3 Kompetenzdimensionen der Kultusministerkonferenz (KMK 2021)

- Handlungskompetenz ergibt sich aus den Dimensionen von Fach-, Selbst- und Sozialkompetenz sowie aus der Bereitschaft und Fähigkeit, auf der Grundlage fachlichen Wissens und Könnens Aufgaben und Probleme zielorientiert, sachgerecht, methodengeleitet und selbstständig zu lösen und das Ergebnis zu beurteilen; dazu gehören
  - Fachwissen und Fachkönnen (Wissen anwenden können); Methodische Kompetenz (Probleme lösen, Informationen recherchieren und bewerten

sowie Lernstrategien entwickeln); Kommunikative Kompetenz (Sprache, Ausdruck, aktives Zuhören); Soziale Kompetenz (Kooperation, Teamarbeit, Empathie, Verantwortung); Personale Kompetenz (Entwicklung der eigenen Persönlichkeit, der Selbstreflexion, der Selbststeuerung, der Flexibilität, der Motivation und der Bereitschaft zur lebenslangen Weiterbildung)

5.5.2.4 Berufliche Handlungskompetenz nach § 5 Abs. 3 PflBG

- Ausbildungsziel ist, dass die Auszubildenden die Kompetenzen erwerben, die für die prozessorientierte Pflege von Menschen aller Altersstufen in verschiedenen Altersstufen erforderlich sind
- die Ausbildung umfasst dazu insbesondere folgende Befähigungen
  - individuellen Pflegebedarf erheben und feststellen sowie Planung der Pflege
  - Pflegeprozess organisieren, gestalten und steuern
  - Pflege durchführen und dokumentieren
  - Evaluation (Analyse, Sicherung und Entwicklung der Pflegequalität)
  - Bedarfserhebung und Durchführung präventiver und gesundheitsfördernder Maßnahmen
  - Beratung, Anleitung und Unterstützung zu pflegender Menschen und deren Bezugspersonen
  - Erhaltung, Wiederherstellung, Förderung, Aktivierung und Stabilisierung individueller Fähigkeiten
  - Einleitung lebensrettender Sofortmaßnahmen
  - Anleitung, Beratung und Unterstützung anderer Berufsgruppen und Ehrenamtlichen
  - ärztlich angeordnete Maßnahmen eigenständig durchführen (Diagnostik, Therapie und Rehabilitation)
  - interdisziplinär fachlich mit anderen Berufsgruppen kommunizieren und effektiv zusammenarbeiten

5.6 Berufliches Selbstverständnis

5.6.1 Professionelle Pflege

- Profession
  - wird oft als Synonym für Beruf verwendet
  - ein Beruf, der auf einer soliden theoretischen Grundlage basiert
  - umfasst eine besondere Verantwortung gegenüber der Gesellschaft
  - hat ein hohes Maß an Autonomie und Selbstregulierung
  - oft mit einer berufsständischen Organisation (z. B. Pflegekammer)
- Aspekte eines professionellen Pflegeverständnisses

- Ausbildung und Qualifikation
- Lizenzen, Zertifizierungen und Standards
- fachliches Wissen und Fähigkeiten (Kommunikations- und Problemlösungsfähigkeiten sowie kritisches Denken und Teamarbeit)
- Ethik und Verantwortung (Verantwortungsbewusstsein und Vertraulichkeit)
- Körperliche und emotionale Belastbarkeit
- Fort- und Weiterbildung und lebenslanges Lernen

- Anzeichen von »Professioneller Pflege« sind laut WHO (World Health Organisation) und ICN (Internation Council of Nurses)
  - vier Handlungsfelder der Professionellen Pflege:
    (1) präventive Pflege (Gesundheitsförderung und Prophylaxe); (2) kurative Pflege (Heilung von Krankheit); (3) rehabilitative Pflege (gesellschaftliche Wiedereingliederung/Integration); (4) palliative Pflege (Schmerzlinderung und Sterbebegleitung)
  - Kooperation mit dem zu Pflegenden, dessen Angehörigen sowie mit anderen Gesundheitsberufen
  - eigenverantwortliche Pflege und Betreuung von Menschen aller Altersgruppen in allen Lebenssituationen unter (ganzheitlicher) Berücksichtigung von Körper, Geist, Seele und sozialem Umfeld
  - handlungsleitende pflegewissenschaftliche Erkenntnisse (Weiterentwicklung der Pflege vom Beruf zu Profession mittels einer sich stetig entwickelnden Pflegewissenschaft)
  - Ausbildung nach einem Berufsgesetz
  - Erwerbstätigkeit
  - Möglichkeit, sich in Interessensvertretungen berufspolitisch zu organisieren
  - Mitgestaltung von Bildung, Gesundheits-, Pflegemanagement und Gesundheitspolitik

5.6.2 Lernen lernen

5.6.2.1 Erfordernis des lebenslangen Lernens

- lebenslanges Lernen von entscheidender Bedeutung, um den sich ständig weiterentwickelnden Anforderungen und Standards in der Gesundheitsversorgung gerecht zu werden
- wichtige Aspekte des lebenslangen Lernens in der Pflege sind
  - Aktualisierung von Fachwissen; Anpassung an neue Richtlinien und Vorschriften
  - Entwicklung von klinischen Fertigkeiten angesichts immer neuer Verfahren und Techniken
  - Ethische Reflexion und kritische Denkfähigkeiten
  - Kommunikations- und Teamarbeit
  - Selbstpflege und Burnout-Prävention
  - Forschung und evidenzbasierte Praxis

5.6.2.2 Informationsspeicherung im Gehirn (Dreispeichermodell)

- das Dreispeichermodell beschreibt die Informationsspeicherung im Gehirn
- es wurde in den 1960er Jahren von Atkinson und Shiffrin entwickelt und unterteilt das Gedächtnis in diese drei Hauptkomponenten
  - das Sensorisches Gedächtnis (Ultrakurzzeitgedächtnis) nimmt sensorische Informationen aus der Umgebung auf, wie z. B. visuelle oder auditive Reize; die Informationen werden für eine sehr kurze Zeit (Bruchteile einer Sekunde bis zu einigen Sekunden) gespeichert und gefiltert um Reizüberflutungen zu vermeiden; wichtige Infos daraus gelangen ins Kurzzeitgedächtnis
  - das Kurzzeitgedächtnis (Arbeitsgedächtnis) ist dafür verantwortlich, Informationen aus dem sensorischen Gedächtnis zu selektieren und für einen kurzen Zeitraum zu speichern (etwa 20–30 Sekunden); hier findet die bewusste Verarbeitung von Informationen statt, die für die unmittelbare Aufgabenbewältigung relevant sind (Arbeitsgedächtnis)
  - das Langzeitgedächtnis: ist der Speicher für Informationen, die langfristig behalten werden sollen; Informationen aus dem Kurzzeitgedächtnis können durch Wiederholung und Verknüpfungen mit Vorwissen und Erfahrungen oder durch besondere Aufmerksamkeit und Erlebnisse ins Langzeitgedächtnis überführt werden; es kann Informationen über Tage, Wochen, Monate oder sogar Jahre hinweg speichern

5.6.2.3 Informationsmedien nutzen

- analog: Fachbücher, Fachzeitschriften
- digital: E-Books, E-Learning, Videoplattformen, Datenbanken
- Informationstechnologien: Computer, Handy, Tablett, elektronische Patientenakte, Pflegedokumentationssoftware

5.6.2.4 Lerntechniken

- die Kombination verschiedener Lerntechniken ermöglicht ein tiefgreifendes Verständnis für die theoretischen Grundlagen der Pflege und deren praktische Anwendung
- gut geeignete sind z. B.
  - Brainstorming, um spontan Ideen zu sammeln und Assoziationen zu einem bestimmten Thema zu entwickeln, Gedanken zu strukturieren und neue Ansätze zu finden
  - Vorlesungen und Unterrichtseinheiten, um theoretisches Wissen über Anatomie, Physiologie, Krankheitslehre, Pflegetechniken und rechtliche Aspekte der Pflege zu vermitteln
  - interaktive Diskussionen und Gruppenarbeit, um das Verständnis zu vertiefen und verschiedene Perspektiven kennenzulernen
  - Präsentationen und Referate, um das Wissen durch Präsentationen und Referate zu demonstrieren

- Lernspiele und Simulationen, um komplexe Situationen zu erleben und praktische Problemlösungsfähigkeiten zu entwickeln
- E-Learning und Online-Kurse, um flexibel und selbstgesteuert zu lernen
- Selbststudium und Literaturrecherche, um eigenständig zu recherchieren und relevante Fachliteratur zu lesen
- Fallbasiertes Lernen, um mittels der Analyse von Fallstudien und klinischen Szenarien theoretisches Wissen in die Praxis umzusetzen
- Feedback und Evaluation, um Fortschritte und Lernziele zu überprüfen
- Strukturlegepläne, um den Zusammenhang von verschiedenen Themen oder Konzepten zu visualisieren
- Lernkarteien, um wichtige Informationen stichpunktartig auf Karteikarten festzuhalten, sie regelmäßig zu wiederholen und zu vertiefen
- Cornellnotizen, um mit einem strukturierten System für Notizen effektiv zu lernen, dass jede Seite in drei Abschnitte unterteilt: einen Hauptnotizbereich, einen Zusammenfassungsbereich sowie einen Bereich für Fragen oder Schlüsselwörter

5.6.2.5 Fort- und Weiterbildung in der Pflege

- Fortbildung: Wissen über aktuelle pflegerelevante Themen aktualisieren und erweitern (z. B. mit neuen Behandlungsmethoden, pflegerischen Techniken, rechtlichen Aspekten oder Kommunikationsstrategien)
- Weiterbildung: Weiterbildungen ermöglichen es Pflegefachpersonen, zusätzliche Qualifikationen und Fähigkeiten zu erwerben, um ihre beruflichen Perspektiven zu erweitern (z. B. Intensivpflege, Palliativpflege oder Pflegedienstleitung)

5.6.2.6 Maßnahmen zur Förderung der Eigenverantwortung und Selbstständigkeit

- persönliche Lernziele formulieren
- regelmäßige Selbstbewertungen und Reflexionen einbauen
- Projektarbeit und offene Aufgabenstellungen (Selbstorganisiertes Lernen)
- effektives Zeitmanagement beachten
- regelmäßiges, konstruktives Feedback geben
- intrinsische Motivation durch relevante Inhalte fördern
- kooperatives Lernen in Gruppen fördern
- gesunde Fehlerkultur als Lernchancen nutzen
- Erfolge selbstbewusst anerkennen
- Wahlmöglichkeiten bei Aufgaben lassen
- kritisches Denken fördern
- Medienkompetenz stärken (selbstständigen Umgang mit digitalen Werkzeugen fördern)

5.6.3 Bewältigung beruflicher Belastungen

5.6.3.1 Rückenproblemen vorbeugen (▶ Kap. 1.15.5)

- rückengerechtes Arbeiten erfordert
  - regelmäßige körperliche Aktivität: Übungen zur Stärkung der Rücken- und Bauchmuskulatur; z. B. mittels Schwimmen, Yoga oder Pilates; korrektes Anheben schwerer Gegenstände (bei Bewegungen jeweils in die Knie gehen und den Rücken gerade halten, das Verdrehen des Körpers beim Heben ist zu vermeiden)
  - auch bei Verwendung eines Lifters immer zu zweit arbeiten
  - kein langes und ununterbrochenes Sitzen oder Stehen, sondern regelmäßige Pausen zur Dehnung und ausgleichenden Bewegung machen
  - ein gesundes Körpergewicht; Übergewicht übt zusätzlichen Druck aus
  - keinen übermäßigen Stress; Lösungen zur Stressbewältigung suchen
  - Stressvermeidung, denn Stress trägt zu Muskelverspannungen bei
  - ergonomische Hilfsmittel (z. B. höhenverstellbare Betten, einen stützenden Stuhl oder eine ergonomische Tastatur)
  - ausreichend Ruhe und Schlaf
  - eine regelmäßige Rückenschule: gezieltes Training der Rücken- und Rumpfmuskulatur und regelmäßige Entspannungsübungen

5.6.3.2 Professioneller Umgang mit Ekel

- Ekel ist eine emotionale Reaktion, durch Abneigung, Abscheu oder Widerwillen gegenüber etwas hervorgerufen
- Ekel ist eine natürliche Schutzreaktion des Körpers auf potenziell schädliche oder unhygienische Substanzen oder Situationen
- Ekel kann durch verschiedene Reize ausgelöst werden, wie bestimmte Gerüche, Geschmäcker, Anblicke oder Berührungen
- jeder Mensch hat individuelle Ekelgrenzen und Dinge, die Ekel hervorrufen können; z. B. können faulende Lebensmittel, Schmutz oder bestimmte Insektenbei vielen Menschen Ekel auslösen
- Hilfen für den professionellen Umgang mit Ekel
  - Bewusstsein und Akzeptanz: Ekel als normale Reaktion erkennen
  - Akzeptanz der eigenen Gefühle; Selbstbeurteilung vermeiden
  - Einfühlsames und professionelles Verhalten: professionelle Erfüllung der Aufgaben trotz Ekel; Nutzung geeigneter Schutzkleidung und Handschuhe; Minimierung des Kontakts mit ekelhaften Substanzen
  - Selbstfürsorge
  - klare Grenzen setzen: eigene psychische und körperliche Gesundheit beachten; Kommunikation im Team und offener Austausch über Ekelgefühle über Ekelgefühle, Teilen von Erfahrungen und Bewältigungsstrategien
  - Fortbildung und Training: Fortbildungen zur hygienischen Praxis

- Schulungen zum Umgang mit ekelhaften Situationen; psychologische Unterstützung und Stärkung der Belastbarkeit

5.6.3.3 Professioneller Umgang mit Scham

- Scham ist komplexe emotionale Reaktion, die oft mit einem Gefühl der Peinlichkeit, Demütigung oder Unzulänglichkeit einhergeht
- Scham tritt auf, wenn wir das Gefühl haben, dass wir gegen soziale Normen oder Erwartungen verstoßen haben oder uns in einer unangenehmen oder demütigenden Situation befinden
- Scham kann durch verschiedene Faktoren ausgelöst werden, wie beispielsweise öffentliche Kritik, das Gefühl des Versagens, Verletzung der eigenen Werte oder moralischer Vorstellungen, Bloßstellung oder Zurückweisung
- Scham kann dazu führen, dass wir uns zurückziehen, uns schuldig fühlen oder uns selbst kritisieren; sie kann sowohl durch tatsächliche Ereignisse als auch durch unsere eigenen Gedanken und Bewertungen entstehen
- übermäßige Scham kann langfristig zu negativen Auswirkungen auf die psychische Gesundheit führen, wie zum Beispiel zu Depressionen, Angstzuständen oder einer geringen Selbstachtung
- Hilfen im Umgang mit Scham
  - Bewusstsein über das universelle Gefühl: Scham ist ein weit verbreitetes Gefühl und hat seine Berechtigung
  - angemessener und professioneller Umgang: übermäßige oder unangemessene Scham kann belastend sein
  - Sensibilität und Empathie: Pflegefachkräfte sollten einfühlsam und respektvoll agieren, um Schamgefühle bei Pflegeempfängern zu minimieren
  - Wahrung der Privatsphäre: diskrete Umgebungen und abgeschirmte Bereiche helfen, Schamgefühle zu reduzieren
  - offene Kommunikation: klare Erklärungen und Raum für Fragen helfen, Verständnis und Zusammenarbeit zu fördern
  - Unterstützung des Selbstwertgefühls: respektieren der Autonomie und Individualität stärkt das Selbstwertgefühl und mindert Scham

5.6.3.4 Gratifikationskrise

- beschreibt Ungleichgewicht zwischen geleisteter Arbeit und erhaltener Belohnung
- das Modell der beruflichen Gratifikationskrise stammt von Johannes Siegrist
- Hauptmerkmale
  - Ungleichgewicht zwischen Aufwand und Belohnung; mangelnde Belohnung trotz investierter Arbeit
  - langfristige Auswirkungen auf Gesundheit und Wohlbefinden: chronischer Stress; psychische Belastung; Burnout; Depressionen; Angstzustände
  - Bewältigungsstrategien: Suche nach alternativen Belohnungen; Anpassung der Arbeitsanforderungen; Suche nach sozialer Unterstützung

5.6.3.5 Burnout-Prävention

- ein Burnout ist ein emotionaler, körperlicher und geistiger Erschöpfungszustand
- Ursachen für ein Burnout sind anhaltender beruflichen Stress durch Arbeitsbelastung, Zeitdruck, übermäßige Verantwortung, Konflikte am Arbeitsplatz und mangelnde Erholungsphasen
- tritt häufig bei Menschen auf, die in anspruchsvollen Berufen arbeiten
- typische Burnout-Symptome
  - emotionale Erschöpfung: Gefühle von Müdigkeit, Hoffnungslosigkeit, Gleichgültigkeit und Reizbarkeit
  - Depersonalisation: distanzierte oder zynische Haltung gegenüber der Arbeit, den Kollegen oder den betreuten Personen
  - reduzierte Leistungsfähigkeit: Schwierigkeiten, die üblichen Arbeitsaufgaben zu bewältigen; nachlassende Produktivität und Motivation
- Phasen des Burnout-Prozesses (Modell von Herbert Freudenberger und Gail North), die eher dynamisch, also nicht unbedingt statisch verlaufen können, lauten
  - Phase 1: Begeisterung; Betroffenen sind oft hochmotiviert, engagiert und leistungsbereit; setzen sich stark für ihre Arbeit ein
  - Phase 2: zunehmender Einsatz; die Betroffenen investieren immer mehr Zeit, Energie und Ressourcen in ihre Arbeit, um den Anforderungen gerecht zu werden; vernachlässigen möglicherweise andere Lebensbereiche
  - Phase 3: Vernachlässigung; Betroffene vernachlässigen eigene Bedürfnisse und Erholung zugunsten der Arbeit; Schlafmangel und Überlastung
  - Phase 4: Verleugnung von Problemen; erste Anzeichen von Erschöpfung oder Stress werden oft ignoriert oder nicht ernst genommen; Betroffene setzen ihre Arbeit mit zunehmender Anstrengung fort
  - Phase 5: Rückzug; Betroffene ziehen sich emotional von ihrer Arbeit oder ihren Kollegen zurück; sie können sich isoliert, desillusioniert oder emotional distanziert fühlen
  - Phase 6: Verhaltensänderungen; es treten Veränderungen im Verhalten auf, wie zum Beispiel Aggressivität, Reizbarkeit oder Rückzug; die Stimmung kann sich verschlechtern; das Gefühl der Erschöpfung verstärkt sich
  - Phase 7: Verlust des Interesses; das Interesse an der Arbeit oder anderen Aktivitäten lässt nach; Motivation und Leistungsbereitschaft nehmen ab
  - Phase 8: emotionale Erschöpfung; es tritt eine tiefe emotionale Erschöpfung auf, die sich in Erschöpfungszuständen emotionaler Leere und einer erhöhten Reizbarkeit äußern kann
  - Phase 9: Depersonalisation; die Betroffenen entwickeln eine distanzierte und zynische Haltung gegenüber ihrer Arbeit, den betreuten Personen oder Kollegen
  - Phase 10: Zusammenbruch; die Betroffenen sind physisch, emotional und mental erschöpft; der Zusammenbruch kann sich in Form von körperlichen und psychischen Symptomen äußern und eine längere Auszeit von der Arbeit erfordern
- vorbeugende Maßnahmen gegen ein Burnout

- die körperliche und mentale Gesundheit priorisieren und auf ausreichende Erholung, gute Ernährung, regelmäßige Bewegung und Stressbewältigungstechniken (Entspannung oder Meditation) achten
- Grenzen setzen und »Nein« sagen lernen, wenn die Arbeitsbelastung zu hoch wird; Aufgaben priorisieren und möglichst delegieren
- Unterstützung bei Kollegen, Vorgesetzten oder einem professionellen Therapeuten oder Berater suchen, um Lösungen oder Entlastungsmöglichkeiten zu finden
- Arbeitsumgebung verbessern, offene Kommunikation fördern, Ressourcen bereitstellen, effektive Arbeitsprozesse etablieren

5.6.3.6 Work-Life-Balance versus Helfersyndrom

- das Helfersyndrom ist ein starkes Bedürfnis, anderen zu helfen und deren Bedürfnisse über die eigenen zu stellen
- es muss nicht immer negativ sein, sondern kann zu positivem Handeln motivieren, aber auch rasch zu einer ungesunden Dynamik führen
- typische Symptome des Helfersyndroms
  - übermäßige Hilfsbereitschaft
  - Opferrolle; Vernachlässigung eigener Bedürfnisse
  - Überidentifikation mit dem Leiden anderer; Schwierigkeiten, Grenzen zu setzen
  - Überforderung und Erschöpfung
  - Risikofaktoren, die von individuellen, sozialen und beruflichen Faktoren abhängen sind: hohe Empathie; niedriges Selbstwertgefühl; Perfektionismus; Aufopferungsbereitschaft; Bedürfnis nach Anerkennung
- bei Verdacht auf ein Helfersyndrom wird professionelle Unterstützung erforderlich
- Therapie und/oder Beratung kann helfen, gesunde Grenzen zu setzen und Selbstfürsorge und die Work-Life-Balance zu stärken
- Work-Life-Balance
  - bezeichnet das Gleichgewicht zwischen beruflichen Verpflichtungen (Work) und den persönlichen und familiären Lebensbedürfnissen (Life)
  - bedeutet, genug Zeit und Energie für Arbeit, Familie, Freizeit und persönliche Interessen zu haben, um langfristiges Wohlbefinden und Zufriedenheit sicherzustellen

5.6.3.7 Nachtdienst und Schichtarbeit

- beeinflussen den Schlaf-Wach-Rhythmus und somit das Wohlbefinden
- Tipps für Nachtdienst und die Schichtarbeit
  - Schlafhygiene beachten; eine ruhige und dunkle Schlafumgebung; Ohrenstöpsel oder eine Schlafmaske, um den Schlaf zu verbessern

- ausreichende und regelmäßige Schlafenszeit (auch an freien Tagen) einhalten; eine feste Routine vor dem Schlafengehen entwickeln, um Ihren Körper auf den Schlaf vorzubereiten
- Entspannungstechniken wie Lesen, ein warmes Bad oder ruhige Musik
- Schichtplan so gut wie möglich im Voraus zu kennen, um die Schlaf- und Wachzeiten entsprechend anzupassen
- auf eine ausgewogene Ernährung achten, die den Energiebedarf während der Schichtarbeit deckt
- vor dem Schlafengehen schwere Mahlzeiten sowie Alkohol und Koffein meiden
- regelmäßige körperliche Aktivität in Ihren Tagesablauf einbauen, um die Energie zu steigern und die Stimmung zu verbessern (jedoch keine Übungen direkt vor dem Schlafengehen)
- soziale Unterstützung suchen; Tipps und Strategien mit Kollegen austauschen

5.6.3.8 Unterstützungsangebote zur Bewältigung beruflicher Belastungen und Gefährdungen

- informelle Angebote sind kollegiale Unterstützung (gemeinsamer Austausch unter Kollegen)
- Nutzung von Humor
- regelmäßige Pause
- Selbstfürsorge wie Selbstreflexion
- sportlicher Ausgleich
- Musik
- Naturverbundenheit
- soziale Netzwerke außerhalb der Arbeit
- Maßnahmen des Betrieblichen Gesundheitsmanagements wie
  - Arbeitsschutzgesetz (ArbSchG, Schutz von Beschäftigten vor arbeitsbedingten Gefahren)
  - Gefährdungsbeurteilung (Arbeitgeber müssen die Arbeitsbedingungen beurteilen, um Gefahren und Belastungen zu identifizieren und zu minimieren); besonders häufige Gefährdungen und Belastungen sind: psychische Belastungen; Rückenbeschwerden; Infektionsgefahren; Stolperfallen; Umgang mit Gefahrstoffen; Brand- und Stromschlaggefahr
  - Arbeitszeitregelungen (Begrenzung der Arbeitszeit, Pausen- und Ruhezeiten, Überstundenregelungen)
  - Gesundheitsschutz (Arbeitgeber müssen Maßnahmen ergreifen, um die physische und psychische Gesundheit der Beschäftigten zu schützen)
  - Betriebsanweisungen und Unterweisungen (Beschäftigte müssen über Risiken informiert und für den Umgang damit geschult werden)
  - persönliche Schutzausrüstung (Bereitstellung und Nutzung von PSA zum Schutz vor Arbeitsrisiken)
  - Mitbestimmung der Beschäftigten (Beschäftigte haben das Recht, bei Fragen des Arbeitsschutzes mitzubestimmen

  - Berufskrankheiten und Arbeitsunfälle (Melden von Arbeitsunfällen und Verdachtsfällen von Berufskrankheiten)
  - Jugendarbeitsschutz (Schutz besonders junger Mitarbeiter)
- formelle Angebote
  - Moderation: ein neutraler Moderator leitet die Gruppendiskussion
  - Kollegiale Beratung: ein gut vorbereiteter Kollege bietet konkrete Ratschläge bei speziellen beruflichen Herausforderungen an
  - Coaching: ein erfahrener Coach unterstützt Pflegefachkräfte dabei, Strategien zur Stressbewältigung zu entwickeln (► Kap. 2.16)
  - Mediation: ein neutraler Vermittler hilft bei der Lösung von Konflikten zwischen den Mitarbeitern
  - Supervision: professioneller Prozess zur Unterstützung des Arbeitsumfeldes und des Wohlbefindens; strukturierte Reflexion, bei der ein erfahrener Supervisor die Fachkräfte begleitet, unterstützt und berät, in Einzel- oder Gruppensitzungen, verpflichtend oder freiwillig
- mögliche Ziele
  - Verbesserung der beruflichen Kompetenzen
  - Reflexion eigener Denk- und Verhaltensmuster
  - Bearbeitung beruflicher Herausforderungen und Konflikte
  - Förderung der beruflichen Selbstreflexion und des Selbstbewusstseins sowie Gewährleistung ethischer Standards
  - Unterstützung, Feedback sowie Beratung und kann bei der Entwicklung von Lösungsstrategien oder Umgang mit schwierigen Situationen helfen
- Resilienz- und Achtsamkeitstraining
  - zur Steigerung der Fähigkeiten, sich von stressigen und herausfordernden Situationen zu erholen (► Kap. 2.11)
  - Ziele: Schutz vor Burnout; Förderung des Wohlbefindens und der Arbeitszufriedenheit; verbesserte Arbeitsleistungen, geringere Krankheitsraten, höhere Zufriedenheit und Motivation
  - Schlüsselkomponenten sind

    (1) emotionale Regulation: Umgang mit Stress und emotionalen Belastungen;

    (2) Soziale Unterstützung: Unterstützung durch Kollegen, Familie und Freunde;

    (3) Selbstfürsorge: Zeit für Erholung, Hobbys und persönliche Interessen;

    (4) Positives Denken: optimistische Einstellung und Fähigkeit, aus Herausforderungen zu lernen;

    (5) Problemlösungsfähigkeiten: effektive Strategien zur Bewältigung von Problemen und Krisen;

    (6) Flexibilität Anpassungsfähigkeit an wechselnde Anforderungen und Situationen
  - Interventionen:

    (1) Training und Weiterbildung: Resilienz-Workshops, Stressmanagement-Kurse;

    (2) organisatorische Maßnahmen: Verbesserte Arbeitsbedingungen, Unterstützung durch Vorgesetzte;

    (3) Peer-Support-Gruppen: Austausch und Unterstützung unter Kollegen;

(4) Mentoring: erfahrene Pflegekräfte bieten Anleitung und Unterstützung; (5) gesundheitsfördernde Maßnahmen: Zugang zu Gesundheitsprogrammen und -ressourcen
- Grenzen sämtlicher Unterstützungen: bei gravierenden persönlichen Problemen oder psychischen Belastungen können sie eine individuelle Therapie nicht ersetzen

5.6.3.9 Reflexionsmodelle

- Reflexionsmodelle sollen Pflegefachkräften helfen, ihre berufliche Praxis zu verbessern und zu reflektieren
- die Modelle dienen der beruflichen Entwicklung der Pflegefachkräfte, die damit aus ihren Erfahrungen lernen und sich kontinuierlich verbessern können
- sie sollen eine gute Reflexion ermöglichen, das geschieht insbesondere durch
  - Ehrlichkeit; Selbstkritik; Selbstreflexion; Perspektivenwechsel; Offenheit für Feedback; Objektive Einschätzungen; Strukturierten Ansatz; Lernorientierung; Empathie; Konstruktivität; Entwicklung eines realistischen Aktionsplans
- Action, Looking, Awarenes, Creating, Trial (ALACT-Modell nach Korthagen)
  - Action (Handeln; »Was wollte ich?«): Analyse der Handlungsabsichten und -erwartungen
  - Looking (Rückblick auf die Handlung; »Was ist passiert?«): Erfahrungen, Erlebnisse, Einflüsse, sowie Emotionen und Gedanken rückblickend beschreiben
  - Awarenes (Bewusstwerden essentieller Aspekte; »Was bedeutet das?«): sich die wichtigsten Gründe für Entscheidungen, für eigene Erfahrungen und Gefühle bewusstmachen
  - Creating (Entwicklung, »Wie werde ich handeln?«): alternative Handlungsmöglichkeiten finden
  - Trial (Versuch, »Was will ich ausprobieren?«): Ausprobieren alternativer Handlungsoptionen
- Gibbs' Reflective Cycle (Gibbs 2013)
  - die besondere oder erstmalige Erfahrung
  - die objektive Beschreibung mittels der W-Fragen
  - die Analyse der eigenen Emotionen und Reaktionen
  - die Auswertung der positiven und negativen Aspekte der Erfahrung
  - ein verallgemeinerndes Fazit
  - ein spezielles Fazit
  - die Formulierung individueller und konkret umsetzbarer Maßnahmen
- Effekte der Reflexionszyklen
  - verbesserte Handlungsqualität durch kritische Reflexion und Entwicklung alternativer Handlungsmöglichkeiten
  - Stärkung der Selbstreflexion, um persönliche Werte, Emotionen und Denkmuster zu erkennen und zu verstehen

- Entwicklung von Problemlösungskompetenzen durch das kreative Ausprobieren neuer Handlungsoptionen
- Förderung einer professionellen Fehlerkultur, um aus Fehlern zu lernen und die Pflegepraxis kontinuierlich zu verbessern
- Bewusstmachung von blinden Flecken durch das sogenannte Johari-Fenster (nach Luft/Ingham 1955), um neben dem Selbst- auch das Fremdbild zu reflektieren
- Förderung von Metakognition (Reflexion über das eigene Denken und Handeln), um die eigene kognitive Strategie zu verbessern
- Reflexion als Aspekt der ethischen Reflexion, um moralische Dilemmata zu erkennen und zu bewältigen
- verbesserte Kommunikation und Zusammenarbeit durch die reflektierte Analyse von Emotionen und Reaktionen
- kontinuierliche Verbesserung der Pflegepraxis durch die Anwendung strukturierter Reflexionszyklen

5.7 Geschichte der Pflege

5.7.1 Ursprünge der Pflege

5.7.1.1 Bedeutung der historischen Entwicklung der Pflege

- die Historie der Pflege ist grundlegend für das Verstehen der Entwicklung der Pflegeberufe
- die Geschichte der Pflege reflektiert nicht nur die medizinischen Fortschritte, sondern auch die sich wandelnden soziokulturellen und ethischen Normen, die die Pflegepraxis geprägt haben
- im Verlauf der Entwicklung der Pflege, hat sich die Pflege von einer informellen Betreuung zu einem strukturierten und professionellen Beruf etabliert

5.7.1.2 Historische Entwicklung der Pflege von den Anfängen bis zur Antike

- die Ursprünge der Pflege reichen bis zu den Anfängen der menschlichen Zivilisation
- Religiöse Institutionen spielten eine unverzichtbare Rolle, nicht nur bei der Behandlung von Krankheiten, sondern auch bei der Pflege von Bedürftigen
- das antike Griechenland brachte Philosophen wie Hippokrates hervor, die nicht nur medizinische Erkenntnisse beitrugen, sondern auch den ethischen Ansatz zur Pflege beeinflussten

- göttliche Verehrung, insbesondere von Apollon und Asklepios, formte die Vorstellungen von Krankheit, Heilung und der spirituellen Dimension der Pflege
- die Berufsentwicklung der Pflege begann als eine spirituelle und karitative Praxis

5.7.2 Pflege im Mittelalter

5.7.2.1 Mittelalterliche Pflege und die Rolle von Klöstern

- das Mittelalter war eine Ära, in der Klöster zu Hütern des medizinischen Wissens wurden
- Mönche spielten eine zentrale Rolle, nicht nur als Bewahrer von medizinischem Wissen, sondern auch als Pfleger
- die Regula Benedicti von Benedikt von Nursia legte nicht nur den Grundstein für klösterliche Gemeinschaften, sondern auch für die Ausübung von Medizin und Pflege nach klaren Prinzipien

5.7.2.2 Mittelalterliche Entwicklungen in der Krankenpflege

- die mittelalterliche Krankenpflege war nicht nur auf die Verwahrung von Wissen beschränkt, sondern umfasste auch praktische Anwendungen
- Klöster entwickelten Gartenanlagen für Heilpflanzen, die nicht nur zur medizinischen Versorgung genutzt wurden, sondern auch die Grundlage für spätere Entwicklungen in der Kräuterheilkunde legten
- die Betreuung von Kranken in klösterlichen Gemeinschaften war gekennzeichnet durch einen ganzheitlichen (holistischen) Ansatz, der Körper, Geist und Seele umfasste
- die holistische Perspektive trug dazu bei, dass die Pflege nicht nur als medizinische Intervention, sondern als ganzheitlicher Dienst an der Gemeinschaft wahrgenommen wurde
- in dieser Zeit begann die Pflege, sich als eigenständiger Beruf mit klaren Aufgaben und Verantwortlichkeiten zu etablieren

5.7.3 Pflege von der Renaissance bis zur Moderne

5.7.3.1 Veränderungen in der Pflegepraxis während der Renaissance

- die Renaissance war eine Epoche des Wandels, nicht nur in der Kunst und Kultur, sondern auch in der Medizin und Pflege
- es war eine Zeit der Entdeckungen und Erkenntnisse, die die Pflegepraxis durch die Betonung wissenschaftlicher Prinzipien beeinflussten
- neue philosophische Ansätze, gepaart mit Fortschritten in Anatomie und Chirurgie, führten zu einer kritischen Überprüfung und Weiterentwicklung der Pflegepraxis

- diese Veränderungen ebneten den Weg für eine differenzierte Rollenentwicklung innerhalb der Pflege, indem die Kenntnisse und Fähigkeiten der Pflegenden stärker anerkannt wurden

5.7.3.2 Auswirkungen von medizinischen Fortschritten im 18. und 19. Jahrhundert

- das 18. und 19. Jahrhundert erlebten einen dramatischen Fortschritt in der Medizin, der auch die Pflegepraxis revolutionierte
- die Gründung von Krankenhäusern als spezialisierte Einrichtungen für die Pflege kranker Menschen markierte einen Wendepunkt
- die Pflege begann sich als eigenständiger Beruf zu etablieren, und Krankenschwestern wurden in der Folgezeit als unverzichtbare Akteure im Gesundheitswesen anerkannt
- der Zeitraum zeichnete sich durch eine klare Strukturierung der Pflegeberufe aus, die mit spezifischen Verantwortlichkeiten und Qualifikationen verbunden waren
- Theodor Fliedner, ein Wegbereiter der modernen Krankenpflege, gründete 1836 das erste Diakonissenhaus in Kaiserswerth, Deutschland; das Haus bildete Frauen zu professionellen Krankenschwestern aus und etablierte somit eine organisierte Ausbildung für Pflegeberufe

5.7.4 Florence Nightingale und die Professionalisierung der Pflege

5.7.4.1 Beiträge von Florence Nightingale zur Pflege

- Florence Nightingale, die Pionierin der modernen Krankenpflege, hinterließ einen unvergesslichen Einfluss
- Nightingales Einsatz für Hygiene, evidenzbasierte Praktiken und strukturierte Ausbildung legte den Grundstein für moderne Pflegestandards
- durch ihren Einsatz wurden Krankenpflegerinnen nicht nur zu Ausführenden, sondern zu Experten in der Pflege
- ihr Beitrag zur Professionalisierung der Pflege betonte die Notwendigkeit einer systematischen Ausbildung und die Bedeutung evidenzbasierter Praktiken
- Nightingale trug dazu bei, die Pflege von einer traditionellen, informellen Rolle zu einem organisierten und respektierten Beruf zu entwickeln

5.7.4.2 Entwicklungen, die zur Professionalisierung des Pflegeberufs führten

- die Professionalisierung der Pflege war ein schrittweiser Prozess
- Nightingales Arbeit trug dazu bei, klare Standards und Ausbildungsrichtlinien einzuführen, die die Pflege von einer traditionellen Aufgabe zu einem respektierten Beruf machten
- die Professionalisierung betonte nicht nur die technischen Aspekte der Pflege, sondern auch ethische Prinzipien und Mitgefühl
- Agnes Karll, eine deutsche Krankenschwester und Verbandsgründerin, setzte sich zu Beginn des 20. Jahrhunderts für die Rechte und Professionalisierung von Krankenpflegenden ein
- 1903 gründete Agnes Karll den Deutschen Berufsverband für Krankenpflege (DBfK), der sich für die Anerkennung der Pflege als eigenständigen Beruf und die Verbesserung der Arbeitsbedingungen einsetzte
- mit ihren Bemühungen trug auch Agnes Karll wesentlich dazu bei, die Rolle der Pflege in der Gesellschaft zu stärken und den Weg für eine strukturierte Pflegeausbildung zu ebnen

5.7.5 Weitere bedeutende Personen der Geschichte der Pflege

- Benedikt von Nursia (480–543 n. Chr.)
  - Gründer des 1. christlichen Ordens/1. Kloster → Begründer des Benediktinerordens
  - Regula Benedicti (Ordensregeln) beinhaltet die Regeln der Krankenversorgung
- Hildegard von Bingen (1098–1179 n. Chr.)
  - Naturheilkunde/Naturverfahren; Ärztin, Dichterin, Komponistin; schrieb Bücher über Pflege: Causae et Curae (Ursachen und Heilungen)
- Elisabeth von Thüringen (1207–1231)
  - Gründerin des 1. Hospizes in Marburg; Ausbau der Naturheilkunde in den Klöstern; Pflege von Reisenden, Alten, Armen und Kranken
- Vincent von Paul (1581–1660)
  - Gründung der Caritas-Bruderschaft; Mitgründer des Ordens der Barmherzigen Schwestern (Vinzentinerinnen); Einführung des Mutterhausprinzips in der Krankenpflege
- Franz Anton Mai (1742–1814)
  - Professor der Geburtshilfe in Heidelberg; Forderung nach ausgebildetem Pflegepersonal und Pflege im Fokus stellen; Gründung der ersten Krankenwärterschule
- Theodor Fliedner (1800–1864)
  - Gründung des ersten Diakonissenhauses; Einführung einer gezielten, durchdachten Ausbildung für Pflegepersonal; Umsetzung des Mutterhausprinzips in der nicht-ordinierten Pflege

- Ignaz Semmelweis (1818–1865)
  - entdeckte Ursache des Kindbettfiebers und führte Händedesinfektion ein; Bekämpfung von nosokomialen Infektionen
- Max von Pettenkofer (1818–1901)
  - erster Professor der Hygiene in Deutschland; Gründung des ersten Hygiene-Instituts in München; Untersuchungen zur gesundheitsfördernden oder -gefährdenden Umwelt des Menschen
- Louis Pasteur (1822–1895)
  - Grundlagen der Bakteriologie; Entwicklung von Impfstoffen gegen verschiedene Krankheiten; Pasteurisierung zur Konservierung von Flüssigkeiten
- Rudolf Virchow (1821–1902)
  - Begründer der Zellularpathologie; Engagement für soziale Fürsorge des Staates; forderte eine berufsmäßige Ausbildung für Krankenpflege außerhalb kirchlicher Organisationen
- Joseph Lister (1827–1912)
  - Einführung von Karbolsäure-getränkten Wundverbänden (Antisepsis); Pionierarbeit zur Keimfreiheit (Asepsis) bei Operationen
- Wilhelm Conrad Röntgen (1845–1923)
  - entdeckte Röntgenstrahlen (X-Strahlen) 1895; revolutionierte Diagnose und Therapie in der Medizin
- Robert Koch (1843–1910)
  - Begründer der Bakteriologie; entdeckte verschiedene Krankheitserreger wie den Tuberkulose- und Choleraerreger; Entwicklung von Tuberkulin zur Bekämpfung der Tuberkulose
- Ferdinand Sauerbruch (1875–1951)
  - Schriften über Chirurgie und Entwicklung der Unterdruckkammer für Brustkorboperationen; Beitrag zur modernen Chirurgie
- Emil von Behring (1854–1917)
  - Begründer der Serumtherapie; entdeckte das Diphterieantitoxin im Blutserum von Tieren; erhielt als erster Arzt den Nobelpreis für Medizin
- Alexander Fleming (1891–1955)
  - entdeckte das Antibiotikum Penicillin 1928; Nobelpreis für Medizin 1945
- Henry Dunant (1828–1910)
  - Erschütterung durch das Schlachtfeld bei Solferino; Gründung des Roten Kreuzes und Einführung der Genfer Konventionen; internationale Vereinbarung zur Hilfe der Verwundeten

5.7.6 Pflege im 20. Jahrhundert

5.7.6.1 Auswirkungen von Kriegen auf die Pflege

- die Kriege des 20. Jahrhunderts hatten einen tiefgreifenden Einfluss auf die Pflege

- die erhöhte Nachfrage nach medizinischer Versorgung in Konfliktsituationen führte zu schnellen Innovationen in der Traumaversorgung und prägte die Entstehung spezialisierter Pflegebereiche
- die Berufsentwicklung der Pflege in diesem Kontext wurde durch die Notwendigkeit, flexibel auf neue Herausforderungen zu reagieren, vorangetrieben
- Pflegekräfte übernahmen zunehmend spezialisierte Aufgaben und erlangten Expertise in der Versorgung von Kriegsverletzungen

5.7.6.2 Pflege in der NS-Zeit

- die Pflege unter dem nationalsozialistischen Regime war geprägt von ethisch fragwürdigen Praktiken
- einige Pflegekräfte waren in unmoralische Experimente involviert, was zu einer tiefgreifenden Reflexion über die Verantwortung der Pflege in politisch belasteten Kontexten führte
- die Berufsentwicklung der Pflege in dieser Zeit war von moralischen Dilemmata geprägt, die die Rolle der Pflege im ethischen Rahmen der Patientenversorgung herausforderten

5.7.6.3 Weitere Entwicklungen in der Krankenpflege im 20. Jahrhundert

- das 20. Jahrhundert war geprägt von medizinischen Durchbrüchen, darunter die Entdeckung von Antibiotika und die Einführung moderner Operationstechniken
- die Betonung von Patientenrechten und -autonomie wurde zu einem zentralen Aspekt der Pflegeethik
- in Bezug auf die Berufsentwicklung führten diese Fortschritte zu einer weiteren Differenzierung der Pflegeberufe, da Pflegekräfte zunehmend spezialisierte Kenntnisse erwarben und sich in verschiedenen Bereichen der Patientenversorgung engagierten
- Entwicklung der Altenpflege aus der traditionellen Familienpflege und Entstehung von Altenheimen in der Zeit der Industrialisierung und der damit einhergehenden Urbanisierung
- in den 1950er Jahren wurde die Krankenpflege spezialisierter, wobei Bereiche wie Kinderkrankenpflege, psychiatrische Pflege und Gemeinschaftspflege an Bedeutung gewannen; später wurden auch Fortschritte in der Palliativpflege, Geriatrie und Intensivpflege erzielt
- im späten 20. Jahrhundert begann die Akademisierung der Pflegeausbildung; Bachelor- und Masterstudiengänge für Pflegekräfte, um Kompetenzen und Fachwissen zu erweitern und für Führungspositionen zu qualifizieren

5.7.7 Herausforderungen und Trends

5.7.7.1 Demografischer Wandel und dessen Auswirkungen auf die Pflege

- die Pflege steht vor zahlreichen Herausforderungen: der Personalmangel, steigende Gesundheitskosten und die Notwendigkeit einer interdisziplinären Zusammenarbeit
- in Bezug auf die Berufsentwicklung erfordern diese Herausforderungen eine ständige Anpassung der Pflegepraxis, um den sich wandelnden Bedürfnissen der Gesellschaft gerecht zu werden
- die Pflegekräfte müssen flexibel sein und innovative Ansätze entwickeln, um eine qualitativ hochwertige Versorgung sicherzustellen
- der demografische Wandel stellt das Pflegesystem vor Herausforderungen, eröffnet jedoch auch Möglichkeiten für innovative Ansätze in der Pflege
- zwei relevante Veränderungen in der Altersstruktur und Bevölkerungszusammensetzung einer Gesellschaft:
  - alternde Bevölkerung (Anstieg des Anteils alter Menschen in der Bevölkerung; steigende Lebenserwartung und sinkende Geburtenraten)
  - schrumpfende Bevölkerung (Gesamtzahl der Menschen in einer Gesellschaft nimmt ab, besonders wegen niedriger Geburtenraten)
- Auswirkungen des demografischen Wandels auf das gesellschaftliche Leben
  - Gesundheitsversorgung: mit einer alternden Bevölkerung steigt die Nachfrage nach Gesundheitsdienstleistungen, insbesondere im Bereich der Altersmedizin und Pflege; dies stellt Herausforderungen für das Gesundheitssystem dar, da es notwendig wird, angemessene Ressourcen und Dienstleistungen bereitzustellen, um den Bedürfnissen älterer Menschen gerecht zu werden
  - Sozialsysteme: der demografische Wandel beeinflusst die Sozialsysteme, einschließlich Renten-, Kranken- und Pflegeversicherung; mit einer kleineren erwerbstätigen Bevölkerung im Verhältnis zu den Rentnern kann es zu finanziellen Belastungen kommen; dies erfordert möglicherweise Anpassungen der Sozialsysteme, um eine nachhaltige Finanzierung und Sicherung des sozialen Wohlergehens zu gewährleisten
  - Arbeitsmarkt: der demografische Wandel führt zu Veränderungen auf dem Arbeitsmarkt; mit einer alternden Bevölkerung kann es zu Engpässen bei bestimmten Berufsgruppen kommen, während andere Branchen von einem Überangebot an Arbeitskräften betroffen sein können; dies erfordert eine Anpassung der Arbeitsmarktstrategien und -politiken, um den Herausforderungen des demografischen Wandels gerecht zu werden
- Auswirkungen des demografischen Wandels auf die Pflegebedürftigkeit
  - Zunahme der älteren Bevölkerung; komplexere Pflegebedürfnisse; Belastung für das Pflegesystem und deren Finanzierung; mehr Pflege in der häuslichen Umgebung; Belastung für pflegende Angehörige; Notwendigkeit von präventiven Maßnahmen

5.7.7.2 Betonung von Krankheitsprävention und Gesundheitsförderung

- ein aktueller Trend in der Pflegeentwicklung ist die verstärkte Betonung von Krankheitsprävention und Gesundheitsförderung (▸ Kap. 1.9)
- Pflegekräfte spielen eine zunehmend proaktive Rolle bei der Förderung gesunder Lebensstile und der Vermeidung von Krankheiten
- erforderlich ist eine Verschiebung von der rein reaktiven Pflege hin zu präventiven Ansätzen, die die Gemeinschaftsgesundheit ins Zentrum stellen
- die Pflegeberufe reagieren auf diese Entwicklung, indem sie vermehrt in Aufklärung, Präventionsprogramme und die Förderung von Gesundheitsbewusstsein investieren

5.7.7.3 Technologische Fortschritte und ihre Auswirkungen auf die Pflegepraxis

- die Integration von Technologie, einschließlich elektronischer Patientenakten und telemedizinischer Ansätze, transformiert die Pflegepraxis
- effizientere Wege der Datenerfassung und -analyse eröffnet auch neue Möglichkeiten für die Berufsentwicklung der Pflege
- Pflegekräfte müssen sich mit digitalen Gesundheitssystemen vertraut machen und ihre Kompetenzen erweitern, um die Vorteile dieser Technologien voll auszuschöpfen
- die Pflegeberufe entwickeln sich in Richtung einer verstärkten Integration von Informationstechnologie, was zu einer anspruchsvolleren und technologisch versierten Pflegepraxis führt

5.7.7.4 Interdisziplinäre Zusammenarbeit und Globalisierung in der Pflege

- die zunehmende Komplexität der Gesundheitsversorgung erfordert eine verstärkte interdisziplinäre Zusammenarbeit
- Pflegekräfte arbeiten heute in Teams mit Fachleuten aus verschiedenen Bereichen zusammen, um eine umfassende Versorgung zu gewährleisten
- die Globalisierung einen Einfluss auf die Berufsentwicklung der Pflege, da Pflegekräfte in einem globalen Kontext agieren
- internationale Zusammenarbeit, grenzüberschreitende Ausbildungsprogramme und der Austausch bewährter Praktiken tragen dazu bei, die Pflege auf globalem Niveau zu standardisieren und zu verbessern

5.8 Berufspolitik

5.8.1 Berufsverbände

5.8.1.1 Landespflegeverbände

- Organisationen, die die Interessen von Pflegefachkräften auf regionaler oder landesweiter Ebene vertreten
- sind in vielen Bundesländern vorhanden und dienen als Plattformen für die Zusammenarbeit, den Austausch von Informationen und die Förderung der beruflichen Entwicklung von Pflegekräften
- vertreten die Interessen von Pflegefachkräften gegenüber Regierungsbehörden, politischen Entscheidungsträgern und anderen Organisationen
- setzen sich für bessere Arbeitsbedingungen, angemessene Entlohnung, berufliche Weiterentwicklungsmöglichkeiten und die Förderung der Pflegequalität ein
- bieten Schulungen, Weiterbildungen, Konferenzen und andere Bildungsveranstaltungen an; schaffen Netzwerke für Pflegefachkräfte, um Informationen und Erfahrungen auszutauschen und voneinander zu lernen
- arbeiten eng mit nationalen Pflegeorganisationen, Regierungsbehörden und anderen Interessengruppen zusammen

5.8.1.2 Deutscher Pflegerat (DPR)

- Dachverband, der die Interessen aller Pflegeberufe in Deutschland vertritt
- wurde im Jahr 2002 gegründet und setzt sich aus 16 Mitgliedsverbänden zusammen, darunter Berufsverbände aus den Pflegebereichen Krankenpflege, Altenpflege, Kinderkrankenpflege und Pflegefachassistenz
- hat das Ziel, die beruflichen Belange und Interessen der Pflegekräfte zu fördern und zu vertreten
- ist eine starke Stimme der Pflege in politischen und gesundheits-politischen Diskussionen und Entscheidungen auf nationaler und internationaler Ebene
- Hauptaufgaben
  - Interessenvertretung (er vertritt die beruflichen Interessen der Pflegekräfte gegenüber politischen Entscheidungsträgern, Ministerien, Kostenträgern und anderen relevanten Institutionen)
  - Qualitätsentwicklung und -sicherung (er engagiert sich für die Förderung der Pflegequalität und die Entwicklung von Standards und Leitlinien in der Pflegepraxis)
  - Professionalisierung (er fördert die Aus- und Weiterbildung, Pflegestudiengänge und die Akademisierung der Pflege)
  - Öffentlichkeitsarbeit und Kommunikation (informiert die Öffentlichkeit über die Bedeutung der Pflege; fördert das Image der Pflege)

5.8.1.3 ICN (International Council of Nurses)

- weltweite Vereinigung von nationalen Pflegeverbänden
- vertritt Millionen von Pflegefachkräften in über 130 Ländern
- Sitz des ICN ist in Genf/Schweiz; Deutschland ist dort durch den DBfK (Deutschen Berufsverband für Pflegeberufe) vertreten
- Hauptziele sind
  - Förderung von Pflegestandards
  - Stärkung der Rolle der Pflegeberufe auf nationaler und internationaler Ebene
  - Förderung der beruflichen Entwicklung von Pflegefachkräften
  - Förderung von Maßnahmen zur Verbesserung der Gesundheit weltweit
- organisiert regelmäßig internationale Kongresse, veröffentlicht Fachpublikationen und fördert den Austausch von Informationen

5.8.2 Pflegekammern

- berufsständische Interessensvertretungen der Pflegekräfte
- fördern die berufliche Selbstverwaltung der Pflegekräfte
- vergleichbar z. B. mit Ärztekammern oder Rechtsanwaltskammern
- sind auf Länderebene organisiert und durch Mitgliedsbeiträge finanziert
- Befürworter von Pflegekammern wollen die Pflegeberufe zu professionalisieren und die Interessen der Pflegekräfte stärken
- Kritiker äußern Bedenken hinsichtlich der Zwangsmitgliedschaft und der Kosten für die Pflegekräfte
- Aufgaben von Pflegekammern: berufliche Vertretung; Registrierung und Berufsordnung; Fort- und Weiterbildung, Qualitätssicherung in der Pflegeausbildung; Ethik und Berufsethik; Beratung und Unterstützung

5.8.3 Pflegegewerkschaften

- Interessenvertretungen für Pflegekräfte
- Organisation zur Wahrung von Rechten und Interessen der Pflegefachkräfte; ggf. mittels Arbeitskampf (Streik) als letztes Mittel
- Verhandlung von Tarifverträgen und Arbeitsbedingungen
- Lobbyarbeit für bessere Arbeitsbedingungen und Bezahlung
- Unterstützung bei Konflikten mit Arbeitgebern
- Übernahme von Gehaltsweiterzahlungen im Streikfall
- Beratung und Unterstützung für Mitglieder

Literatur

AKIKI-Bundesverband e.V., Aktionskomitee Kind im Krankenhaus. Zugriff am 17.10.2025 unter https://www.akik.de/

Al-Abtah, J. et al (2020): I Care Pflege. 2. Aufl. Thieme, Stuttgart.

Antonovsky, A. (1989): Die salutogenetische Perspektive: Zu einer neuen Sicht von Gesundheit und Krankheit. Medicus 2, Bern.

Arbeitsgruppe Geriatrisches Assessment (AGAST) (1997): Geriatrisches Basisassessment. Red.: M. Mach u. a, MMV (Schriftenreihe Geriatrie-Praxis), München.

Bächle-Helde, B. (2016): Schmerzmanagement bei Kindern und Jugendlichen. Pflegezeitschrift 10/2016. W. Kohlhammer, Stuttgart.

Baltes, P. (1990): Entwicklungspsychologie der Lebensspanne: Theoretische Leitsätze. Psychologische Rundschau 41, S. 1–24. Psychiatrie Verlag, Köln.

Baltes, P. (1996): Berliner Altersstudie. Akademie Verlag, Berlin.

Alzheimer's Association® (2025): Die 7 Stufen von Alzheimer. Zugriff am 17.10.2025 unter www.alz.org/de/stadien-der-alzheimer-krankheit.asp

Bartels, F. et al (2016): Aktivierend-therapeutische Pflege in der Geriatrie. Bd. 1: Grundlagen und Formulierungshilfen. Kohlhammer, Stuttgart.

Bartholomeyczik, S. & Gordon, M. (2001): Pflegediagnosen. Theoretische Grundlagen. Urban & Fischer, Jena.

Bengelsdorf, C. (2011): Kontexte menschlicher Entwicklung. Die ökologische Perspektive nach Urie Bronfenbrenner. GRIN Verlag, München.

Birkenbihl, V. F. (2006): Rhetorik-Training. Weltbild, Augsburg.

Bremer-Roth, F. & Henke, F. (2011): Altenpflege. In guten Händen. (2. Aufl.). Cornelsen, Berlin.

Bundesanstalt für Arbeitsschutz und Arbeitsgesundheit. Zugriff am 17.10.2025 unter www.baua.de

Bundesgenossenschaft für Gesundheitsdienst und Wohlfahrtspflege. Zugriff am 17.10.2025 unter www.bgw-online.de

Bundesministerium für Familie, Senioren, Frauen und Jugend. (o.J.). Charta der Rechte hilfe- und pflegebedürftiger Menschen [PDF]. Zugriff am 21.10.2025 unter https://www.bmbfsfj.bund.de/resource/blob/93450/534bd1b2e04282ca14bb725d684bdf20/charta-der-rechte-hilfe-und-pflegebeduerftiger-menschen-data.pdf

Bundesministerium für Gesundheit (2025). Entbürokratisierung in der Pflegedokumentation: Zugriff am 21.10.2025 unter https://www.bundesgesundheitsministerium.de/service/begriffe-von-a-z/e/entbuerokratisierung-der-pflegedokumentation.html

Bundesministerium für Gesundheit (2025). Patientenverfügung. Zugriff am 17.10.2025 unter www.bundesgesundheitsministerium.de/patientenverfuegung

Bundesministerium für Gesundheit (2024). Pflegeberufegesetz. Zugriff am 17.10.2025 unter www.bundesgesundheitsministerium.de/pflegeberufegesetz

Bundesministerium für Gesundheit (2006). Rahmenempfehlungen zum Umgang mit herausforderndem Verhalten bei Menschen mit Demenz in der stationären Altenhilfe. Zugriff am 17.10.2025 unter https://www.bundesgesundheitsministerium.de/fileadmin/Dateien/5_Publikationen/Pflege/Berichte/Bericht_Rahmenempfehlungen_zum_Umgang_mit_herausforderndem_Verhalten_bei_Menschen_mit_Demenz_in_der_stationaeren_Altenhilfe.pdf

Charlier, S. (2007): Soziale Gerontologie. Thieme, Stuttgart.

Corbin J., Strauss A. (2010): Weiterleben lernen. Verlauf und Bewältigung chronischer Krankheit. 3. Aufl. Huber, Bern.

DBfK Südost e. V. (o. J.). Schmerz lass nach – eine Handreichung für Patient:innen und deren Angehörige zur Ergänzung der medikamentösen Schmerztherapie [PDF]. Zugriff am 21.10.2025 unter https://www.dbfk.de/media/docs/regionalverbaende/rvso/Broschueren/Broschuere-Schmerz-lass-nach-2025.pdf

Deutsche Alzheimer Gesellschaft e. V. (o. J.). Infoblatt 18: Schmerz erkennen und behandeln [PDF]. Zugriff am 21.10.2025 unter https://www.deutsche-alzheimer.de/fileadmin/Alz/pdf/factsheets/infoblatt18_schmerz_erkennen_dalzg.pdf

Deutsche Diabetes Stiftung (o. D.): Zugriff am 17.10.2025 unter https://www.diabetesstiftung.de/

Deutsche Gesellschaft für Ernährung (DGE), Erbersdobler, H., Elmadfa, I., Keller, U. & Walter, P. (2000): Referenzwerte für die Nährstoffzufuhr. Umschau Verlag, Frankfurt am Main.

Deutsche Gesellschaft für Psychiatrie und Psychotherapie, Psychosomatik und Nervenheilkunde e.V. (2025): Zugriff am 17.10.2025 unter www.dgppn.de

Deutsche Gesellschaft zum Studium des Schmerzes e.V. (DGSS) (o. D.): Beurteilung von Schmerzen bei Demenz. Zugriff am 17.10.2025 unter https://www.nahrungsverweigerung.de/wp-content/uploads/2014/11/BESD.pdf

Deutsche Ilco. Die Selbsthilfevereinigung für Stomaträger und Menschen mit Darmkrebs sowie deren Angehörigen (o. D.): Zugriff am 17.10.2025 unter www.ilco.de

Deutscher Bildungsserver (2025): Geistige Behinderung. Zugriff am 17.10.2025 unter www.bildungsserver.de/Geistige-Behinderung-1056.html

Deutsches Netzwerk für Qualitätsentwicklung in der Pflege (DNQP) (2025): Expertenstandards und Auditinstrumente. Zugriff am 17.10.2025 unter https://www.dnqp.de/expertenstandards-und-auditinstrumente/

DGKJP – Deutsche Gesellschaft für Kinder- und Jugendpsychiatrie, Psychosomatik und Psychotherapie (2025). Zugriff am 17.10.2025 unter www.dgkjp.de

DGKJP (2007): Leitlinien zur Diagnostik und Therapie von psychischen Störungen im Säuglings-, Kindes- und Jugendalter. 3. Aufl. Deutsche Ärzte Verlag, Köln.

Ding-Greiner, C., Kruse A., (2021): Betreuung und Pflege geistig behinderter und chronisch psychisch kranker Menschen im Alter. Beitrage aus der Praxis. 2. Aufl. Kohlhammer, Stuttgart.

Doenges, M., Moorhouse, M. & Geissler-Murr, A. (2002): Pflegediagnosen und Maßnahmen. Huber, Bern.

EinSTEP Projektbüro. (o. J.). Schulungsunterlagen. Abgerufen am 21. Oktober 2025, von https://www.ein-step.de/schulungsunterlagen

European Association for Children in Hospital (2016). EACH Charta mit Erläuterungen: https://www.uniklinik-ulm.de/fileadmin/default/02_Kliniken-Zentren/Downloads/EACH-CHARTA.pdf

Fach-Redaktion Georg Thieme Verlag (2020): I Care Krankheitslehre. Thieme, Stuttgart.

Faust, V. (o. J.). Zur Psychotherapie der Demenz [PDF]. In: Psychiatrie Heute – Seelische Störungen erkennen, verstehen, verhindern, behandeln. Arbeitsgemeinschaft Psychosoziale Gesundheit. Zugriff am 21.10.2025 unter https://psychiatrie-heute.net/pdf/Int.1-Zur_Psychotherapie-der-Demenz.pdf

Fawcett J. (1999): Spezifische Theorien der Pflege im Überblick. Huber, Bern.

Feil, N. (2002): Validation. Ein Weg zum Verständnis verwirrter alter Menschen. 7. Aufl. Reinhardt, München.

Fiechter, V./Meier M. (1981): Pflegeplanung. Eine Anleitung für die Praxis. Recom, Basel.

Fisher, R. et al (2013): Das Harvard-Konzept. Der Klassiker der Verhandlungstechnik. 24. Aufl. Campus, Frankfurt am Main.

Freese, S. et al (2009): Pflegerische Qualitätssicherung im OP. Standardisierte Arbeitsabläufe für den Funktionsdienst. Kohlhammer, Stuttgart.

Fröhlich, A. (2015): Basale Stimulation – ein Konzept für die Arbeit mit schwer beeinträchtigten Menschen. Selbstbestimmtes Leben, Düsseldorf.

Füsgen, I. (2004): Geriatrie, Band 2: Spezielle Krankheitsbilder – Notfälle – Problembereiche – Tod und Sterben. 4. Aufl. Kohlhammer, Stuttgart.
Füsgen, I. (2004): Geriatrie. Band 1 (4. Aufl.). Grundlagen und Symptome. Kohlhammer, Stuttgart.
Gágyor I. et. al. (2007): Allgemeinmedizin und Familienmedizin, Palliativmedizinische Betreuung unheilbar Kranker und Sterbender. Thieme, Stuttgart.
German Resuscitation Council: GRC – Aufgaben und Ziele: Zugriff am 17.10.2025 unter https://www.grc-org.de/ueber-uns/zielsetzung
GKV-Spitzenverband (2011): Das neue Begutachtungsinstrument zur Feststellung von Pflegebedürftigkeit. Berlin. Zugriff am 17.10.2025 unter https://www.gkv-spitzenverband.de/media/dokumente/service_1/publikationen/schriftenreihe/GKV-Schriftenreihe_Pflege_Band_2_18962.pdf
Glasl, F. (2013): Konfliktmanagement. Ein Handbuch für Führungskräfte, Beraterinnen und Berater. 11. Aufl. Haupt, Stuttgart.
Gordon, M. & Bartholomeyczik, S. (2001): Pflegediagnosen: Theoretische Grundlagen. Elsevier, München.
Grote, A.; Thiele, H. (2014); Rehabilitation. Kohlhammer, Stuttgart.
Hafner M., Meier A (2005): Geriatrische Krankheitslehre, Teil I: Psychiatrische und neurologische Syndrome. 4. vollst. überarbeitete u. erweiterte Aufl. Huber, Bern.
Henke, F. (2009): Die »schlanke« Pflegeplanung. In: Die Schwester/Der Pfleger 04/09, 348–350, Bibliomed, Melsungen.
Henke, F. (2009): Zentrale Pflegedokumentation (ZPD) stärkt die »Seelenpflege«. In: Pflegzeitschrift 06/09, 330–332, Kohlhammer, Stuttgart.
Henke, F., Horstmann, C. (2008): Pflegekniffe von A–Z. Pflegefehler erfolgreich vermeiden. Kohlhammer, Stuttgart.
Henke, F., Horstmann, C. (2023): Pflegeplanung exakt formuliert und korrigiert. Arbeitshilfen für Lehrende und Lernende. 6. Aufl. Kohlhammer, Stuttgart.
Henke, F. (o. J.). Lebensaktivitäten (LA/ATL/AEDL) [PDF]. In: Alzheimer Forum. Zugriff am 21.10.2025 unter www.alzheimerforum.de/3/6/1/Lebensaktivitaeten.pdf
Hockenberry, M., Brock, E. & Barrera, P. (2005): Handbuch für die Kinderkrankenpflege. Elsevier, München.
Holoch, E. et al (2017): Gesundheitsförderung und Prävention bei Kindern und Jugendlichen. Lehrbuch für die Gesundheits- und Kinderkrankenpflege. Kohlhammer, Stuttgart.
Hurrelmann K., et al (2014): Lehrbuch Prävention und Gesundheitsförderung. 4. Aufl. Huber, Bern.
ICN-Ethikkodex für Pflegende (2021). Zugriff am 17.10.2025 unter www.deutscher-pflegerat.de/wp-content/uploads/2021/11/ICN_Ethikkodex_2021.pdf
In Form. Deutschlands Initiative für gesunde Ernährung und mehr Bewegung (2025). Zugriff am 17.10.2025 unter www.in-form.de
Kahla-Witzsch, H.A./Platzer, O. (2018): Risikomanagement für d.ie Pflege. 2. Aufl. Kohlhammer, Stuttgart.
Kamphausen, U. (2019): Prophylaxen in der Pflege. 10 Aufl. Kohlhammer, Stuttgart
Kasten, H. (2007): 4–6 Jahre. Entwicklungspsychologische Grundlagen, 2. Aufl. Cornelsen, Berlin.
Kasten, H. (2012): 0–3 Jahre. Entwicklungspsychologische Grundlagen und frühpädagogische Schlussfolgerungen, Cornelsen, Berlin.
Kirschnick, O. (2016): Pflegetechniken von A–Z. Thieme, Stuttgart.
Kitwood, T. (2008): Demenz. Der person-zentrierte Ansatz im Umgang mit verwirrten Menschen. 5. Aufl. Huber, Bern.
Kizil, H. (2024): Jean Piagets Stufenmodell der kognitiven Entwicklung. GRIN Verlag, München.
Körtner U. (2012); Grundkurs Pflegeethik. UTB, Wien.
Kozon V., et al (2002): Pflegewissenschaft – der Gesundheit verpflichtet. Facultas, Wien.
Krohwinkel, M. (1993): Der Pflegeprozess am Beispiel von Apoplexiekranken: Eine Studie zur Erfassung und Entwicklung ganzheitlich-rehabilitierender Prozesspflege. Nomos, Baden Baden.

Kurz, Prof. Dr. Alexander: Das Wichtigste über die Alzheimer-Krankheit und andere Demenzformen. Ein kompakter Ratgeber. 23. aktualisierte Auflage. Berlin: Deutsche Alzheimer Gesellschaft e.V. – Selbsthilfe Demenz, Juni 2013. Zugriff am 21.10.2025 unter https://shop.deutsche-alzheimer.de/sites/default/files/broschueren/pdf/das_wichtigste_ueber_alzheimer_und_demenzen.pdf

Lauber, A. (2018): Verstehen & Pflegen (Band 1). Grundlagen beruflicher Pflege. 4. Aufl., Thieme, Stuttgart.

Lawton, M. P.; Nahemow, L. (1973): Ecology and the aging process. In: C. Eisdorfer, C.; Lawton, M.P. (Hrsg.): The psychology of adult development and aging. American Psychological Association, S. 619–674, Washington.

Leininger, M. (1998): Kulturelle Dimensionen menschlicher Pflege. Lambertus, Freiburg.

Link, L. (1999): Unselbstständigkeit im Alter aus ökologischer Perspektive. Ergebnisse einer anwendungsorientierten Forschung zur Verbesserung der Situation zu Hause lebender hilfs- oder pflegebedürftiger älterer Menschen. Dissertation, S. 28–29, Universität Gesamthochschule, Kassel.

Löbl, K.: (2016): Entwicklungsaufgaben in Kindheit und Jugend nach Robert J. Havighurst. GRIN Verlag, München.

Luft J., Ingham, H. (1955): The Johari window, a graphic model of interpersonal awareness. In: Proceedings of the western training laboratory in group development. UCLA, Los Angeles.

Maier, R., Obladen M. (2017): Neugeborenenintensivmedizin. Evidenz und Erfahrung. 9. Aufl. Springer, Berlin.

Mantz, S. (2019): Kommunizieren in der Pflege. Kompetenz und Sensibilität im Gespräch. 2. Aufl., Kohlhammer, Stuttgart.

Martius, J., Novotny A. (2006): Gynäkologie, Geburtshilfe und Neonatologie. 12. Aufl. Kohlhammer, Stuttgart.

Mayer, H. (2015): Pflegeforschung anwenden. Elemente und Basiswissen für Studium. 4. Aufl. Facultas, Wien.

Mays, D. (2016). Wir sind ein Team! Multiprofessionelle Kooperation in der inklusiven Schule. Reinhard, München.

Medizinischer Dienst Bund (2020): Grundsatzstellungnahme Essen und Trinken im Alter – Ernährung und Flüssigkeitsversorgung ältere Menschen. Zugriff am 17.10.2025 unter www.md-bund.de/fileadmin/dokumente/Publikationen/SPV/Grundsatzstellungnahmen/_EssenTrinken_im_Alter_Lesezeichen.pdf

Medizinischer Dienst Bund (2019): Hinweise zur Umsetzung des Strukturmodells zur Effizienzsteigerung der Pflegedokumentation im Zusammenhang mit Qualitätsprüfungen in Pflegeeinrichtungen nach den Qualitätsprüfungs-Richtlinien – QPR. Zugriff am 17.10.2025 unter www.md-bund.de/fileadmin/dokumente/Publikationen/SPV/PV_Qualitaetspruefung/191114_-_Hinweise_Strukturmodell.pdf

Medizinischer Dienst Bund (2019): Menschen mit Demenz verstehen und gemeinsam begleiten. Zugriff am 17.10.2025 unter www.md-bund.de/presse/pressemitteilungen/2019/menschen-mit-demenz-verstehen-und-gemeinsam-begleiten.html

Medizinischer Dienst Bund (o.D.): Pflegebegutachtungsrichtlinien. Zugriff am 17.10.2025 unter www.md-bund.de/themen/pflegebeduerftigkeit-und-pflegebegutachtung/begutachtungs-richtlinien.html

Menche, N. (2019): Pflege Heute. 7. Aufl. Elsevier, München.

Michalke, C. & Michalke, A. (2001): Altenpflege konkret. Pflegetheorie und -praxis. Urban & Fischer, München.

Montada, L., Oerter, R. (2008): Entwicklungspsychologie. 6. Aufl. Beltz, Weinheim.

Monteverde, S., (2020): Handbuch Pflegeethik. Ethisch denken und handeln in den Praxisfeldern der Pflege. 2. Aufl. Kohlhammer, Stuttgart.

Naidoo, J., Wills, J. (2019): Lehrbuch Gesundheitsförderung. Bundeszentrale für gesundheitliche Aufklärung. Hogrefe, Göttingen

Nationales Referenzzentrum für die Surveillance nosokomialer Infektionen, Charité Universitätsmedizin Berlin, Institut für Hygiene und Umweltmedizin (o.D.): Zugriff am 17.10.2025 unter www.aktion-sauberehaende.de

NidCAP Federation International (2025): Celebrate March 20th. Zugriff am 17. 10. 2025 unter https://nidcap.org/wp-content/uploads/2020/02/WND-FactSheet_German-General.pdf?utm_source=chatgpt.com

Nikolaus, Th. et al. (1995): Handbuch: Geriatrie und Gerontologie. Deutsche Krankenhausverlagsgesellschaft mbH., Düsseldorf.

Olbrich, C., (2023) Pflegekompetenz. 4. Aufl. Hogrefe, Bern.

Orem, D. (1997): Strukturkonzepte der Pflegepraxis. Ullstein Mosby, Berlin.

Peplau, H. (2009): Zwischenmenschliche Beziehungen in der Pflege. Ausgewählte Werke. 2. Aufl., Huber, Bern.

Popp, I. (2006): Pflege dementer Menschen, 3. Aufl. Kohlhammer, Stuttgart.

Powell, J. & Maciejewski, B. (2000): Hilfen zur Kommunikation bei Demenz (Kuratorium Deutscher Altershilfe). Zugriff am 22. 10. 2025 unter www.yumpu.com/de/document/read/5645854/hilfen-zur-kommunikation-bei-demenz-kuratorium-deutsche-

Prell, M. (2002): Das Psychobiographische Pflegemodell nach Prof. Böhm (Seniorenwohngemeinschaft Eitorf). Zugriff am 17. 10. 2025 unter www.senioren-wohngemeinschaft-eitorf.de/_pflege/pflegemodell_boehm.pdf

Rabe, M. (2009): Ethik in der Pflegeausbildung. Beiträge zur Theorie und Didaktik. Huber, Bern.

Ralic, N. (2013): Expertenstandards in der ambulanten Pflege. Ein Handbuch für die Pflegepraxis. Kohlhammer, Stuttgart.

Riesner, C., Müller-Hergl, C. & Mittag, M. (2019): »Wie geht es Ihnen?« – Konzepte und Materialien zur Einschätzung des Wohlbefindens von Menschen mit Demenz (Landesinitiative Demenz-Service NRW). Zugriff am 22. 10. 2025 unter https://alter-pflege-demenz-nrw.de/li/materialie/wie-geht-es-ihnen/

Robert Koch-Institut (o. D.): Empfehlungen der Kommission für Krankenhaushygiene und Infektionsprävention (KRINKO):Zugriff am 17. 10. 2025 unter https://www.rki.de/DE/Themen/Infektionskrankheiten/Krankenhaushygiene/KRINKO/Empfehlungen-der-KRINKO/empfehlungen-der-krinko-node.html

Robert Koch-Institut (2021): Infektionsschutzgesetz. Zugriff am 17. 10. 2025 unter https://www.rki.de/DE/Themen/Infektionskrankheiten/Meldewesen/IfSG/infektionsschutzgesetz.html

Roper, N., Logan, W. & Tierney, A. (2002): Das Roper-Logan-Tierney-Modell. Huber, Bern.

Schaeffer D.; Wingenfeld K. (2011): Handbuch Pflegewissenschaft. Juventa, München.

Schäfer, W., Jacobs P. (2016). Praxisleitfaden Stationsleitung. Handbuch für die stationäre und ambulante Pflege. 5. Aufl. Kohlhammer, Stuttgart.

Scheithauer H.; Niebank K. (2019): Entwicklungspsychologie – Entwicklungswissenschaft des Kindes- und Jugendalters: Neuropsychologische, genetische und psychosoziale Aspekte der Entwicklung (Pearson Studium – Psychologie). Pearson, London.

Schilder, M. et al (2014): Geriatrie. Pflegefallorientiert lernen und Lernen. Kohlhammer, Stuttgart.

Schmidt, R. (2011): Pflege in der Rehabilitation. Medizinische Rehabilitation und Pflegeinterventionen. Kohlhammer, Stuttgart.

Schneider, H.; Husselein P. W. (2016): Die Geburtshilfe. 5. Aufl. Springer, Berlin.

Schneider-Schelte, H. (2011): Demenz. Praxishandbuch für den Unterricht. Deutsche Alzheimer Gesellschaft e. V. Selbsthilfe Demenz, Berlin.

Schulz von Thun, F. (2001): Miteinander reden 1. Rowohlt, Berlin.

Schwarzer, R. (2004): Psychologie des Gesundheitsverhaltens. Einführung in die Gesundheitspsychologie. 3. Aufl. Hogrefe, Bern.

Schwarzkopf, A. (2021): Praxiswissen für Hygienebeauftragte. Anleitungen für stationäre Pflegeeinrichtungen einschließlich Rehabilitationseinrichtungen, für ambulante Dienste und Krankenhäuser. 5. Aufl. Kohlhammer, Stuttgart.

Segmüller, T. (2015): Beraten, Informieren und Schulen in der Pflege. Rückblick auf 20 Jahre Entwicklung. 2. Aufl. Mabuse, Frankfurt am Main.

Spangler, G., Zimmermann, P. (2019): Die Bindungstheorie. Grundlagen, Forschung und Anwendung. 8. Aufl., Klett-Cotta, Stuttgart.

Steppe, H. (1993): Krankenpflege im Nationalsozialismus. 7. Aufl. Mabuse, Frankfurt am Main.

Stoppe, G. & Stiens, G. (2009): Niedrigschwellige Betreuung von Demenzkranken. Grundlagen und Unterrichtsmaterialien. Kohlhammer, Stuttgart.

Strauss, I. (1996): Lehrbuch Geriatrie in der Altenpflege. Vandenhoeck & Ruprecht, Göttingen.

Striebel H. W. (2008): Anästhesie, Intensivmedizin, Notfallmedizin. Für Studium und Ausbildung. Schattauer, Stuttgart.

Strobel, T. (2014): Grundzüge der Persönlichkeit. GRIN Verlag, München.

Ullrich, L.; Stolecki, D. (2015): Intensivpflege und Anästhesie. Thieme, Stuttgart.

Vogler, C. (2023): Pflegias – Grundlagen der beruflichen Pflege. Cornelsen. Berlin.

Vogler, C. (2023): Pflegias – Pflegerisches Handeln. Cornelsen, Berlin.

Welling, K. (2004): Der person-zentrierte Ansatz von Tom Kitwood – ein bedeutender Bezugsrahmen für die Pflege von Menschen. Zugriff am 17.10.2025 unter www.prodos-verlag.de/pdf/personzentrierung_kitwood_0070.pdf

WHO (2002): Aktiv Altern. Rahmenbedingungen und Vorschläge für politisches Handeln. Zugriff am 17.10.2025 unter https://legacy.econ.tuwien.ac.at/hanappi/AgeSo/secReps/aktiv-altern-who.pdf

WHO (1986): Ottawa Charta zur Gesundheitsförderung. Zugriff am 17.10.2025 unter https://iris.who.int/server/api/core/bitstreams/7d2eb472-6997-4ec3-bd1a-43c2253c0651/content

Zedlitz-Herpertz, S. von (2011): Aktivierende Förderung mit älteren Menschen. Übungssammlung (2. Aufl.). Reinhardt, München.

Zentrum für Qualität in der Pflege (ZPQ) (2025): Zugriff am 17.10.2025 unter www.zqp.de

Stichwortverzeichnis

1

A

B

C

D

E

F

S

T

U

V